Anestesia Clinica

Springer

Milano
Berlin
Heidelberg
New York
Barcelona
Hong Kong
London
Milano
Paris
Singapore
Tokyo

A. Gullo

Anestesia Clinica

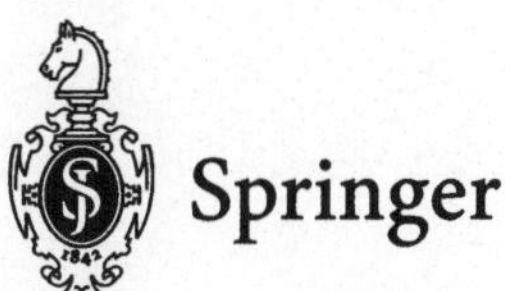

Serie di ***Anestesia e Medicina Critica*** a cura di
PROF. ANTONINO GULLO
Istituto Polidisciplinare di Anestesia, Rianimazione e Terapia Antalgica
Cattedra di Terapia Intensiva, Università degli Studi, Ospedale di Cattinara, Trieste

ISBN 978-88-470-0038-4

Progetto grafico della copertina: Simona Colombo
Fotocomposizione e impaginazione: Photo Life, Milano

SPIN 10705686

Presentazione

Nella preparazione di un volume su argomenti di carattere medico, gli autori e l'editore devono avere bene in mente alcuni degli obiettivi che un simile impegno comporta; tra l'altro, è necessario tenere conto della tumultuosa crescita dei sistemi di comunicazione e di didattica interattiva multimediale destinati ad entrare in forte competizione con gli usuali mezzi di divulgazione scientifica.

Comunque, erroneamente si ritiene che un libro, di carattere scientifico, in conseguenza del rapido e inarrestabile progresso nella ricerca, interessa sempre meno il potenziale lettore in quanto già considerato sorpassato nel momento in cui giunge in libreria.

In realtà, l'attività editoriale, in particolare quella scientifica, non segnala flessioni importanti e la validità di un libro, data l'inesauribile lista di alternativa, è pur sempre direttamente proporzionale al numero di coloro che lo consultano.

Nella preparazione di un volume la scelta degli argomenti è un aspetto cruciale; importante è l'impostazione dei vari capitoli e la verifica dell'obiettivo che si vuole perseguire; non è necessario dimostrare di essere innovativi ad ogni costo; va comunque tenuto presente come gli argomenti selezionati possono contenere elementi di criticità. È necessario verificare che gli Autori che accettano di collaborare abbiano effettiva esperienza sull'argomento da trattare; la verifica *in itinere* dei contenuti dei singoli capitoli e un'altro fattore critico e spesso fonte di preoccupazione per chi ha il compito di curare l'opera. È opportuno intervenire con appropriatezza per verificare che i vari contributi siano bene articolati e finalizzati alla realizzazione di un aggiornamento valido e assemblato secondo una logica di affinità di argomenti.

Fatta questa premessa, sembra opportuno segnalare come proprio il settore della anestesia ha registrato una serie di importanti avanzamenti sia nell'ambito clinico che, in particolare, in quello della farmacologia, della biotecnologia e dell'informatica. Questi aspetti da un lato hanno reso possibile che la disciplina venisse ad occupare un ruolo di rilievo nella medicina moderna; dall'altro il continuo ampliamento delle conoscenze e delle competenze ha reso più arduo il percorso formativo per le nuove leve; mentre è risultato sempre più impegnativo per lo specialista soddisfare l'esigenza di aggiornamento personale. Questo concetto è di importanza rilevante per l'attività anestesiologica che deve garantire standard elevati.

L'Anestesia Clinica moderna ha assunto un ruolo di disciplina di confine; è ovvio che con questo termine non si vuole indicare una sua posizione subalterna rispetto alle altre, ma il termine di disciplina di confine rappresenta un elemento semplice e concreto per mettere in giusta evidenza come l'anestesia sia strettamente collegata alle discipline madri (chirurgia, medicina interna, pediatria) e con le quali condivide gli aspetti fisiopatologici e clinici; alle soglie del terzo millennio con maggiore convinzione si propone lo stimolante concetto dell'Anestesia come medicina del periodo perioperatorio e tale definizione pone in una più corretta collocazione il medico anestesista.

Fonti autorevoli sostengono che per mantenere un elevato livello di aggiornamento è necessario consultare, ogni giorno, almeno 60 pubblicazioni scientifiche; è chiaro che il suddetto riferimento rende palese le difficoltà sopra enunciate e apre a nuove propettive editoriali.

La collana di *Anestesia e Medicina Critica,* si vuole proporre all'attenzione degli studiosi della disciplina mantenendo una certa periodicità (2-3 volumi all'anno) e la prestigiosa veste editoriale della Springer. Questo libro fa seguito ai 3 volumi pubblicati nel 1997 di Elettrocardiografia Clinica, di Farmacologia Generale e Speciale in Anestesiologia Clinica e di Anestesia e Malattie Concomitanti.

Questo 4° volume dal titolo *Anestesia Clinica* è composto da 32 capitoli affidati a colleghi di sicuro valore professionale e docenti della disciplina; infatti, per la stesura dei vari capitoli hanno partecipato colleghi provenienti da otto istituti universitari e otto unità operative di anestesia ospedaliere; il volume é pertanto frutto di stretti contatti di lavoro e di collaborazione didattica. I tempi di gestione del volume sono risultati molto contenuti e ciascun contributo è strutturato secondo linee guida di stile europeo e grazie al lungo periodo di scambi culturali instaurati nell'ambito delle iniziative maturate in seno alla fondazione Europea di insegnamento in Anestesiologia, a partire dal 1990.

Il 1° capitolo tratta i principi di organizzazione dell'attività operatoria. Si fa riferimento alla radicale trasformazione del sistema sanitario nazionale e ai nuovi principi di gestione dell'attività sanitaria ospedaliera e del modello organizzativo della anestesiologia in funzione del paziente chirurgico. Vengono analizzati gli indicatori di qualità per una corretta valutazione dell'attività dell'anestesista nella fase perioperatoria; in particolare, viene fatta una ampia analisi relativa al problema della gestione dei costi della sala operatoria compresa l'attività del personale da cui emerge la necessità di un più rigoroso controllo del "budget" e vengono suggerite le diverse modalità di controllo.

Il 2° capitolo è relativo al monitoraggio delle funzioni vitali in anestesia. Viene fatta un ampia disamina dei vari livelli di monitoraggio nel paziente sottoposto ad anestesia generale e più in particolare vengono riportate le "raccomandazioni" elaborate dalle diverse Società Scientifiche Europee sul tema della sicurezza in anestesia. Vengono descritte le diverse tecniche di monitoraggio invasivo e non, del sistema cardiocircolatorio, respiratorio, neurologico e di rilasciamento muscolare. Gli Autori raccomandano la necessità di approfondire la valutazione preoperatoria al fine di stabilire il tipo di monitoraggio che il paziente richiede; vengono riportate e discusse le diverse situazioni cliniche in cui è necessario proseguire il monitoraggio anche nel periodo postoperatorio. L'elettrocardiogramma, il monitoraggio dei gas anestetici sono divenuti un approccio entrato in modo routinario nella pratica clinica anestesiologica e tali raccomandazioni sono valide per quanto riguarda il controllo della temperatura.

I successivi 6 capitoli, dal 3° al 9°, sono dedicati agli aspetti organizzativi e clinici dell'anestesia per la chirurgia ambulatoriale e della "Day Surgery".

Il 3° capitolo si riferisce al modello organizzativo partendo dalle definizioni e dall'analisi della tipologia di interventi che sono compresi in questo settore. Viene illustrata la fisiologia della chirurgia ambulatoriale e della "Day Surgery" che prevede in via prioritaria una corretta ed esauriente informazione per il paziente sia per il tipo di intervento programmato che per la tecnica di anestesia e per i controlli e le manovre che verranno messe in atto; l'importanza della selezione dei pazienti e le modalità per garantire la maggiore sicurezza possibile sono ampiamente illustrati. È necessario utilizzare indicatori clinici di appropriatezza e gli Autori riportano la loro esperienza sul modello sperimentato con successo presso l'ospedale di Vicenza.

Il 4° capitolo è relativo alla valutazione e selezione dei pazienti. In particolare gli Autori riferiscono sui programmi di accreditamento per gli ambulatori anestesiologici ospedalieri, l'importanza della visita preoperatoria e degli esami di laboratorio che possono essere ridotti in modo drastico solo se l'anestesista viene messo in condizioni di valutare il paziente con un approccio clinico diretto per mezzo di un potenziamento della attività ambulatoriale nell'ambito dell'unità operativa di anestesia che sia operativa, laddove esiste una importante attività chirurgica, per 5 giorni la settimana. Un importante fattore è quello relativo al consenso informato; in particolare è necessario uniformare le procedure di valutazione del rischio mediante l'utilizzo di indici appropriati di gravità.

I capitoli 5°e 6° sono dedicati alla farmacologia degli anestetici locali e in particolare vengono illustrate le caratteristiche farmacologiche e cliniche della Ropivacaina.

Il capitolo 7° è dedicato all'anestesia inalatoria. Vengono discusse le caratteristiche dell'anestetico inalatorio ideale per l'anestesia generale ambulatoriale o in regime di Day Surgery. Gli elementi più salienti sono da riferire al meccanismo d'azione rapido, progressivo, piacevole; e l'importanza dell'effetto sedativo, ipnotico, amnestetico e miorilassante nella corretta scelta dei farmaci da utilizzare; l'assenza di effetti collatterali (tipo irritabilità cardiovascolare); recupero rapido, progressivo, privo di effetti collaterali importanti; il controllo del dolore, almeno nell'immediato periodo postoperatorio, e il rapporto costo/efficacia sono altri importanti fattori che richiedono un attento monitoraggio. Vengono passate in rassegna le proprietà farmacocinetiche dei vari agenti anestetici volatili durante la fase di induzione e di mantenimento, così come nella fase di ripresa del paziente dall'anestesia. L'ultimo capitolo è riservato alla valutazione dei costi quando si utilizza una anestesia prevalentemente inalatoria.

Il capitolo 8° è dedicato alla anestesia endovenosa; come riferito dal gruppo di studio SIAARTI sulla Sicurezza in Anestesia e Terapia Intensiva, essa è definita come una anestesia che permette al paziente di ritornare al proprio domicilio nella stessa giornata dell'intervento. Gli Autori descrivono le caratteristiche dei farmaci anestetici endovenosi di uso corrente e le tecniche di impiego nella chirurgia ambulatoriale; la descrizione delle complicanze è un altro elemento chiave.

Nel capitolo 9° vengono analizzati i criteri di dimissibilità dei pazienti nella Day Surgery e si discute l'utilità dei sistemi di punteggio. La valutazione dei valori fisiologici cardiocircolatori e respiratori prima e dopo l'intervento chirurgico, il controllo dello stato mentale e della motilità, la presenza di dolore, nausea/

vomito, il sanguinamento chirugico, l'assunzione di liquidi e lo svuotamento vescicale sono alcuni degli elementi, prevalentemente clinici, utilizzati per un valido monitoraggio dei pazienti.

Nel capitolo 10° viene ampiamente illustrato il problema dell'intubazione difficile e vengono riferiti i risultati di numerosi studi condotti per analizzare e affrontare in modo corretto una condizione potenzialmente pericolosa. Vengono illustrate le principali strategie e le manualità necessarie per assicurare la pervietà delle vie aeree sia in elezione che in emergenza.

Il capitolo 11° è dedicato all'uso della maschera laringea che in situazioni particolari, dopo un periodo di diffidenza, è entrata a far parte dell'armamentario dell'anestesista. Vengono riportate le caratteristiche di tale dispositivo e le tecniche di utilizzo; sono descritti i vantaggi e le controindicazioni assolute e relative. L'esperienza maturata con l'utilizzo di questa tecnica fanno ritenere che la maschera laringea rappresenti una valida alternativa all'intubazione tracheale in vari settori della chirurgia.

Nel capitolo 12° vengono ampiamente descritte le caratteristiche del Sevoflurane e in particolare le proprietà farmacologiche della molecola, la sua azione sul sistema cardiovascolare e respiratorio. Viene illustrato il processo di degradazione metabolica della molecola e la sua escrezione. Viene segnalato il vantaggio raccomandato dalla FDA di utilizzare questo anestetico nella tecnica di anestesia a bassi flussi.

Il capitolo 13° rappresenta una guida pratica all'uso dei nuovi miorilassanti; vengono analizzate alcune caratteristiche di questi farmaci e in particolare quelli di più recente uso nella pratica clinica come il mivacurium. L'ORG 9487, il rocuronium e il cisatracurium; vengono passati in rassegna alcuni aspetti sulla predicibilità del blocco, la valutazione della ripresa dell'attività neuromuscolare e gli effetti cardiovascolari di tali molecole; il problema dei costi viene analizzato con molto rigore.

I capitoli 14° e 15° sono dedicati al remifentanil e al propacetamolo mettendo in risalto le caratteristiche di tali molecole e la loro corretta collocazione nel campo dell'anestesia e dell'analgesia postoperatoria.

Il capitolo 16° tratta l'anestesia in oculistica. La gestione del paziente in tale settore chirurgico richiede una particolare esperienza dell'anestesista, in particolare per quanto riguarda la preparazione del paziente e la valutazione e il trattamento di problemi particolari, come il caso del paziente diabetico e del soggetto sofferente di broncopatia cronica, mentre vengono illustrate le diverse problematiche del paziente portatore di handicap neurologico o mentale. Un capitolo è dedicato alle interferenze farmacologiche con i farmaci impiegati in terapia oculistica. La scelta del tipo di anestesia ha diverse opzioni che vanno dalla anestesia topica, alla sedazione e le tecniche di blocco locoregionale, delle quali vengono descritte le pricipali tecniche, le possibili complicanze e il loro trattamento. Un posto rilevante occupa l'anestesia generale; in particolare viene illustrata l'anestesia generale senza intubazione con l'uso della maschera laringea come tecnica affidabile purché eseguita da personale veramente esperto. Particolare per questo settore, anche per la tipologia di pazienti anziani e in età pediatrica, è il tipo di controllo che può essere richiesto nel periodo postoperatorio.

Il capitolo 17° è relativo alla anestesia in chirurgia ORL. Questo settore chirurgico è particolare e richiede una esperienza specifica e l'esecuzione di manualità particolare nella fase intra e postoperatoria. È necessario un adeguato tirocinio per apprendere le metodiche di chirurgia con laser e in particolare in relazione ai tempi di risveglio; vengono illustrate le tecniche di ipotensione controllata; l'organizzazione in questo settore deve prevedere una programmazione per il controllo e il trattamento delle complicanze nel periodo postoperatorio. Gli interventi di piccola chirurgia come le adenotonsillectomie possono essere impegnative al pari della grossa chirurgia ORL.

Nei capitoli 18°, 19° e 20° vengono analizzati gli aspetti relativi alla sicurezza delle vie aeree e delle tecniche di intubazione tracheale e di esclusione polmonare in chirurgia toracica; vengono illustrate le metodiche di blocco bronchiale e le tecniche di ventilazione ad alta frequenza (ventilazione jet); sono elencati e discussi i principi della ventilazione monopolmonare e le basi fisiopatologiche della ventilazione monopolmonare nella chirurgia toracica; gli Autori passano in rassegna le principali tecniche di intubazione tracheale e analizzano le basi fisiopatologiche della ventilazione in decubito laterale a polmone escluso e le ripercussioni delle diverse metodiche sugli scambi gassosi polmonari. Vengono descritte le strategie per ottimizzare la ventilazione differenziale, l'utilizzo della PEEP e le risposte emodinamiche conseguenti alle diverse applicazioni sia in respiro spontaneo che in ventilazione controllata. Nel capitolo è contenuto un protocollo utilizzato per il trattamento delle condizioni di ipossiemia severa. Vengono infine analizzate le complicanze postoperatorie in chirurgia toracica e il loro trattamento.

I capitoli 21°-24° sono dedicati al monitoraggio della fase perioperatoria nella chirurgia dell'aorta, al trattamento anestesiologico durante la fase intraoperatoria e al trattamento delle complicanze nel periodo postoperatorio. Il punto chiave del capitolo 21° è l'esauriente rassegna sui principali sistemi di monitoraggio della funzione cardiovascolare e le indicazioni per un corretto utilizzo. Inoltre, viene focalizzato il ruolo del monitoraggio emodinamico definito a bassa invasività e che prevede la gestione contemporanea di 3 segnali: ECG, onda di pressione arteriosa radiale, onda di pressione venosa centrale. Tale strumentazione analizza battito/battito i tempi sistolici del ventricolo sinistro. La CVP a fine diastole (sovrapponibile alla pressione telediastolica del ventricolo destro), il doppio prodotto (utile spia del consumo miocardico di ossigeno), lo slivellamento di ST in D2 e V5 (migliore modo attualmente possibile per una sorveglianza continua dell'ossigenazione miocardica) e il rapporto PSA/PEP, che rappresenta un parametro strettamente collegato con il lavoro sistolico del ventricolo sinistro. Con questa strumentazione è possibile avere informazioni continue e poco fastidiose per il paziente nel decorso postoperatorio. Nel capitolo 22° vengono affrontate le principali problematiche e le diverse strategie per la valutazione del così detto rischio cardiologico nella chirurgia dell'aorta addominale e vengono stilate delle linee guida per la condotta anestesiologica in questo settore; in particolare, vengono discussi i criteri di scelta delle tecniche di anestesia e la risposta emodinamica sistemica al clampaggio dell'aorta. Vengono affrontati gli aspetti fisiopatologici che conseguono al declampaggio dell'aorta e le misure di prevenzione della disfunzione renale e del danno ischemico polidistrettuale. Un paragrafo è dedicato al trattamento anestesiologico nella chirurgia vascolare di emergenza. I capitoli 23° e 24° sono dedicati al trattamento postoperatorio di elezione e delle complicanze che possono manifestarsi nel corso del trattamento intensivo nella chirurgia dell'aorta addominale e la conduzione anestesiologica della chirurgia dall'aorta toracica; in particolare vengono illustrate alcune tecniche di protezione midollare. Nel capitolo 25° vengono analizzate le tecniche di induzione e mantenimento dell'anestesia nella chirurgia coronarica. Un intero capitolo, il 26°, è dedicato al trattamento respiratorio e alle tecniche di supporto cardiovascolare dopo chirurgia cardiaca; vengono illustrate le tecniche di svezzamento emodinamico e respiratorio e le varie strategie di trattamento che possono essere messe in atto in tali situazioni.

Nel capitolo 27° vengono riportate le indicazioni e le modalità di predeposito e di recupero di sangue; vengono discusse anche le limitazioni di carattere clinico e le controindicazioni assolute all'esecuzione del predeposito. Un paragrafo a se stante è dedicato alla tecnica di recupero di sangue intraoperatorio e le misure di prevenzione e trattamento del sanguinamento postoperatorio.

I capitoli 28°, 29°, e 30° sono dedicati alle tecniche di monitoraggio in neuroanestesia e il posizionamento del paziente sul tavolo operatorio; vengono indicate le tecniche di anestesia di uso corrente in neurochirurgia. In particolare, vengono descritte le particolarità anatomiche della fossa cranica posteriore, il tipo di monitoraggio e le tecniche di anestesia da adottare per questo tipo di chirurgia. Sono descritte le modificazioni sistemiche e regionali nel paziente a causa del decubito intraoperatorio e la valutazione clinica e strumentale delle possibili complicanze e delle misure di prevenzione e trattamento.

Il capitolo 31° è dedicato all'anestesia locoregionale per quanto riguarda i principi, le tecniche e le complicanze. In particolare vengono descritte le tecniche di anestesia subaracnoidea; il blocco subaracnoideo selettivo, l'anestesia subaracnoidea continua, l'anestesia epidurale e le varianti di epidurale continua e di anestesia combinata spinale-epidurale. Alcuni paragrafi vengono dedicati ai blocchi centrali e all'analgesia nel parto. Vengono descritti i blocchi nervosi periferici e in particolare vengono illustrate, grazie all'ausilio grafico, le tecniche di blocco sia per l'arto superiore che per l'arto inferiore. L'ultimo paragrafo è dedicato alle tecniche di blocco per la chirurgia ambulatoriale.

Il 32° e ultimo capitolo è un piccolo trattato sull'anestesia in odontoiatria; si rivela un utile compendio per trattare in modo organico i principi e le tecniche di anestesia loco-regionale in questo particolare settore. L'Autore fa una rapida ed esauriente carrellata sugli aspetti didattici dell'anestesia odontostomatologica in Italia, e confronta il *curriculum studiorum* del settore in altri paesi anche extra-europei.

Riteniamo che il presente volume sia solo un piccolo contributo per migliorare gli standard di formazione e di aggiornamento nel settore anestesiologico; durante questo percorso c'è stata sempre coscienza che sarebbe mancato qualcosa per rendere il volume più completo possibile; ci auguriamo che i suoi contenuti siano una guida di riferimento per operare al meglio in funzione delle necessità del paziente e stimolare il cultore e lo studioso ad approfondire gli argomenti trattati.

Trieste, 14 ottobre 1998

Prof. Antonino Gullo

Indice

Elenco degli Autori

Allaria B.
Servizio di Anestesia e Rianimazione,
Istituto Nazionale per lo Studio e la Cura dei Tumori, Milano.

Alvisi R.
Dipartimento di Scienze Biomediche e Terapie Avanzate,
Istituto di Anestesiologia e Rianimazione, Università degli Studi, Ferrara.

Baldassarre M.
I° Servizio di Anestesia, Rianimazione e Terapia Antalgica,
Azienda Ospedaliera S.Maria della Misericordia, Udine.

Baroncini S.
I° Servizio di Anestesia e Rianimazione,
IRCCS, Istituti Ortopedici Rizzoli, Bologna.

Berti M.
Istituto di Anestesia e Rianimazione, IRCCS, San Raffaele, Milano.

Bini G.
Istituto delle Emergenze Medico-Chirurgiche, Università degli Studi, Ancona.

Borghi B.
1° Servizio di Anestesia e Rianimazione,
IRCCS, Istituti Ortopedici Rizzoli, Bologna.

Brazzi L.
Istituto di Anestesia e Rianimazione, Università degli Studi di Milano,
Ospedale Maggiore Policlinico, IRCCS, Milano.

Capuzzo M.
Dipartimento di Scienze Biomediche e Terapie Avanzate,
Istituto di Anestesiologia e Rianimazione, Università degli Studi, Ferrara.

Casati A.
Istituto di Anestesia e Rianimazione, IRCCS, San Raffaele, Milano.

Cassio S.
Istituto Polidisciplinare di Anestesia, Rianimazione e Terapia Antalgica, Cattedra di Terapia Intensiva, Università degli Studi, Trieste

Cattabriga I.
Servizio di Anestesia e Terapia Intensiva Cardiochirurgica, Policlinico S. Orsola, Bologna.

Cavicchi S.
Dipartimento di Scienze Chirurgiche ed Anestesiologiche, Università degli Studi, Bologna.

Cipressi M.
II° Servizio di Anestesia e Rianimazione, IRCCS, Istituti Ortopedici Rizzoli, Bologna.

Colì A.
II° Servizio di Anestesia e Rianimazione, IRCCS, Istituti Ortopedici Rizzoli, Bologna.

Colò F.
Cattedra di Anestesiologia e Rianimazione, Università degli Studi, Udine.

Cormio M.
Servizio di Anestesia e Rianimazione, Ospedale Nuovo S. Gerardo, Monza (Mi).

Cugini U.
Servizio di Anestesia e Rianimazione, Ospedale Civile, S. Daniele del Friuli (Ud).

Da Ros A.
SRAU Anestesia e Rianimazione "A", Università degli Studi, Azienda Ospedaliera, Verona.

Dal Pizzol V.
II° Servizio di Anestesia e Rianimazione, Ospedale Civile, Vicenza.

Davià G.
Istituto di Anestesia e Rianimazione, Università degli Studi, Padova.

de Francesco T.
Clinica di Chirurgia Vascolare, Università degli Studi, Padova.

Dei Poli M.
Servizio di Anestesia e Rianimazione, Istituto Nazionale per lo Studio e la Cura dei Tumori, Milano.

Di Nino G.F.
Dipartimento di Scienze Chirurgiche ed Anestesiologiche,
Università degli Studi, Bologna.

Ducati A.
Clinica di Neurochirurgia, Facoltà di Medicina, Università degli Studi, Ancona.

Facco E.
Istituto di Anestesia e Rianimazione, Università degli Studi, Padova.

Fanelli G.
Istituto di Anestesia e Rianimazione, IRCCS, San Raffaele, Milano.

Fasiolo S.
Istituto Polidisciplinare di Anestesia, Rianimazione e Terapia Antalgica,
Cattedra di Terapia Intensiva, Università degli Studi, Trieste.

Favaro M.
Servizio di Anestesia e Rianimazione, Ospedale S. Corona,
Garbagnate Milanese, (MI).

Feltracco P.
Istituto di Anestesia e Rianimazione, Università degli Studi, Padova

Finco G.
Istituto di Anestesia e Rianimazione, Centro di Terapia del Dolore,
Università degli Studi, Verona.

Galimberti G.
Istituto Polidisciplinare di Anestesia, Rianimazione e Terapia Antalgica,
Cattedra di Terapia Intensiva, Università degli Studi, Trieste.

Girardini F.
SRAU Anestesia e Rianimazione "A", Azienda Ospedaliera di Verona,
Università degli Studi, Verona.

Gottin L.
Istituto di Anestesia e Rianimazione, Centro di Terapia del Dolore,
Università degli Studi, Verona.

Grillone G.
Servizio di Anestesia e Terapia Intensiva Cardiochirurgica,
Policlinico S. Orsola, Bologna.

Gritti G.
Servizio di Anestesia e Rianimazione, Azienda Ospedaliera, Padova.

Gullo A.
Istituto Polidisciplinare di Anestesia, Rianimazione e Terapia Antalgica, Cattedra di Terapia Intensiva, Università degli Studi, Trieste.

Irone M.
II° Servizio di Anestesia e Rianimazione, Ospedale Civile, Vicenza.

Lacquaniti L.
II° Servizio di Anestesia e Rianimazione, Ospedale Civile, Vicenza.

Lari S.
II° Servizio di Anestesia e Rianimazione,
IRCCS, Istituti Ortopedici Rizzoli, Bologna.

Luzzani A.
SRAU Anestesia e Rianimazione "A", Azienda Ospedaliera di Verona,
Università degli Studi, Verona.

Manani G.
Cattedra di Anestesiologia e Rianimazione, CLOPD,
Università degli studi, Padova.

Martorano P.P.
Istituto delle Emergenze Medico-Chirurgiche, Università degli Studi, Ancona.

Massarutti D.
1° Servizio di Anestesia, Rianimazione e Terapia Antalgica,
Azienda Ospedaliera S. Maria della Misericordia, Udine.

Mellone G.
Clinica di Chirurgia Vascolare, Università degli Studi, Padova.

Melloni C.
Servizio di Anestesia e Rianimazione, Ospedale di Lugo, Lugo di Ravenna (Ra).

Munari M.
Istituto di Anestesia e Rianimazione, Università degli Studi, Padova.

Pasetto A.
Cattedra di Anestesia e Rianimazione, Università degli Studi, Udine.

Passarella C.
Istituto di Anestesia e Rianimazione, Università degli Studi,
Ospedale Umbero I, Padova

Pastore S.
Servizio di Anestesia e Terapia Intensiva Cardiochirurgica,
Policlinico S. Orsola, Bologna.

Pelosi P.
Istituto di Anestesia e Rianimazione, Università degli Studi di Milano,
Ospedale Maggiore Policlinico, IRCCS, Milano.

Petrini F.
Dipartimento di Discipline Chirurgiche, Rianimatorie e dei Trapianti,
Sezione di Anestesia e Rianimazione, Università di Bologna,
Policlinico S. Orsola-Malpighi, Bologna.

Piccione R.
Servizio di Anestesia e Terapia Intensiva Cardiochirurgica,
Policlinico S. Orsola, Bologna.

Pittarello D.
Istituto di Anestesia e Rianimazione, Università degli Studi, Padova.

Pittoni G.
Servizio di Anestesia e Rianimazione,
Presidio Ospedaliero Generale Provinciale, Belluno.

Polati E.
Istituto di Anestesia e Rianimazione, Centro di Terapia del Dolore,
Università degli Studi, Verona.

Pretto O.
Direzione Sanitaria OC, Vicenza

Ragazzi R.
Dipartimento di Scienze Biomediche e Terapie Avanzate,
Sezione di Anestesia e Rianimazione, Università degli Studi, Ferrara.

Resta M.
Istituto di Anestesia e Rianimazione, Università degli Studi di Milano,
Ospedale Maggiore Policlinico, IRCCS, Milano.

Saltarini M.
I° Servizio di Anestesia, Rianimazione e Terapia Antalgica,
Azienda Ospedaliera S. Maria della Misericordia, Udine.

Serra E.
Istituto di Anestesia e Rianimazione, Università degli Studi, Padova

Sgandurra A.
Dipartimento di Discipline Chirurgiche, Rianimatorie e dei Trapianti,
Sezione di Anestesia e Rianimazione, Università di Bologna,
Policlinico S. Orsola-Malpighi, Bologna.

Soiat M.
Istituto Polidisciplinare di Anestesia, Rianimazione e Terapia Antalgica,
Cattedra di Terapia Intensiva, Università degli Studi, Trieste.

Sorbara C.
Istituto di Anestesia e Rianimazione, Università degli Studi, Padova.

Stocchetti N.
I° Servizio di Anestesia e Rianimazione, Ospedale Maggiore, IRCCS,
Terapia Intensiva Neurochirurgica, Milano.

Tanara L.
Istituto delle Emergenze Medico-Chirurgiche, Università degli Studi, Ancona.

Tartari S.
Dipartimento di Scienze Biomediche e Terapie Avanzate,
Sezione di Anestesiologia e Rianimazione, Università degli Studi, Ferrara.

Tiberio I.
Istituto di Anestesia e Rianimazione, Università degli Studi, Padova.

Toffoletto F.
Istituto di Anestesia e Rianimazione, Università degli Studi, Padova.

Tripepi A.
Servizio di Anestesia e Rianimazione, Azienda Ospedaliera, Padova.

Verri M.
Dipartimento di Scienze Biomediche e Terapie Avanzate,
Sezione di Anestesia e Rianimazione, Università degli Studi, Ferrara.

Viviani M.
Istituto Polidisciplinare di Anestesia, Rianimazione e Terapia Antalgica,
Cattedra di Terapia Intensiva, Università degli Studi, Trieste.

Volpin M.
Istituto di Anestesia e Rianimazione, Università degli Studi, Padova.

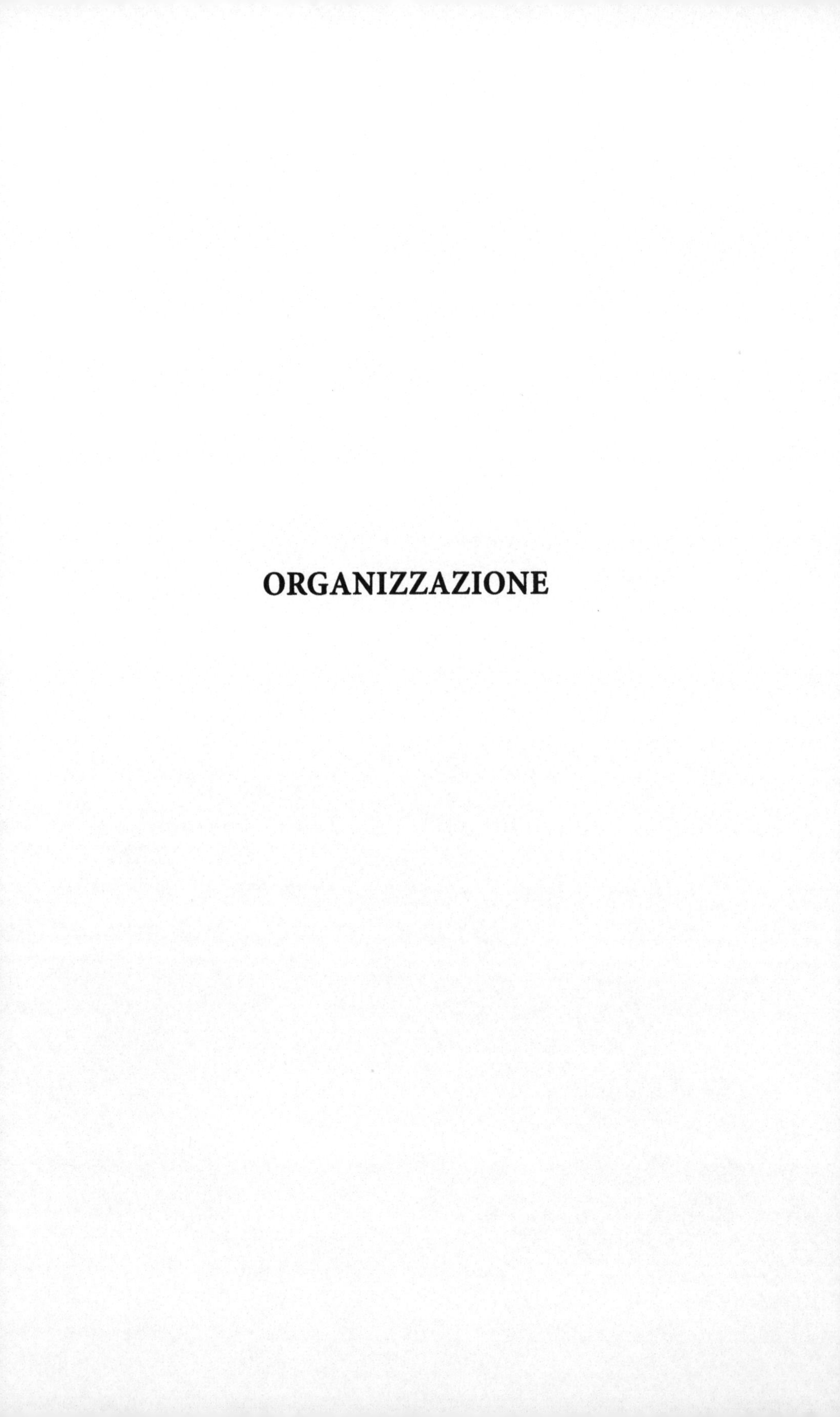

ORGANIZZAZIONE

Capitolo 1

Principi di organizzazione dell'attività operatoria (anestesiologia e medicina basata sull'evidenza)

A. GULLO, S. FASIOLO, M. SOIAT

In questi ultimi anni il Servizio Sanitario Nazionale ha subìto una radicale trasformazione in risposta all'evoluzione della società. Il progresso scientifico e tecnologico in continua evoluzione fornisce sempre nuovi strumenti e metodiche per la gestione della salute, la cui applicazione comporta costi generalmente sempre più elevati che le risorse di cui possiamo disporre non riescono più a supportare. Mentre ogni paziente si aspetta di ricevere tutto e solo il meglio di farmaci e tecnologie, questo oggi non è più possibile.

Garantire a tutti la miglior assistenza rapportata alle disponibilità esistenti significa operare difficili scelte quotidiane di distribuzione delle risorse. Questo ha fatto sì che tutta la pratica medica e la cultura su cui essa si basa, dovendo rispondere di tali scelte non solo da un punto di vista etico, ma anche in termini scientifici, vengano messe in discussione perché solo decisioni ed atteggiamenti validati e non riproposti per abitudine possono trovare in quest'ottica una giustificazione. L'evidenziarsi di queste problematiche, sia scientifiche che economiche, è alla base della politica sanitaria introdotta negli anni '80 che ha sancito nuove e diverse metodiche di gestione e di finanziamento. La Sanità deve rispondere a criteri di efficienza, adeguatezza ed efficacia basati su una gestione razionalizzata e flessibile delle risorse ed un contenimento dei costi.

Tutto questo non può avvenire però a scapito della qualità per la peculiarità del referente e del prodotto dell'"Azienda Salute" [1]. La verifica e la revisione di qualità dell'assistenza sanitaria sono anzi divenute obbligatorie per legge. Il legislatore ha individuato indicatori di qualità che analizzino la disponibilità di strutture, processo e metodologia di elaborazione e risultati delle cure erogate [2]. La verifica attuata a livello di struttura, oltre che del singolo operatore, necessita la formazione e la continua crescita di una cultura della qualità che integri le differenti competenze nel rispetto di ciascuna specializzazione.

Nelle fasi di iniziale attuazione di questi nuovi principi di gestione, la valutazione quotidiana delle cure fornite permette agli operatori sanitari di ogni settore di costruire programmi e modelli organizzativi basati sulla propria realtà (e non ricavati da realtà esterne o dettati da obiettivi meramente amministrativi) che, pur tenendo conto delle risorse e dei costi, mantengano come punto centrale e target il paziente ed il suo diritto alla salute.

Il modello organizzativo che ha come soggetto centrale il paziente deriva dal controllo e dall'incremento della qualità delle prestazioni. La qualità delle cure e la politica di gestione basata sul suo incremento permettono di contenere i costi aumentando l'efficienza delle strutture sanitarie cioè l'utilizzo delle risorse disponibili.

Cos'è la qualità

La gestione e il controllo di qualità nascono come tecnica organizzativa alla fine degli anni '70 dall'industria e trovano applicazione in campo sanitario negli anni '80 in seguito alle modificazioni del S.S.N. ed al suo finanziamento sempre più basato sull'efficienza e sulla competitività aziendale. È una scienza nuova, la cui applicazione in campo sanitario necessita ancora di verifiche e validazione [3]. Ciò spiega la mancanza di una terminologia semplice ed univoca e la necessità di definire le variabili e gli indicatori di qualità in campo medico.

La definizione di qualità risulta più difficile quando riferita non ad un prodotto dell'industria ma al risultato delle cure: è infatti un concetto astratto, a componente estremamente soggettiva, che si diversifica quando viene considerato il punto di vista del paziente, del chirurgo o dell'amministrazione, tutti utenti del servizio di Anestesia [4].

Per il medico la qualità delle cure è da sempre associata ad una ridotta prevalenza di mortalità e morbilità. La loro importante riduzione attuale ha posto l'accento su quegli effetti collaterali, una volta considerati conseguenze tollerabili e quasi inevitabili dell'anestesia, che sono invece divenuti oggi inaccettabili per il paziente quali: dolore, nausea e vomito postoperatori, confusione, sonnolenza, debolezza. L'anestesia, a differenza di altri atti terapeutici, non ha di per sé valenze curative, ma consentendo l'esecuzione dell'intervento chirurgico, viene accettata dal paziente come inevitabile: le aspettative del paziente sono la quasi totale mancanza di effetti collaterali e la pronta ripresa della propria attività fisica prima e lavorativa poi. Questo nuovo approccio, che coinvolge la struttura sanitaria sia in termini organizzativi che clinici, trova un fertile terreno di sviluppo nell'ambito della chirurgia ambulatoriale e della "chirurgia di giorno" che non prevede il ricovero in ospedale.

Periodo perioperatorio

Il rapporto con il paziente in fase preoperatoria è essenziale per far emergere il ruolo svolto dall'anestesista durante la preparazione, l'intervento ed il periodo postoperatorio, in particolare per quanto concerne il trattamento del dolore acuto e la prevenzione delle complicanze ad esso legate. Tali manovre appaiono indispensabili per il trattamento adeguato dei pazienti e rappresentano non più un'opzione, tanto che sempre più spesso sono richieste, ma uno standard di riferimento per la corretta validazione delle cure nel periodo perioperatorio. È importante riuscire ad instaurare con il paziente un rapporto di fiducia (diminuzione dell'ansia) per poter impostare una corretta gestione intra- e postoperatoria ed è importante poi verificare nel periodo postoperatorio l'efficacia del trattamento e se questo abbia o meno realmente soddisfatto le aspettative del paziente.

Per il chirurgo la qualità è rappresentata da tutti i diversi fattori che rendono sicuro ed efficace l'intervento chirurgico. Tra questi rientrano la preparazione accurata e tempestiva del paziente, la scelta di un'anestesia che consenta l'esecuzione agevole dell'intervento ed una degenza postoperatoria di breve durata, priva di complicanze e reliquati.

La collaborazione fra anestesista e chirurgo, oltre che doverosa in funzione del paziente, è oggi divenuta obbligatoria per ottenere il raggiungimento degli obiettivi di qualità cui entrambi sono tenuti a fare riferimento. In particolare, l'anestesia ha registrato radicali cambiamenti negli ultimi decenni in quanto da scienza largamente empirica si è trasformata in una disciplina ad elevata tecnologia. Le sue competenze si sono estese e definite in sintonia con le diverse esigenze del paziente e del chirurgo a tal punto che di recente è emerso, ed è ormai stato accettatto in modo unanime, che l'attività del medico anestesista si esplica nell'ambito della Medicina perioperatoria.

In questo settore l'amministrazione esige trattamenti terapeutici e gestione di servizi efficienti, controllo dell'impiego di tutte quelle procedure che prevedono l'utilizzo di alta tecnologia ed un sistema di organizzazione più ordinato e stabile per riuscire a rispondere alle aspettative ed ai bisogni della comunità senza superare le risorse disponibili.

La qualità in anestesia può essere definita, tenendo conto delle diverse componenti che vi afferiscono, in termini di *sicurezza, competenza, accettabilità, accessibilità, efficienza, appropriatezza* ed *efficacia*. Ciascuno di questi parametri è valido e può essere utilizzato per misurare ed incrementare la qualità del proprio dipartimento o reparto. Questa multiformità consente di far emergere le esigenze e le caratteristiche proprie di ciascuno e di costruire un team con obiettivi comuni.

Il soggetto di questo modello gestionale è il paziente: l'obiettivo principale è quello di far corrispondere le risorse disponibili alle specifiche richieste di assistenza e di cura. In termini puramente economici la qualità è costosa, ma la riduzione delle complicanze, l'aumento della produttività e dell'efficienza consentono il reinvestimento delle risorse per le nuove tecnologie, mantenendo competitivo il sistema.

Il contributo dell'anestesista è essenziale per quanto concerne l'utilizzo delle risorse: le scelte ed il modello organizzativo adottato incidono infatti sui tempi ed i costi della fase pre-, intra- e postoperatoria, influenzando complicanze e durata della degenza [5]. Da uno studio americano sui costi sanitari sostenuti per il paziente chirurgico si evince che il 5,6% della spesa globale è determinato dall'anestesia, mentre il 33% dei costi è dato dall'utilizzo delle sale operatorie [6]. La scelta delle tecniche e dei farmaci di anestesia incide per il 3% delle spese di ospedalizzazione. L'adozione di strategie di risparmio determinerà quindi una riduzione percentuale solo nell'ambito di questo 3% [7].

I settori che maggiormente influiscono sulla spesa sono la sala operatoria (personale, strumentazione) e l'assistenza di reparto al paziente [8]. Gli sforzi organizzativi devono perciò essere focalizzati su una maggior produttività della sala operatoria e sulla riduzione dell'ospedalizzazione. È a questo livello che il ruolo organizzativo del team di anestesia può incidere migliorando la qualità delle cure e riducendo gli sprechi, soprattutto in termini di utilizzo dei tempi operatori [9,10]. In questa logica di riconversione delle risorse trovano spazio nuove modalità organizzative ed assistenziali rispetto a quelle tradizionali, con lo scopo di implementare la produttività del sistema e finalizzare in rapporto alle necessità del paziente l'utilizzo delle risorse disponibili. In questo senso sono da valutare in termini positivi gli sforzi che la comunità compie con indirizzi legislativi che regolamentano l'organizzazione del sistema sanitario nazionale, con lo scopo di realizzare un sistema pubblico sempre più integrato tra ospedale e territorio.

La gestione secondo criteri di qualità si basa su quattro principi.

È il sistema organizzativo, e non il lavoro del singolo, ad essere oggetto di valutazione e miglioramento

È stato provato che un sistema di organizzazione quanto più è complesso, tanto più tende a mantenere costante il livello di prestazione perché le variabili che incidono su di esso sono strettamente intercorrelate e quindi dipendenti: il sistema tende cioè ad automantenersi con costanza di risultato. Ogni situazione che intervenga su questa dinamica ne aumenta la variabilità e può determinarne un calo di qualità.

La gestione secondo qualità mira a modificare l'intero processo individuando in concreto in ogni realtà quali sono le cause che alterano il sistema. Questo permette inoltre di non adottare più strategie di controllo e punizione a livello individuale, che risultano non efficaci e creano scontento e demotivazione nei singoli e divisione all'interno del team. A questo tipo di metodologia retrospettiva e di controllo imposto dall'alto, che considera gli errori compiuti dal singolo, si contrappone una valutazione prospettica che coinvolge l'intero team e consente così miglioramenti più rapidi e soprattutto, verificandone l'efficacia, li rende costanti nel tempo.

È un processo che riguarda tutti

Ogni operatore che è parte del sistema concorre a determinare i risultati e quindi il livello di qualità. Sono insiti in questo il superamento delle logiche di piccolo gruppo ed il bisogno di introdurre nella pratica un'ottica di lavoro integrato, di cooperazione e di appartenenza ad un dipartimento con obiettivi comuni. Gli obiettivi che vengono posti corrispondono così alle reali esigenze del reparto e consentono a tutto il team di anestesia di lavorare in condizioni migliori, con gratificazione di tutti, poiché sono il contributo ed il lavoro di ciascuno ad incrementare la qualità del gruppo [11].

È definita in base ai criteri propri dei diversi utenti (paziente, anestesista, chirurgo)

La valutazione in termini quantitativi della qualità e gli obiettivi derivano così dalle aspettative e/o necessità di ogni singola realtà coinvolta. I termini efficienza e qualità rappresentano un binomio costante nella programmazione dell'attività clinica di qualunque manager; in particolare, nel settore chirurgico queste caratteristiche devono evidenziarsi in tre distinte fasi peraltro in stretta connessione tra loro: 1) organizzazione della sala operatoria; 2) organizzazione ed approccio clinico nel periodo preoperatorio, e 3) organizzazione ed approccio clinico nel periodo postoperatorio.

L'efficienza di una sala operatoria deve comprendere alcuni fattori indispensabili esposti di seguito:
- inizio in orario del primo caso clinico della lista operatoria;
- riduzione dei tempi di cambio tra un intervento ed il successivo;
- flessibilità nel rendere possibili variazioni nella successione degli interventi;
- capacità di far prontamente fronte ad interventi chirurgici d'urgenza e di espletare nel contempo l'attività operatoria programmata, in sintonia con le esigenze chirurgiche, riducendo al massimo eventuali inconvenienti per i pazienti in attesa di intervento;
- capacità di mantenere una bassa percentuale di cancellazione degli interventi;
- elevata utilizzazione del tempo disponibile per l'attività chirurgica.

È necessario che anestesisti, chirurghi ed infermieri siano in perfetta sintonia sul concetto ancora dibattuto di quale tempo indicare come inizio dell'attività operatoria; a tale proposito sembra corretto definire tale tempo il momento in cui il paziente entra in sala operatoria.

L'approccio clinico preoperatorio rappresenta ormai una attività routinaria per il medico anestesista. In particolare, è assai dibattuta la sequenza di esami preoperatori che il paziente esegue prima di essere sottoposto all'intervento chirurgico in programma. Nonostante esistano delle linee guida emanate dalle società scientifiche che riducono all'essenziale la richiesta degli esami preoperatori, la maggioranza dei pazienti viene ancora sottoposta ad un lungo screening di esami spesso non necessari. Vengono inoltre richiesti ancora troppo spesso test addizionali che incidono poco o per nulla sulle decisioni terapeutiche, sulla scelta della tecnica di anestesia e di quale monitoraggio clinico o strumentale attuare nella fase intra- e postoperatoria. L'approccio clinico al letto del paziente, la valutazione della storia clinica, l'interpretazione semeiologica della malattia, l'analisi delle riserve funzionali, la scelta tecnica e farmacologica, sono tutti elementi che, interpretati correttamente, assicurano un'elevata efficienza delle cure. Il problema dei costi rimane un punto critico, nel senso che farmaci e tecnologia nella pratica anestesiologica incidono in misura davvero limitata rispetto alle altri voci di spesa: è il costo del personale quello che incide in modo più significativo.

Il periodo postoperatorio è un altro elemento cardine. La qualità delle cure si basa anche sulla necessità che qualunque modello organizzativo deve essere sviluppato in modo tale da assicurare a tutti i pazienti un elevato standard assistenziale, in particolare nell'immediato periodo postoperatorio. Tenendo conto che la maggior parte delle complicanze, sia minori che maggiori, ricorrono entro 6-8 ore dalla fine dell'intervento, un adeguato trattamento del dolore postoperatorio, di per sé possibile fonte di complicanze oltre che di disagio per il paziente, non può essere più considerato solo un'opzione ma bensì necessario. La diffusione capillare di una così semplice e sperimentata metodologia d'approccio costituisce un indubbio obiettivo di efficienza e qualità delle cure.

La chirurgia generale e quella specialistica, in particolare la neurotraumatologia, la cardiochirurgia, la chirurgia dei trapianti, l'ostetricia, la chirurgia pediatrica, la chirurgia dell'anziano e così via, presentano peculiarità che richiedono programmi di formazione ed un continuo aggiornamento tecnologico e clinico in grado di offrire al paziente il massimo livello di competenze possibili.

È fonte di riduzione degli sprechi e quindi di risparmio

Le preferenze del singolo non possono più giustificare da sole la scelta della condotta anestesiologica. Per questo è importante promuovere all'interno del team corsi di farmacoeconomia che sensibilizzino il personale medico ad un utilizzo selettivo dei farmaci disponibili, in termini sia di qualità della terapia che di costi. Un esempio concreto è la scelta dei farmaci di induzione. Il propofol è entrato nella pratica clinica, determinando un quasi totale abbandono del tiopentone sodico. Il maggior costo è giustificato da un più rapido risveglio e da una minore incidenza di nausea nel postoperatorio. La sua utilità va però verificata per i diversi tipi di intervento, soprattutto quelli di lunga durata e per quelli per i quali è previsto un monitoraggio intensivo postoperatorio. Inoltre, l'adozione di linee guida sulle tecniche di anestesia può comportare un miglior utilizzo del tempo intraoperatorio, una riduzione degli effetti collaterali e delle complicanze, influenzando così, direttamente, le necessità assistenziali del paziente nel periodo postoperatorio.

L'adeguamento tecnologico è necessario, anche se richiede costi sempre maggiori. È opportuno perciò agire secondo priorità, con strategie utili per rendere sfruttabili le strumentazioni ad alta tecnologia da più figure professionali. Un esempio è quello relativo all'ecocardiografia transesofagea (TEE), tecnica di primaria importanza nella pratica clinica moderna che risulta utile, sia in senso diagnostico che clinico-terapeutico, per il cardiologo, in fase di inquadramento del paziente, e per l'anestesista durante e dopo l'intervento chirurgico.

Qualità in anestesia

L'adozione di un modello organizzativo [12, 13] basato sulla qualità prevede l'integrazione di alcuni fattori:
- raccolta dei dati;
- gestione dei rischi e degli eventi critici;
- garanzia di qualità e suo incremento;
- oculata gestione delle risorse.

Indicatori di qualità

Per definire gli obiettivi è essenziale individuare i parametri da ricercare (indicatori di qualità). Questi parametri rappresentano allo stesso tempo metodo di analisi ed obiettivi di miglioramento; la loro individuazione deve perciò essere precisa, strettamente legata alle realtà specifiche e traducibile in termini quantitativi. La loro conoscenza è essenziale. Ciò ci riporta alla definizione di qualità illustrata in precedenza.

Le variabili che si vogliono considerare in base alle esigenze specifiche del reparto possono riguardare la *sicurezza* del paziente in termini di valutazione del rischio, di mortalità o morbilità che consegue all'intervento o all'anestesia. Sarà a questo riguardo necessario definire la mortalità e morbilità della propria casistica, individuare la popolazione a più alto rischio per la presenza di patologie concomitanti o per il tipo di intervento, la capacità di prevedere e prevenire il rischio operatorio, il monitoraggio e l'assistenza al paziente nel periodo perioperatorio [14]. Strettamente connessa a questa valutazione è l'analisi, da parte del team, degli incidenti e delle complicanze gravi inaspettate, che prevede una revisione critica sia dei fattori esterni legati alla capacità (conoscenze e modalità di intervento del medico), sia dei fattori interni o latenti legati all'organizzazione struttura (personale, attrezzatura, procedure di preparazione e di assistenza, politica gestionale adottata). Di fronte ad una complicanza grave, quale ad esempio la polmonite da aspirazione del contenuto gastrico, è logico considerare la manovra di intubazione come causa primaria [15].

In un sistema che voglia garantire la qualità delle prestazioni si devono valutare anche le circostanze (fattori latenti) in cui l'incidente si è verificato, allo scopo di individuare i possibili difetti, la cui correzione porterà ad un incremento della qualità (riduzione del rischio) [16, 17]. La loro identificazione non è semplice potendo riguardare competenze e preparazione degli infermieri della sala operatoria e del personale sanitario ausiliario, pronta disponibilità ed efficienza della strumentazione, sistema di accoglimento e preparazione del paziente e richiede la collaborazione di tutto il team e l'adozione di sistemi di misura precisi.

L'acquisizione di maggior competenza da parte di tutto il team, mediante la formazione permanente e l'assunzione di linee guida per la pratica clinica, non imposte dall'alto ma riconosciute come strumento per mantenere stabile il sistema (servizio o processo di cura), portano, oltre che alla garanzia di qualità, anche al suo incremento con l'obiettivo di mantenere standard operativi elevati.

Il confronto dei risultati ottenuti, riguardo ad una procedura specifica (protocollo terapeutico) o ad un modello organizzativo, con quelli di altri ospedali, stimola l'identificazione dei problemi e delle variabili che li descrivono. L'utilizzo di strumenti statistici permette di ottenere l'evidenza oggettiva della loro incidenza sul sistema e di giungere quindi alla soluzione del problema stesso.

Qualora si vogliano identificare le variabili che permettono la valutazione dell'*accessibilità, accettabilità e appropriatezza* del sistema, è necessario conoscere l'opinione degli utenti riguardo alle prestazioni [18]. I questionari, soprattutto se anonimi, e le interviste telefoniche post-dimissione sono strumenti riconosciuti per la loro validità, consentono di conoscere le aspettative dei pazienti, del personale sanitario più direttamente a contatto con essi. Inoltre, negli ospedali di formazione e nei policlinici, queste indagini si rivelano utili anche per gli studenti del corso di laurea in medicina e chirurgia ed i medici specializzandi che devono acquisire competenze nel settore ed essere indirizzati a saper valutare ed incrementare la qualità delle cure [19, 20]. Inoltre, verificare l'accessibilità e l'appropriatezza della funzione dipartimentale del servizio comporta la definizione delle diverse competenze richieste e la valutazione dei risultati ottenuti in termini di efficienza.

I requisiti degli indicatori di qualità (variabili individuate) sono: l'oggettività (la misura) e l'importanza (la loro pertinenza rispetto al problema). La semplicità e chiarezza, l'utilità e l'accessibilità da parte di chi deve rilevare i dati richiedono un sistema di registrazione ordinato, semplice e preciso ottenibile solo mediante l'informatizzazione dell'attività del dipartimento [21]. Il campionamento rigoroso, secondo criteri predeterminati, consente di disporre in modo rapido di dati utilizzabili [22, 23].

I dati sono di tipo quantitativo, verificati e rilevati dall'analisi di un fenomeno (terapia o processo), e qualitativo, ricavati dai questionari o dal parere degli operatori. Per valutare l'esistenza reale di un problema e definirne l'entità, uno strumento utile è la carta di controllo grazie alla quale si monitorizza, nel tempo, il verificarsi di un determinato fenomeno [24]. Le cause vengono individuate in base alle opinioni o suggerimenti degli operatori per costituire un diagramma causa/effetto che comprende tutte le cause determinanti il fenomeno. Queste cause (dati soggettivi) andranno verificate riguardo alla loro importanza e prevalenza.

L'elaborazione statistica darà origine al diagramma di Pareto che descrive la frequenza percentuale delle cause rispetto al fenomeno studiato [25]. La causa prevalente farà risaltare il settore in cui intervenire ed i provvedimenti specifici da adottare per correggere il fenomeno studiato.

La verifica dell'incremento di qualità avverrà mediante l'uso della carta di controllo, che dimostra e quantifica la riduzione della variabilità che in termini statistici viene espressa con la deviazione standard [26, 27]. I limiti di variabilità prescelti sono definiti in base all'esperienza dell'operatore o ai dati della letteratura. L'intervallo di tolleranza della variabilità è un parametro importante per evidenziare un fenomeno o un problema: se troppo ristretti daranno risultati falsamente positivi (processo in apparenza senza controllo), mentre se troppo ampi non evidenzieranno il fenomeno impedendo l'incremento di qualità (processo in apparenza sotto controllo).

Prospettive per il futuro

La verifica, la ricerca e l'implementazione della qualità in ambito sanitario è un capitolo ancora da scrivere, di cui ogni operatore può e deve essere fattivo autore e protagonista. È un obiettivo forse ambizioso riuscire a definire in senso esatto, concreto e quantificabile, il concetto così intuitivo ed astratto di qualità riferito alla salute. È però diritto del paziente poter ricevere le cure più adeguate e validate all'interno della struttura pubblica ed è affascinante riuscire a creare una nuova cultura e metodologia di approccio, la cui applicazione può incidere in modo tanto rilevante da rivoluzionare la realtà di ciascuno e comportarne la continua evoluzione. In questi termini una gestione di qualità non è certo solo un obbligo legale, ma non può che essere un'esigenza di tutti. Nella straordinaria avventura quotidiana che è la risoluzione dei continui problemi posti dall'esercizio della professione medica, raggiungere ed incrementare la qualità delle cure non è dunque una sfida, ma una vera necessità.

Bibliografia

1. Berwick DM (1989) Continuous improvement as an ideal in health care. N Engl J Med 320:53-56
2. Laquaniti L, Dan M, Piccinni P (1998) La qualità in anestesia e rianimazione: principi e metodi. ESM, Padova

3. Laffel G, Blumenthal D (1989) The case for using industrial quality management science in health care organization. Jama 262:2869-2873
4. Blumenthal D (1993) Total quality management and physicians' clinical decisions. Jama 269:2775-2778
5. Fasiolo S, Soiat M, Ditri L, Gullo A (1998) Linee guida generali della organizzazione dell'attività anestesiologica nel periodo perioperatorio. In: Valenti S, Meneghetti O (eds) Preparazione del paziente all'intervento chirurgico. ESM, Padova, pp 99-105
6. Macario A, Vitez TS, Dunn B, Mc Donald T (1995) Where are the costs in perioperative care? Anesthesiology 83(6):1138-1142
7. Orkin FK (1995) Meaningful cost reduction. Anesthesiology 83(6):1135-1137
8. Johnstone RE, Martinec CL (1993) Costs of Aesthesia. Anesth Analg 78:840-848
9. Greenberg CP, Braun AR (1997) Cost containment-utilization of techniques, personnel, equipment and supplies. In: White PF (ed) Ambulatory anesthesia and surgery. WB Saunders Company, Philadelphia, pp 635-647
10. Sung YF (1995) Cost containment. In: Mc Goldrick KE (ed) Ambulatory anesthesiology. Williams Wilkins, Baltimore, pp 740-749
11. Duncan P (1993) Quality: a job well done! Can J Anaesth 40(9):813-815
12. Eagle CJ, Davies JM (1993) Current models of quality: an introduction for anaesthetists. Can J Anaesth 40(9):851-862
13. Hardy JF, Pellettier M (1996) Quality in anaesthesia: an integrated and constructive model. Can J Anaesth 43(5):R83-R88
14. Kritchevsky SB, Simmons BP (1991) Continuous quality improvement. Concepts and applications for physician care. Jama 266:1817-1823
15. Eagle CJ, Davies JM, Reason J (1992) Accident analysis of large-scale technological disasters applied to an anaesthetic complication. Can J Anaesth 39:118-122
16. Davies JM, Lee RB, Cooper JB et al (1991) Critical incidents in anaesthesia: medico-legal and other aspects. Can J Anaesth 38:R1028-R1036
17. Cohen MM, Duncan PG, Pope WD et al (1992) The canadian four centre study of anaesthetic outcomes: II. Can outcomes be used to assess the quality of anaesthesia care? Can J Anaesth 39:430-439
18. Delbanco TI (1992) Enriching the doctor-patient relationship by inviting the patient's perspective. Ann Intern Med 116:414-417
19. Orkin FK (1992) What do the patients want? Preferences for immediate postoperative recovery. Anesth Analg 74:S225
20. Brown JB, Adams ME (1992) Patients as reliable reporters of medical care process. Med Care 30:400-411
21. Edsall DW, Jones BR, Smith NT (1992) The anesthesia database, the automated record and the quality assurance process. Int Anesthesiol Clin 30:71-92
22. Lanza V (1991) L'ABC della computerizzazione in anestesia. In: Gullo A (ed) 1° Corso postuniversitario in anestesia e rianimazione. APICE, Trieste, pp 243-281
23. Lanza V (1996) The modern and remote control of anesthesiology activity. In: Gullo A (ed) Postgraduate course in critical care medicine. Springer-Verlag, Italia, Milano, pp 773-778
24. Orkin FK (1997) Quality improvement. In: Mc Goldrick KE (ed) Ambulatory anesthesiology. Williams Wilkins, Baltimore, pp 682-706
25. Kassirer JP (1993) The quality of care and the quality of measuring it. N Engl J Med 329:1263-1265
26. Davies JM, Priddy RE (1994) Structural aspects of anaesthetic care. Can J Anaesth 41:661-666
27. Lagasse RS, Steimberg ES, Katz RI, Saubemann AJ (1995) Defining quality of perioperative care by statistical process control of adverse outcome. Anesthesiology 82:1181-1188

MONITORAGGIO
DELLE FUNZIONI VITALI

Capitolo 2

Monitoraggio delle funzioni vitali in anestesia

F. Colò, A. Pasetto

L'analisi degli incidenti in anestesia rileva che i danni possibili sono rari ma gravi (1/10.000 anestesie le morti), anche se è probabile che la stima sia solo la punta dell'iceberg: il numero reale degli incidenti o delle situazioni pericolose risulterebbe molto più alto [1, 2].

Nel tempo le società di anestesia hanno elaborato (Gran Bretagna, USA, Francia ed infine Italia) delle "raccomandazioni" sul tema della sicurezza in anestesia, fra le quali anche gli standard minimi di monitoraggio delle funzioni vitali in corso di intervento chirurgico. Standard minimo si riferisce a ciò che si raccomanda sia in uso per qualsiasi procedura anestesiologica, quindi dall'anestesia locale alla sedazione, all'anestesia locoregionale fino all'anestesia generale senza e con intubazione della trachea. L'anestesia generale o locoregionale e/o l'intervento chirurgico sono condizioni durante le quali vi è un sovvertimento, variabile nel tempo, dei normali meccanismi fisiologici che regolano le funzioni vitali. È per questo motivo che è importante lo stretto monitoraggio delle funzioni vitali. Il tempo e l'intensità del monitoraggio variano a seconda del tipo di intervento, del tipo di anestesia e del tipo di paziente. Lo standard "massimo" non è chiaramente contemplato; esistono tuttavia delle raccomandazioni di monitoraggio più sofisticato per tipo di paziente (ASA 4-5) o adatto a particolari chirurgie (cardiochirurgia, neurochirurgia, etc). I monitoraggi per categoria di pazienti sono riportati in Tab 1. Lo scopo del monitoraggio intraoperatorio delle funzioni vitali è dunque quello di permettere il mantenimento dell'omeostasi dell'organismo di fronte al trauma chirurgico, all'uso di farmaci, etc, oltre al controllo degli effetti delle terapie intraoperatorie ed al pronto riconoscimento di situazioni critiche che possono sfociare in un grave incidente. In genere è affiancato a sistemi di allarmi, acustici e visivi, di minima e di massima variabili dall'operatore. La presenza di monitoraggi e allarmi non deve tuttavia ridurre la sorveglianza clinica intraoperatoria da parte dell'anestesista e non lo esime, prima di iniziare qualsiasi procedura, dall'attenta verifica sia del buon funzionamento dell'apparecchio di anestesia [3] sia della disponibilità di presidi di sicurezza "a cascata" (es. Ambu) e di una attrezzatura rianimatoria adeguata e funzionante (tubi, pinze di Maggil, cannule, lame e luce del laringoscopio, aspiratore efficiente, farmaci anestetici e di rianimazione, defibrillatore, etc). Si ricorda che il fattore umano è in causa nel 70-75% degli incidenti [1, 2, 4, 5].

Il monitoraggio di minima comprende l'assistenza continua da parte di un medico qualificato, il controllo clinico e strumentale degli scambi gassosi, della funzione cardiocircolatoria e della temperatura corporea [6]. La valutazione della funzione neurologica in anestesia generale ha lo scopo da un lato di valutare la

Tabella 1. Indicazioni al monitoraggio a seconda delle procedure anestesiologiche. Fra parentesi sono compresi i monitoraggi riservati a particolari pazienti o particolari tipi di chirurgia

Monitoraggio	Anestesia LR o sedazione (paziente ASA 1-2)	Anestesia generale con intubazione	Chirurgia maggiore o paziente a rischio
Cardiocircolatorio	clinico ECG pressione arteriosa non invasiva	clinico ECG pressione arteriosa non invasiva (pressione arteriosa invasiva) (diuresi oraria)	clinico ECG pressione arteriosa invasiva diuresi PVC catetere a. polmonare
Respiratorio	clinico; FiO_2 saturimetria	clinico; FiO_2 saturimetria spirometria; pressioni vie aeree; .capnometria	clinico; FiO_2 saturimetria spirometria; PaO_2; CaO_2; shunt pressioni vie aeree; capnometria; $PaCO_2$; (Vd/Vt)
Neurologico	clinico	clinico	(EEG; pot. evocati; SjO_2;PIC)
Termico	disponibile	disponibile	(misura timpanica o rettale o esofagea o vescicale o tramite catetere apolmonare)
Vapori e gas anestetici		misura FiN_20 (misura Fi e Fe vapori)	misura Fi e Fe vapore e gas
Miorisoluzione	clinico	clinico	(TOF)

profondità del piano di anestesia, dall'altro di controllare che la funzione cerebrale non risulti compromessa; nella routine è eseguita essenzialmente dal punto di vista clinico e su variabili indirette, osservando l'emodinamica e attuando la prevenzione dell'ipossia o delle alterazioni metaboliche. Monitoraggi più specifici della funzione cerebrale sono indicati in casi particolari (es. chirurgia della carotide o dell'ernia discale, traumi, etc) e si basano sull'analisi dell'EEG, dei potenziali evocati, fino alla determinazione in continuo della saturazione venosa giugulare di O_2 (SJO_2) ed alla misura della Pressione Intracranica (PIC). Non raccomandato di routine, ma a disposizione, deve essere il monitoraggio strumentale della miorisoluzione (elettrostimolatore con tecnica del "train of four"), in genere clinico. Monitoraggi più approfonditi andranno scelti in base alle singole esigenze.

Il recente sviluppo tecnologico permette oggi all'anestesista di tenere sotto controllo non singole variabili fisiologiche ma una serie di dati che, visti tutti assieme, possono informare sulle complesse interazioni cardiocircolatorie e respiratorie in corso di intervento chirurgico. Vanno conosciuti però anche i limiti del monitoraggio: i dati che leggiamo possono essere diretti o derivati e di solito sono interdipendenti. Gli allarmi generalmente sono regolati entro ambiti di normalità ma non tengono conto di molti fattori: ad esempio, uno stroke volume di 70 ml (normale) può essere un dato non fisiologico se il volume fine sistole del ventricolo è patologico; così come una gittata cardiaca di 5,2 litri è normale ma cambia se è il risultato di 40 ml x 130 bpm piuttosto che di 70 ml x 75 bpm.

I dati sono passibili di errori correggibili e non (artefatti, errori di misura, di calibrazione, interferenze) che si amplificano nei dati derivati. Quindi, fra evento e trattamento devono esserci sempre una rielaborazione clinica ed una verifica. Nella trattazione verrà focalizzata l'attenzione sui sistemi di monitoraggio di uso più corrente in anestesia. Si farà solo un accenno ai monitoraggi di II livello.

Monitoraggio cardiocircolatorio

I farmaci, le manovre chirurgiche, le possibili attivazioni vagali o simpatiche intraoperatorie e le perdite (sanguinamento, perspiratio, etc) impongono una stretta sorveglianza della funzione cardiocircolatoria. L'allestimento del monitoraggio va fatto a paziente sveglio, prima di eseguire qualunque manovra anestesiologica (oltre un quarto degli arresti cardiaci si hanno durante l'induzione).

Il monitoraggio di minima consigliato è [6]:
- clinico (a volte non realizzabile);
- elettrocardiografico (ECG) e della frequenza cardiaca in continuo;
- pressione arteriosa con un intervallo massimo fra le misure di 10 minuti.

Clinica [4, 6-8]

La valutazione preoperatoria del paziente (anamnesi, esame obiettivo) può informarci su un possibile maggiore rischio cardiovascolare e guidarci nella scelta del tipo di anestesia e del monitoraggio più adeguato.

Nell'intraoperatorio il monitoraggio clinico si basa sul rilievo continuo di alcune variabili come il colorito della cute, la vascolarizzazione periferica, il rilievo dei polsi (carotideo, omerale, radiale o femorale) oltre all'auscultazione con stetoscopio precordiale, campo operatorio permettendo. Se il paziente è sveglio, in anestesia locoregionale, si ottiene un ottimo controllo mantenendo con questi un contatto verbale. Tuttavia la sorveglianza del campo operatorio (quantità e qualità del sanguinamento, manovre di trazione, eventuali compressioni sui grossi vasi, etc) e la conoscenza dei tempi chirurgici possono rendere spesso ragione di improvvise variazioni dell'emodinamica altrimenti difficilmente spiegabili.

Monitoraggio ECG [5, 8-15]

Gli obiettivi del controllo dell'attività elettrica cardiaca sono: il riconoscimento delle aritmie, l'identificazione di segni di alterata depolarizzazione e ripolarizzazione o di ischemia, la diagnosi dei difetti di conduzione, il corretto funzionamento del pacemaker, nei portatori, ed il rilievo della frequenza cardiaca in continuo.

I maggiori imputati nella genesi di aritmie in anestesia sono: gli anestetici alogenati (alotano); le anormalità dello scambio gassoso (variazione di O_2 e CO_2) o elettrolitiche (iperK o ipoK, acidosi, etc); la stimolazione in paziente non sufficientemente approfondito (laringoscopia, intubazione tracheale, manovre chirurgiche con attivazione vagale [trazione sui visceri o sul peritoneo]); i precedenti cardiologici, etc. L'accuratezza diagnostica del monitoraggio ECG in continuo è proporzionale al numero di derivazioni disponibili. In genere i monitor ECG in sala operatoria sono a 3 cavi; è consigliabile disporli nella conformazione CM5 (elettrodo negativo sul manubrio sternale; positivo sul 5° spazio intercostale emiclaveare) che permette di identificare sia le anomalie di ST che l'onda p atriale. Sono altrimenti indicate la seconda derivazione (DII) o la MCL1 (derivazione simile a V1) per identificare le aritmie. Se si dispone di monitor a 5 cavi ed è possibile accedere a tutte le 6 derivazioni frontali standard più la derivazione precordiale stabilita dalla posizione del V elettrodo è bene impostare sul visore la traccia contemporanea di DII e V5. La DII è la migliore per le aritmie in quanto finché il ritmo è sinusale l'onda p sarà sempre positiva. La V5 permette un'analisi più precisa del tratto ST essendo più vicina al ventricolo sinistro. Essa però non legge la parte posteriore del ventricolo (esplorata bene da DII, DIII, AVF).

Per ridurre errori o artefatti, prima di posizionare gli elettrodi la pelle va pulita e leggermente abrasa (diminuisce l'impedenza); l'elettrodo va posizionato su prominenze ossee (meno interferenze muscolari); gli elettrodi devono essere tutti dello stesso tipo e di materiale non polarizzabile. Sono tuttavia possibili interferenze elettriche dell'elettrobisturi, anche nella modalità con filtro. Il semplice monitoraggio in continuo dell'EGC su monitor non ci dà tuttavia nessuna informazione sulle capacità contrattili del cuore né sull'emodinamica.

Se ciò è vero in clinica, lo studio approfondito della morfologia dell'ECG (ampiezza delle curve R e T) ha reso possibile la determinazione dello stroke volume (SV), e quindi il calcolo della gittata cardiaca (CO) [14], così come la determinazione della distanza fra le onde R ha permesso lo studio dell'"heart rate variability" (HRV), dato correlato all'influenza del sistema nervoso autonomo sull'attività cardiaca [15].

Misura della pressione arteriosa non invasiva [5, 8-13, 16-18]

La pressione arteriosa (PA) è la misura emodinamica più semplice, che ci dà informazioni preziose benché approssimative. Essa si può correlare alla gittata cardiaca (CO) ed alla resistenza vascolare periferica (SVR). Tuttavia non ha specificità diagnostica; in vivo le variazioni sono inoltre complicate dall'attività barocettoriale. Un calo di PA può essere conseguente a ipovolemia, scompenso cardiaco, trauma, reazione anafilattica, anestesia spinale, sepsi, reazione vagale, aritmie, etc, mentre un aumento della PA può indicare un sovradosaggio di vasocostrittori, una risposta adrenergica o un miglioramento nella funzione cardiocircolatoria.

In generale le variabili da considerare sono: la Pressione Arteriosa Sistolica (PAS), correlata maggiormente al volume di eiezione sistolica, alla velocità di eiezione ed all'elastanza delle arterie; la Pressione Arteriosa Diastolica (PAD), influenzata dalle resistenze vascolari periferiche e dalla durata della diastole, è importante in quanto da essa dipende il flusso ematico al ventricolo; la Pressione differenziale, correlabile al volume di eiezione, alla capacitanza del sistema arterioso; ed infine la Pressione Arteriosa Media (PAM) che si correla maggiormente alla pressione di perfusione degli organi, eccetto che il cuore.

I sistemi di misura della PA non invasiva sono manuali o automatici. Entrambi utilizzano lo sfingomanometro, cioè un sistema pneumatico che, gonfiato, va ad occludere una arteria, generalmente l'omerale. Fra quelli manuali il più noto è il sistema Riva Rocci + suoni di Korotkoff, che definisce sistolica e diastolica, oppure il sistema oscillometrico (osservazione dell'oscillazione della lancetta durante lo sgonfiaggio del bracciale), o la palpazione dell'arteria radiale. I metodi automatici utilizzano sistemi di autogonfiaggio e sgonfiaggio associati a sistemi di rilevazione a microfono, oscillometrici, doppler con doppia sonda, etc.

Nei monitor attuali la PAM è evidenziata numericamente ed è misurata o calcolata dalla classica formula PAM=(PAS+2*PAD)/3; la PAM, rispetto alla PAS e PAD, ha un minor rischio di errore durante la misura ed è la più stabile rispetto all'interferenza barocettoriale.

Per rendere più affidabili i sistemi, il bracciale non deve essere troppo stretto (sovrastima) o troppo largo (sottostima) e deve avere una dimensione adatta al paziente. È consigliabile verificare la simmetria dei rilievi pressori (arto destro verso sinistro); se asimmetrici, verrà scelto il braccio con rilievi superiori. Tuttavia, la misura non invasiva ha lo svantaggio di essere discontinua e poco affidabile nelle condizioni di ipotensione o ipertensione.

Esistono infine dei sistemi più periferici (al dito) di misura della PA che sono in grado di costruire una curva pressoria non invasiva basandosi sul principio della foto pletismografia, indagando le variazioni di volume del dito durante le pulsazioni cardiache (Finapress; "finger arterial pressure") [18, 19]. L'evoluzione di questa tecnologia ha portato alla costruzione di un metodo di misura della CO non invasivo.

Misura della pressione invasiva [8-13, 20-21]

I componenti di un sistema in grado di monitorare una pressione possono essere così riassunti: un catetere intravascolare, un tubo di connessione, un sistema di lavaggio, un trasduttore elettromeccanico, un amplificatore di segnale elettrico e un monitor.

Le caratteristiche

Un catetere inserito in un vaso sanguigno si mette in contatto con un'onda di flusso che può essere pulsatile (arteria) o non (vena). Il catetere è collegato ad una linea riempita con un liquido, per definizione non comprimibile, che, grazie a questa sua caratteristica, è in grado di trasmettere l'onda di flusso ad un "trasduttore" dove la forza pressione è trasformata in un segnale elettrico (trasduttore elettromeccanico). Quando un movimento prodotto dalla pressione è trasmesso al diaframma del trasduttore, dall'altra parte si produce una variazione di resistenza che genera una corrente elettrica rilasciata in un circuito amplificatore. Il monitor è in grado di trasformare il segnale elettrico in forma d'onda e in forma digitale (numeri).

Errori di lettura possono essere legati ad alcune caratteristiche del sistema come la "frequenza naturale" (Fn) o al coefficiente di smorzamento. La Fn è la frequenza di risonanza del sistema; dovrebbe essere sempre >20 Hz così da non risentire troppo delle possibili modifiche di frequenza del segnale, cioè della frequenza cardiaca; il coefficiente di smorzamento esprime come il circuito assorbe l'onda. È possibile intuire l'Fn e l'ammortizzamento osservando la modalità con cui la linea di base torna all'onda di pressione del paziente quando si esegue un'onda quadra (flush di lavaggio). Se il ritorno è lento e vi sono molte onde, in genere la Fn è bassa ed il sistema è smorzato.

Le variabili che possono influire su Fn e smorzamento sono, fra le altre: la lunghezza del tubo di connessione fra catetere e trasduttore che, se eccessivamente lungo, può amplificare il fenomeno di vibrazione ed aumentare il segnale sovrastimando i valori pressori; una bolla d'aria nel sistema: proprio perché l'aria è comprimibile, produce una sottostima della lettura (la pressione si smorza sulla bolla); un tubo troppo morbido che smorza l'onda di pressione (vanno bene tubi rigidi). Vanno quindi preferiti tubi trasparenti, corti, semplici, non troppo sottili e rigidi. La presenza di uno o due rubinetti migliora la resa del sistema se è troppo risonante.

Uso

L'intero sistema va assemblato e riempito di liquido. La calibrazione prevede l'azzeramento (introduzione di un punto zero di riferimento, che dovrebbero essere le camere cardiache). La linea ascellare media, fra il 4°-5° spazio intercostale, è il punto zero di solito utilizzato; lo zero viene letto sull'interfaccia aria-liquido di un rubinetto posto all'altezza dell'ascellare media. Andrà ripetuto se vi sono spostamenti del paziente o nel tempo (ogni 24h). Per una calibrazione più accurata dovremmo misurare una pressione nota, ad es. una colonna d'acqua di 10 o 20 cm (1 mmHg=1.34 cmH_2O).

Tutte le procedure di incannulamento sono a rischio di infezione, per cui vanno eseguite nella massima asepsi (le complicanze non infettive relative a ciascuna tecnica sono riportate in Tabella 2).

Pressione arteriosa invasiva [5, 8-13, 22-25]

Il posizionamento di un catetere arterioso per la rilevazione continua della pressione è necessario quando esistano delle condizioni di rischio per il paziente e/o vi sia necessità di un monitoraggio dei gas ematici e dell'equilibrio acido-base (Tab. 3).

La disponibilità di una arteria ci informa in continuo non solo sui valori pressori (PAS, PAD, PAM), ma anche sulla frequenza cardiaca (essenziale nei momenti dell'uso dell'elettrobisturi) o sulla risposta periferica ad un'aritmia, grazie all'onda

Tabella 2. Complicanze non infettive da cateterismi per monitoraggio emodinamico

Monitoraggio invasivo	Complicanze
Cateterismo arterioso	Trombosi; fistola AV; ematoma; sanguinamento ischemia del territorio a valle
Cateterismo venoso centrale	Puntura arteriosa (a. carotide, a. succlavia) ematoma, emotorace, danni nervosi pneumotorace embolia aerea puntura della trachea trombosi venosa
Cateterismo arteria polmonare	Quelle del cateterismo venoso centrale più aritmie; blocco di branca Dx; annodamento del catetere in ventricolo; lesioni valvolari; trombi endoavitari infarto polmonare, rottura dell'art. polmonare

Tabella 3. Indicazioni ai principali monitoraggi emodinamici

Monitoraggio cardiocircolatorio invasivo	Indicazioni in anestesia
Cateterismo arterioso	Necessità di monitoraggio continuo ed affidabile della PA: pazienti con ipertensione arteriosa non controllata; shock di qualsiasi eziologia; uso di farmaci vasoattivi; ipotensione controllata; qualsiasi chirurgia in cui si prevedono rapide variazioni di PA (clampaggi, perdite); Necessità di monitoraggio dei dati emogasanalitici (PaO_2; $PaCO_2$; pH), (es. chirurgia toracica, etc)
Cateterismo venoso centrale	Misura della PVC (valutazione del precarico) Via alternativa per farmaci e fluidi Via rapida per grandi flussi (catetere grosso) NPT post-operatoria Neurochirurgia
Cateterismo arteria polmonare	Pazienti ad alto rischio sottoposti a chirurgia maggiore Cardiochirurgia o chirurgia vascolare maggiore in casi particolari Trapianto di fegato, cuore, polmone Pazienti con cardiopatia o ipertensione polmonare Shock non rispondente alla terapia fluidica

sfigmica. Una analisi più attenta dell'onda può informarci su alcune variabili emodinamiche: l'area sotto la curva è proporzionale al volume di eiezione sistolico [22, 23] ma esistono troppe variabili (risente delle aritmie; implica una misura basale di riferimento della CO) per poterla correlare esattamente alla CO (SV*HR); la forma dell'onda in corso di ipovolemia si fa più appuntita e vi è un abbassamento dell'incisura dicrota; la posizione di questa ci può dare una sommaria indicazione sulle SVR. Inoltre, se la contrattilità miocardica è diminuita rallenta l'ascesa della curva nella prima fase. L'oscillazione del tracciato in rapporto al ciclo ventilatorio meccanico ci dà informazioni sullo stato di riempimento del paziente; più di preciso, il "delta down" della variazione della pressione sistolica [24] è la differenza fra la PAS a capacità funzionale residua (FRC) ed il valore più basso di PAS registrato durante il ciclo respiratorio in IPPV. L'ampiezza dell'oscillazione della PAS conseguente alle variazioni della P intratoracica si correla alla volemia efficace.

In genere l'arteria più freguentemente utilizzata è la radiale sinistra nel destrimane (tranne i casi controindicati). Si raccomanda di eseguire il test di Allen prima dell'incannulamento (compressione contemporanea dell'arteria ulnare e radiale con ischemizzazione del palmo della mano; rilascio dell'arteria ulnare e verifica del recupero del colorito in 5-6 sec nel territorio radiale). Un altro sistema di sicurezza da noi adottato è un Allen modificato con saturimetro. Il valore di partenza della saturimetria deve ritornare a comparire sul display una volta decompressa l'ulnare: mantenere il saturimetro dalla parte dell'arteria incannulata, così da essere sempre certi dell'efficienza del circolo collaterale, è un altro accorgimento. L'arteria omerale è una arteria terminale e ne sconsigliamo pertanto l'incannulamento. Altro sito, quindi, è l'arteria femorale, con corrispondente variazione del profilo dell'onda sfigmica in quanto più periferica rispetto all'aorta. Per ridurre il rischio di trombosi vanno scelti cateteri piccoli (preferire il 20G al 18G). Vi sono condizioni in cui è necessario l'incannulamento di più di una arteria.

Monitoraggio di II livello [8-13, 17, 25, 26, 30]

In alcune categorie di pazienti, per la loro patologia di base o per il fatto che sono sottoposti a chirurgia ad alto rischio, il monitoraggio ECG e della PA non è sufficiente a darci indicazioni sulla volemia e sulla funzione contrattile del ventricolo sinistro.

La misura della pressione venosa centrale (PVC) su monitor o tramite mandrino liquido può a volte aiutarci a comprendere meglio lo stato di riempimento del paziente (pressione di riempimento del VD, in assenza di disfunzioni ventricolari, piuttosto che volume circolante), benché molte variabili siano alterate in corso di anestesia generale e non si possa fare a meno di considerare l'interazione ventilatore-cardiovascolare. In assenza di difetti tricuspidali ci può dare un'idea della pressione fine diastole del ventricolo destro (RVEDP). Esiste inoltre una correlazione fra PVC e PWCP (pressione di Wedge): esse sono entrambe espressione del riempimento ma di due sistemi diversi a uguale volume, seppure a diverse resistenze e compliance. Questa differenza fisiologica diviene importante in corso di interventi particolari (chirurgia dell'aorta o chirurgia polmonare) o di patologie. La PVC misura il riempimento solo se è bassa (0-5 mmHg circa) ed in questa condizione, nel soggetto sano, mantiene una correlazione con PWCP sottostimandola di 3-4 mmHg. La variazione di PVC dopo prova di carico volemico può dare informazioni sulla contrattilità cardiaca, oltre a permettere di avere una via di infusione rapida di farmaci d'emergenza, di eseguire una NPT nei giorni successivi all'intervento (chirurgia sul tratto GE), di aspirare un embolo gassoso in NCH e di misurare il contenuto di O_2 nel sangue cavale (Tab. 3).

La PVC non offre informazioni sulle resistenze vascolari polmonari (RVP) e sullo stato di lavoro del ventricolo sinistro. In questi casi è necessario il posizionamento di un catetere in arteria polmonare o di un Swan Ganz (SG), per i quali deve essere valutato il rapporto costo (complicanze, costi) – beneficio (possibilità di attuare scelte terapeutiche mirate). In chirurgia le indicazioni a detto posizionamento sono riportate in Tabella 3; i dati ottenuti sono diretti o indiretti. Fra quelli diretti si annoverano la misura di PVC e della pressione in arteria polmonare ($PAP_{S\text{-}D\text{-}M}$) in continuo, la pressione di occlusione o wedge pressure (PWCP) (tramite gonfiaggio del palloncino a posizione occludente di un ramo dell'arteria polmonare), la temperatura corporea, la gittata cardiaca (CO) tramite termodiluizione, il prelievo di sangue venoso misto). La PWCP corrisponde alla pressione atriale sinistra in assenza di patologia polmonare e se il catetere è in zona III di West, alla pressione telediastolica del ventricolo sinistro in assenza di malattia mitralica, al preload del VS in assenza di variazioni di compliance del ventricolo. L'analisi delle curve di pressione può darci ulteriori indicazioni per la valutazione cardiaca (onde atriali acv-xy, ventricolari, dell'arteria polmonare e della incuneata) [11, 12, 25, 29].

Fra i dati indiretti si includono il calcolo dell'indice cardiaco, delle resistenze vascolari sistemiche e polmonari, indicizzate o non (PVR, SVR), dello stroke volume, del lavoro ventricolare, del consumo di O_2, della DO_2 e quindi dell'estrazione periferica di O_2 (OER), ed altri. Attraverso sonda ossimetrica si può ottenere la misura diretta in continuo della SvO_2 che, benché risultato di una serie di indici e dati ($SvO_2 = SaO_2$ – $[VO_2/(Hb*13.9*CO)]$, e quindi non specifico, ha un significato in anestesia proprio in quanto monitoraggio continuo di una situazione che può mutare improvvisamente: una variazione, rapportata alla serie di altri dati a disposizione, alla clinica ed al controllo del campo chirurgico può far capire all'anestesista il senso di quanto sta succedendo prima ancora di aver eseguito una misura della CO o di aver controllato l'emoglobina del paziente.

Sebbene la misura della CO con termodiluizione tramite catetere in arteria polmonare sia considerata lo standard di riferimento, in questi anni si sono sviluppati una serie di sistemi alternativi, perché meno invasivi, di misura, più o meno affidabili, fra cui quelli periferici (es. area sotto la curva) ed altri più centrali tramite doppler esofageo, ecocardiografia o bioimpedenza toracica fino ad arrivare al monitoraggio invasivo diretto semicontinuo, tramite termodiluizione computerizzata su catetere in arteria polmonare modificato. Un vantaggio insostituibile dell'ecocardiografia transesofagea (TEE) come monitoraggio intraoperatorio è quello di visualizzare la cinetica cardiaca, il riempimento ed eventuali anormalità. È indicata nei pazienti ad alto rischio di cardiopatia ischemica [31].

Ultimamente si è affacciata alla clinica una metodica, in grado di fornire non più solo pressioni, ma anche volumi, basata su doppio indicatore (termodiluizione più colorante verde d'indocianina) detta COLD che abbrevia "Circulation, Oxigenation, Lung water, Liver function Diagnosis" [32]. Essa nella configurazione più complessa misura i volumi delle camere cardiache e l'acqua polmonare intra- ed extravascolare. È inoltre in grado di fornire la misura della CO tramite configurazione semplice (catetere venoso centrale + arteria femorale).

A completamento del monitoraggio emodinamico si ricorda l'importanza del monitoraggio del pH e dei lattati e delle metodiche distrettuali di misura dell'ossigenazione (pH intramucoso, O_2 e CO_2 tissutali, etc).

Monitoraggio della diuresi

Non va dimenticato un monitoraggio semplice ma utile: la diuresi oraria. Possiamo infatti ottenere un dato di riempimento del paziente in continuo che può darci un monitoraggio approssimativo della perfusione splancnica, non dimenticando le possibili interferenze ormonali sulla diuresi intraoperatoria (ADH), la ventilazione meccanica o le patologie del paziente (es. paziente cirrotico in terapia cronica con diuretici).

Monitoraggio respiratorio (ventilazione ed ossigenazione)

La funzione del sistema respiratorio è quella di assicurare un adeguato scambio gassoso. L'anestesia generale di per sé (postura, farmaci, ventilazione meccanica, etc) produce una maldistribuzione Va/Q con effetto shunt e aumento dello spazio morto alveolare [33]. Inoltre, il drive respiratorio e la ventilazione sono completamente affidati all'anestesista. Del resto, nelle analisi degli incidenti risulta che la causa maggiore di mortalità intraoperatoria è l'incidente ventilatorio con ipossiemia [1, 2, 7, 10, 34-37]. Gli interventi maggiori possono immettere ulteriori elementi di sovvertimento della funzione respiratoria, ed ecco che si giustifica l'uso di un monitoraggio più invasivo della funzione ventilatoria e dell'ossigenazione.

Un corretto monitoraggio dell'adeguatezza della ventilazione e dell'efficienza dello scambio respiratorio si realizza mediante l'analisi nel sangue arterioso della PaO_2 e della $PaCO_2$. Questo monitoraggio tuttavia è invasivo, intermittente e provoca ritardo fra campionamento e risultato. Insita nel concetto di monitoraggio di sicurezza è la continuità. I sistemi di monitoraggio continuo minimo respiratorio consigliato in corso di AG o di sedazione sono i seguenti [6].

- Ossigenazione:
  1. frazione inspiratoria di O_2 (FiO_2) con allarme;
  2. clinico (in anestesia essenzialmente il colorito del paziente: attenzione nel paziente anemico);
  3. saturazione in O_2 periferica di emoglobina, espressa in % (SaO_2).
- Ventilazione:
  1. clinico (escursioni della gabbia toracica, auscultazione, colorito) + escursioni del pallone (se in ventilazione spontanea in maschera facciale);
  2. spirometria sulla linea espiratoria del ventilatore, con allarme;
  3. concentrazione di CO_2 nei gas respiratori e di fine espirazione(Capnome tria), con allarme;
  4. sistema di allarme di pressione sul ventilatore.

Ossigenazione

Il monitoraggio dell'ossigenazione è di fondamentale importanza in anestesia. Le riserve di ossigeno dell'organismo sono talmente ridotte da permettere una sopravvivenza massima, in carenza di O_2, di pochi minuti, fatto che deve indurci a considerare molto attentamente la prevenzione dell'ipossia in corso di anestesia. La clinica dell'ipossiemia (cianosi) è un evento tardivo.

Frazione inspiratoria di O_2 [3, 10, 33-35]

Conoscere e controllare la frazione inspiratoria di O_2 (FiO_2) che il paziente sta respirando per quella miscela gassosa permette di mettersi in condizioni di sicurezza sul rischio di ipossiemia ipossica. Se normalmente respiriamo una FiO_2= 0.21 (corrispondente ad una PIO_2 di 157 mmHg, in una PIO_2 secca di 150 mmHg, in una PAO_2 di 100 mmHg ed in una PaO_2 di circa 95 mmHg, nel polmone ideale [33]) allora capiamo subito che in corso di anestesia generale, proprio per l'immissione nel sistema respiratorio di variabili come la riduzione di FRC, la variazione di Va/Q, etc, per ottenere una PaO_2 sicura dovremmo tenerci su margini di FiO_2 di sicurezza. Da non dimenticare i possibili problemi alla miscelazione dei gas (cadute dell'O_2; malfunzionamento dei rotametri). È per questo motivo che da alcuni anni tutti i ventilatori di anestesia sono dotati di sistemi di sicurezza che impediscono di respirare una miscela di O_2 <20%.

Gli analizzatori di O_2 possono essere di diverso tipo ma quelli in genere usati in anestesia sono le "cellule a combustione", a basso costo, semplici, affidabili. Si tratta di un analizzatore galvanometrico che lavora a T ambiente con un tempo di risposta di circa 20". È importante inoltre programmare gli allarmi di minimo O_2; il sensore di O_2 va controllato periodicamente e calibrato metodicamente.

Il monitoraggio della FiO_2 diviene fondamentale se si usa un circuito a minimo o basso flusso.

Saturimetria periferica (SaO_2) [2, 10, 34, 35, 37-39]

La misura in continuo dell'ossiemoglobina tramite ossimetria transcutanea permette di verificare istantaneamente la funzione di scambiatore di gas del polmone durante anestesia in quanto riferisce un dato di saturazione di Hb, il quale è, come noto, dipendente dalla PaO_2 (curva di dissociazione dell'Hb). La misura si ottiene grazie al differente spettro di assorbimento della luce fra Hb ossigenata e Hb ridotta. Per isolare la parte arteriosa lo strumento considera solo la parte pulsatile dell'assorbimento. Lo strumento fornisce anche una curva pulsiossimetrica che rileva la frequenza cardiaca in continuo e che, in base alla morfologia, può svelare una ipoperfusione.

I limiti della saturimetria periferica sono che non è affidabile in corso di ipoperfusione (ipovolemia, shock, uso di vasocostrittori), è influenzata dalla presenza di Hb anomale (carbossiemoglobina, metaemoglobina), dalla presenza di coloranti (blu di metilene, bilirubina), dalla luce esterna (lampade scaldapaziente, scialitica, etc) e che non è in grado di stimare con precisione la PaO_2 1) se PaO_2>90 mmHg non avremo mai modifiche della SaO_2 anche per grosse variazioni della funzione polmonare; 2) il possibile shift della curva di saturazione dell'Hb prodotto da pH, CO_2, temperatura, DPG; 3) è inaccurata al di sotto del 70% oltre a non poter dare indicazioni sul contenuto arterioso di O_2 (CaO_2).

Il monitoraggio completo dell'ossigenazione [9-10, 33, 35, 37]

In alcuni casi FiO_2 e SaO_2 non sono sufficienti e si impone un monitoraggio più stretto della funzione di scambiatore di gas del polmone, per cui è necessaria la misura diretta della PaO_2 tramite emogasanalisi (EGA) come in chirurgia toracica monopolmonare o in corso di patologia respiratoria grave del paziente.

La misura della PaO_2 permette di calcolare dei parametri derivati, indici indiretti di shunt o di sovvertimento di Va/Q: il rapporto fra pressione arteriosa di O_2 e frazione inspiratoria di O_2 (PaO_2/FiO_2; vn>400); il gradiente d'ossigeno alveolo-arterioso $P(A\text{-}a)O_2$ (vn<25-65 mmHg); il rapporto alveolo-arterioso di O_2 (PaO_2/PAO_2; vn>0.8) e l'indice respiratorio ($RI=AaDO_2/FiO_2$; vn<1).

Per il calcolo reale dello shunt (Qs/Qt), quantità di sangue venoso non ossigenato che si rimescola con il sangue ossigenato, si deve conoscere la PAO_2, la PaO_2 e la differenza artero-venosa di O_2 $(a\text{-}v)O_2$, $[Qs/Qt=(CcO_2\text{-}CaO_2)/(CcO_2\text{-}CvO_2)]$; ed è necessario quindi eseguire un prelievo di sangue venoso misto.

Si ricorda infine la possibilità di monitorare la PaO_2 per via transcutanea, tramite elettrodo di Clarke riscaldato, con il limite di risentire dell'emodinamica locale e della T a cui esso è riscaldato. Questa tecnica è adatta nei casi in cui non è possibile eseguire numerosi prelievi EGA (es. neonati).

Ventilazione

Spirometria [34-35]

È la misura dei volumi di ventilazione. In genere uno spirometro, che può essere di diverso tipo (meccanico, a pressione, ad ultrasuoni, etc) è posto sulla via espiratoria e trasforma su un manometro o in forma digitale il volume corrente espirato ed il volume minuto. La spirometria offre la sicurezza che il volume dato al paziente (impostato) gli arrivi (che non vi siano perdite nei circuiti), e rappresenta un ottimo controllo anche durante circuito chiuso. È dotato di allarme di minima, come rilevatore d'apnea.

Capnografia e capnometria [2, 33-38, 40-43]

Sono i dati del monitoraggio continuo, non invasivo della concentrazione di CO_2 nei gas respiratori, misurati attraverso l'assorbimento di raggi infrarossi. Oggi sono disponibili, a basso costo, su qualsiasi tipo di monitor. La misura può risentire degli altri gas respiratori (O_2, N_2O e vapore d'acqua); spesso le correzioni vengono fatte in modo automatico o immesse dall'operatore prima dell'uso. Possono residuare piccoli errori di lettura (<1%). Due sono le metodiche usate per la lettura: il "mainstream" e il "sidestream". Il primo ha il vantaggio di essere una parte del circuito respiratorio del paziente ma è più ingombrante, pesa, è riscaldato a 39°C ed è più costoso. Il secondo, invece, analizza un campione di gas aspirato, attraverso un capillare, da una pompa ad una velocità in genere compresa fra 50-200 ml/min. Questo flusso di gas deve essere considerato durante l'uso di sistemi a basso flusso. Dal punto di vista fisiologico la CO_2 dipende dall'equilibrio fra sua produzione e sua eliminazione, quindi da tre fattori: metabolismo cellulare, perfusione tissutale e trasporto verso il polmone e ventilazione alveolare.

Il significato della capnometria in anestesia può essere riassunto come di riportato.

1. La sola presenza di CO_2 nel gas espirato dà una prima sicurezza sul fatto che il paziente sia, in qualche modo, ventilato. L'assenza di CO_2 è quindi un rilevatore d'apnea (intubazione esofagea, accidentale deconnessione macchina-paziente, compressione del tubo OT in chirurgia a paziente coperto, etc).
2. La pressione teleespiratoria di CO_2 ($PEtCO_2$) si approssima, nel soggetto sano in respiro spontaneo, al valore della $PaCO_2$. Possiamo quindi avere un monitoraggio indiretto della $PaCO_2$, quest'ultima è indice accurato di adeguatezza della ventilazione alveolare. Nel polmone ideale infatti la $PaCO_2=PACO_2= =PEtCO_2$. Tuttavia, nel soggetto sano sottoposto ad anestesia generale (AG) e curarizzato la $PEtCO_2$ non è una misura attendibile della $PaCO_2$ se non si considera l'esistenza del gradiente $P(a\text{-}Et)CO_2$ (vn=2-5 mmHg). Esso esprime le variazioni del rapporto Va/Q prodotte dall'anestesia generale, dalla curarizzazione, dai farmaci, ed è influenzato da variabili antropometriche, postura, caratteristiche del polmone e stato del circolo [22-27].
   Il gradiente $P(a\text{-}Et)CO_2$ non è costante, ma cambia continuamente col variare delle condizioni intraoperatorie (variazioni della ventilazione, di VCO_2, di CO, emodinamiche, temperatura, etc). In queste condizioni quindi la $PEtCO_2$ non è una misura della ventilazione e non può quindi sostituirsi al monitoraggio dei gas ematici. Essa tuttavia mantiene la sua utilità proprio come monitoraggio continuo in quanto la variazione dello stato stazionario è un fattore utile di sorveglianza in anestesia. Così improvvise variazioni di $PEtCO_2$ possono essere espressione di problemi polmonari acuti, se si associa riduzione di SaO_2 (l'embolia polmonare, il pneumotorace, etc). L'interpretazione delle modifiche emodinamiche sulla base della capnometria è ancora oggetto di controversie: tuttavia, una improvvisa caduta di CO a "steady state" di ventilazione ed in anestesia produce una rapida caduta dell'eliminazione di CO_2 misurata. Ciò è vero fino a che non aumenta la concentrazione di CO_2 nel sangue venoso [33].
   Essendo la CO_2 una variabile dipendente dal VCO_2, l'$EtCO_2$ risulterà elevata in qualsiasi condizione di aumentato metabolismo (risveglio, ipertermia, ipertermia maligna o tireotossicosi) e tenderà a ridursi nelle condizioni opposte.
3. L'analisi della CO_2 durante il ciclo inspiratorio è utile per individuare un "rebreathing", specie in anestesia a bassi flussi. Tuttavia, ad una analisi più attenta il capnogramma [36] può dare informazioni utili e più approfondite tramite le 3 fasi della curva capnografica (Fase 1: spazio morto anatomico; Fase 2: progressivo svuotamento degli alveoli; Fase 3: gas alveolare a plateau). La forma della curva varia nel paziente con patologia respiratoria: il bronchitico cronico

presenta una ripartizione disomogenea della ventilazione e della perfusione per cui il gradiente P(a-Et)CO_2 è, in questi soggetti, aumentato e vi è una tipica variazione della fase III (ascendente senza plateau). La pendenza della Fase 3 può essere dovuta, oltre che a patologie polmonari, a fattori dinamici legati alle procedure chirurgiche nella grossa chirurgia: aumento dello spazio morto, cambiamenti della CO, del VCO_2, aumento delle resistenze delle vie aeree, o variazione dell'FRC sono tutte condizioni che producono una variazione del rapporto Va/Q e che quindi possono influenzare l'altezza e la pendenza della Fase 3.

4. Secondo alcuni Autori la differenza P(a-Et)CO_2 è un indice abbastanza fedele di spazio morto alveolare. Tuttavia, un aumento di spazio morto alveolare non sempre produce un aumento del gradiente P(a-Et)CO_2 se c'è un aumento di pendenza della Fase 3 [36].
   Anche i volumi correnti influenzano la differenza P(a-Et)CO_2: a bassi VT esiste una buona correlazione fra spazio morto ed Equazione di Borr modificata da Fletcher; ad alti volumi correnti questa relazione non è più valida [40-41]. Il calcolo dello spazio morto può essere eseguito sul capnogramma plottato su volume espirato [36].
   Anche la $PaCO_2$ si può misurare per via transcutanea tramite elettrodo a CO_2 convenzionale o spettrofotometria di massa. Risente delle variabili locali emodinamiche.

Monitoraggio dei gas anestetici

Prevede la misura della concentrazione inspiratoria (Fi_{Gas}) e di quella a fine espirazione che corrisponde alla concentrazione alveolare dei vapori e gas anestetici, (N_20, alogenati). Si basa sull'assorbimento di raggi infrarossi, come la capnometria, su analizzatori a tempi di risposta rapidi. È possibile così aumentare la sicurezza (errori erogazione, etc) e controllare meglio il piano anestetico. È raccomandato di routine nell'anestesia a bassi o minimi flussi.

Altri dati del monitoraggio respiratorio

I dati del monitoraggio respiratorio che devono completare la sorveglianza intraoperatoria di routine sono le pressioni delle vie aeree. Il sistema di misura di pressione è dotato di allarmi di minima e di massima: quello di minima è un rilevatore d'apnea in quanto dovrebbe attivarsi non appena vi è una deconnessione dal ventilatore; quello di massima dovrebbe essere impostato dall'operatore in base alle caratteristiche del soggetto (bambino, obeso, etc) così da poter individuare precocemente un qualsiasi ostacolo all'inspirazione (a livello di circuito o di paziente). I limiti di detto sistema sono che risulta inefficace in ventilazione spontanea e che l'allarme di minima può non attivarsi se vi è un elemento che aumenta la pressione sulla via inspiratoria. Per aumentare l'accuratezza si deve eliminare il volume di compressione (deve essere il più vicino possibile alla bocca del paziente). Anche la curva di pressione può offrire informazioni utili (inginocchiamento del tubo, decurarizzazione, aumento di pressione delle vie aeree, aumento delle resistenze, etc). Conoscendo volumi e pressioni è possibile calcolare la compliance.

Temperatura corporea (T)

Il mantenimento dell'omeostasi termica deve essere sempre previsto, ma in interventi lunghi e invasivi o nei pazienti a rischio (neonati, cardiopatici) la temperatura va misurata e monitorata (monitoraggio rettale, esofageo, vescicale, timpanico) ,si deve disporre di metodiche di prevenzione dell'ipotermia (sistemi scaldapaziente, scaldaliquidi, riscaldamento ed umidificazione dei gas inspiratori). L'ipotermia a certi livelli (<34°C) è pericolosa dal punto di vista cardiovascolare in quanto può determinare arresto cardiocircolatorio e limitare le capacità di ripresa cardiaca. D'altro canto una ipotermia non grave può ridurre il metabolismo farmacologico producendo code anestesiologiche e scatenare il brivido postoperatorio, con conseguente aumento delle richieste di O_2. Dove non indicato il monitoraggio, va comunque prevista la disponibilità di un sistema di misura della temperatura corporea (es. possibile ipertermia maligna).

Conclusioni

Il monitoraggio delle funzioni vitali in anestesia è un elemento di sicurezza che non può prescindere da un'accurata sorveglianza clinica da parte di un esperto. I dati a disposizione dell'anestesista sono molti ma vanno di volta in volta interpretati. Resta chiaro che per comprendere la variazione di una funzione essa va considerata all'interno di un contesto clinico ed in rapporto agli altri sistemi di monitoraggio. Il monitoraggio di minima è consigliabile in ogni procedura anestesiologica; una lettura più attenta di questo può darci importanti informazioni emodinamiche e respiratorie. Monitoraggi più sofisticati e costosi andranno scelti di volta in volta in base alle esigenze chirurgiche o della patologia di base del paziente.

Bibliografia

1. Haberer JP, Guelon D, Bichet G (1989) Visita preoperatoria e valutazione del rischio operatorio. EMC Roma-Parigi, 36375 A05, p 20
2. Swedlow DB, Irving SM (1990) Monitoring and patient safety. In: Blitt CD (ed) A philosophy of monitoring, 2nd ed. Churchill Livingstone, New York Edinburgh London Melbourne, pp 33-63
3. Gruppo di studio SIAARTI per la sicurezza in Anestesia e Terapia intensiva (1997) Controllo dell'apparecchio di anestesia. Minerva Anestesiol 63(9):261-265
4. Blitt CD (ed) (1990) A philosophy of monitoring, 2nd ed. Churchill Livingstone, New York Edinburgh London Melbourne, pp 3-8
5. Blitt CD (ed) (1990) Monitoring in anesthesia and critical care medicine, 2nd ed. Churchill Livingstone, New York Edinburgh London Melbourne
6. Gruppo di studio SIAARTI per la sicurezza in Anestesia e Terapia intensiva (1997) Raccomandazioni per il monitoraggio di minima del paziente durante anestesia. Minerva Anestesiol 63(9):267-270
7. Lumb PD (1993) Valutazione clinica in terapia intensiva. In: Civetta JM (ed) Trattato di rianimazione e terapia intensiva, 2a ed. Antonio Delfino editore, Roma, pp 263-278

8. Foex P (1987) Monitoraggio cardiovascolare. EMC Roma-Parigi, 36380 A10, p 12
9. Civetta JM (ed) (1994) Trattato di rianimazione e terapia intensiva, 2a ed. Antonio Delfino editore, Roma
10. Shoemaker WC, Ayres SM, Grenvik A, Holbrook PR (eds) (1995) Textbooks of critical care, 3rd ed. WB Saunders Company Ltd, London Philadelphia Toronto Sydney Tokyo
11. Conseiller C, D'Enfert J, Jacquinot PP (1992) Il monitoraggio cardiovascolare in chirurgia generale. In: Desmonts JM (ed) Il monitoraggio dell'operato. Masson, Milano, pp 1-34
12. Thyes DM, Reuch D (1991) Cardiovascular monitoring. In Kaplan JA (ed) Vascular anesthesia. Churchill Livingstone Inc, New York, pp 205-248
13. Nightingale P (1993) Measurements, technical problems and inaccuracies. In: Edwurds JD, Shoemaker WC, Vincent JL (eds) Oxygen transport principle and practice. WB Saunders Company Ltd, London Philadelphia Toronto Sydney Tokyo, pp 41-69
14. Kunig H (1993) Stroke volume determination from ECG morphology. In: Gullo A (ed) APICE. Springer-Verlag Italia, Milano, pp 533-541
15. Stout RG, Fontes ML, Silverman DG (1996) The evaluation of sympathetic and parasympathetic activity by spectral analysis. Anaesth Pharm & Phys Rev 4:96-110
16. Maier WR (1990) Non invasive blood pressure monitoring. In: Blitt CD (ed) Monitoring Anesthesia and critical care medicine, 2nd ed. Churchill Livingstone, NewYork Edinburg London, Melbourne, pp 81-91
17. Gravenstein N, Good ML (1993) Monitoraggio cardiopolmonare non invasivo. In: Civetta JM (ed) Trattato di rianimazione e terapia intensiva, 2a ed. Antonio Delfino editore, Roma pp 329-351
18. Cathignol D, Muchada R (1996) Non invasive pressure monitoring. In: Gullo A (ed) APICE. Springer-Verlag Italia, Milano, pp 431-439
19. Penaz J (1973) Photoelectric measurement of blood pressure, volume and flow in the finger. Digest 107th Int Conf Med Biol Eng, p 104
20. Bedford RF (1990) Invasive blood pressure monitoring. In: Blitt CD (ed) Monitoring Anesthesia and critical care medicine, 2nd ed. Churchill Livingstone, NewYork Edinburg London, Melbourne, pp 93-133
21. Gardner RM (1993) Monitoraggio pressorio invasivo. In: Civetta JM (ed).Trattato di rianimazione e terapia intensiva, 2a ed. Antonio Delfino editore, Roma, pp 279-286
22. Warner HR et al (1968) Computer based monitoring of cardiovascular function in postoperative patients. Circulation 37:68
23. Warner HR, Swan HJC, Connolly DC (1953) Quantification of beat top beat changes in stroke columnant for aortic pulse contour in man. J Appl Phisiol 5:495-501
24. Perel A, Pizov R, Cotev S (1987) Systolic blood pressure variation is a sensitive indicator of hypovolemia in ventilated dog subjected to graded hemorrhage. Anaesthesiology 67:498-502
25. Varon JA (1993) Monitoraggio emodinamico: cateterismo arterioso e polmonare. In: Civetta JM (ed) Trattato di rianimazione e terapia intensiva, 2a ed. Antonio Delfino editore, Roma, pp 287-304
26. Van Der Stone PJA (1998) Selection of patients for invasive haemodynamic monitoring. In: Gullo A (ed) APICE, Springer-Verlag Italia, Milano, pp 223-289
27. Otto CW (1990) Central venous pressure monitoring. In: Blitt CD (ed) Monitoring Anesthesia and critical care medicine, 2nd ed. Churchill Livingstone, NewYork Edinburg London, Melbourne, pp 169-210
28. Swan HJC, Ganz W (1990) The Swan Ganz catheter: past and present. In: Blitt CD (ed) Monitoring Anesthesia and critical care medicine, 2nd ed. Churchill Livingstone, NewYork Edinburg London, Melbourne, pp 211-219
29. Hines R, Barash PG (1990) Pulmonary artery catheterization. In: Blitt CD (ed)

Monitoring Anesthesia and critical care medicine, 2nd ed. Churchill Livingstone, NewYork Edinburg London, Melbourne, pp 221-274
30. Cathignol D, Muchada R, Lavandier B, Jossinet J (1996) Non invasive cardiac output mesuraments. In: Gullo A (ed), APICE. Springer Verlag Italia, Milano, pp 441-452
31. Thys DM (1993) Intraoperative echocardiography. In: Gullo A (ed) APICE. Springer-Verlag Italia, Milano, pp 543-557
32. Lewis FR, Pfeiffer UP (1990) Practical applications of fiberoptics in clinicals care monitoring. Springer-Verlag Berlin Heidelberg NewYork
33. Nunn JF (1993) Applied respiratory physiology. Butterworth-Heinemann, Oxford
34. Clergue F, Barre E, Ourahma S (1989) Monitoraggio intraoperatorio dell'ossigeno e dell'anidride carbonica. EMC Roma Parigi, 36385 A10, p 12
35. Clergue F (1992) Il monitoraggio respiratorio intra- e postoperatorio. In: Desmonts JM (ed) Il monitoraggio dell'operato. Masson, Milano, pp. 35-52
36. Bhavani-Shankar K, Mosely H, Kumar AJ et al (1992) Capnometry and anaesthesia. Can J Anaesth 39(6):617-632
37. Colò F, Girardis M, Pasetto A (1997) Il monitoraggio degli scambi respiratori in anestesia: ossimetria e capnometria. Minerva Anestesiol 63(Suppl 1)9:75-78
38. Benito S (1991) Monitorging of mechanical ventilation. In: Lemaire F (ed) Mechanical ventilation. Springer-Verlag, Berlin Heidelberg NewYork, pp 159-169
39. Gardner RM (1993) Monitoraggio pressorio invasivo. In: Civetta JM (ed) Monitoring Anesthesia and critical care medicine, 2nd ed. Churchill Livingstone, NewYork Edinburg London, Melbourne, pp 279-286
40. Fletcher R (1985) Deadspace, invasive or non invasive. Br J Anesth, 57:245-249
41. Fletcher R, Johnson B (1984) Deadspace and single breath test for carbone dioxe during anaesthesia and artificial ventilation. Br J Anesth 56:109-119
42. Calderini E, Salvo I, Casati A et al (1992) Effect of age, smoking, surgical site and posture on arterial-end tidal CO_2 difference during general anaesthesia. Abst of 10th World Congress of Anaesthesiology, Hague, p 102
43. Colò F, Girardis M, Pasqualucci A et al (1994) Effetti di età, peso corporeo e pattern ventilatorio sulla differenza fra PCO_2 arteriosa e fine espirazione. Minerva Anestesiol 60:367-374

ANESTESIA PER LA CHIRURGIA AMBULATORIALE E DI DAY SURGERY

Capitolo 3

Anestesia, chirurgia ambulatoriale e di Day Surgery. Modello organizzativo

L. Lacquaniti, M. Irone, V. Dal Pizzol, O. Pretto

"L'organisation est au centre du concept de la chirurgie ambulatoire et le patient est au centre de l'organisation".

Claude DeLathouwer, 1993

È intorno al ruolo centrale assunto dal paziente che gravita la Day Surgery, logica conseguenza delle innovazioni sopravvenute in campo chirurgico ed in campo anestesiologico e che ha trovato un terreno fertile per la sua espansione:
- nel processo di riordino del SSN: trasformazione delle organizzazioni sanitarie pubbliche in aziende, introduzione di nuove modalità di finanziamento e inserimento di incentivi concorrenziali tra pubblico e privato e tra pubblico e pubblico legati al riconoscimento del principio di libera scelta dell'utente;
- nella nuova domanda di salute: invecchiamento della popolazione, aumento delle specializzazioni, maggiore diffusione delle tecniche mininvasive e maggiore consapevolezza dei propri diritti da parte dei cittadini;
- nella riduzione progressiva dei posti letto per acuti, a causa dei vincoli normativi ed economici.

Queste pressioni ambientali, associate alla valutazione delle strutture ospedaliere (dotazione ed utilizzo dei posti letto, tipologia dell'attività chirurgica), hanno stimolato una profonda riflessione sulla validità dell'organizzazione in atto ed hanno portato a scindere la prestazione professionale da quella gestionale, al fine di:
- individuare nuovi modelli assistenziali di pari efficacia rispetto a quelli tradizionali;
- rispondere adeguatamente alle esigenze del cliente-utente, ampliando le sue possibilità di scelta e facilitandone il percorso assistenziale;
- favorire la diffusione di nuove tecnologie;
- ottimizzare l'uso delle risorse.

Tutto questo non sarebbe stato di per sé sufficiente per modificare lo status quo se la prestazione professionale non fosse stata capace di garantire il rispetto delle quattro A ("Awake, Ambulation, Alimentation, Analgesia") e non fosse stata riproducibile, efficace, senza trasferimento sulla famiglia o sul medico di medicina generale degli oneri assistenziali; sicura, perché l'inadeguata selezione degli interventi e/o dei pazienti o la non corretta gestione intraoperatoria possono comportare il rischio di complicanze immediate e/o a breve termine inaccettabili (il paziente ritorna a casa poche ore dopo l'intervento, privo di assistenza medica ed infermieristica e per questo deve essere totalmente autosufficiente); semplice, perché spesso la prestazione semplice è anche quella più sicura, più efficace, più riproducibile ed affidabile; rapida nei tempi di risposta e confortevole, perché uno dei risultati attesi è l'aumento della soddisfazione degli utenti [1-2].

Queste quattro regole ed i requisiti collegati hanno a loro volta disegnato, dal punto di vista organizzativo, una popolazione di patologie e di pazienti selezionabile, standardizzabile e programmabile.

La revisione dell'intero processo di cura, in relazione alla tipologia dei pazienti e delle patologie, alle caratteristiche della prestazione professionale e della struttura organizzativa, ha portato ad una diversificazione dei ricoveri. Al ricovero tradizionale, contenuto in termini di posti letto e da riservare ai pazienti complessi e gravi, poteva essere associato quello con breve degenza ("Week Hospital"), aree di degenza nelle quali sono ricoverati pazienti con patologie di media gravità, non idonei ad un ricovero in Day Surgery per particolari patologie (diabete, infarto pregresso) o sottoposti a tecniche chirurgiche innovative, la Day Surgery e la Chirurgia Ambulatoriale.

Definizioni, organizzazione e tipologia della Day Surgery

Sotto il termine di Chirurgia Ambulatoriale sono comprese sia la chirurgia ambulatoriale che quella in Day Surgery (chiamata anche chirurgia di giorno), che differiscono tra di loro per la possibilità di ospedalizzazione e per la possibilità di effettuare interventi in anestesia generale solo da parte della chirurgia in Day Surgery [3-4].

Infatti, per Day Surgery si intende la possibilità clinica, organizzativa ed amministrativa di effettuare interventi chirurgici o anche procedure diagnostiche e/o terapeutiche invasive o seminvasive in regime di assistenza ospedaliera a ciclo diurno, o con eventuale pernottamento, in anestesia locale, locoregionale o generale. Per Chirurgia Ambulatoriale si intende invece la possibilità clinica, organizzativa ed amministrativa di effettuare interventi chirurgici o anche procedure diagnostiche e/o terapeutiche invasive e seminvasive praticabili senza ricovero, in studi medici o ambulatori protetti, in anestesia locale e/o analgesia [4].

La Day Surgery non è quindi un'ospedalizzazione ridotta, ma un concetto globale (architettonico, organizzativo, terapeutico, economico e qualitativo). Fondamentalmente l'istituzione ospedaliera è conosciuta ed organizzata per trattare pazienti ospedalizzati. Le sue caratteristiche strutturali ed organizzative, le modalità di funzionamento e gli obblighi si prestano poco alle attività chirurgiche ambulatoriali ed alla loro organizzazione in sistema. L'ospedale non è organizzato per la Day Surgery, non rientra nel suo interesse e il personale non è preparato. In particolare la gestione del tempo in un centro di Day Surgery non obbedisce alle stesse leggi dell'ospedale generale: mentre in quest'ultimo il paziente è a disposizione della struttura, sa con certezza quando entra ma non quando verrà dimesso, nella chirurgia di giorno è la struttura che si mette a disposizione del paziente [5]. Un buon programma di Day Surgery si deve, quindi, basare sui seguenti fattori chiave (Fig. 1): accurata selezione degli interventi e dei pazienti, sicurezza delle

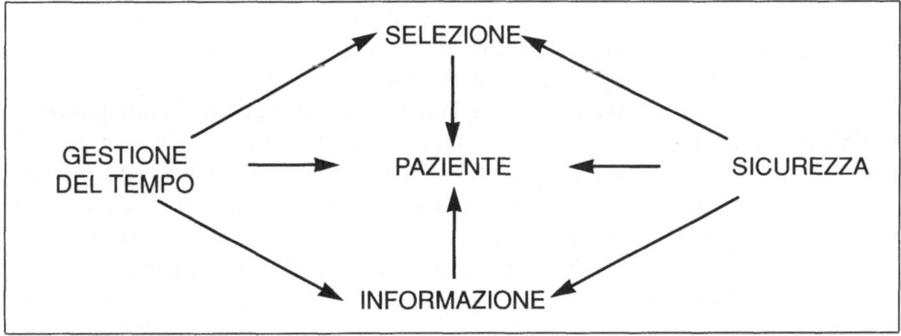

Fig. 1. Filosofia dell'anestesia ambulatoriale e in Day Surgery (Riprodotta su autorizzazione da[6])

procedure chirurgiche ed anestesiologiche, informazione adeguata e corretta gestione del tempo paziente [6].

Questo comporta che nell'attivazione di un'Unità di Day Surgery dovranno essere previsti:

- i criteri generali organizzativi del lavoro medico ed infermieristico;
- le modalità di raccolta della documentazione clinica dei pazienti;
- l'elaborazione di protocolli di ammissione e dimissione dei pazienti e di protocolli per la gestione delle complicanze e delle urgenze;
- le modalità di verifica della qualità delle cure.

Analizzando il percorso del paziente si possono distinguere 3 fasi [7-8]:

- *fase preoperatoria*: comprende l'apertura della cartella clinica, la visita chirurgica e quella anestesiologica;
- *fase perioperatoria*: dipende dalla struttura dell'unità (centro indipendente, centro satellite, centro integrato) e dalla possibilità o meno di un pernottamento imprevisto;
- *fase postoperatoria*: in questa fase occupa un ruolo chiave la collaborazione con i medici di base.

La *fase preoperatoria* è la tappa più importante e richiede un'organizzazione precisa per massimizzarne i vantaggi. Pertanto, gli spostamenti del paziente (formalità amministrative, esami complementari) devono essere limitati. L'informazione è essenziale: devono essere forniti ai pazienti depliant nei quali sono presentati i vantaggi e gli inconvenienti della chirurgia ambulatoriale, come pure le istruzioni pre- e postoperatorie. Durante la visita preoperatoria si verificherà la buona comprensione del materiale fornito, che dovrà essere seguita dalla firma del consenso informato (documentato) da parte del paziente [4]. Le visite devono essere adattate: quella anestesiologica può essere facilitata dall'uso di questionari (risposte sì-no) per permettere un facile e rapido riscontro di eventuali anomalie e per l'individuazione delle indagini più utili per la condotta intra- e postoperatoria [9].

Su questo punto sono stati spesso sollevati quesiti specifici che è necessario approfondire:

- quando e come effettuare la valutazione preoperatoria;
- quali indagini preoperatorie bisogna effettuare;
- quali informazioni bisogna fornire al paziente.

Per quanto riguarda il primo punto, schematicamente si possono distinguere tre tipi di approccio [10-11]:

- visita su prenotazione, alcuni giorni prima dell'intervento, di base per gli interventi che richiedono un'anestesia generale o locoregionale; i vantaggi sono una più accurata selezione dei pazienti, la possibilità di verificare il trattamento in atto e di eseguire indagini complementari mirate, una migliore programmazione dell'attività con ottimizzazione delle sedute operatorie;
- visita il giorno dell'intervento con indagini standard prescritte dal chirurgo: richiede un rapporto fiduciario tra chirurgo ed anestesista ed ha il rischio di rinvii all'ultimo minuto;
- intervista telefonica con un esame clinico la mattina dell'intervento: è utile nei bambini, ma comporta il rischio di rinvii.

Per quanto attiene alle indagini complementari (strumentali ed ematochimiche) l'indirizzo attuale è di prescriverle durante la visita preoperatoria e solo sulla base di dati anamnestici e clinici in quanto è stata dimostrata l'inutilità degli esami effettuati di routine [9, 12]. La base scientifica di questo comportamento è rappresentata dallo scarso valore predittivo degli esami di routine in presenza di una bassa prevalenza (probabilità a priori) della malattia da evidenziare. La popolazione in esame è, infatti, costituita da pazienti ASA I o II, cioè asintomatici, per cui il rischio di falsi positivi è rilevante, con le conseguenze del caso. Alcuni modelli in uso prevedono l'effettuazione di queste indagini sulla base dell'età, del sesso, del peso, del tipo di intervento, di eventuali condizioni associate, della presenza di fattori di rischio e del trattamento in atto.

Le raccomandazioni pre- e postoperatorie hanno un'importanza fondamentale. Oltre a preparare il paziente dal punto di vista clinico e psicologico (riduzione dell'ansia) all'anestesia ed all'intervento, devono fornirgli informazioni circa [13]:

- la preparazione preoperatoria con le istruzioni riguardanti la terapia farmacologica in atto (se non controindicata) e quelle relative al digiuno;
- le modalità di ricovero e di rientro a casa sotto la guida di un adulto responsabile per le prime 24-48 h;
- le istruzioni riguardanti il vestiario, i contatti telefonici;
- le restrizioni postanestesia: guida, alcool, lavori (pericolosi) da evitare, decisioni da prendere.

È importante che tali raccomandazioni siano scritte e firmate dal paziente.

La fase perioperatoria è dipendente dalla struttura dell'unità e dalla distribuzione dei locali. Schematicamente si possono distinguere tre tipi di organizzazioni [4, 7, 11].

- Centro indipendente: i vantaggi sono la semplicità di gestione e dell'organizzazione, la presenza di piccole équipe curanti molto omogenee che favoriscono un accoglimento semplice e personalizzato. Gli svantaggi sono l'impossibilità di una ospedalizzazione immediata (per cambio di idea da parte del paziente, per ragioni chirurgiche o anestesiologiche, per complicanze insorte a domicilio), il cui rischio è dell'1-4% per gli adulti e del 5-8% per i bambini [14].

- Centro satellite o dedicato: costruito ed organizzato per la chirurgia ambulatoriale, ma situato in prossimità di una struttura ospedaliera; i vantaggi sono l'esistenza di una struttura e di una équipe specifica e l'ospedalizzazione facilitata. Gli svantaggi sono talvolta rappresentati da una duplicazione dei locali tecnici (gruppo operatorio).
- Centro integrato o posti letto dedicati: si tratta di un'attività ambulatoriale integrata a quella ospedaliera; i vantaggi sono il rischio ridotto sul piano della gestione perché l'investimento in personale e locali è modesto e l'ospedalizzazione non prevista non è un problema; gli svantaggi sono che l'attività ambulatoriale spesso può diventare secondaria, marginale rispetto a quella dei pazienti ospedalizzati.

La scelta del modello è legata alle dimensioni degli ospedali. Per esempio, in un convegno internazionale è stato riportato un lavoro effettuato negli Stati Uniti in cui sono stati valutati i costi degli interventi chirurgici minori effettuati all'interno di unità dedicate di Day Surgery. Si è potuto constatare che l'intervento in queste unità costa molto meno (60% per la cataratta) dello stesso intervento eseguito in un centro integrato, in quanto i costi dei reparti altamente specializzati si trasferiscono anche sui posti letto dedicati, portando ad un aumento del costo unitario della prestazione.

Il centro satellite rappresenta la soluzione ideale per gli ospedali che svolgono un'attività molto importante (>12.000 interventi/anno). Esso deve essere dotato di un reparto di degenza compreso tra 8 e 30 letti (stanze a 2 letti, massimo) e di una sala operatoria ogni 8 letti. La domanda di interventi ambulatoriali, da cui dipende la grandezza dell'unità, può essere stimata intorno a 500 per 10.000-50.000 abitanti per anno. Quindi le necessità per un'unità di base ogni 200.000 abitanti possono essere quantificate in 8 letti di degenza ed una sala operatoria [7].

Per quanto riguarda la concezione dei locali il principio su cui si deve fondare l'unità è quello di assicurare un percorso regolare dei pazienti dall'accoglimento alla loro dimissione. Innanzitutto l'unità deve disporre di un parcheggio sufficientemente ampio. Dopo avere espletato le formalità amministrative il paziente accede ad una sala di accoglimento/dimissione, anch'essa abbastanza ampia. Il gruppo operatorio deve essere situato nelle vicinanze della sala di degenza per limitare le perdite di tempo legate al barellaggio. La sala operatoria deve essere attrezzata e completa di tutti i presidi necessari al supporto per il paziente ed alla sorveglianza dei parametri fisiologici e dei mezzi per assicurare il loro mantenimento o il loro recupero. La presenza dell'anestesista in sala operatoria è imprescindibile. Al termine di ogni procedura chirurgica o diagnostica dovrà essere compilata una scheda operatoria che riporti i dati fondamentali del paziente, la diagnosi, la procedura eseguita ed il tipo di anestesia, l'ora di inizio e quella di fine, gli operatori e le complicanze immediate. La sala di degenza non ha bisogno di attrezzature particolari, tranne un carrello d'urgenza. La dimissione viene effettuata dopo un esame medico e chirurgico, in cui si valuta il recupero dell'autonomia, principalmente quella neurovegetativa, e l'assenza di complicanze chirurgiche.

La reperibilità deve essere garantita per almeno le 48 ore successive all'intervento e comunque al paziente deve essere consegnato un elenco dei recapiti telefonici utili.

La responsabilità del coordinamento della struttura è spesso di competenza di un chirurgo nel caso di un centro indipendente e/o monospecialistico e di un anestesista nel caso di un centro satellite e/o plurispecialilistico. Negli Stati Uniti avere un anestesista come responsabile rappresenta un valore aggiunto per il centro [12, 15].

Nella *fase postoperatoria* il paziente, i suoi familiari o il medico curante devono poter contattare un medico dell'équipe medico-chirurgica, sia per far fronte ad una complicanza che per richiedere spiegazioni sulle raccomandazioni o sulle prescrizioni postoperatorie.

Un altro punto nodale è quello della sicurezza. La Day Surgery è un modello assistenziale che deve essere effettuato a "difetti zero" e, pertanto, non deve essere considerato di importanza minore rispetto a quello tradizionale. L'attività di Day Surgery deve essere eseguita da chirurghi e da anestesisti esperti e da personale infermieristico selezionato proprio per non perderne quei vantaggi che sono peculiari per questo tipo di approccio, come la sicurezza, la rapidità, l'affidabilità e la professionalità. In convegni internazionali è stato infatti affermato che queste unità non possono essere utilizzate per l'insegnamento, in quanto un simile atteggiamento è causa di un ingiustificato allungamento dei tempi operatori e di un aumento delle complicanze postoperatorie.

Il controllo di qualità è necessario ed è fondamentale il mantenimento di elevati standard per la riduzione della morbilità. Gli indicatori clinici di appropriatezza sono:

- il numero dei casi trattati in Day Surgery e la percentuale in relazione ai casi totali (DRGs chirurgici);
- le liste di attesa;
- i rinvii o le mancate presentazioni;
- gli orari di funzionamento della struttura ed il numero e la tipologia delle prestazioni effettuate;
- l'incidenza delle complicanze e/o delle trasformazioni in ricovero ordinario;
- il numero di pazienti che richiedono un nuovo ricovero in conseguenza dell'intervento;
- il numero di mancate dimissioni e le relative cause (sanguinamento, dolore, nausea e vomito postoperatorio, cefalea ecc).

Esperienza personale e documentazione specifica

La nostra esperienza è particolare in quanto l'attività di Day Surgery è stata attuata presso un ospedale da riconvertire, trasformando il precedente reparto di Chirurgia Generale in un centro di Day Surgery e chiudendo il servizio di accettazione e di pronto soccorso, con affidamento al servizio di emergenza della risposta alle richieste di urgenza da parte della popolazione [6]. Questa è la situazione più favorevole perché l'urgenza non interferisce con l'elezione. La presenza inoltre nella stessa sede di un reparto chirurgico, che effettuava interventi in regime ordinario, ha permesso di risolvere il problema delle mancate dimissioni individuandolo come reparto "referente" in caso di ricovero non previsto.

Tabella 1. Fasi del servizio di Day Surgery (tratta da [6])

Fase preoperatoria
- Documenti informativi sulla:
  - anestesia in generale
  - anestesia in Day Surgery
- Visita preoperatoria:
  - questionario
  - visita
  - richiesta esami
  - modulo raccomandazioni

Fase operatoria
- Tecniche anestesiologiche
  - regionale/locale
  - nuovi farmaci per l'anestesia generale
- Organizzazione delle sedute operatorie

Fase postoperatoria
- Cartella postoperatoria e lettera di dimissione
- Follow-up

Da quanto detto emerge l'importanza, per una organizzazione efficace ed efficiente, di una documentazione puntuale, relativa a tutte le fasi. È su quest'ultima che si è concentrata recentemente la nostra attenzione. È stato pertanto analizzato tutto il percorso che il paziente segue dal momento in cui viene proposto per l'intervento fino alla dimissione dall'ospedale e sono stati individuati due momenti fondamentali: la fase preoperatoria e quella postoperatoria (Tab. 1).

Per quanto riguarda la prima sono stati preparati dei documenti informativi per far conoscere al paziente da una parte l'anestesia ed il ruolo dell'anestesista nel senso più ampio e dall'altra cosa sia l'anestesia in Day Surgery. Essi sono stati tratti e adattati alla realtà del nostro sistema sanitario da diverse pubblicazioni rivolte specificatamente ai pazienti dell'American Society of Anesthesiology (ASA).

È stata poi redatta una cartella anestesiologica termografica (dimensioni A3), che comprende:
- un questionario clinico, l'anamnesi e l'esame obiettivo, la data presunta dell'intervento, il consenso informato, la firma del paziente, dell'anestesista che effettua la valutazione e di quello che pratica l'anestesia (Fig. 2a);
- la parte relativa all'intervento, i criteri di dimissione, le prescrizioni postoperatorie, la firma del paziente e dell'accompagnatore e quella dell'anestesista che dimette (Fig. 2b).

Inoltre sono state costruite delle "raccomandazioni pre- e postoperatorie" (Figg. 3a e 3b) da consegnare al paziente alla fine della valutazione preoperatoria ed alla dimissione.

Anche per quanto riguarda la fase postoperatoria, in cui il monitoraggio dei parametri vitali e della fase di recupero dell'anestesia assume particolare importanza nei pazienti che devono essere dimessi al proprio domicilio, è stata ideata una cartella termografica (dimensioni A3) adattata specificatamente alle esigenze

COGNOME E NOME: ______________________ DATA DI NASCITA: ___/___/___

INDIRIZZO: ______________________________TEL. _____/__________

PESO: ALTEZZA

Fa fatica a svolgere l'attività fisica quotidiana (S) (N)
Ha avuto qualche malattia di recente (S) (N)
È allergico o sensibile a farmaci o altre sostanze (S) (N)
Fuma (S) (N) Beve alcoolici (S) (N) È in stato di gravidanza (S) (N)
Ha mai avuto, lei o i suoi, problemi legati all'anestesia o ad interventi chirurgici (S) (N)
È mai stato ricoverato in ospedale (S) (N)
Soffre di problemi cardiovascolari/renali/respiratori/gastrointestinali (S) (N)
Ha mai presentato sanguinamenti/ematomi dopo piccoli traumi o interv. chirurgici (S) (N)
Soffre di cefalea/crisi epilettiche (S) (N)
Ha preso o prende farmaci regolarmente (S) (N)
È mai stata sottoposta ad anestesia loco-regionale (S) (N)
È mai stata sottoposta ad anestesia generale (S) (N)
Porta protesi dentarie/acustiche/lenti a contatto (S) (N)
Chi la assisterà dopo l'intervento chirurgico: ______________________

FATTI ANAMNESTICI DI RILIEVO

ESAME OBIETTIVO

Vista l'anamnesi e l'esame obiettivo NON si ritengono necessari ulteriori esami

DIAGNOSI: ______________________________

INTERVENTO: ______________________ DATA PRESUNTA:___/___/___

TECNICA ANESTESIOLOGICA PROPOSTA: ______________________

Io sottoscritto ______________________ in vista dell'intervento programmato dichiaro di essere stato esaurientemente informato sul tipo di anestesia e di intervento a cui verrò sottoposto e sulle relative tecniche di monitoraggio delle funzioni vitali. Mi è stato spiegato che l'anestesia moderna è sicura, tuttavia tale pratica, come accade per tutte le discipline mediche, non è esente da complicanze anche se attuata con perizia, diligenza e prudenza. Tali complicanze possono risultare, assai raramente, fatali. Accetto che il medico anestesista modifichi la tecnica concordata qualora lo dovesse ritenere necessario. Preso atto della situazione illustrata, accetto le procedure necessarie e confermo di aver ricevuto risposte esaurienti.
Osservazioni:

Lì, ___/___/___ Firma ______________________

Vista l'anamnesi, l'esame obiettivo, le condizioni generali del paziente, ottenuto il consenso informato e consegnate le informazioni scritte riguardanti l'iter perioperatorio, il paziente può essere sottoposto ad anestesia con rischio ASA [I] [II]. Resta inteso che il giorno dell'intervento verrà presa la decisione finale circa l'idoneità del paziente per l'anestesia e l'intervento.

Lì, ___/___/___ L'Anestesista ______________________

Il paziente, rispetto alla visita anestesiologica del ___/___/___ NON presenta variazioni del suo stato di salute di rilievo clinico-anestesiologico

Lì, ___/___/___ L'Anestesista ______________________

Fig. 2a. Cartella anestesiologica: valutazione preoperatoria e consenso informato

DATA __/__/__ CHIRURGO: ____________________

ANESTESISTA: ____________________

MONITORAGGIO: P.A. ❑ ECG ❑ SaO_2 ❑ $EtCO_2$ ❑

TECNICA ANESTESIOLOGICA

ORA: INIZIO ANESTESIA __/__ INIZIO INTERVENTO __/__
ORA: FINE ANESTESIA __/__ FINE INTERVENTO __/__

		0	5	10	15	20	30	40	50	60	70	80	90	100	110	120
FARMACI																
MONITORAGGIO	V PA Max.	200 - 36														
	Λ PA Max.	180 - 32														
	● Freq. Card.	160 - 28														
	X P.V.C.	140 - 24														
	* SaO_2	120 - 20														
	□ $ETCO_2$	100 - 16														
	∇Δ Anest.	80 - 12														
	↑↓ Interv.	60 - 8														
		40 - 4														

DIMISSIONE

Sensorio integro	❑	Emodinamica stabile	❑	Attività respiratoria normale	❑
In grado di urinare	❑	In grado di deambulare	❑	Capace di vestirsi	❑
In grado di ingerire liquidi	❑	Non accusa nausea	❑	Assenza di vomito	❑
Dolore controllabile	❑	Non sanguinamento	❑		

PRESCRIZIONI POSTOPERATORIE

Farmaci

Altri

Mi sono state consegnate le informazioni scritte riguardanti il periodo postoperatorio, ed in particolare sono stato informato di non guidare auto o moto, di non compiere nessuna azione potenzialmente pericolosa e di non prendere alcuna decisione importante personale o professionale, come firmare documenti e/o assegni nelle prossime 24 ore.

Firma ____________________

Accompagnatore responsabile Cognome e Nome: ____________________

Il sottoscritto si prende cura del paziente e lo accompagna a domicilio

Firma ____________________

L'ANESTESISTA: ____________________ DATA: __/__/__ ORA: __/__

Fig. 2b. Cartella anestesiologica: fase intraoperatoria, dimissione e prescrizioni postoperatorie

a

Egregio Signore/a

* *Il tipo di intervento e la relativa anestesia non dovrebbero richiedere una degenza superiore a qualche ora.*

* *Il rientro a domicilio le permetterà di riposare meglio, di essere vicino ai suoi cari e di non modificare sostanzialmente le sue abitudini.*

* *Bisogna però che lei segua rigorosamente queste semplici raccomandazioni.*

Prima dell'intervento

* *Se risiede fuori città è opportuno che Lei programmi di passare almeno le prime 24 h presso un parente/amico o in un albergo della città.*

* *È indispensabile che Lei si presenti con assoluta puntualità all'appuntamento, portando con sé tutta la documentazione necessaria (esami, radiografie, prescrizioni, questionario, ecc.) ed i documenti personali. In caso di difficoltà per complicanze sopraggiunte (raffreddore, mal di gola) informi appena possibile il centro.*

* *Dovrà essere a digiuno dalla mezzanotte o da almeno 8-10 h. Se prende farmaci, questi possono essere presi come di norma con solo un sorso di acqua se necessario. Consulti comunque il centro per maggiori informazioni. Li porti con sé il giorno dell'intervento.*

* *Il giorno prima dovrà:*
  - *limitare l'alimentazione (pastina o riso in brodo, carne bianca o pesce bollito, frutta cotta);*
  - *astenersi assolutamente dagli alcoolici (vino, birra, liquori) e dalle bevante gassate;*
  - *evitare di fumare.*

* *È consigliabile che la sera prima faccia un bagno o una doccia. È opportuno poi che le donne si presentino senza trucco e senza smalto alle unghie e gli uomini siano sbarbati di fresco.*

* *Non porti denaro e oggetti di valore.*

* *SI FACCIA ACCOMPAGNARE DA UNA PERSONA DI FIDUCIA E CON MEZZI CHE NON SIANO GUIDATI DA LEI!!!*

b

Dopo l'intervento

* *Effettuato l'intervento, dopo la visita di controllo, Lei potrà rientrare a casa in taxi o con automezzo proprio (non guidato da lei) sempre, beninteso, accompagnata da una persona di fiducia. NON USARE MEZZI PUBBLICI, TRENI, AUTOBUS, ECC!!!*

* *A casa rimanga a riposo a letto, soprattutto in caso di anestesia periferica, e si astenga da alcoolici, fumo e caffè. Non è da escludere che possa accusare qualche lieve disturbo (mal di testa, sonnolenza, nausea, vomito, ronzii alle orecchie): non si preoccupi, questo di solito è normale.*

* *Cominci a bere dopo 6-8 h dal termine dell'operazione. Beva lentamente a piccoli sorsi tè, acqua, brodo, succo di frutta diluito, non bibite ghiacciate, gassate o anche debolmente alcooliche.*

* *Il giorno seguente si alimenterà secondo le sue preferenze, ma in modo leggero e garantendo l'assunzione di liquidi.*

* *Resti a riposo per almeno 24 h: non esegua lavori impegnativi che potrebbero compromettere l'equilibrio e causarle capogiri e farla cadere. Eviti le scale, i balconi, il chinarsi ed il portare pesi. NON PROCEDA A LAVORI DOMESTICI ANCHE I PIÙ SEMPLICI!!!*

* *Non prenda decisioni importanti o sottoscriva documenti.*

* *Se avrà dubbi o problemi telefonando al ______/________________ un medico sarà a sua disposizione per poterla consigliare.*

Data ____/____/____ Firma

Fig. 3. Raccomandazioni preoperatorie (a) e postoperatorie (b)

della Day Surgery (Fig. 4). I suoi elementi sono costituiti da un corpo centrale, dedicato al monitoraggio dei parametri vitali, alla terapia effettuata, alle note infermieristiche ed al "recovery status"; da due colonne laterali destinate, rispettivamente, ad una sintesi dell'anestesia e del decorso intraoperatorio (colonna sinistra) ed alle prescrizioni domiciliari e i recapiti telefonici (colonna destra); da una base, infine, per le prescrizioni postoperatorie, il monitoraggio postoperatorio, i criteri e la data di dimissione, controfirmata dal chirurgo e dall'anestesista.

Per ultimo, sono stati predisposti protocolli di terapia antalgica postoperatoria ed una scheda di follow-up per valutare, mediante interviste telefoniche e/o compilazione di un questionario, la presenza di effetti collaterali tardivi, il gradimento da parte del paziente e, in senso lato, l'efficacia dell'organizzazione (Fig. 5).

INTESTAZIONE
Ospedale
Reparto

DATI IDENTIFICATIVI PAZIENTE
(etichetta)

SINTESI ANESTESIA E DECORSO INTRAOPERATORIO

ETA': PESO: ASA:

INTERVENTO: ______________

ANESTESIA:
Generale ☐ Spinale ☐
BNF ☐ B N S ☐ B P B ☐
Sedaz. ☐

Ora inizio: ___/__ Fine: ___/__ Uscita: ___/__

Farmaci:

Decorso: regolare ☐

Liquidi infusi ml: __________
in corso: __________

DIURESI: ________ PERDITE: ________

Data												
Ora	Preop. (S.O.)	Postop. (S.O.)	Rep.									
P. A.												
F. C. / F. R.												
T.C.												
Diuresi												
Drenaggio 1												
Drenaggio 2												
Note												
Terapia												
Infusioni												
S. di coscienza												
Mov. estremità												
Decubito												
Aliment. per os												
Medicazione												
Sigla												

PRESCRIZIONI DOMICILIARI

- Chirurgo:
  - # secondo raccomandazioni: ☐
  - # particolari: ______________
- Anestesista:
  - # secondo raccomandazioni: ☐
  - # particolari: ______________

RECAPITI TELEFONICI

PRESCRIZIONI POSTOPERATORIE

INFUSIONI: ______________

TERAPIA: ______________

TERAPIA ANTALGICA
protocollo ☐
altro: ______________

MONITORAGGIO POSTOPERATORIO

P.A. ☐
F.C. ☐
Respirazione ☐
Diuresi ☐
Drenaggi ☐
Recupero ☐

CRITERI DI DIMISSIONE

- Parametri vitali stabili ☐
- Vigile e orientato ☐
- Modesta nausea/vomito ☐
- Libera assunzione per os ☐
- Dolore assente o leggero ☐
- Non sanguinamento ☐
- Minzione spontanea ☐
- Capace di camminare ☐
- Istruzioni post.op. scritte ☐
- Presenza di adulto respons. ☐

DIMISSIONE

Data: ___/___/___ Ora: ___/___

Il Chirurgo: ______________

L'Anestesista: ______________

Fig. 4. Cartella postoperatoria

INTESTAZIONE	*DATA INTERVENTO:* ___/___/___		
REPARTO - OSPEDALE	*INTERVENTO:* ______________________		
DATI PAZIENTE	*ANESTESIA*	Generale	❑
(ETICHETTA)		Regionale	❑
		Locale	❑
		Sedazione	❑

DATA COMPILAZIONE: ___/___/___			*MODALITÀ*	Telefonica	❑
				Intervista	❑
COMPILATORE:	Paziente	❑			
	Infermiere	❑	*MOTIVO*	Routine	❑
				Studio	❑
				Altro	❑

COMPLICANZE	*Sì*	*NO*	*NOTE*
- CEFALEA	❑	❑	________
- NAUSEA/VOMITO	❑	❑	________
- RITENZIONE URINARIA	❑	❑	________
- VERTIGINI	❑	❑	________
- BLOCCO MOTORIO SUPERIORE AL PREVISTO	❑	❑	________
- SANGUINAMENTO MAGGIORE DEL PREVISTO	❑	❑	________
- DOLORE MAGGIORE DEL PREVISTO	❑	❑	________
- DOLORE NON CONTROLLATO DAI FARMACI	❑	❑	________

GIUDIZIO SULLA CHIRURGIA AMBULATORIALE		*BUONO*	*SUFF.*	*INSUFF.*
1	CONTATTO TELEFONICO	❑	❑	❑
2	STRUTTURA	❑	❑	❑
3	FACILITÀ DI ACCESSO (PARCHEGGIO)	❑	❑	❑
4	MODALITÀ DI ACCOGLIMENTO	❑	❑	❑
5	CHIAREZZA DI INFORMAZIONI:			
	– PREOPERATORIE	❑	❑	❑
	– DURANTE LA VISITA ANESTESIOLOGICA	❑	❑	❑
	– ALLA DIMISSIONE	❑	❑	❑
	– PER I COMPORTAMENTI A DOMICILIO	❑	❑	❑
6	TEMPI DI ATTESA	❑	❑	❑
7	QUALITÀ DELLE PRESTAZIONI	❑	❑	❑
8	CORTESIA E DISPONIBILITÀ:			
	– INFERMIERI REPARTO	❑	❑	❑
	– INFERMIERI SALA OPERATORIA	❑	❑	❑
	– MEDICI	❑	❑	❑
9	PULIZIA	❑	❑	❑
10	SPAZI A DISPOSIZIONE (SALA D'ASPETTO E SERVIZI)	❑	❑	❑
11	COMFORT DELL'ATTESA	❑	❑	❑
12	GIUDIZIO COMPLESSIVO	❑	❑	❑
13	SUGGERIMENTI: ______________________			

Fig. 5. Scheda di follow-up

Bibliografia

1. Lochu T (1993) Critères de réveil. Aptitude à la rue. Cah Anesthésiol 41:371-375
2. Vincenti E (1993) Anestesia e Chirurgia in Day Hospital: verso la definizione di linee guida. Minerva Medica, Torino, pp 3-12
3. Guzzanti E, Mastrilli F (1993) Nuove frontiere della organizzazione Sanitaria. Day Hospital - Day Surgery. Editeams, Ferrara, pp 157-177
4. Mastrobuono I, Mastrilli F, Mazzeo MC (1996) Proposta di regolamentazione degli interventi chirurgici e delle procedure interventistiche diagnostiche e/o terapeutiche da effettuare in regime di assistenza chirurgica a ciclo diurno. ASSR, Rapporto del gruppo di lavoro, Roma, pp 1-68
5. DeLathouwer C (1993) Chirurgie ambulatoire: perspective incontournable d'un concept à part entière. Cah Anesthésiol 41:323-326
6. Lacquaniti L, Irone M, Dal Pizzol V et al (eds) (1997) L'anestesia in Day Surgery: perché e come. Evoluzione Gruppo San Marco, Padova, pp 5-79
7. Forceville X, Lelpoup E, Oxeda C, Bouju P, Amiot JF (1991) L'unité d'anesthésie ambulatoire: un problème d'organisation. Cah Anesthesiol 39:179-187
8. Greenburg AG (1994) Ambulatory surgery in the '90s. Amb Surg 2:136-141
9. Lacquaniti L (1995) La valutazione preoperatoria. Linee guida organizzative e comportamentali. Evoluzione Gruppo San Marco, Padova, pp 75-77
10. Borsarelli J (1993) Organisation de la consultation pour anesthésie ambulatoire en CHU. Cah Anesthésiol 4:367-370
11. Langloys J (1994) Anesthésie ambulatoire, 2a ed. Temps Pastel, Gif sur Yvette, pp 13-30
12. Brassier J (1993) Chirurgie sans hospitalisation. Cah Anesthésiol 4:425-430
13. Millar JM, Rudkin GE, Hitchcock M (eds) (1977) Practical anaesthesia and analgesia for Day Surgery. Bios Scientific Publishers Limited, Oxford, pp 19-29
14. Duvaldestin P, Beydon L (1989) Les impératifs de l'anesthésie ambulatoire. In: Comité Scientifique de la SFAR (ed) Conférence d'actualisation. Masson, Paris, pp 17-23
15. Philip BK (1996) Anesthesiologist as Manager in the USA: the ambulatory surgery experience. In: Gullo A (ed) APICE. Springer-Verlag, Berlin Heidelberg New York, pp 1003-1011

Capitolo 4

Valutazione e selezione dei pazienti

A. Sgandurra, F. Petrini

Molto è cambiato nella gestione medica e manageriale da quando nei primi anni '70 nacquero negli USA le prime Unità di Chirurgia Ambulatoriale. Se la loro nascita fu essenzialmente dovuta a motivi di ordine economico, nel corso degli anni, accanto ai vantaggi amministrativi, si sono resi sempre più evidenti anche quelli relativi ai pazienti [1]. Infatti il distacco dall'ambiente famigliare è notevolmente ridotto, i pazienti sono meno soggetti alle infezioni nosocomiali, hanno in generale meno necessità di indagini laboratoristiche. Queste considerazioni rivestono una notevole importanza soprattutto in categorie particolari di pazienti quali i bambini e gli anziani. Col crescere quindi dell'interesse per una corretta valutazione del rapporto costo/benefici nella pratica anestesiologica ambulatoriale, l'anestesista deve valutare in ogni aspetto della pratica anestesiologica le variazioni di questo rapporto allo scopo di ottenere la migliore performance anestesiologica per il paziente ad un costo ragionevole [2].

Standard di selezione e modalità di accreditamento

La valutazione del paziente va inserita in una complessa organizzazione [3], nel contesto di standard di accreditamento ben definiti, quali quelli proposti nel 1988 dalla Joint Commission on Accreditation of Healthcare Organization (JCAHO), il più importante organismo di accreditamento degli USA [4]. Questi comprendono tutte le tappe che vanno dalla scelta delle procedure chirurgiche alla identificazione dei locali per la valutazione dei pazienti, fino alle linee guida per l'assistenza domiciliare postoperatoria.

Programma di accreditamento per gli ambulatori chirurgici ospedalieri [4]

- Procedure chirurgiche:
  - tipologia;
  - locali.
- Anestesia:
  - tipologia e modalità di erogazione;
  - locali.
- Trasporto:
  - trasporto pre- e postoperatorio.

- Valutazione e preparazione del paziente:
  - anamnesi, esame fisico, valutazione delle indagini di laboratorio e di quelle radiologiche;
  - programmazione di ulteriori accertamenti, se necessario.
- Assistenza postoperatoria:
  - linee guida per il risveglio;
  - ruolo della famiglia nell'assistenza;
  - criteri di dimissione;
  - accompagnamento a casa da parte di un adulto responsabile;
  - istruzioni scritte per i controlli e per l'emergenza.

Tuttavia, anche con la pianificazione delle metodiche e delle procedure la valutazione e la scelta dei pazienti candidati alla chirurgia ambulatoriale possono diventare problematiche. Chi valuta il paziente? Quando e dove? Sembrerebbe assunto come dato di fatto che la visita anestesiologica, effettuata prima del giorno stabilito per l'intervento, costituisca la soluzione migliore per la sicurezza del paziente e per la sua tranquillità. In realtà gli studi prodotti in letteratura su pazienti sani sono inconcludenti in tal senso [5-7]. Pertanto, la raccomandazione che tutti i pazienti richiedano una valutazione preoperatoria da parte dell'équipe anestesiologica prima della data stabilita per l'intervento non è giustificata né dalla letteratura né dall'esperienza clinica. La richiesta di una valutazione preoperatoria antecedente la data dell'intervento deve essere basata su un bisogno di ottenere informazioni e dare istruzioni che non può venire espletato in nessun altro modo [8]. È il chirurgo quindi che nella prassi routinaria valuta il paziente in prima istanza, e sarà sempre il chirurgo che darà al paziente una check list con le eventuali indagini da eseguire prima dell'intervento. Se durante questa visita il chirurgo scopre patologie associate importanti, invierà il paziente all'anestesista alcuni giorni prima dell'intervento.

Alcune metodiche supplenti in qualche modo il colloquio preoperatorio con l'anestesista sono state introdotte recentemente, quali l'intervista telefonica, la scheda informatica, il questionario della salute, tutte peraltro molto gradite ai pazienti [9]. Naturalmente, qualunque sia la prassi seguita, non si può escludere che durante la visita anestesiologica eseguita il giorno stesso dell'intervento, l'anestesista non scopra patologie concomitanti misconosciute o condizioni basali che possono essere di per se stesse delle aggravanti per l'anestesia. Queste situazioni richiedono ulteriori accertamenti e comunque il rinvio dell'intervento. In teoria il sistema organizzativo dovrebbe evitare contrattempi e ritardi, anche per risparmiare all'anestesista spiacevoli pressioni sia da parte del chirurgo che del paziente: evidentemente a tutt'oggi il dove e il come fare la visita anestesiologica è ancora in parte da definire.

La visita preanestetica e gli esami di laboratorio

La valutazione preoperatoria rappresenta il punto centrale per una corretta performance anestesiologica e chirurgica. La visita anestesiologica effettuata il giorno stesso dell'intervento deve avvenire in tempi ben precisi, e questo perché il colloquio col paziente immediatamente prima dell'intervento pone alcuni problemi [10].

Tabella 1. Linee guida per la valutazione di laboratorio in pazienti sani che devono sottoporsi a procedure chirurgiche ambulatoriali (modificata da [1])

	Maschi			**Femmine**		
	<50 anni	*50-70 anni*	*>70 anni*	*<50 anni*	*50-70 anni*	*>70 anni*
Emocromo/Ect		✓	✓	✓	✓	✓
Screening basale			✓			✓
Rx torace			✓			✓
ECG		✓	✓		✓	✓

In tali condizioni, infatti, un efficace scambio di informazioni è reso difficoltoso dallo stato ansioso del paziente che può facilmente dimenticare anche qualcosa di importante per l'anestesista. Inoltre l'anestesista non può avere il consenso in modo corretto perché non ha tempo di analizzare il rapporto rischio/benefici e approntare altri piani anestesiologici e, ancora più importante, il paziente non ha avuto l'opportunità di fare una scelta efficace sul tipo di anestesia proposto.

Nel corso della visita l'anestesista, oltre che effettuare una anamnesi approfondita ed un accurato esame fisico, valuterà anche le indagini eseguite dal paziente. A tale proposito è ormai universalmente riconosciuto che la maggior parte degli esami richiesti non migliora il management del perioperatorio [11], mentre costituisce una delle voci di maggior costo di tutte le procedure coinvolte nella chirurgia ambulatoriale.

Il tradizionale sistema di un protocollo di esami deriva dalla mancanza di una chiara definizione del loro ruolo nello screening preoperatorio, da una insufficiente informazione sulla loro utilità, dalla falsa speranza che un voluminoso pacchetto informativo aumenti la qualità della prestazione e riduca la responsabilità del medico in caso di complicanze indesiderate. Pertanto, la richesta di test di laboratorio e di altre indagini (Rx torace, ECG, ecc) deve essere fatta solo nel fondato sospetto che essi possano essere importanti per l'anestesia e la chirurgia, in particolare se l'anamnesi e l'esame obiettivo lo richiedono, se l'atto chirurgico modifica in modo importante le condizioni basali, se il paziente viene casualmente scoperto essere ad alto rischio. In base a queste considerazioni i pazienti sani di età inferiore a 50 anni non necessitano di alcuna indagine, per quelli di età superiore è sufficiente un ECG (Tab. 1).

Ulteriori indagini saranno svolte su un criterio individuale basandosi sull'anamnesi, l'esame obiettivo, il tipo di procedura chirurgica. È stato valutato che con questo sistema gli esami preoperatori si riducono del 70% [12-14].

Il consenso informato

Il consenso informato è un documento legale irrinunciabile. In esso sono spiegati non solo la natura del trattamento cui il paziente viene sottoposto, ma anche i rischi, i benefici e le soluzioni alternative. Esso deve essere ottenuto prima dell'intervento e il paziente può sempre rifiutarsi anche a detrimento della sua salute. Inoltre deve essere dettagliato e spiegato in modo comprensibile a tutti [10]. In sintesi deve:

- spiegare in maniera semplice e concisa il tipo di anestesia e il metodo di somministrazione della stessa;
- illustrare in modo esauriente le alternative, se ve ne sono;
- illustrare i rischi associati all'agente anestetico e alle modalità di somministrazione;
- illustrare i rischi legati alle eventuali patologie associate del paziente;
- rispondere ad ogni domanda del paziente relativa al management dell'anestesia.

Il colloquio con l'anestesista va fatto in un ambiente tranquillo e isolato, prima di ogni forma di premedicazione e in un momento che sia il più lontano possibile dall'atto chirurgico. Se il paziente è anziano, ritardato, minorenne o confuso il colloquio va fatto con un parente o un tutore che appongono la loro firma accanto a quella del paziente.

Valutazione del rischio e selezione dei pazienti

Se lo scopo della valutazione preoperatoria è quello di ridurre i rischi, è evidente che una classificazione di questi è la base della quale dette considerazioni devono tenere conto. Durante il perioperatorio il rischio per il paziente è in funzione del suo stato fisico basale, del tipo di procedura chirurgica, della tecnica anestesiologica e dell'esperienza dell'anestesista. L'attuale sistema di classificazione della American Society of Anesthesiology (ASA) aggiunge un quinto gruppo (i pazienti in condizioni disperate per i quali l'intervento rappresenta l'ultima possibilità di salvezza) alla primitiva classificazione di Meyer Saklad del 1941, basata sulla sola valutazione dello stato fisico di base e che non tiene conto né della tecnica anestesiologica né della tipologia chirurgica [15] (Tab. 2).

Numerosi studi ormai di interesse esclusivamente storico hanno dimostrato una correlazione tra classe ASA e mortalità, considerando l'outcome solo in base a quest'ultima e senza tener conto della tecnica anestesiologica. Apfelbaum e Meridy [16, 17], per esempio, hanno notato una mancanza di correlazione fra lo stato ASA e i rinvii, l'ospedalizzazione non programmata ed altre complicanze perioperatorie nella chirurgia ambulatoriale. Attualmente la classificazione ASA, pur mante-

Tabella 2. Classificazione dello stato fisico secondo l'ASA

Classi	Descrizione
Classe 1	Paziente sano
Classe 2	Paziente con malattia sistemica lieve
Classe 3	Paziente con malattia sistemica severa ma non invalidante
Classe 4	Paziente con grave malattia sistemica scompensata
Classe 5	Paziente moribondo la cui unica speranza è l'intervento
E	Suffisso aggiunto a ciascuna categoria operata in emergenza

nendo intatta la sua validità, viene quotidianamente modulata dalla modernizzazione delle tecniche chirurgiche ed anestesiologiche.

Più difficoltosa, per la complessità della sua estensione, è una classificazione del rischio chirurgico. Nella letteratura chirurgica la mortalità è associata alle procedure chirurgiche maggiori. Un sistema di classificazione richiede la misurazione di numerosi parametri, cosa possibile solo nelle strutture chirurgiche più importanti [18, 19]. Un Consenso Multidisciplinare della John Hopkins Medical Institution ha sviluppato una classifica indipendente dallo stato basale del paziente e dalla tecnica anestesiologica: the John Hopkins Risk Classification System (JHRCS) (Tab. 3).

Quest'ultima classificazione assume che il rischio chirurgico sia una combinazione di numerosi fattori che comprendono la mancanza di invasività, le perdite ematiche e gli squilibri idrici, l'aggressione di particolari distretti corporei (torace, cranio), le variazioni anatomiche e fisiologiche postoperatorie, il bisogno di una terapia intensiva postoperatoria.

Sebbene onnicomprensive nella loro ampiezza e soggette a interpretazioni anche diverse, le cinque categorie possono essere considerate come base per il corrente esercizio chirurgico fino a ulteriori verifiche. La combinazione dei due tipi di classificazione, ASA e JHRCS, nella valutazione preoperatoria del paziente, può fornire una più corretta analisi del rischio perioperatorio complessivo e suggerire anche le modalità della corretta valutazione preoperatoria (Tab. 3 e 4).

In linea generale le procedure chirurgiche ambulatoriali non devono: avere il carattere dell'urgenza, essere eccessivamente lunghe (<90 min), essere accompagnate da eccessivi sanguinamenti, necessitare di particolari cure postoperatorie, essere seguite da dolore non trattabile domiciliarmente [1] (Tab. 5).

Agli albori della chirurgia ambulatoriale venivano considerati idonei solo i pazienti giovani e sani (ASA I-II) per procedure chirurgiche molto selettive. Nel giro di pochi anni, necessità economiche a parte, il DH anestesiologico ha ingrandito i confini iniziali. Infatti sempre più numerose sono diventate le tecniche diagnostiche e parachirurgiche eseguite in anestesia generale, mentre nell'ambito delle

Tabella 3. Classificazione di rischio chirurgico secondo il JHRCS

Categorie	Descrizione
Categoria 1	Procedure chirurgiche non invasive con rischio minimo per il paziente indipendente dall'anestesia
Categoria 2	Procedure chirurgiche modestamente invasive con perdite ematiche inferiori a 500 ml e con rischio medio per il paziente indipendente dall'anestesia
Categoria 3	Procedure chirurgiche moderatamente invasive con possibili perdite ematiche inferiori a 1500 ml e rischio medio per il paziente indipendente dall'anestesia
Categoria 4	Procedure chirurgiche invasive con perdite ematiche superiori a 1500 ml e rischio notevole per il paziente indipendente dall'anestesia
Categoria 5	Procedure chirurgiche molto invasive con perdite ematiche superiori a 1500 ml e rischio elevato per il paziente indipendente dall'anestesia

Tabella 4. Valutazione preoperatoria: combinazione della classe ASA e della categoria JHRCS (modificata da [4])

Classe	Categoria chirurgica 1	Categoria chirurgica 2	Categoria chirurgica 3	Categoria chirurgica 4	Categoria chirurgica 5
ASA I	Giorno intervento	Giorno intervento	Giorno intervento	Giorno antecedente l'intervento dal chirurgo	Giorno antecedente l'intervento dall'anestetista
ASA II	Giorno intervento	Giorno intervento	Giorno antecedente l'intervento dal chirurgo	Giorno antecedente l'intervento dall'anestetista	Giorno antecedente l'intervento dall'anestesista
ASA III	Giorno antecedente l'intervento dal chirurgo	Giorno antecedente l'intervento dall'anestesista	Giorno antecedente l'intervento dall'anestesista	Giorno antecedente l'intervento dall'anestesista	Giorno antecedente l'intervento dall'anestesista

varie specialità chirurgiche, con l'affinarsi delle tecniche, è sempre più rilevante il numero degli interventi considerati idonei per il DH [17, 27, 28]. Uno studio condotto in Australia nell'arco di 5 anni (1987-1992), relativo alla chirurgia urologica e laser chirurgia urologica ambulatoriali, ha dimostrato un incremento considerevole delle stesse: si è passati dal 26% sulla attività urologica globale del 1987, al 42% del 1992 [20], tendenza all'incremento destinata sicuramente ad aumentare. Attualmente, inoltre, anche i pazienti ASA III e IV, valutati singolarmente, possono diventare idonei se la loro patologia di base è in fase di compenso. Infatti, se è vero che nella pratica chirurgica corrente la mortalità aumenta con l'aumentare dell'ASA [21], lo stesso non è ancora ben definito per la morbilità e questo è ancor più valido, date le sue caratteristiche, per la chirurgia ambulatoriale.

Tabella 5. Pazienti non idonei alla chirurgia ambulatoriale (modificata da [3])

Non idoneità chirurgica

- Interventi che interessano il cranio, la cavità toracica, la cavità addominale, tranne le pro- cedure laparoscopiche e le plastiche erniarie

Non idoneità medica

- Stato fisico ASA III-IV instabile
- Ipertermia maligna
- Obesità patologica con sindromi associate
- Uso di inibitori delle monoammineossidasi
- Consumo acuto di alcool e droghe

Non idoneità psichica

- Mancanza di volontà di accedere al DH
- Impossibilità di accedere per gravi malattie mentali

Idoneità di pazienti particolari

Il paziente anziano

Una grossa fetta dell'attività chirurgica ambulatoriale è riservata a patologie tipiche dell'età geriatrica (oculistica, urologica, generale) e il paziente anziano si giova particolarmente di questo tipo di organizzazione. Infatti la prestazione giornaliera riduce notevolmente il livello di ansietà, permette di conservare al massimo i contatti con la famiglia, mantiene praticamente intatte le normali abitudini di vita.

Due sono gli aspetti da considerare nella gestione anestesiologica del paziente anziano: le patologie preesistenti e le variazioni fisiologiche associate all'età. Inoltre, qualunque sia la procedura chirurgica, essa deve avvenire nel più breve tempo possibile. Gli anziani hanno minore capacità di adattamento, meno difese di fronte allo stress e sviluppano molto frequentemente un importante stato confusionale postoperatorio [22, 23]. Quest'ultimo è notevolmente ridotto nella chirurga DH, sia per il rapido ritorno all'ambiente familiare che per l'esiguo numero delle prestazioni terapeutiche cui il paziente viene sottoposto.

L'età cronologica non è un criterio di selezione: ci sono vecchi sani e giovani malati. A tutt'oggi non è emersa alcuna correlazione fra l'età e la frequenza di complicanze [17-24] e, in definitiva, il fulcro della questione si identifica non nell'età cronologica, ma in quella fisiologica, incluso lo stato funzionale. Quello che ci si deve chiedere è se il paziente può riprendere le funzioni compatibili con la sua età, se si può in qualche modo migliorare il suo stato di salute prima dell'atto chirurgico, se un eventuale ricovero pre- e postoperatorio può effettivamente essere di aiuto.

Particolare attenzione va posta alla lista dei farmaci che i pazienti anziani assumono, in quanto potrebbero interferire negativamente con i farmaci dell'anestesia. All'età geriatrica, come sappiamo, sono associate numerose patologie: cardiovascolari, respiratorie, endocrine, del sistema nervoso, del tratto genito-urinario. Molte di esse hanno carattere di cronicità e sono ben controllate dalla terapia medica. Purtroppo si associano fra loro con notevole frequenza e possono in tal modo condizionare l'idoneità del paziente geriatrico al DH. A parte questi casi da valutare singolarmente, in linea generale nel paziente geriatrico in buone condizioni o con patologie croniche in trattamento, le maggiori complicanze sono di carattere chirurgico [25]. La scelta delle procedure chirurgiche è uno dei fattori che condizionano maggiormente l'idoneità del paziente geriatrico al DH. Essendo la gestione del postoperatorio affidata essenzialmente alla famiglia, la chirurgia ambulatoriale deve essere limitata a quelle procedure che non richiedano un nursing postoperatorio complesso.

Il bambino [26]

Accanto alle considerazioni già espresse per gli adulti, ve ne sono altre tipiche dell'età pediatrica che, ove possibile, fanno considerare il DH chirurgico ideale:
- raramente i bambini sono affetti da malattie sistemiche;

- molte procedure chirurgiche fra le più comuni sono più semplici da eseguire nei bambini e sono associate ad un più breve e semplice periodo di convalescenza;
- il distacco dai genitori è ridotto al minimo;
- le infezioni nosocomiali sono più rare;
- l'orario dei pasti è solo leggermente modificato.

I punti più importanti sono la riduzione dell'ansia per la presenza dei genitori fino al momento dell'anestesia e la riduzione delle infezioni nosocomiali per lo scarso numero di contatti col personale [27, 28]. Naturalmente, accanto ai fattori favorenti vi sono anche quelli limitanti. Il bambino è sempre considerato un paziente sano, adatto per le piccole procedure chirurgiche DH. Questo è vero di base, ma è anche vero che i piccoli pazienti sviluppano in brevissimo tempo forme patologiche acute come le infezioni delle vie aeree superiori e gastroenteriche. Inoltre, seppur raramente, possono essere portatori di patologie croniche asintomatiche, quali alcune cardiopatie.

Questi inconvenienti sono oggetto di incomprensioni e tensioni fra genitori e staff medico che è costretto a posticipare l'intervento. Inoltre i genitori, che in linea generale accettano di buon grado il ricovero corto, possono non sentirsi tranquilli per il postoperatorio domestico se il bimbo è molto piccolo.

Più importante che per altre categorie di pazienti è la collaborazione fra l'anestesista e il medico curante che ha il compito di compilare una dettagliata anamnesi e assicurare una eventuale assistenza postoperatoria. Con questo presupposto possono essere idonei per il DH anche i bambini ASA III, particolarmente quelli che hanno già avuto ospedalizzazioni ripetute e sono psicologicamente molto provati, e i bambini con gravi handicap fisici e psichici.

Come già ricordato, il paziente pediatrico può sviluppare infiammazioni acute delle vie aeree superiori. Se si tratta di forme infettive occorre rinviare l'intervento di 30 giorni, se invece l'infiammazione è di origine vasomotoria, con le opportune precauzioni è possibile fare il DH. Studi recenti hanno confermato che in questi casi le più importanti complicazioni sono associate all'intubazione che non è sempre necessaria [29]. Nel caso in cui al momento della visita anestesiologica venga scoperto un soffio cardiaco misconosciuto, sarà il cardiologo a valutare se si tratti di un soffio innocente o no. Se il soffio non ha bisogno di terapia chirurgica, esso non è un deterrente per il DH in quanto non modifica il normale management dell'anestesia, richiedendo solo una profilassi antibiotica per l'endocardite batterica.

A che età il bambino può afferire al DH? I nati a termine, sani, in teoria potrebbero afferire al DH anche nel primo mese di vita. Coloro che, pur essendo nati a termine e sani hanno nei primi giorni di vita sviluppato una sindrome da insufficienza respiratoria, non possono afferire al DH. Infine gli immaturi fra le 46-60 settimane dal concepimento possono facilmente sviluppare crisi di apnea postoperatoria con o senza bradicardia e quindi non dovrebbero accedere al DH, anche se la patologia pediatrica più frequente, quella erniaria, colpisce prevalentemente i prematuri [30, 31].

In condizioni normali il paziente pediatrico viene visto in prima istanza dal chirurgo. Costui consegna ai genitori una scheda informativa dove sono contenute le istruzioni e le indagini da eseguire. Se il bimbo è sano torna in ospedale il giorno dell'intervento con le indagini svolte (non è necessario Rx torace). Se le indagini hanno rivelato problemi, i genitori avvertono l'ambulatorio di anestesia che valuterà il bimbo prima della data stabilita per l'intervento. Studi recenti rivalutano il "quasi" digiuno, nel senso che una modica quantità di succo di frutta ingerito 4 ore prima dell'intervento, riduce il volume gastrico, non abbassa il ph, evita il PONV, riduce la sete e la fame postoperatorie [32].

Diabetici insulino dipendenti [2]

Possiamo distinguere due categorie di diabete: il diabete giovanile, instabile e con iniziale compromissione multiorganica, e un diabete senile, più controllato, ma con una vasculopatia generalizzata.

I pazienti del secondo gruppo, se stabili, sono più idonei per il DH. Per i pazienti del primo gruppo, da valutare singolarmente e da gestire sempre in una struttura ospedaliera, è opportuno evitare qualunque forma di ansia e di stress che possono gravemente turbare l'equilibrio glicemico. La dose mattutina di insulina deve essere somministrata in sala operatoria dopo aver iniziato una infusione di soluzione fisiologica, e fino alla ripresa della alimentazione deve venire accuratamente monitorizzato l'equilibrio idroelettrolitico.

Il paziente obeso

Il grado di obesità viene valutato in base all'indice di massa corporea:

Body Mass Index (BMI) = peso in grammi / altezza in metri.

Se BMI>30 aumenta la mortalità nella chirurgia di routine. A tutt'oggi il grande obeso (BMI>27) è oggetto di discussione quale candidato alla chirurgia ambulatoriale. Infatti egli è spesso portatore di sindromi associate (ipertensione, cirrosi, diabete) e in stato di insufficienza respiratoria e cardiaca latente o conclamata. Queste possono precipitare con la postura operatoria per il notevole incremento della quota di shunt da collasso alveolare [33, 34]. Accanto a questi problemi prevedibili ve ne sono altri che si presentano al momento, quali difficoltà all'accesso venoso, intubazione difficile, ecc.

Il paziente asmatico

Gli asmatici giovani e vecchi, anche se devono la loro asma a fattori diversi, hanno in comune una estrema sensibilità delle vie aeree. Il grado della malattia è vario, come varie sono le terapie. Per l'idoneità al DH anestesiologico è importante sapere se le crisi sono ben controllate, da quanto tempo, quale è la terapia più efficace. Questi pazienti devono essere valutati singolarmente, a tempo debito e con la collaborazione del medico curante [2].

Pazienti microcitemici

Non ci sono problemi per l'idoneità di questi pazienti al DH se si evitano i fattori scatenanti la falcemia e i conseguenti sintomi da ostruzione vascolare [35]. Questi fattori sono: l'acidosi, l'ipossia, l'ipotensione, la stasi e l'ipotermia.

Pazienti alcool e tossicodipendenti

Gli alcolisti cronici possono accedere al DH se non hanno crisi di astinenza e se il loro stato di salute non è fortemente compromesso.

Pazienti ritardati mentali e disabili [2]

Entrambe queste categorie possono trarre vantaggio dal DH se il loro stato non è troppo grave. Infatti il distacco dalle famiglie e dalle abitudini di vita è molto breve e la privacy più accurata.

Conclusioni

L'ultima valutazione dell'ASA relativa al peso della chirurgia DH nella attività chirurgica *in toto* ha prospettato per il 1997 un incremento della chirurgia ambulatoriale negli USA pari al 70% dell'attività chirurgica globale. Forse queste cifre, almeno per ora, non corrispondono agli standard europei, principalmente per due ordini di fattori: in Europa le Società di Assicurazione non hanno ancora una parte così determinante nella scelta delle modalità chirurgiche e gli standard di accreditamento sono ancora in via di definizione. Anche in Europa, tuttavia, il XXI secolo sarà quello della consacrazione definitiva di un sistema organizzativo chirurgico a basso costo, e con buoni risultati in termini di performance chirurgica e di gradimento per il paziente. La sfida è aperta per tutti coloro che partecipano a questo tipo di programma, sia in campo amministrativo che organizzativo e medico.

Bibliografia

1. White PF, Smith I (1994) Ambulatory Anesthesia: past, present, and future. Int Anesthesiol Clin 32(3):1-16
2. Orkin FK, Gold B (1991) Selection. In: Wetchler BV (ed) Anesthesia for ambulatory surgery, 2nd ed. Lippincott, Philadelphia, 3:81-125
3. Apfelbaum JL (1994) Controversies in outpatient anesthesia. ESA refresher course lectures. The European Society of Anesthesiologysts, Brussels, pp 4-11
4. Joint Commission on Accreditation of Healthcare Organization (1988) Hospital-sponsored ambulatory care services. In: Accreditation manual for hospitals. Joint Commission on Accreditation of Healtcare Organization, Chicago, pp 55-65

5. Arellano R, Cruise C, Chung F (1989) Timing of the anesthetist's preoperative outpatient intervew. Anesth Analg 68:645-648
6. Rosenblatt MA, Bradford C, Miller R, Zhal KA (1989) Preoperative interview by an anesthesiologist does not lower preoperative anxiety in outpatients. Anesthesiology 71:A926
7. Twersky RS, Frank D, Lebovits A (1990) Timing of preoperative evaluation for surgical outpatients-does it matter? Part II. Anesthesiology 73:A1
8. White PF (1990) Outpatient Anesthesia. In: Miller RD (ed) Anesthesia. Churchill Livingstone, New York, pp 2025-2060
9. Apfelbaum JL, Roizen MF, Stocking C (1988) Initial clinical trials of a computerized "Healthquiz" to suggest preoperative laboratory tests. Anesthesiology 69:A717
10. Griffith JL, Mc Lauglhlin SH (1991) Legal implication. In: Wetchler BV (ed) Anesthesia for ambulatory surgery, 2nd ed. Lippincott, Philadelphia, 2:29-79
11. Korvin CC, Pearce RH, Stanley J (1975) Admission screening: clinical benefits. Ann Intern Med 83:197-199
12. Kaplan EB, Sheiner LB, Boekman AJ et al (1985) The usefulness of the preoperative laboratory testing. JAMA 253:3576-3578
13. Charpak Y, Blery C, Chastang C et al (1988) Prospective assessment of a protocol for selective ordering of preoperative chest-x-ray. Can J Anaesth 35:259-261
14. Lawrence VA, Gafni A, Gross M (1989) The unproven utility of the preoperative urinalysis/economic evaluation. J Clin Epidemiol 1185-1187
15. Saklad M (1941) Grading of patients for surgical procedures. Anesthesiology 2:281-285
16. Apfelbaum JL (1990) Preoperative evaluation, laboratory screening, and selection of adult surgical outpatient in the 1990s. Anesthesiol Rev 17:4-18
17. Meridy HV (1982) Criteria for selection of ambulatory surgical patients and guidelines for anesthetic management: a retrospective study of 1553 cases. Anesth Analg 61:921-928
18. Knaus WA, Draper EA, Wagner DP, Zimmerman JE. APACHE II (1985): a severity of desease classification system. Crit Care Med 13:818-821
19. Pedersen T, Eliasen K, Henriksen EA (1990) Prospective study of mortality associated with anesthesia and surgery: risk indicators of mortality in hospital. Acta Anaesth Scand 34:176-183
20. Kaye KW (1995) Changing trends in urology practice: increasing outpatient surgery. Aus N Z J Surg 65(1):31-34
21. Cohen MM, Duncan PG (1988) Physical status score and trends in anesthetic complications. J Clin Epidemiol 41:83-86
22. Miller RD (1990) Anesthesia for the elderly. In: Miller RD (ed) Anesthesia. Churchill Livingstone, New York, p 1801
23. Vandam LD (1983) To make the patient ready for anesthesia: medical care of the surgical patient, 2d ed. Addison-Wesley, Reading, pp 231-233
24. Freman NL, Schachat AP, Manolio TA et al (1988) Multivariate analysis of factors associated with unplanned admission in "outpatient" Ophtalmic Surgery. Ophtalmic Surg 19:719-721
25. Natof HE (1984) Ambulatory surgery: patients with preexisting medical problems. Ill Med J 166(2):101-105
26. Hannallah RS, Epstein BS (1990) The pediatric patient. In: Wetchler BV (ed) Anesthesia for ambulatory surgery, 2d ed. Lippincott, Philadelphia, pp 131-195
27. Stewart DJ (1975) Outpatient pediatric anesthesia. Anesthesiology 43:268
28. Othersen HB, Clatworthy HW (1968) Outpatient herniorrhaphy for infants. AM J Dis Child 116:78-81

29. Tait AR, Knight PR (1987) Intraoperative respiratory complications in patients with upper respiratory tract infections. Can J Anaesth 34:300-303
30. Liu LMP, Coté CJ, Goudsonzian NG et al (1983) Life threatening apnea in infants recovering from anesthesia. Anasthesiology 59:506
31. Kurt CD, Spitzer AR, Broennle AM, Downes JJ (1987) Postoperative apnea in preterm infants. Anesthesiology 66:483-488
32. Splinter WM, Stewart JA, Muir JG (1989) The effects of preoperative apple juice on gastric contents, thirst and hunger in children. Can J Anaesth 36:55-57
33. Vaughan RW (1982) Definitions and risks of obesity. In: Brown BR Jr (ed) Anesthesia and the Obese Patient. FA Davis, Philadelphia, pp 1-7
34. Pasulka PS, Bistrian BR, Benotti PN et al (1986) The risk of surgery in obese patients. Ann Intern Med 104:540-544
35. Esseltine DW, Baxter MRN, Bevan JC (1988) Sickle cell states and the anesthetist. Can J Anaesth 35:385-387

Capitolo 5

Farmacologia generale degli anestetici locali

F. Toffoletto, G. Davià, I. Tiberio

Gli anestetici locali sono sostanze che a contatto con le fibre nervose bloccano reversibilmente i potenziali d'azione responsabili della conduzione nervosa. Esse agiscono su qualsiasi parte del sistema nervoso e su ogni tipo di fibra nervosa. La loro azione è reversibile alle concentrazioni usualmente impiegate e il loro uso è seguito da un completo recupero della funzione delle fibre nervose senza evidenza di danno alle fibre stesse o alle cellule. Il loro sito primario d'azione è rappresentato dalla membrana cellulare, dove interagiscono direttamente con i canali del Na, voltaggio dipendenti. L'azione di queste sostanze determina un progressivo aumento della soglia di eccitabilità elettrica, una diminuzione della velocità di aumento del potenziale d'azione, un rallentamento della conduzione dell'impulso e una diminuzione del fattore di sicurezza per la conduzione; questi fattori diminuiscono la probabilità di propagazione del potenziale d'azione e non si ha più la conduzione dell'impulso nervoso [1]. Gli anestetici locali possono legarsi ad altre proteine di membrana, oltre ai canali del Na. In particolare essi possono bloccare i canali del K quando sono presenti in elevate concentrazioni [2]. La scelta degli anestetici locali utilizzati nell'anestesia locoregionale dipende da vari fattori quali il tipo di blocco, la procedura chirurgica e le condizioni cliniche del paziente.

Le proprietà clinicamente importanti dei vari anestetici locali sono costituiti dalla loro velocità di inizio d'azione ("onset time"), dalla durata del blocco, dalla presenza di un blocco differenziale sensitivo/motorio, dalla potenza e dalla tossicità del farmaco [3]. Buona parte di queste proprietà sono determinate dalle caratteristiche fisico-chimiche delle molecole anestetiche quali la liposolubilità, il legame proteico, il pKa e la presenza di diverse forme spaziali (stereoisomeri) della stessa molecola, che a loro volta dipendono dalla loro struttura chimica [4]. Piccoli cambiamenti nella loro struttura molecolare possono avere drammatiche conseguenze sulle loro caratteristiche cliniche. Altre considerazioni utili per comprendere il meccanismo d'azione degli anestetici locali e utilizzare al meglio le loro proprietà sono costituite dal rapporto tra concentrazione (dose) dell'anestetico e blocco nervoso (concentrazione minima efficace, blocco decrementale e blocco differenziale) [5].

Proprietà fisico-chimiche

Gli anestetici locali sono una classe relativamente omogenea di farmaci sia per quanto riguarda le loro proprietà biologiche che la loro struttura molecolare. Lo schema generale di un anestetico locale è costituito da un legame estereo o amidico che separa una porzione lipofilica aromatica da una porzione idrofila aminica secondaria o terziaria. La parte aromatica solitamente deriva dall'acido benzoico (per es. la famiglia degli esteri) o dall'anilina (per es. la famiglia degli aminoacidi). La porzione idrofila, contenente un atomo di azoto dissociabile, è di più difficile classificazione; sono comuni i derivati aminici dell'alcool etilico, dell'acido acetico o dell'anello piperidinico. Gli anestetici che possiedono un legame estereo vengono definiti aminoesteri e includono procaina, cloroprocaina e ametocaina. Le molecole, invece, che contengono un legame amidico vengono definite aminoamidi e comprendono farmaci come la lidocaina, la mepivacaina, la prilocaina, la etidocaina, la bupivacaina e la ropivacaina.

La differenza fondamentale tra i composti amidici ed esterei risiede nella loro stabilità chimica. Da una parte gli anestetici esteri sono idrolizzati facilmente e sono relativamente instabili in soluzione; dall'altra parte gli amidici sono molto più stabili. Nel corpo, gli aminoesteri sono idrolizzati nel plasma dalle colinesterasi, mentre i composti amidici vanno incontro a degradazione enzimatica nel fegato e sono più spesso eliminati parzialmente intatti o quasi. L'acido para-aminobenzoico è uno dei metaboliti prodotti dal metabolismo dei composti esterei e questa sostanza può indurre reazioni di tipo allergico in una piccola percentuale di pazienti. Gli aminoamidi, al contrario, non sono metabolizzati ad acido para-aminobenzoico e i casi riportati di reazioni allergiche dovute a queste sostanze sono molto rari. Oltre al tipo di legame vi sono altre caratteristiche che possono distinguere i vari anestetici locali quali la liposolubilità e il legame proteico che determinano la potenza, la diffusione, la durata e la tossicità del farmaco; il pKa della molecola che determina le proporzioni di anestetico locale ionizzato e non ad un determinato pH (Tab. 1) [6].

Tabella 1. Caratteristiche fisico-chimiche degli anestetici locali (modificata da [4])

Anestetico locale	Coefficiente di ripartizione	Legame proteico	pKa	Peso molecolare
Lidocaina	2.1±0.2	65	7.8	234
Mepivacaina	0.8	75	7.7	246
Bupivacaina	20.5±2.1	95	8.1	288
Ropivacaina	6.1±0.6	94	8.1	274

Liposolubilità

La potenza di un anestetico locale è proporzionale alla sua liposolubilità: più è liposolubile, più è potente [7]. Se si considera la composizione biochimica della membrana nervosa si rende subito evidente il rapporto tra liposolubilità e potenza dell'anestetico. La membrana nervosa è essenzialmente costituita da lipoproteine. L'assolemma è costituito per il 90% da lipidi e per il 10% da proteine [6]. Di conseguenza i composti chimici che sono altamente lipofili tendono a penetrare nella membrana nervosa più facilmente; meno molecole sono quindi necessarie per bloccare la conduzione e la potenza dell'anestetico sarà maggiore. Il gruppo aromatico (anello benzenico) è il maggior determinante della liposolubilità degli anestetici locali. Le misurazioni della liposolubilità si basano sullo studio della solubilità della forma base in solventi organici (coefficiente di ripartizione.); tuttavia esistono differenze tra la sperimentazione chimica e gli effetti in vivo e in clinica si osserva una crescita della potenza con l'aumentare della liposolubilità anche se solo fino ad un certo punto, oltre il quale non si ha più questa relazione lineare [8]. Detto limite è rappresentato dal coefficiente di ripartizione lipidica intorno a quattro. Il plateau è probabilmente correlato alla vasodilatazione indotta e alla captazione dell'anestetico da parte dei vasi perineurali e del grasso. Ad esempio, la lidocaina, causando un grado maggiore di vasodilatazione della mepivacaina, determina un maggiore riassorbimento vascolare, con la conseguenza di avere un minor numero di molecole disponibili per il blocco nervoso in vivo. Il grasso può fungere da serbatoio e i vasi da via di fuga per l'anestetico: entrambi questi fattori contribuiscono ad una riduzione della quota massima di anestetico disponibile per il blocco nervoso. Questo si verifica in modo particolare per molecole molto liposolubili quali la etidocaina: la sua elevata liposolubilità determina un suo maggiore uptake da parte del grasso epidurale, diminuendo così il numero di molecole disponibili per il blocco nervoso rispetto, ad esempio, alla bupivacaina [6].

La ropivacaina ha una minore liposolubilità rispetto alla bupivacaina. Nel caso di somministrazione epidurale il grasso perineurale può fungere da deposito per la bupivacaina più che per la ropivacaina, facilitando il riassorbimento dell'anestetico da questo compartimento; questa minore lipofilicità può essere il motivo della più breve emivita plasmatica della ropivacaina rispetto alla bupivacaina [9].

Legame proteico

Gli anestetici locali si possono legare sia alle proteine plasmatiche che a quelle tissutali. Generalmente, maggiore è il legame proteico, maggiore è la durata d'azione dell'anestetico locale. Il legame con le proteine, determinando la quota libera non legata di farmaco, può influenzare il metabolismo e la tossicità degli anestetici locali in quanto è farmacologicamente attiva solo la frazione libera, non legata, della molecola. Le proteine, cui gli anestetici locali si legano in maggior misura, sono costituite dall'albumina e dall'α1–glicoproteina acida, che possiede alta affinità ma scarsa capacità di legame, mentre l'albumina ha una bassa affinità ma una grande capacità di legame. In altre parole gli anestetici locali si legano all'albumina solo dopo che tutti i siti di legame con l'α1–glicoproteina acida sono stati saturati. Se durante una infusione continua di un anestetico locale (ad es. nello spazio epidurale) si ha la progressiva saturazione di questi tamponi, la concentrazione totale del farmaco nel plasma dovrebbe aumentare con un parallelo incremento della quota libera del farmaco. Determinazioni del tasso plasmatico del farmaco in pazienti con infusioni continue di anestetico locale (quali ad esempio per il dolore postoperatorio) hanno evidenziato che non si assiste necessariamente ad un aumento della concentrazione della quota plasmatica non legata, ma questa frazione rimane stabile dopo aver raggiunto un plateau. L'α1–glicoproteina acida è una proteina della fase acuta la cui concentrazione plasmatica aumenta notevolmente nel post-operatorio ed è responsabile di questo comportamento apparentemente anomalo.

Situazioni analoghe si possono riscontrare in altre condizioni patologiche come nell'artrite reumatoide, neoplasie, traumi, gravidanza e infarti. In queste situazioni si è visto che l'infusione continua di bupivacaina o ropivacaina, pur determinando un costante e progressivo aumento della quota totale del farmaco, non si accompagnava ad un aumento della frazione libera, responsabile tra l'altro della tossicità sistemica. Il legame proteico è influenzato anche dal pH del plasma; situazioni di acidosi determinano una diminuzione della quota di farmaco legato favorendo l'insorgenza di reazioni tossiche [10].

pKa

Il pKa di una sostanza è definito come il pH al quale sono presenti in una soluzione le forme ionizzate e non del soluto in parti eguali. Nel caso degli anestetici locali, basi deboli, le proporzioni di catione e di base sono determinate dal pKa della sostanza e dal pH dell'ambiente. Più acida è la soluzione, più grande è la parte di catione e minore quella di anestetico indissociato secondo l'equazione:

$$pKa - pH = \log(catione/base).$$

L'anestetico locale per poter agire deve entrare all'interno della cellula nervosa, e per poter attraversare la guaina mielinica e la membrana nervosa deve essere nella forma indissociata. Una volta all'interno dell'assone la frazione ionizzata del farmaco interagisce con i canali del sodio bloccando la conduzione dell'impulso nervoso. Il rapporto tra la parte ionizzata e quella non ionizzata è quindi critico per il blocco della conduzione nervosa. Se l'anestetico indissociato è troppo poco vi saranno poche molecole che arriveranno al target, quindi pochi cationi disponibili per il blocco dei canali del sodio. Un farmaco troppo ionizzato, viceversa, non arriverebbe comunque al bersaglio; la benzocaina, ad esempio, con un pKa di 3.5 deve essere usata ad alte concentrazioni (10-20%) per poter essere attiva sulle mucose. Situazioni simili si verificano nei tessuti infiammati dove una diminuzione del pH tissutale aumenta la dissociazione del farmaco rendendo difficile realizzare un blocco nervoso. Normalmente il pKa degli anestetici locali è contenuto entro un ristretto range (7.7-9.8) ad eccezione della benzocaina.

Stereoisomeria

Quando i quattro legami di un atomo di carbonio sono occupati da differenti atomi o radicali, questo atomo di carbonio viene definito asimmetrico o chirale. Il termine chirale letteralmente significa simile ad una mano (dal greco χειρ-mano): le nostre mani destra e sinistra sono immagini speculari l'una dell'altra ma non possono essere sovrapposte se i palmi sono rivolti nella stessa direzione; così molecole configurate attorno ad un atomo di carbonio chirale possono configurarsi in due forme spaziali, l'una immagine speculare dell'altra, denominate enantiomeri. Esse hanno proprietà fisico-chimiche pressoché identiche; la principale differenza sta nella loro capacità di ruotare un fascio di luce polarizzata in direzione opposta, di conseguenza sono isomeri ottici e vengono definiti dalla direzione di rotazione imposta alla luce usando i prefissi (+/–) o (R/S) a seconda che il fascio sia deviato a destra (R-D rectus o +) oppure a sinistra (S-L-sinister o –).

Molte molecole sintetizzate in natura sono stereoselettive possono così essere sintetizzate e somministrate come singoli specifici isomeri (ad es. l-morfina, d-tubocurarina, l-cocaina). Durante la fabbricazione di molecole di nuova sintesi, vengono ottenute proporzioni uguali dei due enantiomeri; questa miscela viene definita racemica, inattiva dal punto di vista ottico. Attualmente il miglioramento dei processi di sintesi catalitica permette di sintetizzare uno solo dei due stereoisomeri [11]. Gli stereoisomeri R e S possono formare differenti relazioni tridimensionali con l'ambiente asimmetrico di recettori ed enzimi: questa situazione può determinare differenze significative nelle loro caratteristiche farmacocinetiche e farmacodinamiche. In alcuni casi un isomero può essere inattivo o innocuo (ad es. l'atropina) o alternativamente può essere la causa di effetti non voluti o tossici.

Ci possono essere differenze sia nell'affinità che nell'attività intrinseca degli enantiomeri. I processi farmacocinetici di distribuzione, di legame con le proteine, metabolismo ed eliminazione possono essere differenti nelle due forme isomeriche: una forma chirale può essere più intensivamente metabolizzata, andare incontro a trasformazioni nell'isomero opposto o inibire il suo metabolismo. Più della metà degli agenti anestetici comunemente usati sono farmaci chirali con differenze spesso importanti dal punto di vista clinico (ad es. la ketamina). Questo vale anche per gli anestetici locali amidici normalmente usati come soluzioni racemiche. La S(–)bupivacaina ha una durata d'azione più lunga rispetto al suo R(+)enantiomero per un aumentato effetto vasocostrittore. La affinità per i canali del sodio cardiaci della R(+)bupivacaina è tre volte maggiore rispetto alla S(–)bupivacaina, quest'ultima è quindi meno cardiotossica.

Simile comportamento d'azione si verifica a livello dei neuroni del tronco cerebrale dove la R(+)bupivacaina ha un'azione depressiva cardiorespiratoria tre volte maggiore rispetto alla S(–)bupivacaina. La cardiotossicità della bupivacaina è infatti determinata da una componente diretta miocardica e una indiretta centrale. Le stesse considerazioni possono essere estese alla ropivacaina e alla mepivacaina, strutturalmente correlate alla bupivacaina; solo la ropivacaina viene commercializzata nella forma S(–), meno tossica rispetto alla forma R(+) [11].

Potenza di un anestetico

La potenza di un anestetico è direttamente correlata alla sua liposolubilità, in quanto la sua lipofilia permette alla molecola di entrare nella membrana nervosa. in vivo, tuttavia, la correlazione tra idrofobicità e potenza dell'anestetico non è sempre così lineare come nella fibra nervosa isolata. Queste differenze di comportamento sono probabilmente dovute a vari fattori. Le proprietà vasoattive degli anestetici locali possono influenzare il loro assorbimento sistemico diminuendo o aumentando il numero delle molecole disponibili per il blocco. La potenza e la durata del blocco possono essere diminuite da un aumentato riassorbimento sistemico dell'anestetico locale come pure dalla sua redistribuzione tissutale (vedi liposolubilità).

Velocità di induzione del blocco

La velocità di induzione del blocco anestetico in fibre nervose isolate è determinata dalle caratteristiche fisico-chimiche del farmaco ed in particolare dal pKa dell'anestetico locale. Poiché è la forma non dissociata dell'anestetico locale che attraversa la guaina mielinica e la membrana nervosa, l'"onset time" è direttamente correlato con la quantità di farmaco che esiste sotto forma di base. La percentuale di anestetico locale, che è presente sotto forma di base quando è iniettato in un tessuto a pH 7.4, è inversamente proporzionale al pKa del farmaco. Ad esempio, lidocaina e mepivacaina hanno un pKa di circa 7.7; quando questi agenti sono iniettati in un tessuto con un pH di 7.4, circa il 65% del farmaco è presente in forma ionizzata e il 35% in forma non ionizzata. Il pKa della bupivacaina e della ropivacaina è di 8.1, il 15% di questi farmaci a pH 7.4 è presente nella forma non ionizzata e l'85% nella forma ionica. La lidocaina e la mepivacaina hanno quindi un "onset time" minore rispetto alla bupivacaina e alla ropivacaina.

Queste correlazioni non sono sempre completamente trasferibili in vivo. L'inizio del blocco può essere alterato dalla diffusione dell'anestetico attraverso i tessuti non nervosi Ad esempio, la lidocaina e la prilocaina hanno il medesimo pka ed un inizio d'azione sovrapponibile nel nervo isolato. La prilocaina, tuttavia, in vivo ha un "onset time" più lungo della lidocaina e questo può essere dovuto ad una maggiore capacità della lidocaina a diffondere attraverso i tessuti non nervosi. Più importanti tuttavia sembrano essere fattori quali la concentrazione e la dose dell'anestetico locale. La bupivacaina allo 0.25% ha un lento inizio d'azione; aumentando la concentrazione allo 0.75% si ha una significativa diminuzione dell'"onset time". La cloroprocaina ha un pKa di circa 9 e il suo "onset time" nelle fibre nervose isolate è relativamente lento. La sua bassa tossicità sistemica, tuttavia, ne permette un uso in elevate concentrazioni (3%) che hanno un rapido inizio d'azione dovuto al notevole numero di molecole poste in corrispondenza della fibra nervosa [6].

Durata del blocco

La durata d'azione varia notevolmente da un anestetico ad un altro. Questo parametro è principalmente correlato con il grado di legame proteico delle varie molecole. Il blocco della conduzione nervosa è dovuto all'interazione degli anestetici locali con un recettore proteico all'interno del canale del sodio della membrana nervosa. Le molecole con una maggiore affinità per le molecole proteiche si legano più tenacemente a questi recettori rimanendo per un periodo maggiore all'interno del canale, con il risultato di un blocco della conduzione nervosa prolungato. La maggior parte delle informazioni riguardanti il legame proteico degli anestetici locali è stata ottenuta da studi relativi al legame di questi agenti con le proteine plasmatiche. Si è osservato che esiste una correlazione tra il grado di affinità degli anestetici locali alle proteine plasmatiche e il grado di legame alle proteine di membrana.

Gli studi in vivo hanno confermato la relazione tra il legame proteico degli anestetici locali e la loro durata d'azione. Procaina e cloroprocaina hanno una breve durata d'azione. Lidocaina, mepivacaina e prilocaina hanno una durata d'azione intermedia, mentre tetracaina, bupivacaina, ropivacaina ed etidocaina hanno la durata maggiore. Per esempio, la procaina usata per il blocco del plesso brachiale induce un blocco della durata di 30-60 min paragonata alle 10 ore dello stesso blocco indotto con bupivacaina o etidocaina.

Un altro fattore importante per la determinazione della durata dell'anestesia è rappresentato dal riassorbimento vascolare. L'aggiunta di vasocostrittori (ad es. adrenalina diluita 1:200.000) diminuisce il riassorbimento dell'anestetico, permettendo ad un maggior numero di molecole di raggiungere la membrana nervosa e di permettere un migliore e più duraturo blocco anestetico. La presenza di recettori α–adrenergici nel midollo spinale, che possono avere un ruolo nella mediazione dei meccanismi analgesici endogeni, può essere la spiegazione della maggiore durata d'azione indotta dall'adrenalina quando viene aggiunta agli anestetici locali usati nelle anestesie epidurali e subaracnoidee. Il prolungamento della durata d'azione in questo caso può essere dovuto sia a meccanismi farmacodinamici (l'adrenalina di per sé) che farmacocinetici (la vasocostrizione) [4].

Concentrazione minima efficace (Cm)

Studi in vitro hanno dimostrato che nell'assone mielinizzato di anfibio la corrente eccitatoria a livello di un nodo di Ranvier, durante la conduzione di un impulso nervoso, è maggiore di quanta ne serva per eccitare il nodo successivo di un fattore chiamato fattore di sicurezza della conduzione; infatti, l'impulso può essere sufficiente a saltare un nodo bloccato, occasionalmente due ma non tre. Questo fattore di sicurezza è essenzialmente il medesimo in tutte le fibre mielinizzate di mammifero e le stesse fibre inoltre non conducono se raffreddate alla stessa bassa temperatura. Il numero minimo consecutivo di nodi che devono essere bloccati per interrompere la conduzione nervosa è di due e questo numero è il medesimo per ogni fibra mielinizzata a prescindere dal diametro della fibra.

Anatomicamente, più grossa è una fibra nervosa, più lunga è la distanza tra un nodo e l'altro; la distanza tra due nodi è maggiore in fibre di grosso diametro come le fibre motorie rispetto alle più sottili fibre sensitive. Ciascuna fibra nervosa ha una sua lunghezza critica (CBL) che deve essere bagnata dall'anestetico per essere bloccata ed è proporzionale al suo diametro. La concentrazione minima efficace di un anestetico locale, Cm, può essere quindi definita come la concentrazione necessaria per bloccare la conduzione quando solo due nodi o la stessa lunghezza di una fibra non mielinizzata (da 5 a 6 mm) sono bagnati dall'anestetico locale e determinare quindi una anestesia regionale. Questo concetto è analogo alla minima concentrazione alveolare di un vapore anestetico (MAC) ed è una indicazione della potenza relativa di un anestetico locale. Per amor di precisione la Cm viene definita per una lunghezza di 10 mm di fibra nervosa e rappresenta un equilibrio dinamico tra i canali legati e i canali non legati dal farmaco.

Ma che cosa succede quando la concentrazione è minore della Cm? In questo caso la conduzione può ancora essere bloccata, ma la fibra nervosa deve essere bagnata dall'anestetico per una lunghezza maggiore. Quando una successione di nodi è parzialmente bloccata da un anestetico a bassa concentrazione, gli impulsi condotti diminuiscono in ampiezza ad ogni nodo successivo che è bagnato e finalmente si esauriscono se la serie di nodi parzialmente bloccati è sufficientemente lunga [12]. La concentrazione minima di anestetico necessaria a bloccare la conduzione è una funzione inversa della lunghezza della fibra bagnata dall'anestetico o del numero dei nodi bagnati dall'anestetico e quindi una funzione inversa del numero dei nodi sottoposti a conduzione decrementale. Se poniamo in un grafico la relazione tra lunghezza della fibra in ordinata e concentrazione dell'anestetico in ascissa potremmo trovare una relazione molto simile ad una iperbole rettangolare; una equazione che possa descrivere la curva potrebbe servire come equazione per descrivere il blocco della conduzione [5]. Numerose variabili, quali la lunghezza della fibra nervosa, la frequenza degli impulsi nervosi, la velocità di diffusione del farmaco, la concentrazione e il volume della soluzione dell'anestetico locale clinicamente presenti, possono complicare in modo considerevole le situazioni idealizzate di laboratorio [13, 14].

Gli anestetici locali si legano preferenzialmente ai canali del sodio quando sono aperti, ma vengono rilasciati più velocemente quando sono legati ai canali in condizioni di riposo. Le condizioni del recettore (aperto, inattivato, chiuso o a riposo) possono da sole influenzare la qualità e la profondità del blocco. Questa influenza dello stato della membrana polarità dipendente è chiamata "blocco stato dipendente". Maggiore è il numero di impulsi che viaggiano lungo una fibra nervosa, più profondo è il blocco che si sviluppa. Questa situazione favorisce il blocco delle piccole fibre sensitive, le quali generano lunghi potenziali d'azione (sino a 5 millisecondi) ad alta frequenza, mentre le fibre motorie generano potenziali d'azione più brevi (meno di 0.5 millisecondi) a più bassa frequenza. La dipendenza del blocco dallo stato e dalla frequenza di scarica della fibra nervosa sono importanti concetti anche per capire la cardiotossicità di anestetici locali quali lidocaina, bupivacaina e ropivacaina.

Blocco differenziale

Il blocco differenziale descritto per primo da Bier nel 1898 è un blocco della conduzione nervosa, da parte dell'anestetico locale, che interessa solo alcuni tipi di fibre nervose lasciando inalterata la funzione di altre. In altre parole, il paziente può non avvertire dolore ma può ancora percepire la pressione e contrarre i muscoli.

Le fibre nervose sono catalogate come A, B o C in relazione alla presenza o assenza della guaina mielinica; le fibre A e B sono mielinizzate, le fibre C no. Le fibre possono essere ulteriormente suddivise in Aα, Aβ, Aγ e Aδ in relazione alla loro velocità di conduzione e al diametro. Le fibre Aα sono le più grosse del tipo A e hanno la più rapida velocità di conduzione, mentre le Aδ sono le più piccole fibre A e hanno una velocità di conduzione più lenta. Le fibre C hanno il diametro minore e una velocità di conduzione più lenta rispetto alle fibre Aδ. Il dolore è trasmesso attraverso le fibre Aδ e C: le fibre Aα e Aβ sono responsabili della funzione motoria.

Il blocco differenziale è dovuto al diverso diametro delle fibre nervose interessate dall'azione dell'anestetico locale; le fibre nervose Aα- motorie hanno un diametro molte volte maggiore di quello delle fibre A-δ, C e B. La distanza tra i nodi è quindi notevolmente maggiore nelle fibre motorie e la lunghezza della fibra nervosa che deve essere bagnata dall'anestetico locale per essere bloccata è molto maggiore nelle fibre più grosse (almeno 5-8mm) (Fig. 1). Al blocco differenziale può inoltre contribuire una diffusione radiale non omogenea o incompleta dell'anestetico locale nel fascio di fibre nervose. Come si è già accennato parlando del blocco decrementale, diminuendo la concentrazione dell'anestetico usato si può accentuare la comparsa di un blocco differenziale [15].

Nel corso di anestesie subaracnoidee ed epidurali è comune esperienza clinica riscontrare un blocco differenziale probabilmente dovuto alla specifica situazione anatomica: in questo caso, se un lungo tratto di fibra nervosa viene esposto a basse concentrazioni di anestetico locale si può avere un blocco preferenziale delle fibre sensitive rispetto a quelle motorie [16, 17]. Tuttavia, questo non spiega il blocco differenziale che può essere osservato nei nervi periferici, dovuto probabilmente ad altri fattori oltre alla diffusione del farmaco lungo il nervo, quali la capacità selettiva dell'anestetico di inibire i canali del Na o del K che sono presenti in proporzioni molto differenti nei vari tipi di nervi. Un basso pKa e una elevata liposolubilità sembrano associati con un blocco preferenziale delle fibre A, mentre un elevato pKa e una bassa liposolubilità sono associati con un blocco preferenziale delle fibre C. Un pKa relativamente alto determina una diminuzione del numero di

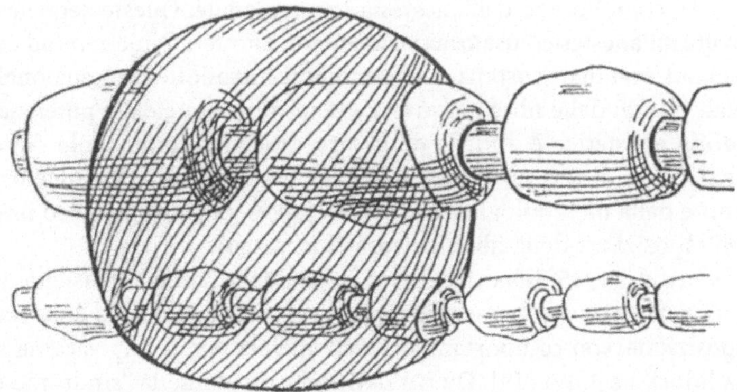

Fig. 1. Uno dei meccanismi proposti per spiegare il blocco differenziale è la minore distanza internodale nelle fibre di diametro minore rispetto a quelle con diametro maggiore (modificata da [4])

molecole non ionizzate che sono in grado di attraversare la membrana mielinica delle grosse fibre A, numero insufficente a determinare un blocco della conduzione. L'assenza di barriere attorno alle fibre C permette di avere un sufficiente apporto di molecole di anestetico in grado di instaurare un blocco sensoriale. Quest'ultimo effetto sembra più marcato con gli anestetici locali amidici che con gli esterei. In questo modo anestetici locali amidici con un elevato pKa e una bassa liposolubilità possono essere usati per produrre un blocco differenziale delle fibre C, come nel caso della ropivacaina. La bupivacaina è stato il primo agente che ha mostrato una relativa specificità per le fibre nervose. Con questo anestetico è possibile un'adeguata analgesia per procedure ostetriche e per la terapia del dolore acuto e cronico senza un importante blocco motorio [18]. Il lento blocco delle fibre A da parte della bupivacaina può essere attribuito al pKa relativamente alto di questa molecola; in questo modo un numero relativamente ridotto di molecole potrebbe attraversare le barriere alla diffusione (vedi guaina mielinica) delle grosse fibre A. Al contrario, l'assenza di barriere attorno alle fibre C sensitive permette alle molecole della bupivacaina di raggiungere i siti recettoriali nella membrana di queste fibre [6]. La Ropivacaina, che ha il medesimo pKa della bupivacaina ma ha una minore liposolubilità, sembra avere una maggiore capacità di indurre un blocco sensitivo con una compromissione ancora minore della funzione motoria.

Tossicità

La somministrazione di anestetici locali può accompagnarsi a manifestazioni di tossicità a livello locale, sistemico e a reazioni di tipo allergico.

Tossicità locale

La comparsa di deficit neurologici reversibili o irreversibili è una delle possibili, anche se rare, complicanze dell'anestesia locoregionale. Queste sequele possono essere dovute all'anestetico usato, ai farmaci non anestetici iniettati (ad es. il vasocostrittore), ad eventuali sostanze contaminanti introdotte inintenzionalmente o ad eventuali traumi delle fibre nervose. La determinazione delle potenzialità istotossiche di un anestetico è difficile da fissare, dipendendo non solo dai criteri di tossicità e dal tipo di tessuto studiato, ma anche dalla specie animale usata negli esperimenti e dalla metodologia dello studio (ad es. dosi del farmaco impiegato e durata dell'esposizione della fibra nervosa al farmaco).

In un lavoro del 1985 Bahar ha messo in evidenza come la tossicità degli anestetici locali nello spazio subaracnoideo dei ratti sia correlata alla dose e alla durata dell'esposizione, con comportamenti analoghi sia per la bupivacaina allo 0.5% che per la lidocaina 1.5% [19]. Questi dati spiegano come la "sindrome da cauda equina", osservata dopo anestesia spinale continua, possa essere dovuta all'esposizione per lungo tempo delle fibre nervose a concentrazioni elevate di anestetico, originate dalla scarsa diluizione del farmaco con il liquor cerebrospinale o da elevate dosi impiegate. La "sindrome da cauda equina" descritta da Ferguson e

Watkins nel 1937, dopo l'uso di durocaiana iperbarica, è caratterizzata da vari gradi di incontinenza urinaria e fecale, perdita della sensibilità nella zona perianale e debolezza motoria agli arti inferiori; questa sindrome si è verificata nel passato dopo anestesia spinale con eccessive concentrazioni di anestetico locale e con certe formulazioni di anestetico [20]. I casi riportati negli ultimi anni si sono verificati con la tecnica dell'anestesia spinale continua; in questi casi vari fattori sono probabilmente alla base dell'effetto neurotossico: l'uso di concentrazioni elevate di anestetico locale (lidocaina al 5%), soluzioni iperbariche iniettate lentamente a causa del ridotto diametro dei cateteri impiegati, una maldistribuzione dell'anestetico stesso all'interno del canale spinale e, soprattutto, elevate dosi di anestetico somministrato in un intervallo di tempo relativamente lungo [21, 22]. I meccanismi che causano il danno neuronale o l'irritazione non sono completamente chiariti; probabilmente le soluzioni di anestetico possono alterare la permeabilità del perinervio determinando un edema endoneurale, degenerazione Walleriana con un danno alle cellule di Schwann e distrofia assonale. Alterazioni fibrotiche perineurali e endoneurali possono essere la conseguenza dei sopracitati danni [23].

Un altro effetto collaterale frequentemente riportato con l'uso di soluzioni iperbariche di lidocaina al 5% è costituito da un corteo di sintomi definito nel suo insieme sindrome da irritazione radicolare transitoria (TRI), riportata con un'incidenza variabile tra il 3 e il 27% [24]. Questa sindrome insorge da 12 a 24 ore dopo la regressione dell'anestesia e si manifesta con un dolore bilaterale o una disestesia che inizia dai glutei e si irradia dorsolateralmente alle cosce e ai polpacci e può venir riferita dal paziente come una sensazione di bruciore o di crampi. Tale sintomatologia si risolve entro 72 ore, solitamente non vi sono obiettivi di deficit sensitivi o motori, alterazioni dei riflessi muscolo-tendinei, né alterazioni della minzione e della defecazione. L'elemento comune ai casi descritti è rappresentato dall'uso della lidocaina iperbarica al 5% (in glucosio allo 7.5%) o isobarica al 2%, in dosi sempre relativamente alte (50-75 mg) [11]. La riduzione della dose di lidocaina iperbarica al 5%, usata per il blocco, a 30-35 mg non ha comportato differenze statisticamente significative rispetto alla bupivacaina all'1% [25]: questo può suggerire che il fenomeno sia dose dipendente e non concentrazione dipendente come già evidenziato da Bahar nei ratti [19].

Anche con la bupivacaina iperbarica si sono verificati casi di TRI anche se con una percentuale molto minore [26]. La somministrazione di ropivacaina nello spazio subaracnoideo, anche se non rientra tra le indicazioni ufficialmente approvate, non si è finora accompagnata ad effetti neurotossici come TRI o altro [27].

Tossicità sistemica

La tossicità sistemica degli anestetici locali è dose dipendente: più elevata è la concentrazione dell'anestetico nel sangue, o meglio la concentrazione della sua frazione libera, più imponenti sono le conseguenze a livello sistemico [28]. Gli effetti collaterali più acuti e pericolosi sono a carico del sistema nervoso centrale (SNC) e del sistema cardiovascolare [29, 30]. Vi è un intrigante paradosso dell'azione degli anestetici locali a livello del SNC e del sistema cardiovascolare in relazione alla dose somministrata. La lidocaina, ad esempio, se iniettata a basse dosi per via sistemica, diminuisce l'intensità e la durata delle convulsioni sia indotte sperimentalmente che spontanee ed ha un ruolo nel trattamento delle convulsioni dei neonati resistenti alla terapia convenzionale. Lo stesso anestetico fa parte della classe Ib degli antiaritmici ed è largamente usato come antiaritmico.

I sintomi e i segni di tossicità a carico del SNC si verificano solitamente prima di quelli cardiovascolari e includono: intorpidimento della lingua, testa leggera, disturbi visivi, cloni muscolari, mentre segni più seri sono rappresentati da convulsioni, insorgenza di coma, arresto respiratorio e depressione cardiorespiratoria. La struttura spaziale della molecola è importante ai fini della tossicità sistemica, gli S-enantiomeri di mepivacaina, bupivacaina e ropivacaina sono tutti meno tossici delle corrispondenti molecole destrogire. La ropivacaina, pur avendo caratteristiche farmacocinetiche sovrapponibili a quella della bupivacaina, presentandosi come un S-enantiomero puro e con una liposolubilità minore, ha i presupposti per una minore tossicità. Dopo iniezione intravascolare di ropivacaina e bupivacaina la dose massima tollerata prima della comparsa di sintomi a carico del SNC è stata maggiore per la ropivacaina (115 vs. 103 mg) così come si sono tollerati maggiori livelli plasmatici di farmaco non legato (0.56 vs. 0.3 mg/L). Il tempo medio di comparsa dei sintomi a carico del SNC è stato minore nella bupivacaina (4 min) rispetto alla ropivacaina (6 min). Il tempo di regressione di tali sintomi è stato comunque più breve per la ropivacaina rispetto alla bupivacaina [31, 32].

La tossicità degli anestetici locali a livello del SNC è aumentata significativamente in condizioni di acidosi e ipercapnia, in particolare quando ad una acidosi respiratoria si accompagna una acidosi metabolica [10]. La situazione di acidosi aumenta la frazione di farmaco ionizzato responsabile del legame ai canali del Na intracellulari. In situazioni di acidosi vi è anche una minore clearance plasmatica del farmaco. Nel trattamento delle convulsioni è quindi importante a maggior ragione ristabilire una adeguata ossigenazione e un corretto equilibrio acido-base. Gli anestetici locali possono determinare variazioni sia nella conducibilità che nella contrattilità del miocardio, anche se tali effetti possono essere notati solo quando si raggiungono concentrazioni plasmatiche molto elevate, molto più alte di quelle che possono provocare l'insorgenza di convulsioni. Un'eccezione a questo comportamento si verifica quando elevate dosi di anestetico vengono inavvertitamente iniettate intravascolarmente; tale modalità è probabilmente alla base dei casi descritti da Albright nel 1979, dove la somministrazione di bupivacaina ed etidocaina nel corso di anestesie loco-regionali era associata ad arresto cardiaco caratterizzato da una rianimazione cardiopolmonare particolarmente difficile, quasi contemporaneamente alla comparsa delle convulsioni [33]. Dopo una iniezione accidentale intravascolare, la massa delle proteine plasmatiche che può legare l'anestestico (α1-glicoproteina acida e albumina) viene rapidamente saturata lasciando una significativa quantità di anestetico non legato libero di diffondere nel tessuto di conduzione cardiaco e nervoso. Questi elevati tassi plasmatici deprimono l'attività di pacemaker spontaneo del nodo del seno e possono determinare l'insorgenza di bradicardia sinusale e arresto cardiaco. Disfunzioni simili nel nodo AV determinano un allungamento dell'intervallo PQ/PR e una dissociazione parziale o completa AV.

L'intensità del blocco dei canali del Na da parte degli anestetici è maggiore quando i canali sono attivati o inattivati e minore quando i canali sono nella fase di riposo: il blocco dei canali del Na si intensifica dunque durante la sistole e diminuisce durante la diastole. Il blocco dei canali del K può contribuire agli effetti cardiotossici degli anestetici locali determinando un allungamento del potenziale d'azione cardiaco, un allungamento dell'intervallo QT e la comparsa di torsioni di punta. La bupivacaina e la ropivacaina determinano un rapido flusso di ioni Na all'interno delle cellule cardiache durante la depolarizzazione, rallentando la velocità di aumento del potenziale d'azione durante la fase O. Il recupero del blocco dei canali del Na è più veloce dopo il trattamento con ropivacaina che dopo quello con bupivacaina; questo probabilmente è un importante fattore che determina l'elevata cardiotossicità della bupivacaina. La presenza concomitante di altri fattori quali ipossia, acidosi e iperpotassiemia, frequentemente incontrate in pazienti dopo la somministrazione di dosi sopraconvulsivanti di anestetici locali, può ulteriormente potenziare i loro effetti cardiotossici [10].

Reazioni allergiche

È importante riuscire a distinguere le reazioni allergiche dagli effetti tossici. Le reazioni allergiche sembrano avvenire quasi esclusivamente con i composti di tipo estereo e frequentemente si estendono ai composti chimicamente correlati. Ad esempio, individui allergici alla procaina possono avere una reazione crociata con composti strutturalmente correlati come la tetracaina attraverso la reazione ad un metabolita comune. Vi possono essere reazioni crociate tra aminoesteri (benzocaina, tetracaina, procaina) e altre sostanze che contengono composti dell'acido paraminobenzoico come lozioni antisole o conservanti della famiglia del paraben (metilparaben, propylparaben). La reazione allergica spesso non è dovuta all'anestetico locale ma al conservante presente [4].

Aggiunta di vasocostrittori

La durata d'azione di un anestetico locale è proporzionale al tempo che rimane in contatto con la fibra nervosa. Le tecniche che permettono ad un maggior numero di molecole di anestetico di raggiungere le fibre nervose consentono una maggiore durata e profondità dell'anestesia: la cocaina, il primo anestetico locale usato, ha una azione propria vasocostrittrice molto intensa. L'addizione di vasocostrittori, determinando una diminuzione del flusso ematico nella zona di iniezione, permette di raggiungere due scopi: il primo di prolungare l'azione dell'anestetico locale; il secondo di rallentare l'immissione del farmaco nella circolazione sistemica riducendone la tossicità sistemica, che può essere usata come indicatore di una iniezione intravascolare nel blocco epidurale.

Le soluzioni di anestetico locale con vasocostrittore normalmente contengono adrenalina alla diluizione di 1:200.000 (5 μg/ml). L'effetto dell'aggiunta di vasocostrittori è maggiormente evidente quando si utilizzano anestetici a media-breve durata d'azione (lidocaina, mepivacaina) sia per blocchi periferici che centrali, mentre con gli anestetici a più lunga durata d'azione (bupivacaina) queste differenze sembrano attenuarsi, specie per l'anestesia epidurale. In quest'ultimo caso la maggiore lipofilicità della bupivacaina e della etidocaina può determinare un maggior assorbimento da parte del grasso epidurale, da cui verranno rilasciate molto lentamente favorendo di per sé una maggiore durata d'azione. Per la ropivacaina, molecola sotto molti aspetti analoga alla bupivacaina ma con una minore lipofilicità, non è previsto l'uso associato con vasocostrittore.

L'utilizzo dei vasocostrittori può essere controindicato nei pazienti che assumono antidepressivi triciclici o farmaci correlati per l'aumentato rischio di aritmie e nell'anestesia regionale intravenosa per il rischio di ischemia dei tessuti.

Anestetici incapsulati nei liposomi

Tra i vari tentativi di prolungare l'azione degli anestetici locali, sia modificando la struttura delle molecole, sia aggiungendo additivi (ad es. adrenalina) si è tentato di incorporare gli anestetici in veicoli, quali i liposomi, che permettano un loro lento rilascio nel sito d'azione. I liposomi sono microscopici "reservoir" il cui diametro varia da 0.03 a 10 μm e che contengono una fase acquosa circondata da due strati di fosfolipidi (Fig. 2). I farmaci idrosolubili vengono mantenuti nella fase acquosa interna, mentre i farmaci liposolubili possono sia incorporarsi che dissolversi nello strato lipidico.

Le membrane liposomali possono avere vari gradi di fluidità, a temperatura ambiente e in base alla temperatura di transizione gel-liquido dei fosfolipidi. La maggior parte dei liposomi utilizzati clinicamente sono costituiti da fosfatidilcolina e colesterolo. La rassomiglianza tra liposomi e membrane biologiche teorica-

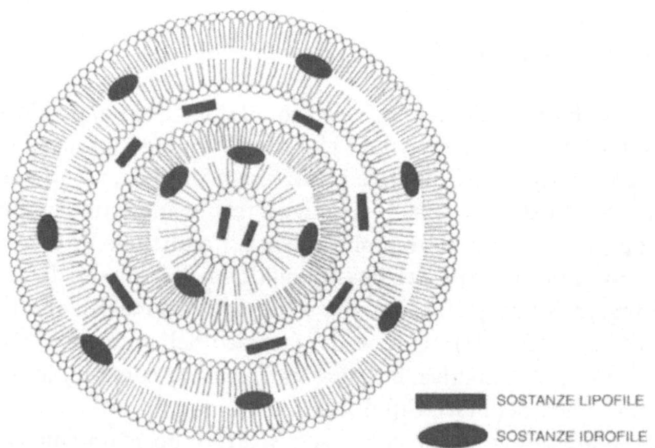

Fig. 2. Rappresentazione schematica di farmaci liposolubili e idrosolubili incapsulati in un liposoma

mente esclude il rischio di antigenicità; i liposomi vengono così ritenuti sicuri per l'uso parenterale. Incorporando molecole di anestetico nei liposomi si è osservato un prolungamento della durata d'azione. L'"onset time" non sembra essere diverso dalle normali formulazioni, mentre il blocco sensitivo è di durata doppia rispetto alla normale formulazione. Il medesimo "onset time" delle due formulazioni può essere spiegato con un meccanismo di trasferimento dell'anestetico dal liposoma alla cellula nervosa con uno scambio tra fosfolipidi (meccanismo a flip-flop). Il lento rilascio dell'anestetico locale dai liposomi può anche spiegare l'innalzamento della soglia per la dose letale (per la bupivacaina da 60 mg/Kg a 300 mg/Kg), la stessa cardio e neurotossicità sembrano essere minori.

Un'altra interessante applicazione degli anestetici locali incapsulati nei liposomi sfrutta la loro capacità di penetrazione nella cute per ottenere un'anestesia della zona cutanea interessata dall'intervento. In conclusione, i liposomi appaiono essere un interessante sistema a lento rilascio degli anestetici locali che può prolungare la loro durata d'azione e diminuire la loro tossicità sistemica. Queste soluzioni possono essere facilmente somministrate per infiltrazione, nello spazio epidurale e spinale; tuttavia, la comparsa di sintomi irritativi dopo la loro somministrazione intrarachide richiede ulteriori studi sulla loro neurotossicità prima di poterle somministrare con sicurezza nel comune uso clinico [34].

Conclusioni

Le più importanti caratteristiche cliniche degli anestetici locali sono rappresentate dalla velocità di induzione del blocco, dalla potenza del blocco, dalla sua durata e dal blocco relativo delle fibre motorie e sensitive. Queste proprietà sono correlate principalmente alle caratteristiche fisico-chimiche delle varie molecole. La conoscenza di queste caratteristiche è importante per la scelta dell'anestetico locale in ogni situazione clinica. Detta scelta sarà condizionata da numerosi fattori quali: il tipo di blocco, l'effetto prevalente che si vuole ottenere (anestesia, analgesia), le condizioni cliniche del paziente e, non ultimo, la esperienza personale dell'operatore.

Bibliografia

1. Catterall W, Mackie K (1996) Local anesthetics. In: Goodman Gilman's (ed) The pharmacological basis of therapeutics. McGraw-Hill, New York, pp 331-347
2. Valenzuela C, Delpon E, Franqueza L, Gay P, Snyders DJ, Tamargo J (1997) Effects of ropivacaine on a potassium channel (hkv 1.5) cloned from human ventricle. Anesthesiology 86:718-728
3. Veering BT (1996) Local anesthetics. In: Brown DL (ed) Regional anesthesia and analgesia. Saunders, Philadelphia, pp 188-207
4. De Jong RH (1996) Local anesthetic pharmacology. In: Brown DL (ed) Regional anesthesia and analgesia. Saunders, Philadelphia, pp 124-142
5. Fink BR (1992) Toward the mathematization of spinal anesthesia. Reg Anesth 17:263-273

6. Covino BG (1986) Pharmacology of local anaesthetic agents. Br J Anaesth 58:701-716
7. Langerman L, Bansinath M, Grant GJ (1994) The partition coefficent as a predictor of local anesthetic potency for spinal anesthesia: evaluation of five local anesthetics in a mouse model. Anesth Analg 79:490-494
8. Rosemberg PH, Heinonen E (1983) Differential sensitivity of A and C nerve fibres to long-acting amide local anaesthetics. Br J Anaesth 55:163-167
9. Datta S, Camann W, Bader A, VanderBurg L (1995) Clinical effects and maternal and fetal plasma concentrations of epidural ropivacaine versus bupivacaine for cesarean section. Anesthesiology 82:1346-1352
10. Tucker GT (1986) Pharmacokinetics of local anaesthetics. Br J Anaesth 58:717-731
11. De Jong R (1995) Ropivacaine White knight or dark horse? Reg Anesth 20:474-481
12. Raymond SA, Steffensen SC, Gugino LD, Strichartz GR (1989) The role of length of nerve exposed to local anesthetics in impulse blocking action. Anesth Analg 68:563-570
13. Fink BR, Cairns AM (1987) Lack of size-related differential sensitivity to equilibrium conduction block among mammalian myelinated axons exposed to lidocaine. 66:948-953
14. Columb MO, Lyons G (1995) Determination of the minimum local analgesic concentrations of epidural bupivacaine and lidocaine in labor. Anesth Analg 81:833-837
15. Mogensen T, Scott NB, Hjortso NC, Lund C, Kehelet H (1988) The influence of volume and concentration of bupivacaine on regression of analgesia during continuous postoperative epidural infusion. Reg Anesth 13:122-125
16. Brull SJ, Greene NM (1989) Time-courses of zones of differential sensory blockade during spinal anesthesia with hyperbaric tetracaine or bupivacaine. Anesth Analg 69:342-347
17. Liu S, Kopacz DJ, Carpenter RL (1995) Quantitative assessment of differential sensory nerve block after lidocaine spinal anesthesia. Anesthesiology 82:60-63
18. Rosemberg PH, Heinonen E (1983) Differential sensitivity of A and C nerve fibres to long-acting amide local anaesthetics. Br J Anaesth 55:163-167
19. Bahar M, Cole G, Rosen M (1985) Neurological toxicity of the subarachnoid infusion of bupivacaine, lignocaine or 2-chloroprocaine in the rat. Br J Anaesth 57:424-429
20. Rigler ML, Drasner K, Krejcie TC, Yelich SJ, Scholnich FT, DeFontes J, Bohner D (1991) Cauda equina syndrome after continuous spinal anesthesia. Anesth Analg 72:275-281
21. Ross BK, Coda B, Heath CH (1992) Local anesthetic distribution in a spinal model: a possible mechanism of neurologic injury after continuous spinal anesthesia. Reg Anesth 17:69-77
22. Greene NM (1985) Distribution of local anesthetic solutions within the subarachnoid space. Anesth Analg 64:715-730
23. Myers RR, Kalichman MW, Reisner LS, Powell HC (1986) Neurotoxicity of local anesthetics: altered perineurial permeability, edema, and nerve fiber injury. Anesthesiology 64:29-35
24. Schneider M, Ettlin T, Kaufmann M, Schumaker P, Urwyler A, Hampl K, von Hochstetter A (1993) Transient neurologic toxicity after hyperbaric subarachnoid anesthesia with 5% lidocaine. Anesth Analg 76: 1154-1157
25. Pittoni G, Toffoletto F, Calcarella G, Davià G, Giron GP (1995) Transient radicular irritation following spinal anesthetics: lidocaine vs bupivacaine. Anesthesiology A 34
26. Ganem EM, Vianna PT, Marques M, Castiglia YMM, Vane LA (1996) Neurotoxicity of subarachnoid hyperbaric bupivacaine in dogs. Reg Anesth 21:234-238
27. Wahedi W, Nolte H, Klein P (1996) Ropivacain zur spinalanasthesie Eine dosisfindungsstudie. Anaesthesist 45:737-744

28. Nancarrow C, Rutten AJ, Runciman WB, Mather LE, Carapetis RJ, McLean C, Hipkins SF (1989) Myocardial and cerebral drug concentrations and the mechanisms of death after fatal intravenous doses of lidocaine, bupivacaine, and ropivacaine in the sheep. Anesth Analg 69:276-283
29. Reitz S, Nath S (1986) Cardiotoxicity of local anaesthetic agents. Br J Anaesth 58:736-746
30. Knudsen K, Suurkula MB, Blomberg S, Sjovall J, Edvardsson N (1997) Central nervous and cardiovascular effects of i.v. infusions of ropivacaine, bupivacaine and placebo in volunteers. Br J Anaesth 78:507-514
31. Scott DB (1986) Toxic effects of local anaesthetic agents on the central nervous system. Br J Anaesth 58:732-735
32. Scott DB, Lee A, Fagan D, Bowler GMR, Bloomfield P, Lundh R (1989) Acute toxicity of ropivacaine compared with that of bupivacaine. Anesth Analg 69:563-569
33. Albright GA (1979) Cardiac arrest following regional anesthesia with etidocaine or bupivacaine. Anesthesiology 51:285-287
34. Malinovsky JM (1996) Local anaesthetics encapsulated into liposomes: state of art. In: Van Zundert A (ed) Highlights in pain therapy and regional anaesthesia. Permayer, Barcelona, pp 120-124

Capitolo 6

Ropivacaina

G. Finco, E. Polati, L. Gottin

L'anestesia locoregionale rappresenta oggi una metodica cui l'anestesista ricorre frequentemente nella pratica clinica. Ciò è dovuto in primo luogo al fatto che questo tipo d'anestesia offre al paziente un maggior grado di benessere nell'immediato periodo postoperatorio, sia per quanto riguarda l'analgesia sia per l'assenza degli effetti collaterali che normalmente accompagnano il risveglio dall'anestesia generale; in secondo luogo, al fatto che l'anestesista evita di interagire con lo stato di coscienza del paziente. Permangono, tuttavia, delle remore da parte di alcuni sull'impiego dell'anestesia locoregionale dovute ad un non ottimale rapporto costi/benefici degli anestetici locali oggi a disposizione, poiché questi farmaci possono determinare l'insorgenza di effetti di neuro- e cardiotossicità qualora siano impiegati in dosi elevate o siano assorbiti rapidamente nel circolo sanguigno. Tali remore trovano conferma in alcuni studi [1, 2] e in particolare in un editoriale di Albright comparso nel 1979 su Anesthesiology [3], nel quale si riportavano sei casi di gravi ed improvvise aritmie cardiache accompagnate da convulsioni in seguito alla somministrazione accidentale endovenosa di anestetici locali a lunga emivita (bupivacaina ed etidocaina). Da qui è sorta l'esigenza di individuare dei farmaci con un miglior indice terapeutico e una prima risposta in tal senso è giunta da parte dell'industria farmaceutica con l'introduzione sul mercato della ropivacaina.

Caratteristiche farmacologiche della ropivacaina

La ropivacaina è un anestetico locale di tipo amidico e appartiene alla serie N-alchil-pipecolil-xilidide, come la bupivacaina e la mepivacaina. I pipecolossilididi presentano nella loro struttura un atomo di carbonio asimmetrico che conferisce alla molecola delle caratteristiche chirali e, di conseguenza, essi possono avere una configurazione enantiomerica sinistra (S o L) o destra (D o R). La ropivacaina è il primo anestetico amidico prodotto per uso clinico sotto forma di puro enantiomero-S grazie all'alchilazione di quest'ultimo durante il processo di preparazione [4]. Questo sembra costituire un dato particolarmente interessante nell'applicazione clinica, poiché le forme enantiomeriche S e R hanno differenti attività biologiche, talora opposte tra loro [5]. In realtà, per quanto riguarda la mepivacaina e la bupivacaina non sono state osservate differenze significative sulla capacità di bloccare le fibre nervose da parte dei due enantiomeri; tuttavia, la stereoselettività risulta giocare un ruolo importante per altre azioni farmacologiche che influiscono sulla loro efficacia anestetica, come ad esempio il passaggio all'interno della fibra e il metabolismo [6]. In particolare, le forme enantiomeriche S sia della ropivacaina sia della mepi- e bupivacaina risultano possedere una durata d'azione maggiore e questo sembra sia dovuto a un effetto di stereoselettività nel passaggio dell'anestetico all'interno della fibra nervosa.

L'azione della ropivacaina a livello della fibra nervosa si manifesta con un blocco di lunga durata della trasmissione del potenziale d'azione simile a quello determinato dalla bupivacaina. È noto che l'azione di un anestetico locale, soprattutto se di tipo amidico, sui diversi tipi di fibra nervosa dipende dal suo pKa e dalla sua liposolubilità: più il pKa è basso e più alta è la sua solubilità, maggiore è il blocco delle fibre di tipo A rispetto a quelle di tipo C, mentre avviene il contrario quando il pKa è alto e la liposolubilità è bassa [7]. Ora, la ropivacaina possiede un pKa di 8,07 simile a quello della bupivacaina, ma presenta una solubilità lipidica nettamente inferiore (coefficiente di ripartizione ottanolo/buffer 115 vs. 346) [8]. Questo fa sì che la ropivacaina abbia una minore affinità per le fibre nervosa Aβ e una maggiore selettività di blocco per le fibre Aδ rispetto alla bupivacaina. Per quel che riguarda le fibre di tipo C la ropivacaina non sembrerebbe avere un'affinità diversa dalla bupivacaina [8]. La minor liposolubilità della ropivacaina, inoltre, potrebbe spiegare la più rapida insorgenza del blocco nervoso che si ottiene dal suo impiego rispetto alla bupivacaina.

Infatti, avendo la ropivacaina un legame più debole con il grasso extraneuronale e i tessuti, si dovrebbe avere una maggior quota d'anestetico disponibile a raggiungere il sito d'azione sui nervi [6].

Anche la minor durata dell'anestesia peridurale e subaracnoidea con ropivacaina rispetto alla bupivacaina troverebbe una giustificazione nella sua minor liposolubilità, in quanto essa renderebbe più veloce la dissociazione dell'anestetico dal tessuto nervoso [6]. La maggior durata dell'anestesia per infiltrazione sottocutanea, che si ottiene dall'impiego a bassi dosaggi e concentrazioni della ropivacaina, nei confronti della bupivacaina sembra invece essere in relazione alla tendenza a determinare vasocostrizione da parte della prima [9]. Anche quest'azione diretta sulla muscolatura liscia dei vasi è in relazione alla bassa liposolubilità della ropivacaina. Tuttavia, all'aumentare della concentrazione (oltre lo 0,75%) dell'anestetico locale si manifesta un effetto vasodilatante tipico degli anestetici più liposolubili. L'aggiunta d'adrenalina prolunga la durata dell'anestesia intradermica con ropivacaina ma non con bupivacaina [6].

La ropivacaina, come gli altri anestetici locali, interagisce con i canali del sodio cardiaci determinandone il blocco. Ciò causa una depressione del potenziale d'azione cardiaco e un rallentamento della sua conduzione che portano ad un allungamento dell'intervallo PR e QRS all'elettrocardiogramma. Come conseguenza di quest'azione si possono presentare fenomeni di rientro e aritmie ventricolari [10]. La bupivacaina blocca i canali del sodio in modo rapido, ma la reversione del blocco avviene lentamente ("fast-in, slow-out") [4]. Con la ropivacaina, invece, la reversione del blocco è più rapida [11] e questo potrebbe facilitare il ripristino di un ritmo cardiaco sinusale durante la rianimazione del paziente. La reversione più rapida del blocco sembrerebbe essere dovuta alla minor liposolubilità della ropivacaina e al fatto che la ropivacaina viene impiegata in forma enantiomerica S, che, almeno per la bupivacaina, risulta meno potente nel bloccare l'attività del canale del sodio [12]. Oltre ai canali del sodio, gli anestetici locali bloccano anche i canali cardiaci del potassio, determinando un allungamento del potenziale d'azione cardiaco che si evidenzia all'ECG con un allungamento dell'intervallo QT [13]. Come per i canali del sodio, la ropivacaina presenta una minore affinità della bupivacaina per i canali del potassio. L'aumentata attività depressoria sul potenziale d'azione cardiaco della bupivacaina dopo somministrazione di progesterone non è stata verificata per la ropivacaina [14], perciò quest'ultima sembrerebbe garantire una maggiore sicurezza nell'impiego ostetrico.

Gli effetti emodinamici della ropivacaina sono paragonabili a quelli della bupivacaina: riduzione della pressione arteriosa (10%), riduzione del dP/dT ventricolare sinistro (30%) associato ad un equivalente incremento della pressione ventricolare sinistra di fine diastole; non alterazione della gittata cardiaca o della gittata sistolica [13] né del flusso utero-placentare [15]. A differenza della bupivacaina aumenta invece il flusso nella grande vena cardiaca (30%) e provoca vasodilatazione cardiaca [13]. Sulla base dei dati ricavati in uno studio sulla cardiotossicità della ropivacaina, Reiz et al. [13] affermano che, dall'analisi dell'attività cardiodepressoria e della "tossicità elettrofisiologica" della ropivacaina e della bupivacaina, la ropivacaina dovrebbe garantire un 70% in più di margine di sicurezza della bupivacaina.

Per quanto riguarda le caratteristiche farmacocinetiche della ropivacaina si segnala un diverso comportamento del farmaco a seconda della modalità di somministrazione dello stesso. In particolare, risulta che la somministrazione endovenosa (i.v.) di ropivacaina presenta dei valori di clearance maggiori alla bupivacaina e ciò può offrire dei vantaggi in termini di tossicità sistemica [4]. Il farmaco si lega per il 94% all'α1-glicoproteina acida, presenta un tempo di eliminazione ($T_{1/2\beta}$) inferiore alla bupivacaina (per somministrazione peridurale 4.7-6.5 h vs. 8 h) e un picco di concentrazione che è dipendente dal dosaggio somministrato. Quando si somministra la ropivacaina per infusione peridurale continua si assiste ad un graduale aumento della concentrazione totale plasmatica, mentre la concentrazione libera di farmaco raggiunge un plateau oppure diminuisce e non raggiunge mai i valori di tossicità per il sistema nervoso centrale che si ottengono dopo infusione i.v. (0.34-0.85 ml/L) [16-18]. La ropivacaina viene metabolizzata principalmente al livello epatico dal citocromo P450 microsomiale in diversi metaboliti. I principali sono il 2',6'-pipecolossilide, la 3'-idrossiropivacaina e la 4'-idrossiropivacaina [19].

Impiego clinico

L'impiego clinico della ropivacaina è stato oggetto di numerosi studi che ne hanno valutato clinicamente l'uso sia in contrapposizione alla bupivacaina, che sembra rappresentare l'anestetico farmacologicamente più similare ad essa, sia mettendo a confronto il comportamento delle diverse concentrazioni in cui essa è stata introdotta nel mercato (0.2%, 0.75% e 1%). Per quanto riguarda l'utilizzo nell'anestesia per infiltrazione cutanea la ropivacaina ha dimostrato un'efficacia simile a quella della bupivacaina a parità di concentrazioni [20]. Tuttavia, in alcuni studi si è evidenziata una maggior durata d'azione della ropivacaina, e tale fenomeno potrebbe essere in relazione ad un'azione vasocostrittiva della ropivacaina a livello cutaneo [21].

La ropivacaina in concentrazione allo 0.5% si è dimostrata idonea al conseguimento di un blocco anestetico del plesso brachiale per la chirurgia dell'arto superiore in un'alta percentuale di pazienti, evidenziando dei tempi di instaurazione e di durata del blocco simili alla bupivacaina alla stessa concentrazione [22]. Nella nostra esperienza clinica, tuttavia, abbiamo riscontrato che solo concentrazioni superiori allo 0.75% di ropivacaina permettono di ottenere un blocco anestetico idoneo e paragonabile a quello ottenuto con la bupivacaina allo 0.5%. Il dosaggio di ropivacaina da noi impiegato nel blocco del plesso brachiale per via interscalenica è di 200-250 mg.

L'impiego della ropivacaina per via peridurale rappresenta probabilmente l'impiego principe del farmaco, in quanto ha dimostrato di possedere un profilo clinico particolarmente utile in questo tipo di anestesia. Dalla gran parte degli studi sino ad oggi pubblicati risulta infatti che la ropivacaina impiegata a concentrazioni ≤0.5% determina un blocco motorio meno intenso, di più lenta insorgenza e di minore durata della bupivacaina [23-26]. Ciò risulta particolarmente utile in tutte quelle condizioni cliniche in cui non è necessario raggiungere un elevato blocco motorio, oppure quando è mandatorio evitarlo (analgesia in travaglio di parto, analgesia postoperatoria o nel dolore cronico), o ancora quando è auspicabile una sua rapida risoluzione (one Day Surgery). D'altro canto, per raggiungere un blocco motorio di grado elevato è sufficiente aumentare la concentrazione e/o il dosaggio dell'anestetico [27].

L'anestesia peridurale con ropivacaina nel taglio cesareo si è dimostrata efficace e comparabile a quella ottenuta con la bupivacaina anche per quanto riguarda gli effetti sul neonato [25, 28]. Viene consigliato l'impiego di ropivacaina allo 0.75% con un dosaggio compreso tra i 113 e i 150 mg. Per l'analgesia peridurale in corso di travaglio di parto la concentrazione di ropivacaina più studiata è lo 0.25% sia in infusione continua sia a boli intermittenti.

I risultati riportati non evidenziano differenze statisticamente significative rispetto ai dati ottenuti con l'impiego della bupivacaina per quanto riguarda sia l'efficacia sia gli effetti avversi, sebbene Eddleston et al. [29] e Muir et al. [30] abbiano avuto una più alta percentuale di parti spontanei vaginali rispettivamente con la ropivacaina (71% ropi vs. 52% bupi) e con la bupivacaina (53% ropi vs. 61% bupi). Quando si voglia utilizzare la ropivacaina per infusione continua Benhamou et al. [31] consigliano l'impiego di una concentrazione allo 0.2% con una velocità di infusione pari a 6-8 ml/h. Invece, per la somministrazione a boli intermittenti Cederholm [32] consiglia di utilizzare boli di 20-40 mg di ropivacaina allo 0.2% ad intervalli di almeno 30 minuti.

Nell'analgesia peridurale postoperatoria la ropivacaina si è dimostrata in grado di fornire un'analgesia dose-dipendente con una bassa incidenza di blocco motorio e di complicanze [32].

I dosaggi raccomandati sono:
- peridurale toracica:
  - boli intermittenti di 20-30 mg di ropivacaina 0.2% ogni 30 min;
  - infusione continua di ropivacaina 0.2% 4-8 ml/h;
- peridurale lombare:
  - boli intermittenti di 20-40 mg di ropivacaina 0.2% ogni 30 min;
  - infusione continua di ropivacaina 0.2% 6-14 ml/h [32].

Nella nostra esperienza l'impiego della ropivacaina nell'analgesia postoperatoria in infusione continua trova piena realizzazione quando si utilizzano concentrazioni allo 0.75-1%, in quanto le pompe elastomeriche attualmente in commercio in Italia elargiscono un volume massimo pari a 5 ml/h. La ropivacaina trova un suo ruolo anche nell'analgesia peridurale postoperatoria nel paziente pediatrico, in quanto ha dimostrato la stessa efficacia della mepivacaina e della bupivacaina con una bassa incidenza di blocco motorio e un rapido inizio d'azione quando venga utilizzata ad un dosaggio di 2mg/kg [33]. L'uso della ropivacaina per via subaracnoidea attualmente non è consigliato dalla stessa casa farmaceutica produttrice. Tuttavia, vi sono due lavori in letteratura che dimostrano che la ropivacaina per questa via di somministrazione presenta un'azione imprevedibile, nel senso che l'estensione dell'analgesia varia da paziente a paziente, che un blocco motorio si ha solo per concentrazioni superiori all'0.75% e che vi è un'alta incidenza di cefalea postpuntura durale [34,35]. In un nostro studio in via di completamento abbiamo rilevato che per avere un blocco motorio di grado III di Bromage si deve utilizzare la ropivacaina all'1%, ma non abbiamo avuto nessun caso di cefalea postpuntura durale.

Sicurezza e tollerabilità

Per quanto riguarda gli eventi avversi, non emergono sostanziali differenze tra l'impiego della ropivacaina e della bupivacaina nei diversi studi sperimentali, se non per una maggior incidenza di bradicardia con la bupivacaina. McClure [4] riporta che nei 2.500 pazienti sottoposti a studi clinici controllati di comparazione tra i due anestetici locali fino al 1995, l'incidenza di seri eventi avversi è minore nei pazienti trattati con ropivacaina (75-200 mg). In nessun caso si sono avuti segni di cardiotossicità, mentre in un solo caso in cui erano stati somministrati 200 mg i.v. si sono manifestate convulsioni che sono scomparse dopo due minuti di adeguato trattamento farmacologico.

Sulla neurotossicità e cardiotossicità della ropivacaina sono stati peraltro condotti numerosi studi sia in vitro che in vivo sull'animale e sull'uomo. In uno studio su volontari sani in cui veniva praticata un'iniezione endovenosa di ropivacaina e di bupivacaina è emerso che la soglia per ottenere dei sintomi neurologici di media gravità (stordimento, tinnito, formicolio alla lingua) era superiore in modo statisticamente significativo per il primo anestetico (124 vs. 99 mg). Nello stesso studio 7 volontari hanno tollerato un dosaggio di 150 mg di ropivacaina mentre solo uno ha tollerato la stessa dose di bupivacaina. In nessun volontario si è presentata aritmia cardiaca manifesta sebbene si siano manifestate svariate alterazioni elettrocardiografiche [8].

Conclusioni

Dall'analisi sin qui condotta si può dedurre che la ropivacaina si differenzia dalla bupivacaina, l'anestetico locale che più le assomiglia per caratteristiche farmacologiche, per una minore potenza anestetica, una maggiore selettività d'azione sulle fibre nervose Aδ e per una minore cardio- e neurotossicità. La ropivacaina sembra pertanto presentare un profilo farmacologico particolarmente interessante e innovativo per l'impiego nella moderna anestesia locoregionale, che prevede sempre più il ricorso a tecniche e a farmaci che determinino minime alterazioni dell'omeostasi dell'organismo. Questo nuovo anestetico sembra infatti trovare il suo più razionale impiego in tutte quelle situazioni in cui è importante avere un blocco della conduzione dell'afferenza algica senza incorrere in un invalidante blocco motorio, quali l'analgesia peridurale postoperatoria, nel dolore cronico benigno e maligno e in travaglio di parto. Trova infine indicazione in quelle situazioni in cui più facilmente si può andare incontro a fenomeni di cardio- o neurotossicità (impiego di dosaggi elevati e rischio di rapido assorbimento nel circolo ematico).

Bibliografia

1. Prentiss JE (1979) Cardiac arrest following caudal anesthesia. Anesthesiology 50:51-53
2. Mallampati SR, Liu PL, Knapp RM (1984) Convulsions and ventricular tachycardia from bupivacaine with epinephrine successful resuscitation. Anesth Analg 63:856-859
3. Albright GA (1979) Cardiac arrest following regional anesthesia with etidocaine or bupivacaine. Anesthesiology 51:285-287
4. McClure JH (1996) Ropivacaine. Br J Anaesth 76:300-307
5. Calvey TN (1992) Chirality in anaesthesia. Anaesthesia 47:93-94
6. Akerman B, Hellberg IB, Trossvik C (1988) Primary evaluation of the local anaesthetic properties of the amino amide agent ropivacaine (LEA 103). Acta Anaesthesiol Scand 32:571-578
7. Wildsmith JAW, Brown DT, Paul D, Johnson S (1989) Structure-activity relationships in differential nerve block at high and low frequency stimulation. Br J Anaesth 63:444-452
8. Markham A, Faulds D (1996) Ropivacaine. A review of its pharmacology and therapeutic use in regional anaesthesia. Drugs 52:429-449
9. Kopacz DJ, Carpenter RL, Mackey DC (1989) Effect of ropivacaine on cutaneous capillary blood flow in pigs. Anesthesiology 71:69-74
10. Kasten GW (1986) High serum bupivacaine concentrations produce rhythm disturbances similar to torsades de points in anesthetised dogs. Reg Anesth 11:20-25
11. Arlock P (1988) Actions of three local anaesthetics: lidocaine, bupivacaine and ropivacaine on guinea pig papillary muscle sodium channels (V_{max}). Pharmacol Toxicol 63:96-104
12. De Nicola, Varrassi G (1997) Local anaesthetics and chirality. ALR 6:174-180
13. Reiz S, Haggmark S, Johansson G, Nath S (1989) Cardiotoxicity of ropivacaine – a new amide local anaesthetic agent. Acta Anaesthesiol Scand 33:93-98
14. Moller RA, Covino BG (1992) Effect of progesterone on the cardiac electrophysiologic alterations produced by ropivacaine and bupivacaine. Anesthesiology 77:735-741
15. Santos AC, Arthur GR, Roberts DJ, Wlody D, Pedersen H, Morishima HO, Finster M, Covino BG (1992) Effect of ropivacaine and bupivacaine on uterine blood flow in pregnant ewes. Anesth Analg 74:62-67

16. Scott DA, Chamley DM, Mooney PH, Deam RK, Mark AH, Hagglof B (1995) Epidural ropivacaine infusion for postoperative analgesia after major surgery. A dose finding study. Anesth Analg 81:982-986
17. Emanuelsson BM, Zaric D, Nydahl PA, Axelsson KH (1995) Pharmacokinetics of ropivacaine and bupivacaine during 21 hours of continuous epidural infusion in healthy male volunteers. Anesth Analg 81:1163-1168
18. Scott DA, Emanuelsson BM, Moneey PH, Cook RJ, Junestrand C (1997) Pharmacokinetics and efficacy of long-term epidural ropivacaine infusion for postoperative analgesia. Anesth Analg 85:1322-1330
19. Halldin MM, Bredberg E, Angelin B, Arvidsson T, Askemark Y, Elofsson S, Widman M (1996) Metabolism and excretion of ropivacaine in humans. Drug Metab Dispos 24:962-968
20. Erichsen CJ, Vibits H, Dahl JB, Kehlet H (1995) Wound infiltration with ropivacaine and bupivacaine for pain after inguinal herniotomy. Acta Anaesthesiol Scand 39:67-70
21. Cederholm I, Akerman B, Evers H (1994) Local analgesic and vascular effects of intradermal ropivacaine and bupivacaine in various concentrations with and without addition of adrenaline in man. Acta Anaesthesiol Scand 38:322-327
22. Hickey R, Hoffman J, Ramamurthy S (1991) A comparison of ropivacaine 0.5% and bupivacaine 0.5% for brachial plexus block. Anesthesiology 74:639-642
23. Concepcion M, Arthur GR, Steele SM, Bader AM, Covino BG (1990) A new local anesthetic, ropivacaine. Its epidural effects in humans. Anesth Analg 70:80-85
24. Morrison LMM, Emanuelsson BM, McClure JH, Pollok AJ, McKeown DW, Brockway M, Jozwiak H, Wildsmith JAW (1994) Efficacy and kinetics of extradural ropivacaine: comparison with bupivacaine. Br J Anaesth 72:164-169
25. Datta S, Camann W, Bader A, VandeBurgh L (1995) Clinical effects and maternal and fetal plasma concentrations of epidural ropivacaine versus bupivacaine for cesarean section. Anesthesiology 82:1346-1352
26. Zaric D, Nydahl PA, Philipson L, Samuelsson L, Heierson A, Axelsson K (1996) The effect of continuous lumbar epidural infusion of ropivacaine (0.1%, 0.2%, and 0.3%) and 0.25% bupivacaine on sensory and motor block in volunteers. Reg Anesth 21:14-25
27. Zaric D, Axelsson K, Nydahl PA, Philipson L, Larsson P, Jansson JR (1991) Sensory and motor blockade during epidural analgesia with 1%, 0.75%, and 0.5% ropivacaine. A double-blind study. Anest Analg 72:509-515
28. Griffin RP, Reynolds F (1995) Extradural anaesthesia for caesarean section: a double-blind comparison of 0.5% ropivacaine with 0.5% bupivacaine. Br J Anaesth 74:512-516
29. Eddleston JM, Holland JJ, Griffin RP, Corbett A, Horsman EL, Reynolds F (1996) A double-blind comparison of 0.25% ropivacaine and 0.25% bupivacaine for extradural analgesia in labour. Br J Anaesth 76:66-71
30. Muir HA, Writer D, Douglas J, Weeks S, Gambling D, Macarthur A (1997) Double-blind comparison of epidural ropivacaine 0.25% and bupivacaine 0.25%, for the relief of childbirth pain. Can J Anaesth 44:599-604
31. Benhamou D, Hamza J, Eledjam JJ, Dailland P, Palot M, Seebacher J, Milon D, Heeroma K (1997) Continuous extradural infusion of ropivacaine 2mg/ml for pain relief during labour. Br J Anaesth 78:748-750
32. Cederholm I (1997) Preliminary risk-benefits analysis of ropivacaine in labour and following surgery. Drug-Saf 16:391-402
33. Rigo V, Seraglio P, Finco G, Polati E, Panzeri L, Friso R, Chierego G, De Simone C (1997) A preliminary study on analgesic efficacy of ropivacaine on postoperative pediatric pain. IMRA 9:80

34. van Kleef JW, Veering BTh, Burm AGL (1995) Spinal anaesthesia with ropivacaine: a double-blind study on the efficacy and safety of 0.5% and 0.75% solutions in patients undergoing minor lower limb surgery. Anesth Analg 78:1125-1130
35. Wahedi W, Nolte H, Klein P (1996) Ropivacain zur Spinalanaesthesie. Eine Dosisfindungsstudie. Anaesthesist 45:737-744

Capitolo 7

Anestesia inalatoria

G. Davià, G. Pittoni, C. Passarella

Il numero di interventi chirurgici condotti in regime ambulatoriale sta rapidamente aumentando non solo negli Stati Uniti, dove nel 1996 circa il 60% della chirurgia di elezione è stata eseguita in tale modo, ma anche negli altri paesi industrializzati. Entro il 2000 si stima che il 70% della chirurgia elettiva sarà ambulatoriale, almeno negli USA [1]. Le ragioni di questa evoluzione sono intuitive, dal momento che la Day Surgery è gradita ai pazienti, che evitano il ricovero ospedaliero e più rapidamente riprendono le normali attività, oltre a presentare indubbi vantaggi economici per il sistema sanitario, pubblico o privato che sia.

Quest'evoluzione comporta una costante crescita dell'interesse per tutte le tecniche di anestesia in grado di assicurare un ottimale controllo del paziente durante l'intervento chirurgico e una sua rapida e sicura dimissibilità. Su questa strada si è avuto dapprima un boom della ricerca seguito poi dalla commercializzazione di nuovi farmaci che presentino caratteristiche adatte all'uso ambulatoriale. Anche l'industria delle apparecchiature si è adeguata proponendo sistemi per condurre l'anestesia generale o locoregionale sempre più raffinati e a volte "dedicati" all'anestesia ambulatoriale. Di pari passo è cresciuta l'esigenza di un rigoroso monitoraggio del paziente in tutto il periodo perioperatorio per garantire condizioni di sicurezza e una dimissione in tempi brevi.

Tanto l'anestesia locale o locoregionale che l'anestesia generale possono essere convenientemente utilizzate per la Day Surgery. La scelta della tecnica più appropriata è condizionata di volta in volta da ragioni chirurgiche, da considerazioni anestesiologiche e, fattore oggi non secondario per importanza, dalle preferenze del paziente. L'anestesia generale, a tutt'oggi la tecnica più utilizzata nella chirurgia ambulatoriale, deve idealmente rispondere a diverse esigenze: induzione rapida e senza effetti collaterali; mantenimento che consenta rapide variazioni della profondità dell'anestesia in corrispondenza delle diverse necessità nelle varie fasi della chirurgia, abolizione completa non solo dello stato di coscienza ma anche dei meccanismi di ricordo del paziente, senza che l'eccessivo approfondimento del piano di anestesia possa poi prolungare i tempi di risveglio e di recupero pieno dall'anestesia. Il risveglio, così come l'induzione, deve essere rapido e senza eventi avversi.

Classicamente si distinguono un periodo di risveglio precoce, che corrisponde al vero e proprio emergere dall'anestesia, ed una fase successiva, in cui il paziente recupera gradatamente coscienza di sé e di quanto lo circonda e viene adeguatamente osservato per valutare la sua completa autonomizzazione in assenza di spiacevoli sequele postanestetiche quali nausea, vomito, brividi, mal di gola, vertigini ed altre che possono ritardare o impedire la dimissione. Ovviamente l'obiettivo finale della Day Surgery è raggiunto solo se il paziente rientra al domicilio il giorno stesso e può in pochi giorni ritornare allo *status quo ante* senza sequele imputabili alla tecnica anestetica impiegata [2].

Nell'anestesia generale ambulatoriale la scelta dei farmaci anestetici da utilizzare deve essere oculata e adattata di volta in volta alle esigenze del chirurgo e alle condizioni cliniche del paziente. Nella Tabella 1 vengono ricordate quali caratteristiche dovrebbe possedere un farmaco ideale per l'anestesia generale ambulatoriale [3]. Negli ultimi anni sono stati proposti diversi anestetici endovenosi o inalatori che si avvicinano a tali requisiti. Ciò ha suscitato un enorme interesse non solo clinico-scientifico ma anche, come è ovvio, economico-industriale e curiosamente si sono delineati due tipi di approccio anestesiologico quasi in contrapposizione tra loro: anestesia totalmente endovenosa e anestesia inalatoria.

Tabella 1. Caratteristiche del farmaco ideale per anestesia generale ambulatoriale [3]

- Inizio d'azione rapido, progressivo, piacevole
- Effetto sedativo, ipnotico, amnestico, analgesico e miorilassante
- Assenza di effetti collaterali avversi intraoperatori (es: irritabilità cardiovascolare)
- Recupero rapido, progressivo, senza effetti collaterali postoperatori (es: nausea)
- Anelgesia residua almeno nell'immediato postoperatorio
- Rapporto costo/efficacia competitivo rispetto agli anestetici generalmente in uso

Anestetici volatili

Farmacologia

L'anestesia inalatoria è a tutt'oggi di gran lunga la tecnica più utilizzata nel mantenimento dell'anestesia generale [4] perché permette un controllo molto accurato della profondità del piano di anestesia che può essere facilmente e rapidamente adeguato alle diverse fasi ed esigenze della chirurgia e un risveglio sicuro, cioè non gravato dal rischio di complicanze gravi quali l'oblio respiratorio o la ricurarizzazione, pericoli in realtà oggi più teorici che reali con i nuovi oppiacei e miorilassanti a breve durata d'azione.

Gli anestetici volatili (AV) hanno un comportamento farmacodinamico e farmacocinetico semplice, di tipo quantitativo, a differenza di quanto avviene per i farmaci somministrati per via parenterale. Senza ovviamente voler entrare nel campo della farmacologia generale degli anestetici volatili, basterà ricordare che si tratta di farmaci che agiscono sul sistema nervoso centrale (SNC) in modo non specifico, senza realizzare legami recettoriali con strutture bersaglio. La loro azione si esplica a livello di membrana cellulare per interferenza meccanica producendo un'alterazione della sua configurazione geometrica con "irrigidimento" e perdita di plasticità. Ne conseguono un'alterazione della generazione e della conduzione del potenziale d'azione per fenomeni di chiusura dei canali del sodio e del calcio e iperpolarizzazione della membrana cellulare. Il tessuto nervoso dunque non è l'organo bersaglio per gli anestetici volatili, anche se di fatto è proprio l'azione di essi a tale livello che produce gli effetti anestetici. Infatti l'anestesia si ottiene quando a livello tissutale di alcune strutture del SNC si raggiunge una concentrazione "critica" di molecole di vapore. Ovviamente esse andranno a distribuirsi anche ad altri tessuti, rendendo ragione di effetti collaterali più o meno vantaggiosi quali ad esempio la depressione miocardica. Schematicamente, l'agente inalatorio viene trasferito sotto forma di molecole gassose per gradiente di pressione dall'apparecchio di anestesia formato da flussimetri, vaporizzatore e ventilatore polmonare, agli alveoli tramite il circuito di ventilazione. Dagli alveoli, l'anestetico assorbito dal circolo polmonare viene distribuito al SNC e agli altri tessuti ed apparati.

I sistemi di erogazione degli agenti alogenati tramite gli apparecchi di anestesia verranno discussi più avanti limitatamente agli aspetti di farmacoeconomia, mentre risulta essenziale approfondire i meccanismi di farmacocinetica per poter successivamente valutare i singoli vapori e la loro adeguatezza nell'uso ambulatoriale.

Distribuzione alveolo-tissutale

Le molecole di gas si distribuiscono dagli alveoli ai tessuti secondo un gradiente di pressione parziale (PP) fino al raggiungimento di un equilibrio che corrisponde allo "steady state" o livello desiderato di anestesia.

Nell'organismo esistono diversi compartimenti di distribuzione, alcuni cosiddetti "veloci", altri "lenti". Ciò in ragione essenzialmente di tre elementi:

a. dimensioni fisiche del compartimento;
b. coefficiente di solubilità dell'anestetico;
c. flusso ematico d'organo.

I compartimenti "veloci" nel raggiungimento dello "steady state" (o condizione di equilibrio) sono quelli a bassa capacità e alto flusso, quali ad esempio il SNC. I "lenti" al contrario, come il tessuto adiposo, sono scarsamente irrorati, presentano grandi volumi di distribuzione e sono caratterizzati da alti coefficienti di solubilità per il vapore. È ovvio che, dando per assodata la non varianza dei fattori a e c, ciò che caratterizza un vapore sono i coefficienti di partizione sangue/gas e tessuto nervoso/sangue, per cui a una minor solubilità corrisponde una bassa potenza ma una maggiore velocità d'azione in induzione e al risveglio, e una rapida risposta in approfondimento o alleggerimento del piano anestetico in fase di mantenimento.

La potenza di un anestetico volatile viene espressa come MAC_{50}, minima concentrazione alveolare a 760 mmHg in grado di abolire nel 50% dei pazienti la risposta a uno stimolo doloroso standard come, ad esempio, l'incisione di cute. In condizioni di equilibrio la pressione parziale alveolare coincide con quella a livello del SNC, per cui il monitoraggio dei valori di concentrazione di fine espirio del singolo agente alogenato ci garantisce di aver ottenuto i valori desiderati e permette di modificarli a piacimento sulla base delle esigenze cliniche, con il già ricordato limite di un'inerzia tanto maggiore quanto maggiore è la solubilità sangue/gas e grasso/sangue del vapore utilizzato.

Nella Tabella 2 sono riassunte le proprietà farmacocinetiche dei vapori più comunemente usati. Esse devono essere sempre tenute presenti per poter rapida-

Tabella 2. Caratteristiche farmacocinetiche degli anestetici volatili [5, 6]

Anestetici	MAC (%) in O_2 100%	Pressione di vapore a 20 °C (mmHg)	Coefficienti di partizione	
			sangue/gas	*SNC/sangue*
N_2O	105-110	gas	0.47	1.1
Alotano	0.75	243	2.54	1.9
Enflurano	1.68	175	1.9	1.5
Isoflurano	1.15	250	1.46	1.6
Desflurano	6.0	664	0.42	1.3
Sevoflurano	2.0	160	0.67	1.7

mente confrontare le caratteristiche degli anestetici volatili che ne condizionano la performance clinica. Per l'applicazione clinica può essere più sicuro riferirsi a valori di MAC_{95}:

$$MAC_{95} = MAC_{50} \times 1.3 \text{ in } O_2 \text{ al } 100\%$$

$$MAC_{95} = MAC_{50} \times 0.7 \text{ in } O_2/N_2O \text{ } 40/60\%.$$

Gli anestetici volatili nella pratica clinica ambulatoriale

La Day Surgery richiede un impegno anestesiologico particolare e in questo senso costituisce una sfida per l'anestesista che deve essere rapido nel preparare il paziente, efficace intraoperatoriamente nel proteggerne l'omeostasi, sicuro nella fase di risveglio e recupero delle funzioni vitali senza effetti collaterali spiacevoli e "code" anestesiologiche, in modo da ottenere in tempi brevi, comunque nell'arco di tempo in cui l'attività ambulatoriale si svolge, la dimissibilità del paziente in condizioni di sicurezza.

In questo senso riteniamo utile descrivere le caratteristiche degli anestetici volatili utilizzati nella pratica clinica considerando separatamente le fasi di induzione e quella di mantenimento. La farmacocinetica della fase di risveglio è per molti aspetti sovrapponibile a quella dell'induzione dal momento che l'eliminazione delle molecole di gas dal SNC avviene, a ritroso, per gradiente di pressione.

Ovviamente, se l'induzione può essere accelerata creando ad arte un gradiente di pressione elevato con la nota tecnica dell'"overpressure", che consiste nel regolare il vaporizzatore a concentrazioni più alte di quelle che in realtà si vogliono ottenere a livello tissutale (cioè più alte della concentrazione che corrisponde a 1 MAC), questo non può avvenire al risveglio, in quanto l'eliminazione delle molecole gassose è regolata dal "salto" che si crea tra la pressione parziale tissutale del SNC e la pressione parziale ambientale, eguale a 0. Per tale motivo il risveglio è sempre più lento dell'induzione e condizionato dalle caratteristiche di solubilità dell'anestetico nei diversi tessuti o compartimenti corporei.

Desflurane e sevoflurane, rispetto ai vapori più vecchi come l'alotano, l'enflurane e l'isoflurane, rappresentano un passo in avanti per il loro basso coefficiente di ripartizione sangue/gas e sangue/tessuti. Per questo motivo è utile soffermare la nostra attenzione in particolare su questi due agenti più recentemente introdotti nella pratica clinica, che costituiscono il presente e l'immediato futuro dell'anestesia generale inalatoria in regime ambulatoriale. Le caratteristiche salienti degli anestetici inalatori di comune uso clinico sono riassunte nella Tabella 3.

Tabella 3. Anestetici inalatori nell'uso ambulatoriale: caratteristiche [4]

Anestetici	% Inspiratorie	Inizio d'azione	Recupero	Effetti collaterali
Halotane	0.5 - 1.5	lento	lento	sedazione
Enflurane	0.75 - 1.75	intermedio	intermedio	brivido
Isoflurane	0.5 - 1.0	intermedio	intermedio	tosse
Desflurane	3 - 6	rapido	molto rapido	tosse, tachicardia
Sevoflurane	1 - 2	rapido	rapido	metab. pot. tossici
N_2O	60 - 70	molto rapido	molto rapido	nausea, vomito

Induzione

Pur intendendo condurre l'anestesia con tecnica inalatoria, l'induzione dell'anestesia per la chirurgia ambulatoriale viene generalmente ottenuta utilizzando gli anestetici endovenosi, in particolare propofol, ma anche midazolam e thiopentale, che risultano certamente più maneggevoli di quanto non siano gli anestetici volatili [4]. È comunque possibile indurre e condurre l'anestesia utilizzando soltanto un vapore anestetico se si comprendono alcune problematiche. Se si induce con il solo vapore si dovrà ricorrere alla tecnica appena accennata dell'"overpressure", utilizzando delle percentuali molto più elevate di 1 MAC nella miscela di gas erogata in maschera al paziente. In particolare, la ventilazione in maschera con alte concentrazioni, 2-4 MAC, di alogenato presenta diversi problemi descritti di seguito.

- Riduzione del volume corrente spontaneo, riduzione della capacità funzionale residua, aumento della frequenza respiratoria. Tali effetti sono più marcati con isoflurane rispetto a enflurane e alotano, mentre il sevoflurane produce solo una leggera riduzione del volume corrente.
- Ad eccezione di alotano e sevoflurano, gli altri agenti provocano con una frequenza inaccettabilmente elevata fenomeni irritativi a carico delle vie aeree superiori, con tosse, salivazione e laringospasmo, specialmente nei pazienti di età pediatrica. In particolare il desflurane, che pure presenterebbe caratteristiche ideali per la Day Surgery, non può essere utilizzato all'induzione in quanto, per il suo sapore acre, produce in quasi il 50% dei casi fenomeni irritativi come ipersecrezione, tosse, blocco respiratorio, laringospasmo [7]. Al contrario il sevoflurane, per il suo sapore non irritante e gradevole, si dimostra ideale per l'induzione per via inalatoria, anche se essa può risultare più lenta di quanto ottenibile con il desflurane o con un anestetico endovenoso come il propofol. I

tempi di induzione potrebbero essere accorciati aumentando più rapidamente le concentrazioni di vapore erogate somministrandole a concentrazioni fino all'8% e usando un maggior flusso di gas freschi [8]. La tecnica che sfrutta l'inalazione di sevoflurane ad alta concentrazione (4-5%) invitando il paziente ad eseguire un singolo atto respiratorio pari alla capacità vitale, detta del "single breath", riduce il tempo di induzione pari a quello del propofol, anche se è stata descritta una maggior incidenza di tosse [9].

- L'erogazione in maschera di vapori all'induzione, per quanto ben eseguita, provoca inquinamento ambientale, sia per la necessità di utilizzare concentrazioni elevate che per l'impossibilità di garantire un efficace sistema di evacuazione.

Nel caso in cui si voglia comunque utilizzare i vapori è bene ricordare che il tempo d'induzione viene abbreviato utilizzando l'"overpressure", cioè l'erogazione di MAC multiple in presenza di un flusso elevato di gas freschi per ottenere in tempi brevi concentrazioni anestetiche dell'agente nel SNC. È possibile calcolare per ciascun vapore le concentrazioni inspiratorie necessarie per raggiungere 1 MAC negli alveoli in alcuni cicli inspiratori: 4.1 MAC (3.3%) per alotano, 3.4 MAC (5,7%) per enflurane, 2.6 MAC (2.9%) per isoflurane, 1.5 MAC (9.2%) per desflurane, 1.8 MAC (3.7%) per sevoflurane [2].

Mantenimento

L'alotano è un potente anestetico volatile (MAC 0.75%) tutt'oggi utilizzato largamente in tutto il mondo nell'anestesia ambulatoriale pediatrica. Per il suo odore gradevole che non irrita le vie aeree può essere usato per l'induzione in maschera. Purtroppo esso presenta caratteristiche cinetiche non troppo favorevoli dovute alla sua elevata solubilità sangue/gas (2.54:1) e sangue/tessuti che ne condiziona un notevole "uptake" da parte del tessuto adiposo. I tempi di induzione e ancor più di risveglio risultano di conseguenza piuttosto lunghi. L'alotano deprime il miocardio, lo sensibilizza alle catecolamine esogene ed endogene con rischio di aritmie anche gravi e induce le resistenze vascolari periferiche (RVP). È un potente broncodilatatore ed è trigger per l'ipertermia maligna. Viene metabolizzato per una quota rilevante (10-20%) formando composti fluorati tra cui l'acido trifluoroacetico che è in grado di provocare in rari casi necrosi epatocellulare fulminante. Anche se si tratta del vapore anestetico più economico sul mercato, il suo uso nella pratica ambulatoriale, specie nel paziente adulto, non è raccomandabile.

L'enflurane (MAC 1.68%), per la sua minore solubilità sangue/gas (1.9:1), garantisce tempi di risveglio più brevi rispetto all'alotano. Non è indicato per l'induzione in maschera, anche se è meno pungente dell'isoflurane e del desflurane. Viene degradato in quota variabile dal 2 all'8%, con rare segnalazioni di grave danno epatico. Non sensibilizza il miocardio alle catecolamine, mentre provoca depressione miocardica e riduce le RVP. Usato ad alte concentrazioni, intorno al 4%, in condizioni di ipocapnia ha dimostrato avere attività epilettogena [10].

L'isoflurano (MAC 1.15%) è tuttora l'anestetico inalatorio più utilizzato in Day Surgery. Per il suo basso coefficiente di partizione sangue/gas (1.46:1) garantisce, rispetto ai due vapori precedenti, una migliore maneggevolezza durante il mantenimento e tempi di recupero più brevi. Non adatto all'induzione in maschera, viene usato previa somministrazione endovenosa di un induttore dell'anestesia, in genere il propofol. Anch'esso deprime il miocardio e riduce le RVP; sembra inoltre in grado di provocare il fenomeno del "furto coronarico" in soggetti coronaropatici. Non sensibilizza il miocardio alle catecolamine, ma può dare tachicardia specialmente se vi è un rapido approfondimento del piano anestetico, probabilmente per attivazione del sistema nervoso ortosimpatico [11].

Il suo uso nella pratica ambulatoriale è purtroppo gravato da una maggiore incidenza rispetto all'enflurane e all'alotano di effetti collaterali sgradevoli postanestetici: nausea, vomito, vertigini, cefalea. Anche l'analgesia nell'immediato postoperatorio non è ottimale, con maggior consumo di analgesici [12]. È possibile che basse concentrazioni tissutali residue di isoflurane possano accrescere la percezione del dolore, con un fenomeno descritto come effetto antianalgesico [13]. Si tratta comunque di un farmaco largamente sperimentato e la sua scarsa metabolizzazione, che è inferiore all'1%, rende estremamente improbabili effetti tossici immediati o ritardati [10].

Il confronto proposto da diversi Autori [14, 15] tra anestesia inalatoria con isoflurano e anestesia endovenosa con propofol, con o senza protossido d'azoto (N_2O), evidenzia un più rapido risveglio dei pazienti con propofol senza però osservare significative differenze nei tempi di dimissione dalla struttura di Day Surgery (intermediate recovery). Il propofol, dotato di propietà antiemetiche intrinseche [16], è gravato da una minore incidenza di effetti spiacevoli, soprattutto nausea e vomito; inoltre non è infrequente che i pazienti dopo anestesia con questo farmaco riportino una sensazione di piacevole benessere [17]. Esso presenta costi maggiori rispetto all'uso di isoflurano.

Il desflurane (MAC 6.0%), disponibile sul mercato statunitense dal 1992, si differenzia dall'isoflurane per il suo coefficiente di partizione sangue/gas (0.42:1) molto più basso, inferiore persino a quello del protossido d'azoto (0.47). In teoria una solubilità così bassa dovrebbe permettere una induzione rapida oltre a garantire un ottimale controllo della profondità del piano di anestesia durante il mantenimento, fermo restando che i tempi di risveglio certamente sono i più brevi oggi ottenibili anche se confrontati con quelli degli anestetici endovenosi [17]. Il desflurane, per il suo odore pungente, non è però indicato per l'induzione dell'anestesia. Rispetto al propofol i tempi di perdita di coscienza sono prolungati, ma soprattutto è la qualità dell'induzione ad essere inferiore per la comparsa di fenomeni eccitatori muscolari e irritazione delle vie aeree superiori, con comparsa di tosse, blocco inspiratorio e, più di rado e specialmente in età pediatrica, laringospasmo [15].

Gli effetti cardiovascolari possono essere suddivisi in diretti e riflessi, legati cioè all'attivazione del sistema nervoso ortosimpatico. I primi sono simili a quelli descritti per l'isoflurano, mentre i secondi sono verosimilmente dovuti ad attivazione adrenergica: questa porta ad un significativo aumento della frequenza cardiaca e della pressione arteriosa cui corrispondono elevati livelli plasmatici di epinefrina e norepinefrina [1]. Il grado di stimolazione simpatica è legato alla concentrazione assoluta di desflurano e si osserva in genere per valori maggiori di 1.25 MAC, soprattutto in corrispondenza di incrementi improvvisi di concentrazione inspiratoria tanto durante l'induzione che nel mantenimento dell'anestesia: più rapido e improvviso è l'aumento, tanto maggiore è l'ipertono simpatico [18]. Tale effetto è solo parzialmente modulabile con la somministrazione endovenosa di farmaci quali clonidina, esmololo, fentanil o propofol, e rende meno agevoli del previsto le variazioni immediate del piano di anestesia durante il mantenimento. Per questo motivo il desflurane deve essere usato con cautela nei pazienti coronaropatici.

Per quanto riguarda il recupero postanestetico, se c'è concordanza nei diversi studi nel sostenere che il desflurane garantisce un più rapido risveglio, nella fase dell'emergere dall'anestesia, rispetto a propofol, sevoflurane, isoflurane e alotano [13, 15, 17], non altrettanto si può dire per i tempi di autonomizzazione intesa come capacità di mettersi a sedere, deambulare e svuotare spontaneamente la vescica, e dunque di dimissione, cioè per quella che abbiamo descritto come fase del recupero postanestetico vero e proprio [15-17, 19]. I tempi di risveglio sono direttamente correlati con la concentrazione di desflurane usata e sono poco influenzati dalla durata dell'intervento chirurgico [13]. Recenti osservazioni hanno invece evidenziato la necessità di integrare con analgesici oppiacei l'anestesia con desflurane per evitare fenomeni di delirio in grado di per sé di prolungare i tempi di degenza e che sembrano associati proprio con la rapida emersione dall'anestesia garantita da questo vapore [1, 15]. Nausea e vomito postoperatori sono simili per frequenza a quanto descritto con gli altri vapori; è da tutti riconosciuto che l'uso del propofol, al contrario, ne riduce l'incidenza [15]. Il desflurane presenta inoltre il vantaggio di essere scarsamente degradato *in vitro* ed *in vivo*: ha una biodegradazione che è circa 1/10 rispetto a quella dell'isoflurane, il meno degradabile tra gli alogenati in uso clinico. Per questo motivo non è stata ancora descritta tossicità diretta renale o epatica [20].

Anche per il desflurane è stata segnalata la capacità di produrre monossido di carbonio (CO) per reazione con gli assorbitori di anidride carbonica come la calce sodata utilizzata nei circuiti di ventilazione. La quantità di monossido di carbonio prodotta per degradazione di un vapore a contatto con la calce sodata dipende dal tipo di assorbitore, soda lime o Baralyme®, dalla sua temperatura e umidità relativa, oltre che dal tipo e dalla concentrazione dell'alogenato in uso. La degradazione dell'anestetico e la produzione del CO aumentano con l'incremento della temperatura e con la riduzione dell'umidità della calce sodata; a parità di condizioni Baralyme® produce più CO della soda lime. Per concentrazioni equipotenti erogate, il desflurane e l'enflurane producono più monossido di carbonio degli altri vapori. L'isoflurane produce 15 volte meno CO del desflurane, mentre il sevoflurane e l'alotano di fatto non vanno incontro a questa degradazione [21]. Più alta è la concentrazione di anestetico erogata, maggiore è la concentrazione di picco del monossido di carbonio. Infatti, dal momento che la degradazione dell'anestetico produce calore per reazione esotermica, elevate concentrazioni di alogenato fanno aumentare la temperatura della calce sodata, specialmente se questa è secca. Secondo le raccomandazioni del Centre of Disease Control della Food and Drug Administration (FDA) degli USA, tale problema può essere ovviato sostituendo almeno ogni 24 ore la calce sodata, anche se non esaurita, per evitare che si essichi e facendo circolare nell'apparecchio di anestesia O_2 al 100% per non meno di 1 minuto prima di eseguire il primo caso del giorno [1].

L'uso di bassi flussi che, come noto, favoriscono il mantenimento dell'umidità in tutto il circuito respiratorio, associato eventualmente all'aggiunta di acqua alla calce sodata, meglio se soda lime, di fatto minimizza il rischio di esporre il paziente a pericolose concentrazioni inspiratorie di CO. Il desflurane a temperatura ambiente ha una pressione di vapore prossima a quella atmosferica (664 mmHg a 20°C) e una temperatura di ebollizione di 23°C. Per tali ragioni i comuni vaporizzatori a by-pass non garantiscono un'erogazione precisa. Il vaporizzatore TEC 6 OHMEDA, riscaldando a 39°C il liquido anestetico, lo porta allo stato gassoso a pressione di 2 bar (1520 mmHg). La regolazione della concentrazione erogata è affidata ad un sistema di trasduttori di pressione che mette in equilibrio la pressione dei gas freschi che attraversano il vaporizzatore con quella del vapore allo stato gassoso nella camera di evaporazione. Il TEC 6 necessita di un'alimentazione elettrica separata, è graduato da 0 a 18% con incrementi dell'1% e si rivela non molto preciso per bassi flussi di gas freschi. Ciò in realtà è un falso problema in quanto, come vedremo, nell'anestesia a bassi flussi è obbligatorio disporre di un adeguato monitoraggio delle concentrazioni inspiratorie ed espiratorie del vapore utilizzato.

Il sevoflurane per caratteristiche fisico-chimiche e proprietà farmacocinetiche sembra essere estremamente adatto all'uso nell'anestesia ambulatoriale. Il basso coefficiente di partizione sangue/gas (0.67:1), molto vicino a quello del N_2O, rende ragione della sua relativa potenza (MAC 2.1% in O_2 al 100%) e della velocità di induzione e di risveglio. Per il suo odore gradevole il sevoflurane si dimostra adatto all'induzione dell'anestesia in maschera in respiro spontaneo, soprattutto in età pediatrica [20, 23]. L'incidenza di tosse, salivazione eccessiva, blocco inspiratorio e laringospasmo è quasi nulla specie nel paziente adeguatamente premedicato e ventilato con miscela O_2/N_2O [23]. L'induzione può essere ottenuta in tempi ancora più brevi, inferiori a 50-60 sec, con la tecnica "single breath", cioè facendo inalare con un singolo respiro, pari alla capacità vitale, una miscela di sevoflurane al 4.5% in O_2 e N_2O con cui sia stato preventivamente caricato il circuito di ventilazione; con tale tecnica viene segnalata una relativa maggiore incidenza di tosse [9, 24]. In età pediatrica la qualità dell'induzione ottenuta con il sevoflurane è paragonabile, se non migliore, a quella già nota per l'alotano [3]. Di fatto, seppure in anestesia ambulatoriale l'induzione endovenosa, in genere con propofol, è la tecnica più usata e agevole nell'adulto, tuttavia in situazioni particolari in cui sia preferibile mantenere il paziente in respiro spontaneo, per esempio nelle intubazioni previste "difficili", il sevoflurane si presenta come valida alternativa. Il suo utilizzo garantisce inoltre una maggior stabilità cardiocircolatoria rispetto al propofol con minor incidenza di tachicardia e ipotensione [3]. Il sevoflurane ha effetti depressori sui sistemi respiratorio e cardiovascolare dose-correlati e non dissimili a quelli già descritti per gli altri alogenati, isoflurane ed enflurane. Prolunga anch'esso l'effetto degli agenti miorilassanti; non sensibilizza il miocardio alle catecolamine per cui può essere utilizzato anche in associazione con vasocostrittori per infiltrazione locale.

Il sevoflurane garantisce un ottimale controllo della profondità dell'anestesia durante la fase di mantenimento. La sua bassa solubilità sangue/gas fa sì che, per ogni livello di flusso di gas freschi, vi sia una correlazione più che buona tra concentrazione erogata (F_I) e concentrazione alveolare (F_A), con rapporto F_I/F_A che idealmente si avvicina a 1. Se confrontiamo in questa ottica i principali vapori in uso per la chirurgia ambulatoriale, il desflurane, che con un coefficiente di partizione di 0.41:1 è il meno solubile tra tutti, garantisce il maggior controllo, con piccole differenze tra concentrazioni erogate e concentrazioni alveolari, specie per flussi di gas freschi (FGF) >3 l/min; il sevoflurane ha proprietà abbastanza simili per cui presenta una versatilità d'uso molto superiore a quella dell'isoflurane che, come detto, rimane a tutt'oggi il vapore di riferimento. Come già descritto, le variazioni improvvise di concentrazione inalata di desflurane possono produrre attivazione del sistema nervoso simpatico con tachicardia e ipertensione arteriosa [19], mentre ciò non avviene con il sevoflurane, che per questo motivo sembra avere caratteristiche ottimali nel controllare la fase di mantenimento dell'anestesia. Per la sua bassa solubilità viene rapidamente eliminato una volta interrotta l'inalazione: ne consegue un risveglio rapido e completo. Rispetto all'isoflurane, i tempi di risveglio, di estubazione e la capacità di eseguire ordini semplici sono ridotti soprattutto se si confrontano anestesie di durata superiore a 60 min, e nei pazienti anziani [25]. Non sono state tuttavia osservate differenze nei tempi di dimissione dopo anestesie condotte con i due vapori, anche se con il sevoflurane vi sono una minor incidenza di nausea e di sonnolenza e una minore richiesta di analgesici nell'immediato postoperatorio [25]. Il sevoflurane è più lento rispetto al desflurane nei tempi di apertura degli occhi (7.8±3.8 min vs. 4.8±2.4 min) e di estubazione (8.2±3.2 min vs. 5.1±3.2 min), mentre non vi sono differenze statisticamente significative nei tempi di trasferimento nella sala di risveglio e di dimissione (intermediate recovery) [19]. Rispetto all'anestesia endovenosa con propofol non sono segnalate differenze significative nei tempi di risveglio e di dimissione anche se, come già detto, nell'anestesia con gli anestetici volatili vi è una maggiore incidenza di nausea e vomito nell'immediato postoperatorio [8].

Anche il sevoflurane, come gli altri alogenati, può dare ipertermia maligna. Esso viene sottoposto a biotrasformazione epatica dose-dipendente, ad opera principalmente del sistema citocromo P-450. Una percentuale variabile dall'1 al 5% della dose totale inalata viene metabolizzata con liberazione di ioni fluoruro inorganici e di un composto organico, l'esafluoroisopropanolo (HFIP), che viene rapidamente glicuronato e poi eliminato con le urine. Non si verifica invece produzione di acido trifluoroacetico responsabile dei casi di necrosi epatica fulminante conseguente all'uso di alotano. La degradazione renale del sevofluorane è al contrario minima e non sono noti danni renali dopo esposizione prolungata al vapore, anche in pazienti con funzione renale già alterata [26]. Il sevoflurane è instabile sia in vitro che in vivo. La degradazione *in vitro*, come già osservato, coinvolge una reazione tra sevoflurane e assorbitore di anidride carbonica, sia che si tratti di soda lime o di Baralyme® con formazione dei cosiddetti composti A,B,C,D. Il composto A, già rinvenibile nei flaconi dell'anestetico come contaminante presente in tracce fino a 1 ppm, è un vinil-etere prodotto quando il sevoflurane reagisce con la calce sodata a temperatura elevata (>6°C); questa reazione di degradazione non enzimatica è più intensa durante anestesia di lunga durata a bassi flussi (<2 l/min), con concentrazioni di composto A nel circuito che possono arrivare fino a 30 ppm quando si utilizza con soda lime e a 40 ppm con Baralyme®. I fattori che influiscono aumentando le ppm di composto A nel circuito di anestesia sono diversi: concentrazione erogata di sevoflurane, eliminazione di CO_2 da parte del paziente, ventilazione, FGF, temperatura del sistema, tipo, freschezza e contenuto in acqua dell'assorbitore di CO_2. La riduzione di contenuto d'acqua nella calce sodata è associata ad un'aumentata formazione di composto A. Al contrario, aggiungendo acqua nel canestro della calce si assiste a una sua riduzione nel circuito [28]. Studi sperimentali condotti con il composto A su ratti hanno evidenziato tossicità renale corticomidollare con acidosi tubulare renale per concentrazioni che vanno da 100 a 300 ppm, molto più elevate di quelle che si osservano nell'utilizzo clinico nell'uomo [27]. Studi clinici accurati e ripetuti non hanno infatti mai evidenziato danni renali o epatici nell'uomo, anche durante anestesia a flussi minimi (1 l/min) [1]. In ogni caso, secondo le raccomandazioni della FDA degli USA, è prudente evitare di utilizzare FGF <2 l/min durante anestesia con il sevoflurane. Per le caratteristiche farmacologiche descritte il sevoflurane sembra essere il più interessante anestetico inalatorio oggi a disposizione soprattutto per l'anestesia in chirurgia ambulatoriale.

Costi e considerazioni conclusive

Il desflurane e il sevoflurane si propongono nell'uso clinico ambulatoriale per la loro versatilità e maneggevolezza che, garantendo tempi di risveglio e di estubazione rapidi, favoriscono un pronto trasferimento del paziente dalla sala operatoria alla stanza di degenza/osservazione con indubbi vantaggi organizzativi. Rispetto all'isoflurane, questi due alogenati più recenti hanno però un costo di utilizzo molto più elevato. In genere ci si riferisce al costo per un'ora di anestesia a 1 MAC. Il costo finale dipende dalle seguenti variabili:

- quantità di vapore prodotta da un millilitro di liquido anestetico;
- concentrazione di vapore erogata per mantenere la concentrazione di fine espirio a 1 MAC;
- flusso di gas freschi (FGF) usato nel circuito di anestesia;
- prezzo di acquisto dell'anestetico liquido confezionato in flaconi.

Assumendo per semplicità che 1 ml di anestetico liquido, sia esso isoflurane, desflurane o sevoflurane, produce circa 200 ml di vapore, ciò che varia sono il prezzo d'acquisto e la potenza dell'anestetico considerato, oltre al flusso di gas freschi utilizzato. Il consumo orario approssimativo di un agente anestetico può essere espresso con la seguente formula:

$$3 \times \% \text{ erogata} \times \text{FGF} = \text{consumo orario}$$

dove % erogata corrisponde alla concentrazione in percentuale del vapore così come erogato dal vaporizzatore e FGF al flusso dei gas freschi in entrata nel vaporizzatore. È evidente che utilizzando bassi flussi di gas freschi è possibile contenere in modo significativo il consumo orario di alogenato. A titolo di esempio, per un'ora di anestesia con isoflurane a 1 MAC con FGF uguale a 7 l/min vengono consumati circa 24 ml di anestetico con un costo orario di Lit. 18.200. Il consumo scende a circa 7 ml/h nel caso in cui si utilizzi un FGF di 2 l/min, con una spesa di

Lit. 5.300. Se un risparmio circa Lit. 13.000 per ora di anestesia ottenibile con l'isoflurane non sembra di particolare interesse pratico, ciò non è altrettanto vero se si usa il sevoflurane che presenta un costo per millilitro più elevato. Infatti, per un'ora di anestesia a 1 MAC a circuito aperto, cioè con FGF di 7 l/min, si spendono circa Lit. 42.700, contro circa Lit.12.600 necessarie per un'ora di anestesia a bassi flussi, cioè con FGF di 2 l/min.

Il risparmio ottenibile quando si utilizzano vapori anestetici con la tecnica a bassi flussi di gas freschi in circuito semichiuso con assorbitore di CO_2 è ancora maggiore usando in associazione il protossido d'azoto: ad esempio, la MAC dell'isoflurane si riduce da 1.15%, ventilando il paziente con O_2 al 100%, a 0.65% se si utilizza una miscela O_2/N_20 uguale a 35/65%. La MAC del sevoflurane, allo stesso modo, si riduce da 2.1% a 1.1%. La scelta di utilizzare o meno il protossido d'azoto in anestesia ambulatoriale deve comunque tenere conto della maggior incidenza di nausea e vomito postoperatori connesse con il suo uso [20] e di quanto può sembrare eccessiva la ricerca esasperata del risparmio, quando si consideri che il costo farmacologico dell'anestesia incide sul costo totale dell'intervento chirurgico per non più del 5%. Senza voler entrare nello specifico della tecnica di anestesia a bassi flussi, ci sembra utile comunque definire quali siano i limiti entro i quali il flusso di gas freschi può essere ridotto per garantire assieme all'economia di esercizio anche la sicurezza per il paziente e un valido abbattimento dell'inquinamento ambientale. Già il passaggio da un circuito aperto con FGF di 6-8 l/min a un sistema semichiuso con assorbitore di CO_2 con FGF di 3 l/min garantisce un buon risparmio in termini di consumo di agente alogenato. È giusto però osservare che un sistema a rirespirazione con canestro di calce sodata non viene utilmente sfruttato con un FGF così alto, considerando che un volume minuto di gas fresco pari a 70 ml/kg di peso corporeo garantisce la normocapnia in un circuito a rirespirazione parziale senza canestro di calce sodata, detto anche sistema di anestesia semiaperto. Si ritiene quindi che il limite superiore di FGF in un sistema semichiuso possa essere posto a 2 l/min, mentre il limite inferiore è ovviamente condizionato dalle caratteristiche dell'apparecchio di anestesia e dalla qualità del sistema di monitoraggio disponibile, fermo restando che un sistema completamente chiuso, cioè in cui a "steady state" il flusso di gas freschi è uguale al consumo, ha interesse di studio più che di utilizzo clinico e certamente, per la sua complessità, non garantisce alcun vantaggio in termini di risparmio. Nella pratica clinica, dando per scontata la disponibilità di un sistema di monitoraggio completo ed affidabile, comprensivo di analisi delle frazioni inspirate di O_2, CO_2, N_2O e gas alogenati, nonché della frazione espirata di CO_2 e degli alogenati, si ritiene che il limite inferiore di FGF possa scendere fino a 0.8-1 l/min. Valori inferiori, pur utilizzabili in tutta sicurezza, oltre a rendere certamente più complessa la gestione dell'anestesia non offrono reali vantaggi in termini di contenimento dei costi e di minor inquinamento ambientale.

L'anestesia generale è, in conclusione, la tecnica più largamente utilizzata nella chirurgia ambulatoriale. Per l'induzione è certamente più comoda la via endovenosa associando ipnoinduttori a cinetica rapida come propofol o midazolam, ad oppiacei e miorilassanti a breve durata d'azione, come alfentanil o fentanil e mivacurio o vecuronio. Il mantenimento viene invece generalmente garantito per via inalatoria con i potenti anestetici alogenati, come l'isoflurane che è ancor oggi il più utilizzato e ci si può attendere un sempre più largo uso di desflurane e di sevoflurane, che per le loro caratteristiche farmacodinamiche si dimostrano particolarmente adatti all'uso ambulatoriale.

Bibliografia

1. Apfelbaum JL (1997) Current controversies in adult outpatient anesthesia. Annual Refresher Course Lectures, San Diego, 141:1-7
2. Philip BK (1995) General Anesthesia. In: Twersky RS (ed) The Ambulatory Anesthesia Handbook. Mosby, St. Louis, pp 2031-l237
3. Smith I, Nathanson M, White PF (1995) The role of Sevoflurane in outpatient anesthesia. Anesth Analg, 81:567-572
4. White PF (1998) What is new in ambulatory anesthesia techniques? Annual Refresher Course Lectures, San Diego, 411:1-7
5. Wood M (1990) Inhalational anesthetic agents - In: Wood M, Wood A (ed) Drugs and anesthesia.Williams & Wilkins, Baltimore, pp 241-297
6. Eger EI II (1989) Partition coefficients of 1-653 in human blood, saline and olive oil. Anesth Analg 69:370-373
7. Jones RM (1990) Desflurane and Sevoflurane: inhalation anesthetics for this decade? Br J Anesth 65:527-536
8. Fredman B, Nathanson M, Smith I, Wang J, Klein K, White PF (1995) Sevoflurane for outpatient anesthesia: a comparison with Propofol. Anesth Analg 81:823-828
9. Yurino M, Kimura H (1993) Vital capacity rapid inhalation induction tecnique: comparison of Sevoflurane and Halothane. Can J Anesth 40:440-443
10. Carpenter RL, Eger EI, Johnson BA et al (1986) The extent of metabolism of inhaled anesthetics in human. Anesthesiology 65:201-205
11. Ebert TJ, Muzi M (1993) Sympathetic hyperactivity during Desflurane anesthesia in healthy volunteers: a comparison with Isoflurane. Anesthesiology 79:444-453
12. Tracey JA, Holland AJC, Unger L (1982) Morbidity in minor ginaecological surgery: a comparison of Halothane, Enflurane and Isoflurane. Br J Anesth 54:1213-1215
13. Ghouri AF, Bodner M, White PF (1991) Recovery profile after Desflurane - Nitrous Oxide versus Isoflurane - Nitrous Oxide in outpatients. Anesthesiology 74:419-424
14. Philip BK, Mushlin PS, Manzi D et al (1992) Isoflurane versus Propofol for maintenance of anesthesia for ambulatory surgery: a comparison of costs and recovery profiles. Anesthesiology 77:A44
15. Smith I, Ding Y, White PF (1992) Comparison of induction, maintenance and recovery characteristcs of Sevoflurane - N_2O and Propofol - Sevoflurane - N_2O with Propofol - Isoflurane - N_2O anesthesia. Anesth Analg 74:253-259
16. Borgeat A, Wilder-Smith OHG, Saiah M et al (1992) Subhypnotic doses of Propofol possess direct antiemetic properties. Anesth Analg 74:339-341
17. Lebenbom-Mansour MH, Pandit SK, Kothary SP et al (1993) Desflurane versus Propofol anesthesia: a comparative analysis in outpatients. Anesth Analg 76:936-941
18. Weiskopf RB, Moore MA, Eger EI II et al (1994) Rapid increase in Desflurane concentration is associated with greater transient cardiovascular stimulation than with rapid increase in Isoflurane concentration in humans. Anesthesiology 80-1035-1045
19. Nathanson MH, Fredman B, Smith I et al (1995) Sevoflurane versus Desflurane for outpatient anesthesia: a comparison of maintenance and recover profiles. Anesth Analg 81:1186-1190

20. Philip BK (1996) What are the best agents for ambulatory general anesthesia, and are their cost effective? Anesthesiology Clinics of North America 14, 4:695-710
21. Fang ZX, Eger EI II, Laster MJ, Chortkoff BS, Kandel BS, Ionescu P (1995) Carbon monoxide production from degradation of Desflurane, Enflurane, Isoflurane, Halotane and Sevoflurane by Soda lime and Bara-lime. Anesth Analg 80:1187-1193
22. Feiss P (1994) Desflurane. Encycl Méd Chir, Anesthésie et Réanimation 36(A285) 10:1-4
23. Lerman J, Sikich N, Kleinman S et al (1994) The pharmacology of Sevoflurane in infants and children. Anesthesiology 80:814-824
24. Yurino M, Kimura H (1993) Induction of anesthesia with Sevoflurane, Nitrous Oxide and Oxigen: a comparison of spontaneous ventilation and vital capacity rapid inhalation induction (VCRII) techniques. Anesth Analg 76:598-601
25. Philip BK, Kallar SK, Bogetz MS et al (1996) A multicenter comparison of maintenance and recovery with Sevoflurane or Isoflurane for adult ambulatory anesthesia. Anesth Analg 83:314-319
26. Karasch ED (1995) Biotransformation of Sevoflurane. Anesth Analg 81:527-538
27. Kenna JG, Jones RM (1995) The organ toxicity of inhaled anesthetics. Anesth Analg 81:S51- S66
28. Hiromichi B, Yukako I, Kazuyuki I (1998) Effect of the water content of Soda lime on compound A concentration in the anesthesia circuit in Sevoflurane anesthesia. Anesthesiology 88:66-71

Capitolo 8

Anestesia endovenosa

A. Luzzani, F. Girardini, A. Da Ros

L'anestesia nella Day Surgery è stata così definita: "un'anestesia che permette al paziente di ritornare al proprio domicilio nella stessa giornata dell'intervento" [1]. La tecnica anestesiologica usata per la chirurgia ambulatoriale dovrebbe essere gravata dal minor numero di effetti collaterali postoperatori, i quali possono prolungare eccessivamente la degenza, con disagio per il paziente, che è allontanato dall'ambiente familiare e lavorativo, e possono aggravare notevolmente gli oneri della struttura proponente.

Nell'ottica di ottimizzare il rapporto costo-beneficio, è importante stabilire correttamente quali siano le procedure chirurgiche che possono essere eseguite in ambulatorio; è necessaria dunque un'adeguata selezione dei pazienti (attraverso l'approfondita analisi dei parametri clinico-strumentali e degli esami di laboratorio) ed un'accurata preparazione preoperatoria farmacologica (premedicazione) e non farmacologica, basata soprattutto sull'informazione dettagliata del paziente. Innanzitutto, è necessario un piano anestetico adeguato, mantenendo minima la durata della degenza con rapido recupero delle facoltà psicomotorie; questo si può ottenere usando farmaci a rapida eliminazione e/o facilmente antagonizzabili. Tra questi si possono annoverare gli oppioidi di nuova generazione (alfentanil, remifentanil), i miorilassanti non depolarizzanti ad emivita brevissima (mivacurium), gli anestetici inalatori a rapida eliminazione (sevoflurane, desflurano) e gli ipnotici (propofol, midazolam), di cui ci occupiamo in questa trattazione. Chiunque si dedichi all'anestesia sa perfettamente che, a tutt'oggi, non esiste una tecnica ottimale che sia completamente scevra da effetti collaterali.

In molti interventi chirurgici in Day Surgery, in alternativa all'intubazione orotracheale, si può ricorrere alla ventilazione con maschera facciale o con maschera laringea [2]. I vantaggi di queste tecniche non sono significativi; il loro utilizzo comporta da una parte una riduzione del dolore alla deglutizione, delle laringiti, tracheiti e della tosse postoperatorie, dall'altra una più difficile gestione delle vie aeree (maggior rischio di inalazioni) [3, 4].

I nuovi agenti anestetici non hanno ancora dimostrato di possedere reali vantaggi rispetto ai farmaci tradizionali. Infatti, sono più costosi di questi ultimi e la maggior parte degli studi non ha fino ad ora evidenziato nell'impiego di queste nuove sostanze una migliore gestione del nursing postoperatorio e un incremento significativo dell'attività operatoria. Non sono stati inoltre dimostrati una più precoce dimissione e ritorno del paziente alle proprie normali attività [5, 6].

L'analisi dei costi di una Day Surgery deve tenere conto non solo delle spese derivanti dalla tecnica anestesiologica, ma anche di quelle derivanti dall'organizzazione dell'unità operatoria: queste ultime sono quelle che incidono maggiormente sulla spesa globale. Alcuni Autori, ad esempio, hanno evidenziato che certi disguidi organizzativi, apparentemente insignificanti, possono produrre sprechi notevoli: iniziare con 30 minuti di ritardo un intervento programmato crea un dispendio economico analogo a quello di un'infusione continua di propofol della durata di 2h [6]. In regime di Day Surgery è possibile scegliere fra anestesie generali, locoregionali e sedazioni farmacologiche profonde.

Farmaci anestetici

L'induzione dell'anestesia generale è di solito condotta con farmaci endovenosi: ipnotici, miorilassanti e analgesici oppioidi. L'uso di questi ultimi nell'anestesia è divenuto comune per ottimizzare le condizioni chirurgiche, per ottenere una migliore omeostasi e per diminuire la richiesta di farmaci analgesici nell'immediato periodo postoperatorio.

Analizziamo i farmaci ipnotici che maggiormente si addicono, in virtù delle loro peculiarità, all'anestesia in Day Surgery.

Barbiturici

In questa classe di farmaci, il tiopentale è quello più usato per l'anestesia generale; alla dose di 4-5 mg/kg permette una rapida ipnosi, con minimi effetti emodinamici e respiratori. Ha $t1/2\gamma$ di 11,6 ore ed una clearance di 3,4 ml/kg/min, riflesso del suo metabolismo epatico. Somministrato in bolo si redistribuisce rapidamente dal compartimento centrale (compreso il Sistema Nervoso Centrale, dove agisce) verso quelli periferici. Tale caratteristica lo rende adatto negli interventi ambulatoriali, perché consente una profonda ipnosi ed un pronto risveglio, con buon recupero delle funzioni psicomotorie, anche se vengono associati oppiacei e protossido d'azoto [7]. Molti studi non hanno rivelato una significativa differenza fra il tiopentale e altri agenti ipnoinduttori, soprattutto riguardo all'induzione e alla qualità del risveglio. Solamente il propofol sembra avere dei reali vantaggi in termini di minori effetti collaterali e miglior risveglio [8-11].

Un altro barbiturico usato in anestesia è il metoexitale, non più in commercio in Italia. Produce una rapida e brevissima ipnosi, che dura 5-10 min. L'induzione può essere accompagnata da fenomeni eccitatori paradossi, in special modo negli anziani e nei bambini. Il ritorno alla coscienza è più rapido rispetto al tiopentale, per la clearance più elevata (Cl 10,9 ml/kg/min) e quindi per il più breve tempo di dimezzamento (3,9 ore). Possiede buona stabilità emodinamica [7].

Propofol

2,6 di-isopropofolo (gruppo dei fenoli) è un anestetico endovenoso liposolubile utilizzato per l'induzione e il mantenimento dell'anestesia generale. Fu usato clini-

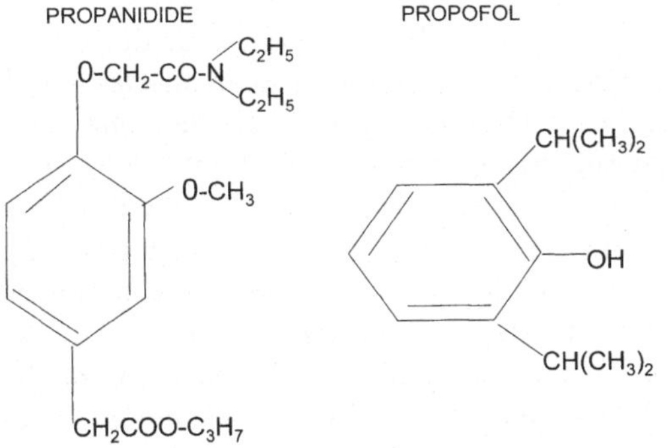

Fig. 1. Formula di struttura della propanidide e del propofol

camente per la prima volta nel 1977 in preparazione con cremofor EL, solvente presente anche nella formulazione di altri anestetici derivati del fenolo, ora non più in commercio (propaninide) (Fig. 1). Viste le gravi reazioni anafilattiche associate all'impiego di tale solvente, il propofol è stato successivamente riformulato in emulsione lipidica [7].

In molti pazienti (dal 30% al 70% secondo le statistiche [12]) si verifica dolore, anche severo, all'iniezione del farmaco; questo problema sembra essere correlato alla concentrazione di propofol nella fase acquosa dell'emulsione lipidica. Per questo motivo sono state sperimentate formulazioni alternative, che contengono una maggior quantità di trigliceridi a lunga catena (LCTs); è stata notata una significativa riduzione della sintomatologia dopo aggiunta di 10 ml di LCTs ad una dose di 20 ml di propofol. Si pensa che tali lipidi, assorbendo una maggior quantità di particelle di farmaco, diminuiscano la concentrazione di propofol nella fase acquosa, attenuando in questo modo il dolore all'iniezione [12, 13].

Il propofol è un ipnotico a rapido "onset time" e la sua durata d'azione è dose-dipendente: dopo 2-2,5 mg/kg (Tab. 1) si ha ipnosi per 5-10 min. Possiede un'emivita d'eliminazione ($t1/2\gamma$) di 4-7 h ed una clearance di 20-30 ml/kg/min, approssimativamente 10 volte maggiore di quella del tiopentone [14]. La breve durata d'azione del propofol, tuttavia, non dipende tanto dal $t1/2\gamma$ quanto da fenomeni di rapida redistribuzione dal compartimento centrale verso quelli periferici,

Tabella 1. Dosaggi di propofol per sedazione, induzione e mantenimento

• Sedazione	0,5-1 mg/kg bolo 25-100 γ/kg/min infusione continua
• Induzione	2,2-5 mg/kg bolo
• Mantenimento	75-300 γ/kg/min

lenti e veloci (modello tricompartimentale) [15]. A questo proposito, si deve sottolineare che il concetto di emivita d'eliminazione è inadeguato a spiegare il reale comportamento dei farmaci usati comunemente in anestesia; il $t1/2\gamma$ è appropriato per chiarire l'andamento clinico dei farmaci che seguono un modello farmacocinetico monocompartimentale, in cui praticamente non esistono fenomeni di redistribuzione. I farmaci ipnotici (ma non solo) seguono cinetiche tricompartimentali, in cui esiste una prevalenza dei fenomeni redistributivi a scapito di quelli metabolici (il $t1/2\gamma$ infatti, dipende dalla clearance e quindi indirettamente dal metabolismo stesso). In questi casi, il parametro farmacocinetico che si avvicina maggiormente al comportamento clinico del farmaco è il "context-sensitive halftime" (emivita sensibile al contesto), definita come "tempo necessario affinché la concentrazione plasmatica del farmaco si riduca del 50% nel compartimento centrale, dopo un periodo d'infusione continua variabile (da 1 min alla concentrazione allo "steady state") [15]". Per convenzione, un bolo può essere comparato ad un'infusione continua della durata di 1 min. Il concetto di emivita sensibile al contesto assume un significato prettamente pratico, vale a dire può essere visto come un indice del tempo di recupero, dopo la somministrazione di un dato farmaco. In particolare, l'emivita sensibile al contesto del propofol è minore di 25 minuti dopo infusioni che possono durare fino a tre ore; per infusioni più prolungate il suo valore sale a circa 50 minuti [14].

Il propofol possiede inoltre un grande volume di distribuzione; come conseguenza si può assistere a veloci ed imponenti fenomeni di redistribuzione del farmaco dal compartimento centrale verso il muscolo, il tessuto adiposo e gli altri tessuti poco perfusi, che sono in grado di accogliere molto rapidamente grandi quantità di farmaco [15]. L'organismo può essere suddiviso, dal punto di vista farmacocinetico, in due compartimenti: il compartimento centrale e quello periferico. Nel primo sono compresi tessuti che hanno un elevato flusso ematico tissutale (cervello, rene e surrene, circolo splancnico e ghiandole endocrine); il secondo è a sua volta distinto in lento e veloce, secondo il diverso grado di perfusione ematica. I tessuti che compongono i compartimenti periferici veloci sono muscoli e cute; quelli che vanno a costituire i compartimenti periferici lenti sono adipe, tessuti ligamentosi e cartilaginei, hanno una minor vascolarizzazione e raggiungono per ultimi l'equilibrio farmacologico [15-17]. La rapidità d'azione del propofol, nonostante un $t1/2\gamma$ di 4-7 ore, è dovuta dunque a questa peculiarità farmacocinetica, e quindi il propofol è diventato il farmaco di scelta nella chirurgia ambulatoriale [14].

Con l'acronimo TIVA si intende la tecnica anestesiologica in cui tutti i farmaci sono somministrati per via endovenosa; TIVA è la tecnica di scelta nelle procedure chirurgiche brevi (<30 min) e molto brevi (<10 min): è semplice, versatile e può essere personalizzata, secondo le necessità d'ogni singolo paziente. Il propofol è considerato il farmaco di scelta in questa metodica; prima dell'induzione viene usato un analgesico oppioide (alfentanil, remifentanil). Per il mantenimento si usa il propofol in infusione continua (75-300 γ/kg/min), (Tab. 1) associando l'oppioide, se necessario [18]. Recentemente Vuyk et al. [19] hanno determinato - utilizzando simulazioni con il computer- le concentrazioni efficaci ottimali al sito d'effetto ($C_{optimal}$) del propofol e degli oppiacei (sufentanil, fentanil, alfentanil, remifentanil) somministrati simultaneamente in infusione continua, in modo da assicurare un adeguato piano anestetico e allo stesso tempo un risveglio più precoce possibile. Si è visto, per esempio, che per un'infusione di propofol ed alfentanil della durata di 60 min, le concentrazioni ottimali sono, rispettivamente, 4,49 ng/l e 114 ng/l. È stato calcolato che il risveglio, in tal caso, dovrebbe avvenire 20 min dopo il termine della somministrazione farmacologica. Ovviamente tali dati hanno carattere poco più che indicativo, basandosi solamente su modelli teorici e non tenendo conto della possibile variabilità farmacocinetica individuale. Gli stessi Autori hanno dimostrato inoltre che i tempi di risveglio dipendono soprattutto dal tipo di oppioide utilizzato in associazione al propofol e, solo in un secondo momento, dalla durata dell'infusione di entrambi i farmaci. Si è osservato che, a concentrazioni di propofol ed oppiacei atte a mantenere un piano anestetico adeguato, il risveglio è più precoce con alte concentrazioni di propofol e relativamente basse concentrazioni di alfentanil, fentanil e sufentanil. Questo perché, nel medesimo intervallo di tempo, le concentrazioni terapeutiche del propofol decadono più velocemente nel tempo rispetto a quelle dei suddetti oppioidi.

Al contrario, se al propofol si associa il remifentanil, il recupero della coscienza è più veloce con alte concentrazioni di oppiaceo e basse di ipnotico: le concentrazioni di remifentanil infatti decrescono più rapidamente rispetto a quelle del propofol [19].

Per le procedure molto brevi, non esiste un razionale nell'utilizzare vapori anestetici, per il semplice motivo che non c'è abbastanza tempo affinché si abbiano gli effetti clinici dei gas, prima che la procedura stessa abbia termine [18]. Una TIVA con propofol è generalmente definita gradevole, con bassa incidenza di tosse e singhiozzo: si creano così condizioni chirurgiche ottimali. Numerosi studi [14, 20-22] hanno confrontato gli anestetici inalatori con il propofol: generalmente si è dimostrata la superiorità di quest'ultimo per quanto riguarda la qualità del risveglio, la minor incidenza di PONV (nausea e vomito postoperatorio) e di depressione postoperatoria.

Tuttavia molti Autori [5, 6, 23] pur confermando una migliore lucidità ed un più pronto recupero delle facoltà psicomotorie con l'utilizzo del propofol rispetto all'anestesia inalatoria, non hanno evidenziato reali vantaggi nei tempi di dimissione e soprattutto nel recupero delle normali attività lavorative. A questo proposito non si deve dimenticare che sia il propofol sia gli anestetici inalatori inducono marcate alterazioni del sensorio per molte ore nel postoperatorio; i pazienti dunque, a prescindere dal tipo di anestesia cui vengono sottoposti, non devono comunque intraprendere attività complesse (come ad es. guidare l'automobile) per almeno 24h dopo un intervento ambulatoriale. Oltretutto i costi di una TIVA con propofol risultano sicuramente maggiori di quelli per un'anestesia inalatoria, specialmente se condotta con bassi flussi [23].

Differenti considerazioni devono però essere fatte per il sevoflurane, anestetico inalatorio di ultima generazione. Questo vapore è caratterizzato da una bassa solubilità ematica, analoga a quella del protossido d'azoto, che permette un'induzione ed un risveglio rapidi e ben tollerati. Alcuni Autori hanno evidenziato un miglior recupero delle funzioni cognitive con il sevoflurane rispetto al propofol, con comparabile incidenza di PONV. Un elevato costo e un consumo maggiore rispetto agli altri vapori anestetici potrebbe in futuro limitarne l'uso, almeno nella pratica ambulatoriale [24-26]; tali conclusioni, comunque, dovranno essere convalidate attraverso trials clinici accurati.

Il propofol presenta alcuni effetti indesiderati; quello clinicamente più significativo è la diminuzione della pressione arteriosa media associata a bradicardia [27]. Molteplici e discordanti sono le teorie che riguardano la fisiopatologia di tali manifestazioni cliniche. L'ipotensione sembra essere dovuta principalmente ad un'azione vasodilatatrice diretta sui vasi, associata ad una depressione miocardica dovuta, pare, ad una diminuita performance del ventricolo nella fase sistolica [28].

L'evento bradicardico è complicanza frequente ma sottovalutata. Alcuni studi metanalitici recenti effettuati da Tramer [27] dimostrano, infatti, che la frequenza complessiva della bradicardia è del 15%. Tale valore è destinato ad aumentare in alcune situazioni a rischio: anomalie della conduzione, terapia con beta-bloccanti, procedure che aumentano il rischio di bradicardia (laparoscopie) ed età estreme della vita. L'Autore la considera una complicanza maggiore, perché mostra una spiccata refrattarietà al trattamento farmacologico con anticolinergici ed una potenziale evoluzione verso un'asistolia (15 pazienti su 10.000 che ricevono anestesia con propofol) difficilmente reversibile. In sintesi Tramer, in contrasto con molti altri Autori, non considera il propofol un farmaco maneggevole, anzi definisce il suo uso quasi "un azzardo". Se tali dati fossero confermati il suo utilizzo dovrebbe essere rivalutato, almeno nelle situazioni a rischio.

È noto che, fra tutti gli effetti indesiderati, il PONV è quello che crea maggior disagio ed insoddisfazione nel paziente; sono stati identificati dei fattori di rischio per la nausea e il vomito postoperatorio: storia di precedente PONV, anamnesi positiva per chinetosi, sesso femminile e l'uso di oppioidi nel periodo postoperatorio [29]. A questo proposito, in un recente lavoro [30] viene analizzato un approccio multimodale all'analgesia in corso di colecistectomia per via laparoscopica; esso prevede la somministrazione di un FANS e di un bolo di meperidina 45 minuti prima dell'induzione, la successiva infiltrazione con anestetico locale nella sede d'incisione chirurgica e la somministrazione di metoclopramide 20 minuti prima della fine dell'intervento chirurgico. I risultati sono stati paragonati con un gruppo di controllo, in cui era somministrato solo l'antiemetico: nel gruppo trattato si è osservata una netta riduzione dell'incidenza di dolore postoperatorio, di nausea e una chiara diminuzione dei tempi di degenza. Si è visto che la maggior incidenza di nausea nel gruppo non trattato è da attribuirsi, quasi sicuramente, all'importante dolore postoperatorio e al maggior uso di oppioidi per prevenirlo. Ciò permette di ribadire che il controllo del dolore facilita la mobilizzazione precoce e la dimissione del paziente. Risultati analoghi sono stati ottenuti da Eriksson et al. [31], in uno studio randomizzato controllato in doppio cieco, sull'analgesia bilanciata in corso di sterilizzazione tubarica videolaparoscopica.

A questo proposito, Green e Jonsson [32] considerano il PONV il più importante fattore di allungamento della durata della degenza nelle unità di Day Surgery ed hanno messo in evidenza, su 95 pazienti ambulatoriali, che quelli affetti da nausea e vomito (n=24) sono stati dimessi dopo 260 min, mentre gli altri (n=71) sono rimasti per soli 185 min.

Uno dei vantaggi che viene comunemente indicato, dalla maggior parte degli Autori, nell'anestesia generale con propofol è la diminuzione dell'incidenza di

PONV [14]; attualmente questa concezione è stata rivisitata. Pur essendo necessari altri studi prospettici, randomizzati e ben standardizzati con sufficiente peso statistico per chiarire il rapporto tra propofol e PONV, è fin da ora possibile stabilire delle linee guida in merito. Da una parte non si è ancora chiarito in che modo il propofol esplichi la sua azione antiemetica (che non sembrerebbe mediata dal sistema dopaminergico). Appare comunque evidente che il propofol, usato in bolo all'induzione, non possa essere considerato farmaco per la profilassi del PONV e nemmeno infusioni continue perioperatorie a basse dosi hanno dimostrato di ridurre significativamente l'incidenza di PONV [33].

Per contro, Tramer et al. [34-36] suggeriscono che il propofol diminuisca l'incidenza del PONV del 20%, ma solo in pazienti con rischio medio-alto e se usato nel mantenimento in infusione continua a dosi ipnotiche; inoltre tale effetto antiemetico pare esplicarsi solo nelle prime ore dopo l'intervento chirurgico.

Un aspetto solo recentemente preso in considerazione è il risveglio intraoperatorio durante una TIVA con propofol. A questo proposito un recente lavoro in doppio cieco di Miller [37] su 90 pazienti sottoposti ad artroscopia chirurgica al ginocchio di durata media 40 min, con dosaggi di propofol di 100/kg/min e alfentanil 0,5 γ/kg/min, ha evidenziato un'alta incidenza di risvegli intraoperatori con rimembranza, al punto da dover sospendere lo studio per motivi etici: l'incidenza riportata è del 19%, contro l'1% dei risvegli durante anestesia generale segnalata in letteratura [38].

È di uso comune associare alla TIVA con propofol il protossido d'azoto, con due finalità: da una parte viene sfruttato l'effetto analgesico del gas (sembra che la sua attività analgesica si esplichi sui recettori spinali δ degli oppiodi), dall'altra l'effetto ipnotico aggiuntivo. Infatti, Davidson et al. [39] hanno dimostrato che l'aggiunta di NO_2 al 67% riduce l'EC50 del propofol (definita come la concentrazione alla quale il 50% dei pazienti non risponde all'incisione chirurgica), approssimativamente del 30%. Inoltre Tramer et al. [34] sottolineano il fatto che l'uso del protossido d'azoto nel mantenimento dell'anestesia generale preserva da risvegli intraoperatori, e sembra aumentare sensibilmente l'incidenza di nausea e vomito postoperatorio solo nei pazienti a rischio.

Per quanto riguarda le procedure in sedazione cosciente, le benzodiazepine sono le più usate. Tuttavia, benché questi farmaci, come il midazolam, abbiano un'emivita relativamente breve, possono dare in alcuni casi sedazioni prolungate. Per questo motivo l'utilizzo del propofol in queste procedure sta diventando sempre più comune, tanto che recentemente il suo uso in questo ambito è approvato dalla Food and Drug Administration [14]. Basse dosi di propofol (0,5-1 mg/kg in bolo; 25-100 γ/kg/min) (Tab. 1) portano ad uno stato di sonnolenza, con conservazione dei riflessi di difesa. Il paziente può essere agevolmente risvegliato ed essere in grado di eseguire comandi semplici. Per contro, il livello di sedazione può essere approfondito facilmente, secondo le necessità. Il recupero delle funzioni cognitive dopo sedazione è gravato, rispetto al midazolam, da una minor incidenza di sonnolenza, confusione mentale e alterazioni motorie. La sedazione con propofol può essere associata ad un oppioide (remifentanil, alfentanil) per ottenere una sedoanalgesia in corso di procedure diagnostico-terapeutiche [14]. È stata proposta, da alcuni Autori [40], una metodica di autosomministrazione del propofol (boli di 0.7 mg/kg), attraverso un sistema di autocontrollo della sedazione (PCS), per estrazioni dentarie. Il risultato ottenuto sembra eccellente e i pazienti riescono a tenere sotto controllo l'ansia dichiarandosi soddisfatti.

Midazolam

Il midazolam si differenzia dalle altre benzodiazepine per il rapido "onset time" e per una durata relativamente breve dell'effetto farmacologico, da riferirsi principalmente a fenomeni di redistribuzione e per il suo metabolismo. La farmacocinetica del midazolam è generalmente descritta con un modello bicompartimentale. Questo farmaco possiede un anello imidazolico (Fig. 2) che consente una rapida clearance (6,4-11 ml/kg/min) [41], ad opera di un enzima microsomiale epatico (citocromo P4503A-CYP3A) [42]. L'emivita di eliminazione, di conseguenza, risulta essere considerevolmente ridotta (t1/2β 2-4 ore) [41] rispetto alle altre benzodiazepine, (circa dieci volte minore di quella del diazepam) (Fig. 3).

Tuttavia anche per il midazolam vale quanto è stato precedentemente analizzato per il propofol, cioè che l'emivita di eliminazione non è, da sola, responsabile del comportamento clinico-farmacologico, dipendendo esso in gran parte da fenomeni redistributivi. A conferma di ciò, nonostante il t1\2β del midazolam sia più breve di quello del propofol, il risveglio ed il recupero delle facoltà psicomotorie, dopo una dose equipotente, risultano più precoci con quest'ultimo. Tale apparente contraddizione può essere spiegata con i lenti fenomeni redistributivi del midazolam, che ne rendono l'emivita sensibile al contesto più lunga di quella del propofol [15].

Lo stesso anello imidazolico conferisce inoltre una buona solubilità e stabilità in soluzioni acquose a basso pH (<4) [41]. Questa caratteristica permette un'ottima tollerabilità locale ed evita il rischio di tromboflebiti in sede di iniezione, a differenza del diazepam, che viene reso solubile nel propilenglicole, responsabile quest'ultimo del dolore all'iniezione e dell'irritazione sull'endotelio venoso. Il midazolam possiede una potente azione ansiolitica, sedativa, ipnotica, anticonvulsivante e miorilassante. Al pari delle altre benzodiazepine, ha un antagonista specifico, il flumazenil (Fig. 4), che ne permette l'utilizzo con sufficiente tranquillità, anche

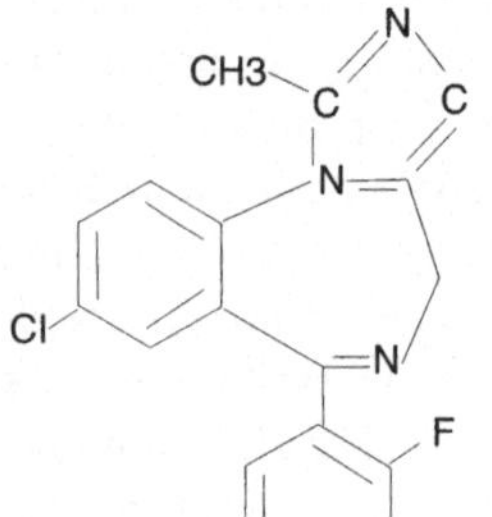

CH3 C N C N N Cl F

Fig. 2. Formula di struttura del midazolam

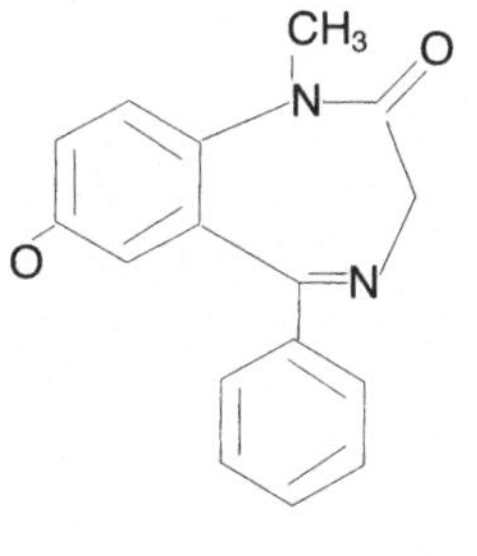

Fig. 3. Formula di struttura del diazepam

se sono stati descritti fenomeni di risedazione, esaurito l'effetto dell'antidoto [23, 43]. Quest'ultimo agisce competitivamente con le benzodiazepine a livello dei recettori, senza peraltro stimolarli, ed è in grado di spiazzarle dal sito di legame; agisce rapidamente (30-60 secondi) dopo somministrazione intravenosa; la dose starter di 0.004 mg/kg può essere ripetuta fino ad un massimo di 0.04 mg/kg. La risedazione è legata alla brevissima emivita plasmatica del flumazenil (circa 1 h), che è sensibilmente minore a quella del midazolam [44].

Una volta somministrato per via intramuscolare e per via endovenosa, il midazolam viene rapidamente assorbito, con biodisponibilità pressoché completa. Può essere assunto anche per via rettale, ma con ritardo dell'assorbimento e con biodisponibilità del 52% [45]. Il farmaco, se somministrato per via orale, subisce un importante effetto di primo passaggio epatico, con biodisponibilità del 40% circa; quest'ultima può variare marcatamente, in seguito a variazioni relativamente modeste del flusso ematico epatico. Per questi motivi non è praticata la somministrazione orale [46].

La rapida emivita del midazolam può essere influenzata da numerosi fattori: età, funzionalità renale ed epatica; l'eliminazione è rallentata nei pazienti anziani e in quelli con insufficienza epatica e renale, mentre è accelerata nei bambini [41, 42]. Ne consegue che il dosaggio deve essere attentamente ponderato in questi pazienti. Il midazolam è inoltre soggetto ad importanti interazioni farmacologiche con numerosi altri farmaci, in particolare antibiotici, antimicotici, calcioantagoni-

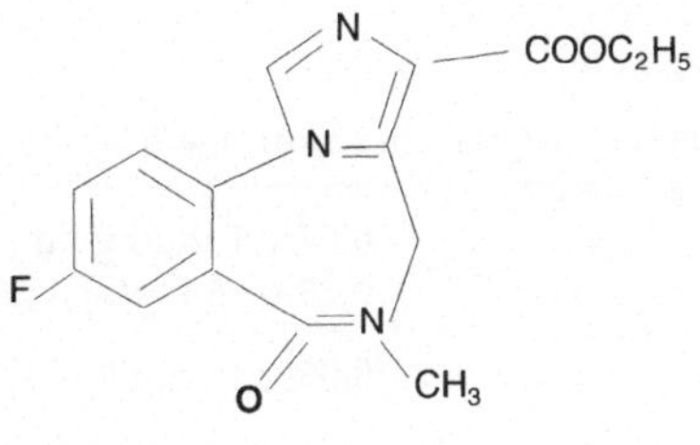

Fig. 4. Formula di struttura del flumazenil

sti, agenti ipnotici ed anestetici ed infine oppiacei. A questo proposito è stato dimostrato come agenti che vengano metabolizzati dal citocromo CYP3A, tra cui il fentanil, diminuiscano la clearance del midazolam, con un meccanismo di antagonismo competitivo, a tal punto da prolungare significativamente il recupero psicomotorio. Il metabolismo può essere condizionato da situazioni che determinano diminuzione del flusso ematico epatico [42]. L'effetto clinico del midazolam (e delle benzodiazepine in generale) è modulabile e dipende dalla percentuale di occupazione dei recettori GABAergici: l'ansiolisi si ottiene quando <20% dei siti recettoriali vengono legati; la sedazione richiede un legame del 20-50%; l'ipnosi infine si manifesta quando più del 60% dei recettori vengono occupati. Si possono dunque ottenere graduali e crescenti livelli di sedazione dose-dipendenti, che variano da un lieve torpore fino all'ipnosi [46].

Confrontato con il diazepam, il midazolam mostra un'affinità più marcata per i recettori GABAergici e una potenza farmacologica circa 3-4 volte maggiore [47, 48]. Il tempo di equilibrio sangue-cervello è più lento di quello del diazepam: dopo un bolo, è necessario attendere più tempo per ottenere l'effetto farmacologico massimo. Un periodo di latenza così prolungato (fino a 5 minuti, dopo iniezione endovenosa) può essere erroneamente interpretato come un dosaggio insufficiente ed indurre l'anestesista a somministrare quantità aggiuntive di farmaco, tali da causare pericolosi sovradosaggi [46]. Le concentrazioni plasmatiche per la sedazione devono essere superiori a 40 ng/ml mentre al di sopra di 80 ng/ml si ha ipnosi [49]. In pratica, la comparsa dell'effetto sedativo necessita, per un adulto, almeno di 0,05 mg/kg (Tab. 2) [41]. Non è di secondaria importanza l'amnesia, prevalentemente anterograda [50], che si ottiene con somministrazione di midazolam, estremamente utile per migliorare la compliance da parte dei pazienti che debbano sottoporsi ripetutamente a procedure diagnostiche e/o terapeutiche invasive. Talvolta però l'amnesia può prolungarsi anche per alcune ore nel postoperatorio [23], conseguenza non sempre gradita.

Al pari delle altre benzodiazepine, gli effetti del midazolam sul sistema cardiocircolatorio e respiratorio sono di lieve entità, alle dosi comunemente impiegate in clinica. La maneggevolezza e la versatilità del midazolam lo rendono un farmaco che si adatta bene a tutta la pratica anestesiologica di Day Surgery: premedicazione, sedazione cosciente, induzione e mantenimento dell'anestesia generale, coinduzione con altri agenti induttori endovenosi.

La premedicazione con midazolam deve essere effettuata circa trenta minuti prima dell'induzione, generalmente per via intramuscolare, alle dosi di 0,07-0.1 mg/kg (Tab. 2) [51]. Nei bambini si può scegliere anche la via rettale (0.25-0.35

Tabella 2. Dosaggi di midazolam consigliati per la premedicazione, sedazione e induzione

• Premedicazione	0,07-0,1 mg/kg i.m. 0,25-0,35 mg/kg via rettale (nei bambini)
• Sedazione	0,05-0,15 mg/kg i.v.
• Induzione	0,1-0,4 mg/kg i.v.

mg/kg) (Tab. 2) [45]. In campo pediatrico può anche essere usato in associazione con la ketamina [52]. Comunemente la premedicazione si effettua con il diazepam associato ad un anticolinergico. Si è tuttavia dimostrato che la biodisponibilità ed il picco plasmatico dopo iniezione intramuscolare sono imprevedibili. Il midazolam, invece, mostra un migliore e più affidabile riassorbimento per via intramuscolare rispetto a tutte le altre benzodiazepine: perciò questo farmaco dovrebbe essere considerato di prima scelta nella premedicazione.

Nell'anestesia generale il midazolam viene usato come agente induttore e come farmaco di mantenimento. Può essere utilizzato anche nella coinduzione. Con questo termine si intende l'associazione di due o più farmaci ipnoinducenti, per facilitare l'induzione stessa; è una tecnica di recente impiego, che si pone come alternativa alla tradizionale induzione monofarmacologica. I vantaggi che possono derivare dall'uso di tale metodica possono essere molteplici: permette l'uso di dosi inferiori dei farmaci ipnotici, al fine di ridurre gli effetti indesiderati di ciascuna singola sostanza, sfruttandone nello stesso tempo le caratteristiche positive [53-58]. Con questa tecnica si ottiene una migliore predittività della condotta anestesiologica, poiché viene minimizzata la variabilità interindividuale alla risposta farmacologica [59]. Alcuni Autori [53] hanno dimostrato che dosi subipnotiche di midazolam (0.03 mg/kg), somministrate due minuti prima dell'induzione con propofol ed alfentanil, diminuiscono fino al 50% la dose di propofol necessaria per ottenere ipnosi. Nel periodo postoperatorio permane un certo grado di rallentamento delle facoltà psicomotorie dovuto all'utilizzo della benzodiazepina. Altri studi [60], eseguiti con metodiche isobolografiche, hanno dimostrato un profondo grado di sinergia tra midazolam e propofol, con notevole riduzione della EC50 di entrambi i farmaci.

L'associazione propofol-midazolam sembra dunque garantire una valida alternativa alla tecnica monofarmacologica, assicurando nello stesso tempo una rapida induzione, un periodo di ipnosi ragionevolmente contenuto, una prolungata ansiolisi, ed un'adeguata amnesia; gli effetti collaterali del propofol, quali bradicardia, ipotensione e dolore all'iniezione, vengono minimizzati. Il minor utilizzo di farmaci nella coinduzione sembra infine permettere anche un consistente risparmio economico [58].

Generalmente al midazolam, sia nella fase di induzione che di mantenimento, è associato l'impiego di analgesici oppiodi (fentanil, alfentanil), che esibiscono una marcata sinergia con questo farmaco, permettendone la significativa diminuzione di EC50 [54] . È stato testato anche il grado di interazione di midazolam-propofol-alfentanil. Sorprendentemente non è stata dimostrata maggior sinergia rispetto all'associazione midazolam-alfentanil e non si è riusciti a chiarirne il motivo [60]. Gli oppiacei determinano un aumento severo dell'incidenza di apnea e di depressione respiratoria postoperatorie, se associati a benzodiazepine. A questo proposito Bailey et al.[61] hanno effettuato uno studio su 12 volontari sani, ai quali è stata somministrata l'associazione di midazolam (0.05 mg/kg) e di fentanil (2 μg/kg): l'incidenza di apnea è stata del 50% e si è avuta ipossiemia in 11 dei 12 soggetti coinvolti nello studio. I dosaggi consigliati (0,1-0,4 mg/kg) (Tab. 2) [41] permettono di ottenere rapidamente l'ipnosi; l'effetto farmacologico dopo bolo e.v. di 0,15 mg/kg dura circa 20 min.

Il mantenimento dell'anestesia può essere ottenuto con boli ripetuti: la dose di induzione è sufficiente per le procedure molto brevi, mentre per quelle di maggiore durata (30 min o più) sono necessari boli aggiuntivi. Questa benzodiazepina viene scarsamente usata per il mantenimento dell'anestesia in infusione continua poiché i tempi di risveglio aumentano proporzionalmente alla durata della somministrazione, con possibile accumulo del farmaco [41].

Rispetto agli altri agenti ipnoinducenti, il midazolam mostra maggior stabilità emodinamica [14, 41], sebbene il risveglio possa essere prolungato; per questo motivo è il farmaco di scelta nei pazienti con potenziali compromissioni cardiovascolari. La maggior parte dei lavori [14, 23, 43, 62] che ha confrontato midazolam e propofol durante TIVA evidenzia che, in pazienti adulti sani (ASA I-II), l'impiego di quest'ultimo farmaco sia da preferirsi, poiché determina un più precoce recupero postoperatorio, una performance dei test psicomotori più soddisfacenti ed una minor alterazione dello stato mentale. Sebbene l'utilizzo del flumazenil a fine procedura permetta di antagonizzare gli eccessivi effetti sedativi del midazolam, si è visto che anche il risveglio è migliore e più precoce dopo un'anestesia condotta con propofol. Inoltre il rischio di risedazione è alto utilizzando l'associazione midazolam-flumazenil [43, 44].

Molti studi hanno testato il midazolam nelle situazioni che richiedono sedazione conscia – procedure chirurgiche eseguite in anestesia locale o locoregionale [63]; broncoscopie [64]; procedure endoscopiche del tratto gastrointestinale [48] ed urinario [65] – e mettono in luce la maneggevolezza del farmaco; si è dimostrato superiore al diazepam per la maggior rapidità di induzione e velocità di recupero delle funzioni psicomotorie, per i minori effetti sedativi a distanza dell'intervento, per la migliore tollerabilità sistemica e locale, e per l'amnesia anterograda. Le dosi generalmente consigliate per un'adeguata sedazione sono 0,05-0,15 mg/kg [41], per pazienti adulti sani. Midazolam e propofol in sedazione cosciente evidenziano un soddisfacente livello di sedazione intraoperatoria; tuttavia, mentre il propofol garantisce un recupero più rapido delle funzioni cognitive ed una minor sedazione residua, il midazolam permette una migliore ansiolisi ed amnesia anterograda.

Dopo sedazione cosciente, è frequente l'utilizzo di flumazenil a fine procedura per antagonizzare strascichi eccessivi di sedazione ed amnesia. Nonostante ciò, il propofol sembra comunque garantire un risveglio ancora migliore; inoltre in un recente studio è stato rilevato che nel 33% dei pazienti trattati con il flumazenil, si è verificata risedazione alcune ore dopo l'antagonismo [23, 43]. Analogamente a quanto è avvenuto per il propofol, è stata sperimentata con successo, in corso di procedure odontoiatriche, una tecnica di sedazione autocontrollata (PCS) con midazolam [66]. In questo studio 30 pazienti sono stati sottoposti a due interventi consecutivi per estrazione dei terzi molari. Il midazolam è stato somministrato, in sequenza casuale, dall'anestesista o tramite PCS. In entrambi i casi le tecniche chirurgiche, la dose di farmaco e il comfort globale del paziente sono state simili, sebbene la maggior parte dei pazienti, alla fine, abbiano soggettivamente preferito la PCS.

Durante sedazione conscia, il midazolam può essere anche associato ad oppiacei, come il remifentanil: uno studio multicentrico in doppio cieco [67] ha evidenziato che, rispetto all'utilizzo del solo remifentanil in infusione continua, l'aggiunta di 2 mg in bolo di ipnotico all'inizio della procedura permette minor velocità di infusione dell'oppioide, minori effetti collaterali postoperatori, come nausea e vomito, avendo inoltre una migliore sedazione intraoperatoria.

Conclusioni

Il vantaggio della Day Surgery rimane tale solo se gli effetti collaterali, quali PONV e dolore postoperatorio, vengono tenuti sotto controllo; se così non fosse, il paziente, una volta dimesso dalle Unità di Day Surgery, ritarderebbe la ripresa delle sue attività quotidiane.

La problematica del dolore postoperatorio è divenuta pressante da quando si utilizza il Remifentanil, oppioide di nuova generazione, che viene rapidamente metabolizzato da esterasi ematiche e tissutali non specifiche non saturabili, con emivita sensibile al contesto di circa 3-5 min; questo farmaco garantisce un'ottima stabilità emodinamica e un'eccellente ripresa della funzione ventilatoria, a scapito di un'assoluta mancanza di analgesia alla cessazione dell'infusione continua [68, 69].

Il controllo del dolore postoperatorio può essere attuato attraverso diverse strategie terapeutiche; in alcuni casi può essere sfruttata la "coda analgesica" degli oppioidi somministrati intraoperatoriamente, come il fentanil; in altri è necessario prevenirlo oppure alleviarlo alla fine dell'intervento. In quest'ultima situazione, i farmaci che si hanno a disposizione sono: FANS, tramadolo e morfina. Non bisogna dimenticare che tra gli effetti indesiderati di tramadolo e morfina ci sono nausea e vomito.

Per la prevenzione del dolore postoperatorio ci si può avvalere dell'analgesia bilanciata, con buoni risultati sul piano analgesico [33]. Si definisce analgesia bilanciata una tecnica che impiega un'associazione di più farmaci (analgesici, anestetici locali), che agiscono con meccanismi differenti in modo additivo-sinergico. Tale metodica comprende anche la "pre-emptive analgesia". Con questo termine si intende un trattamento antinocicettivo preventivo che impedisca il formarsi di quei circuiti somatosensoriali alterati, responsabili del potenziamento del dolore postoperatorio.

Questo dolore è di tipo non nocicettivo; il meccanismo preciso non è ancora stato individuato in modo esaustivo, ma un ruolo importante può essere attribuito all'espansione dei campi recettoriali e all'ipersensibilità del secondo neurone "wind-up" fenomeni questi che possono instaurarsi anche in breve tempo [70].

L'anestesia nella Day Surgery ha ricevuto grandi impulsi in questi ultimi anni grazie all'affinamento di tecniche chirurgiche mini invasive e all'introduzione di nuovi farmaci a breve durata d'azione. Questi ultimi non assicurano, da soli, una condotta anestesiologica che sia rapida, sicura, economica e con minimi effetti collaterali. È necessaria dunque una accurata scelta dei pazienti da sottoporre a procedure ambulatoriali. In conclusione, l'anestesia nella Day Surgery deve essere frutto della sapiente applicazione di conoscenze fisiologiche e fisiopatologiche nei singoli pazienti e nei singoli interventi chirurgici, bilanciando vantaggi e svantaggi di ogni singola tecnica.

Bibliografia

1. Gruppo di studio SIAARTI per la sicurezza in Anestesia e Terapia Intensiva (1997) Raccomandazioni per l'anestesia nel Day Hospital. Minerva Anestesiol 63:287-290
2. Verghese C, Brimacombe JR (1996) Survey of laryngeal mask airway usage in 11910 patients: safety and efficacy for conventional and nonconventional usage. Anesth Analg 82:129-133
3. Brain A (1992) Laringeal mask airway. Atti IV Giornate Internazionali di Rianimazione, Roma, pp 122-134
4. Centonze G, Gismondi A (1992) Prime esperienze con la maschera laringea in anestesia. Atti IV Giornate Internazionali di Rianimazione, Roma, pp 153-159
5. Watcha MF, Withe PF (1997) Economics of anesthetic practice. Anesthesiology 86:1170-1196
6. Watcha MF, White PF (1997) Is the introduction of new anesthetic drugs and techniques economically justified? Curr Opin Anaesthesiol 10:158-162
7. Fragen RJ, Avram MJ (1990) Barbiturates. In: Miller RD (ed) Anesthesia. Churchill Livingstone, New York London, pp 225-242
8. Heath PJ, Kennedy DJ, Ogg TW, Dunling C, Gilks WR (1988) Which intravenous agent for day surgery? A comparison of propofol, thiopentone, methohexitone and etomidate. Anaesthesia 43:365-368
9. Heath PJ, Ogg TW, Gilks WR (1990) Recovery after day-case anaesthesia. A 24-hour comparison after thiopentone or propofol anaesthesia. Anaesthesia 45:911-915
10. Jakobsson J, Rane K (1995) Anaesthesia for short outpatient procedures. A comparison between thiopentone and propofol in combination with fentanil or alfentanil. Acta Anaesthesiol Scand 39:503-507
11. Doze VA, Shafer A, White PF (1988) Propofol – nitrous oxide versus thiopental – isoflurane – nitrous oxide for general anesthesia. Anesthesiology 69:63-71
12. Doenicke AW, Roizen MF, Rau J, Kellermann W, Babl J (1996) Reducing pain during propofol injection: the role of the solvent. Anesth Analg 82:472-474
13. Thwaites AJ, Smith I (1997) Novel anaesthetics and techniques for ambulatory (day-case) surgery. Curr Opin Anesthesiol 10:421-429
14. Smith I, White PF, Nathanson M, Gouldson R (1994) Propofol. An update on its clinical use. Anesthesiology 81:1005-1043
15. Hughes MA, Glass PSA, Jacobs JR (1992) Context-sensitive half-time in multicompartment pharmacokinetic models for intravenous anaesthetic drugs. Anesthesiology 76:334-341
16. Shafer SL, Varvel JR (1991) Pharmacokinetics, pharmcodynamics, and rational opioid selection. Anesthesiology 74:53-63
17. Youngs EJ, Shafer SL (1994) Pharmacokinetic parameters relevant to recovery from opioids. Anesthesiology 81:833-842
18. Reder JC (1991) TIVA and short procedures. Acta Anaesthesiol Scand 96(Suppl 35):74-75
19. Vuyk J, Mertens MJ, Olofsen E, Burm AGL, Bovill JG (1997) Propofol anesthesia and rational opioid selection. Anesthesiology 87:1549-1562
20. Price ML, Walmsley A, Swaine C, Ponte J (1988) Comparison of a total intravenous anaesthetic technique using a propofol infusion, with an inhalational technique using enflurane for day case surgery. Anaesthesia 43:S84-S87
21. Raeder JC, Mjåland O, Aasbø V, Grøgaard B, Buanes T (1998) Desflurane versus propofol maintenance for outpatient laparoscopic cholecystectomy. Acta Anaesthesiol Scand 42:106-111

22. Marshall CA, Jones RM, Bajorek PK, Cashman JN (1992) Recovery characteristics using isoflurane or propofol for maintenance of anaesthesia: a double-blind controlled trial. Anaesthesia 47:461-466
23. Smith I, White PF (1995) New anaesthetics, analgesics and muscle relaxants for ambulatory surgery. Curr Opin Anesthesiol 8:298-303
24. Philip BK, Kallar SK, Bogetz MS, Scheller MS, Wetchler BV, Freiberger D, Philip J, Roaf E, Hurt T, Noorani M (1996) A multicenter comparision of manteinance and recovery with sevoflurane or isoflurane for adult ambulatory anesthesia. Anesth Analg 83:314-319
25. Wandel C, Neff S, Böhrer H, Browne A, Motsch J, Martin E (1995) Recovery characteristics following anaesthesia with sevoflurane or propofol in adults undergoing outpatient surgery. Eur J Clin Pharmacol 48:185-188
26. Eriksson H, Haasio J, Korttila K (1995) Recovery from sevoflurane and isoflurane anaesthesia after outpatient gynaecological laparoscopy. Acta Anaesthesiol Scand 39:377-380
27. Tramèr MR, Moore RA, McQuay HJ (1997) Propofol and bradycardia: causation, frequency and severity. Br J Anaesth 78:642-651
28. Searle N, Sahab P (1993) Propofol in patients with cardiac disease. Can J Anaesth 40:730-747
29. Watcha MF, White PF (1992) Postoperative nausea and vomiting. Its etiology, treatment, and prevention. Anesthesiology 77:162-184
30. Michaloliakou C, Chung F, Sharma S (1996) Preoperative multimodal analgesia facilitates recovery after ambulatory laparoscopic cholecystectomy. Anesth Analg 82:44-51
31. Eriksson H, Tenhunen A, Korttila K (1996) Balanced analgesia improves recovery and outcome after outpatient tubal ligation. Acta Anaesthesiol Scand 40:151-155
32. Green G, Jonsson L (1993) Nausea: the most important factor determining length of stay after ambulatory anaesthesia. A comparative study of isoflurane and/or propofol techniques. Acta Anaesthesiol Scand 37:742-746
33. Eriksson H, Korttila K (1997) Prevention of postoperative pain and emesis. Curr Opin Anesthesiol 10:438-444
34. Tramèr M, Moore A, McQuay H (1996) Omitting nitrous oxide in general anaesthesia: meta-analysis of intraoperative awareness and postoperative emesis in randomized controlled trials. Br J Anaesth 76:186-193
35. Tramèr M, Moore A, McQuay H (1997) Propofol anaesthesia and postoperative nausea and vomiting: quantitative systematic review of randomized controlled studies. Br J Anaesth 78:247-255
36. Tramèr M, Moore A, McQuay H (1997) Meta-analytic comparision of prophylactic antiemetic efficacy for postoperative nausea and vomiting: propofol anaesthesia vs omitting nitrous oxide vs total i.v. anaesthesia with propofol. Br J Anaesth 78:256-259
37. Miller DR, Blew PG, Martineau RJ, Hull KA (1996) Midazolam and awareness with recall during total intravenous anaesthesia. Can J Anaesth 43:946-953
38. Kelly JS, Roy RC (1992) Intraoperative awareness with propofol-oxygen total intravenous anesthesia for microlaryngeal surgery. Anaesthesiology 77:207-209
39. Davidson JAH, Macleod AD, Howie JC, White M, Kenny GNC (1993) Effective concentration 50 for propofol with and without 67% nitrous oxide. Acta Anaesthesiol Scand 37:458-464
40. Grattidge P (1992) Patient-controlled sedation using propofol in day surgery. Anaesthesia 47:683-685
41. Reves JG, Fragen RJ, Vinik R, Greenblatt DJ (1985) Midazolam: Pharmacology and uses. Anesthesiology 62:310-324

42. Hase I, Oda Y, Tanaka K, Mizutani K, Nakamoto T, Asada A (1997) I.v. fentanil decreases the clearance of midazolam. Br J Anaesth 79:740-743
43. Steib A, Freys G, Jochum D, Ravanello J, Schaal JC, Otteni JC (1990) Recovery from total intravenous anaesthesia. Propofol versus midazolam-flumazenil. Acta Anaesthesiol Scand 34:632-635
44. Bunodière M, Tannières ML (1992) Flumazénil (Anexate®). Encycl Méd Chir, Anesthésie-Réanimation, 36369 C10, 1re éd. Éditions Techniques, Paris, pp 1-8
45. Roelofse JA, Van Der Bijl P, Stegmann DH, Hartshorne JE (1990) Preanestetic medication with rectal midazolam in children undergoing dental extractions. J Oral Maxillofac Surg 48:791-796
46. Servin F (1995) Pharmacologie des benzodiazépines utilsée en anesthésie-réanimation. Encycl Méd Chir, Anesthésie-Réanimation, 36369 B10. Éditions Techniques, Paris, pp 1-11
47. Whitwam JG, Al-Khudhairi, McCloy RF (1983) Comparision of midazolam and diazepam in doses of comparable potency during gastroscopy. Br J Anaesth 55:773-777
48. Sanders LD, Davies-Evans J, Rosen M, Robinson JO (1989) Comparision of diazepam with midazolam as i.v. sedation for outpatient gastroscopy. Br J Anaesth 63:726-731
49. Allonen H, Anttila V, Klotz U (1981) Effectkinetcs of midazolam. A new hypnotic benzodiazepine derivative. Naunyn-Schimiedeberg's Arch Pharmacol 316(Suppl):R74
50. Miller RI, Bullard DE, Patrissi GA (1989) Duration of amnesia associated with midazolam/fentanil intravenous sedation. J Oral Maxillofac Surg 47:155-158
51. Avram M, Fragen R, Caldwell N (1987) Dose-finding and pharmacokinetic study of intramuscular midazolam. J Clin Pharmacol 27:314-317
52. Beebe DS, Belani KG, Chang PN (1992) Effectiveness of preoperative sedation with rectal midazolam, ketamine or their combination in young children. Anesth Analg 75:880-884
53. Tighe KE, Warner JA (1997) The effect of co-induction with midazolam upon recovery from propofol infusion anaesthesia. Anaesthesia 52:1000-1004
54. Short TG, Plummer JL, Chui PT (1992) Hypnotic and anaesthetic interactions between midazolam, propofol and alfentanil. Br J Anaesth 69:162-167
55. Short TG, Chui PT (1991) Propofol and midazolam act synergistically in combination. Br J Anaesth 67:539-545
56. McClune S, McKay AC, Wright PMC, Patterson CC, Clarke RSJ (1992) Synergistic interaction between midazolam and propofol. Br J Anaesth 69:240-245
57. Amrein R, Hetzel W, Allen SR (1995) Co-induction of anaesthesia: the rationale. Eur J Anaesthesiol 12:S5-S11
58. Whitwam JG (1995) Co-induction of anaesthesia: day-case surgery. Eur J Anaesthesiol 12:S25-S34
59. Vinik HR (1995) Intravenous anaesthetic drug interactions: practical applications. Eur J Anaesthesiol 12:S13-S19
60. Vinik HR, Bradley EL, Kissin I (1994) Triple anesthetic combination: Propofol-midazolam-alfentanil. Anesth Analg 78:354-358
61. Bailey PL, Pace NL, Ashburn MA, Moll JWB, East KA, Stanley TH (1990) Frequent hypoxemia and apnea after sedation with midazolam and fentanil. Anesthesiology 73:826-830
62. Norton AC, Dundas CR (1990) Induction agents for day-case anaesthesia. A double-blind comparision of propofol and midazolam antagonised by flumazenil. Anaesthesia 45:198-203
63. Fanard L, Van Steenberge A, Demeire X, Van der Puyl F (1988) Comparision between propofol and midazolam as sedative agents for surgery under regional anaesthesia. Anaesthesia 43:S87-S89

64. Ienkinson S, Khan F, Balchman O, Mariencheck W (1985) A comparision of midazolam and diazepam administred for anaesthesia during fibreoptic bronchoscopy. Anesthesiol Rev 12 :S79-S83
65. Birch BR, Anson KM, Kalmanovitch DV, Cooper J, Miller RA (1991) Sedation for day case urology: an assessment of patient recovery profiles after midazolam and flumazenil. Ann R Coll Surg Engl 73:373-378
66. Rodrigo MRC, Tong CKA (1994) A comparison of patient and anesthetist controlled midazolam sedation for dental surgery. Anaesthesia 49:241-244
67. Gold MI, Watkins DW, Sung YF, Yarmush J, Chung F, Uy NT, Maurer W, Clarke MY, Jamerson BD (1997) Remifentanil versus Remifentanil/Midazolam for ambulatory surgery during monitored anesthesia care. Anesthesiology 87:51-57
68. Smith MA, Morgan M (1997) Remifentanil. Anaesthesia 52:291-293
69. Bürkle H, Dunbar S, Van Aken H (1996) Remifentanil: a novel, short-acting, μ-opioid. Anesth Analg 83:646-651
70. Woolf CJ, Chong MS (1993) Preemptive analgesia. Treating post-operative pain by preventing the establishment of central sensitization. Anesth Analg 77:362-379

Capitolo 9

Criteri di dimissibilità nella Day Surgery

M. Baldassarre, D. Massarutti, M. Saltarini

La prima clinica specializzata in interventi di chirurgia ambulatoriale viene descritta da Ralph Waters nel 1919 a Sioux City, Iowa. Da allora il numero di interventi effettuati in regime di Day Hospital ha avuto, soprattutto negli U.S.A., un eccezionale incremento, sia in termini numerici che di impegno chirurgico e anestesiologico, e la necessità di inviare a casa il paziente entro poche ore dal termine dell'intervento, ha comportato la ricerca di criteri di dimissibilità validi e sicuri, su cui ci fosse il maggiore consenso possibile [1]. Nel 1970 J. Antonio Aldrete ha per primo proposto, ispirandosi alla scala ideata da V. Apgar, un metodo di valutazione obiettiva delle condizioni del paziente che arriva nella "recovery room" dopo anestesia sia generale che locoregionale: il Postanesthetic Recovery Score o PARS (Tab. 1) [2]. Il PARS si basa sulla osservazione di 5 parametri: attività muscolare,

Tabella 1. Punteggio del ricovero post-anestesia (modificata da [2])

Nome ____________ Età ____ Sesso ____ Numero di ricovero ________
Data ________ Rischio ________ Tempo di arrivo in sala operatoria ________
Tipo di chirurgia________________________
Agenti anestetici________________________
Miorilassanti________________________
Tempo anestesia ________
Anestesista________________

			All'arrivo 1h 2h 3h
Attività	• Capace di muovere le 4 estremità volontariamente o a comando	= 2	
	• " " " 2 " " " "	= 1	
	• " " " 2 " " " "	= 0	
Respirazione	• Capace di respirare in modo profondo e tossire	= 2	
	• Dispnea o respiro breve	= 1	
	• Apnea	= 0	
Circolazione	• PA +/- 20% del valore preoperatorio	= 2	
	• " " 20-50% del valore preoperatorio	= 1	
	• " " 50% del valore preoperatorio	= 0	
Stato di coscienza	• Sveglio	= 2	
	• Risponde alla chiamata	= 1	
	• Non in grado di rispondere	= 0	
Colore	• Roseo	= 2	
	• Pallido, depresso, con disturbi della perfusione cutanea, itterico, altro	= 1	
	• Cianotico	= 0	

Tabella 2. Stadi del recupero (modificata da [3])

Recupero precoce	Risveglio e ripresa dei riflessi vitali
Recupero intermedio	Recupero clinico immediato e invio al domicilio
Recupero tardivo	Recupero chirurgico e psicologico completo

respirazione, circolazione, stato di coscienza e colore della cute; a ciascuno dei parametri viene attribuito un punteggio di 0, 1, 2 a seconda che il parametro preso in esame si discosti molto, poco o nulla dal range di normalità. La valutazione del PARS viene effettuata all'arrivo nella recovery room, dopo 1, 2 e 3 ore. Al termine dell'osservazione i pazienti con uno score maggiore o uguale a 8 possono essere trasferiti in reparto. Il PARS quindi è utile per determinare il risveglio, il recupero stabile dei segni vitali e il superamento perciò della cosiddetta fase di recupero (Tab. 2). Ovviamente il semplice risveglio e il recupero dei segni vitali non sono criteri sufficienti per l'invio del paziente al domicilio; si richiede il raggiungimento della fase intermedia di recupero, che può venire effettuata con criteri clinici o scale di valutazione a punteggio. Korttila ha stabilito delle linee guida per una dimissione sicura che comprendono la valutazione clinica di più parametri. Oltre al pieno recupero dei segni vitali, il paziente deve essere orientato nel tempo e nello spazio, capace di vestirsi da solo e di camminare senza assistenza; non deve inoltre avere vomito e nausea se non minimi, il dolore deve essere controllabile e non deve esserci sanguinamento dalla ferita chirurgica. Il paziente deve essere accompagnato a casa da un adulto responsabile e devono essergli consegnate precise istruzioni riguardanti il periodo postoperatorio, che egli deve mostrare di aver compreso e sottoscritto.

L'abitazione del paziente deve trovarsi entro un'ora di viaggio dal centro dove l'intervento è stato eseguito ed egli deve disporre di un mezzo di trasporto adeguato con il quale l'accompagnatore potrà ricondurlo in ospedale (Tab. 3) [3].Una dimissione appropriata è importante dopo chirurgia ambulatoriale. Uno studio effettuato in Scozia nel 1972 ha riportato che il 31% dei pazienti sottoposti a interventi chirurgici in regime di Day Surgery, in anestesia generale con alotano, sono tornati a casa non accompagnati: di 41 proprietari di automobile, il 9% ha guidato da solo fino a casa, mentre il 73% ha guidato entro 24 ore. L'orientamento nel tempo e nello spazio, grazie ai farmaci a breve durata d'azione attualmente a disposizione, è rapidamente recuperato. L'assopimento (drowsiness) che può verificarsi nel postoperatorio, in mancanza di stimoli (specie con barbiturici e alogenati, meno con il propofol), sia nel postoperatorio che al domicilio, non si ritiene attualmente essere un criterio che dovrebbe determinare la permanenza in ospedale [4]. Esistono scale di valutazione cognitiva del paziente postoperato: test aritmetici, di memoria, di integrazione, di vigilanza, di riconoscimento di stimoli, di congiunzione di punti (Trieger dot test) sono stati usati per determinare il momento di dimissione, ma sono spesso complicati e lunghi per essere utilizzati in maniera sistematica in ospedali affollati come i nostri. Test semplici di memoria e di coordinazione senso-motoria sono i più validi, obiettivi non invasivi e non costosi utilizzabili al momento [5, 6]. Nel paziente sottoposto ad anestesia locore-

Tabella 3. Linee guida per una dimissione sicura (modificata da [3])

- Segni vitali stabili per almeno 1 ora
- Il paziente deve essere:
  - orientato nel tempo e nello spazio
  - in grado di assumere fluidi*
  - in grado di urinare**
  - capace di vestirsi da solo
  - capace di camminare senza assistenza
- Il paziente non deve avere:
  - nausea e vomito, se non minimi
  - dolore eccessivo
  - sanguinamento dalla ferita chirurgica
- Il paziente deve essere dimesso dall'anestesista e dal chirurgo che hanno effettuato l'intervento o da loro designati. Importante ribadire l'importanza delle istruzioni per il postoperatorio, inserendo anche come e chi contattare se subentrassero complicazioni
- Il paziente deve essere accompagnato da un adulto responsabile che dovrà rimanere con lui a casa

* Raccomandato ma non obbligatorio
** Raccomandato ma non obbligatorio tranne se sottoposto ad anestesia spinale o a chirurgia pelvica

gionale (con o senza sedazione di supporto), va valutato il recupero sensitivo, motorio e della funzionalità simpatica. Viene suggerito che il paziente sia inviato a casa con sicurezza, quando due misurazioni consecutive della pressione arteriosa media ottengano riduzioni di non oltre il 10% rispetto alle misurazioni preanestetiche. Il paziente dovrebbe avere normali sensazioni perianali (S4-S5), essere capace di flettere il piede e avere la sensibilità dell'alluce [7]. Per quanto riguarda la capacità di guida, sino a pochi anni fa l'orientamento era quello di evitare di mettersi in macchina per le prime 48 ore; è da tenere presente, comunque che, oltre all'anestesia, lo stesso riposo a letto diminuisce la funzione cognitiva e psicomotoria. Attualmente, con l'introduzione dei nuovi farmaci "short acting" si ritiene che si possa guidare dopo le prime 24 ore dalla dimissione.

Se il nostro fine è quello di stabilire criteri validi di dimissione, abbiamo bisogno che questi siano facilmente misurabili e utilizzabili su pazienti diversi, come un vero criterio obiettivo. La parola "recovery" in inglese significa completa guarigione, ma non è questo il target da utilizzare per una dimissione post Day Surgery. Sempre mediando dagli anglosassoni, la parola "home readiness" significa: momento appropriato per l'invio a casa: cioè quello stato psicofisico che deve essere raggiunto dal paziente per poter prendere in considerazione il suo trasferimento al domicilio. Da questo punto di vista si può vedere come sia principalmente lo stato del paziente dopo il recupero dall'anestesia che determina il momento della dimissione rispetto ad un completo recupero chirurgico che può necessitare giorni se non mesi. Le questioni da porsi sono perciò: 1) il paziente è clinicamente stabile per essere dimesso? 2) Una volta a casa, il paziente avrà ben compreso come riconoscere reazioni avverse chirurgiche e anestesiologiche? 3) Il paziente ha le risorse per reagire appropriatamente ad eventuali problemi postoperatori?

Per quanto riguarda il primo punto, criteri clinici di Korttila sono, con poche eccezioni, accettati come "golden standard" per una sicura dimissione dopo Day Surgery. Problemi di non facile soluzione per il medico sono capire le capacità del paziente e del suo accompagnatore di recepire le istruzioni ricevute e quindi definire la forma di linguaggio (comunicazione) da usare. Le riospedalizzazioni sono state conteggiate come meno dell'1% del totale degli interventi ambulatoriali e 1 su 12.500 è il tasso delle riospedalizzazioni con pericolo di vita per il paziente. La percentuale dei problemi legati all'anestesia sono compresi tra il 15% e il 30%, quelli chirurgici fra il 30% e il 40% e la restante percentuale è legata a problematiche sociali. Nausea e vomito sono le più frequenti complicazioni che rendono necessaria l'ospedalizzazione, soprattutto in campo pediatrico.

Altre complicazioni includono ipertensione e ipotensione, aritmie, reazioni avverse a farmaci, difficoltà respiratorie, problemi cardiaci e alterazioni dello stato di coscienza. Si fa notare che pazienti con età maggiore di 82 anni rendono conto del 67% delle complicazioni perioperatorie, ma sono i pazienti di età inferiore ai 42 anni che presentano l'80% delle complicanze postoperatorie. È inoltre da tenere presente che solo il 31% delle complicanze si verifica nel primo periodo post-operatorio e che quindi ben il 69% avviene dopo la dimissione del paziente. Si capisce quindi come ci sia la necessità di insistere sia con il paziente che con l'accompagnatore sulle reali problematiche legate alle complicanze. Il consenso firmato deve essere sempre preteso, ma il medico deve sforzarsi di verificare se quanto da lui spiegato sia stato realmente capito. Una statistica ha rivelato che il 50% dei pazienti, una volta a casa, non segue alla lettera le istruzioni dategli. Un altro problema di tipo medico legale è quello che fa riferimento a chi realmente fa la dimissione. Il medico è sempre responsabile della decisione di dimettere e la sua firma è sempre presente in calce alla cartella di dimissione. Negli USA, in genere, la firma è della intera équipe medica (chirurgico-anestesiologica) che ha effettuato l'intervento, ma si addestrano gruppi infermieristici alla valutazione del paziente sulla base dei criteri clinici, per permetterne l'invio al domicilio senza la presenza fisica del medico (che avrà comunque in precedenza firmato la cartella) [8]. Negli Stati Uniti e in Canada, dove la chirurgia in regime di Day Surgery rappresenta ormai più del 50-60% dell'intera attività chirurgica, vengono oggi proposti criteri di dimissibilità

Tabella 4. Cause di riammissione in ospedale

Chirurgiche	Chirurgia più estensiva del previsto; latrogenicità (sanguinamento, perforazione uterina, cauterizzazione di visceri, puntura della vescica); malattie preesistenti o problemi medici subentrati perioperatoriamente
Anestesia	Nausea e vomito prolungati, dolore intrattabile, recupero lento e sonnolenza prolungata, *ab ingestis*
Sociali	Richiesta del paziente o del chirurgo, mancanza di un accompagnatore; nessuno a casa

Tabella 5. PADSS (modificata da [9])

Segni vitali	
• entro il 20% dei valori preoperatori	= 2
• tra il 20% e il 40% dei valori preoperatori	= 1
• oltre il 40% dei valori preoperatori	= 0
Motilità e stato mentale	
• orientato x 3 con andatura stabile	= 2
• orientato x 3 o andatura stabile	= 1
• nessuno dei due criteri soddisfatti	= 0
Dolore o nausea/vomito	
• minimi	= 2
• moderati	= 1
• gravi	= 0
Sanguinamento chirurgico	
• minimo	= 2
• moderato	= 1
• grave	= 0
Assunzione di liquidi e svuotamento vescicale	
• beve e urina senza difficoltà	= 2
• beve o urina senza difficoltà	= 1
• nessuno dei due	= 0

semplificati. Chung [9] ha proposto uno schema formato da 5 criteri maggiori, ognuno dei quali diviso in tre livelli, e ai quali viene attribuito un punteggio di 2, 1, 0. La dimissione avviene con punteggi maggiori o uguali a 9 e lo schema è chiamato Postanesthesia Discharge Scoring System (PADSS) [9] (Tab. 5). Il PADSS permette, in effetti, una diretta e uniforme riproducibilità dei criteri di dimissione su tutti i pazienti e una comparazione tra il PADSS e i criteri clinici di Korttila dimostrerebbe un precoce e più sicuro invio al domicilio. Per rimarcare comunque quanto ci possa essere di opinabile in simili elenchi di criteri, Chung stesso ha formulato il MODIFIED PADSS (Tab. 6).

Sulla base di due lavori, l'introito di fluidi e la capacità di urinare sono stati eliminati come criteri necessari per la dimissione [10, 11]. Lo studio sulla capacità di urinare quale criterio superfluo per la dimissione prende in considerazione però solo una anestesia spinale (su 270 interventi). Chung ricorda nel suo lavoro che i criteri clinici di Korttila non ritengono obbligatorio l'introito di liquidi e la capacità di urinare per la dimissione, ma dimentica di dire che la piena funzionalità della vescica deve essere sempre recuperata dopo interventi in anestesia spinale peridurale e in anestesia generale quando l'intervento chirurgico viene eseguito a livello pelvico. Con il PADSS modificato Chung riesce a passare da una dimissibilità dell'86% a una del 100%. Questo eccesso nel voler affrettare la dimissione a suon di numeri non deve comunque far dimenticare che il buon senso e il giudizio

Tabella 6. MPADSS (modificata da [9])

Segni vitali	
• entro il 20% dei valori preoperatori	= 2
• tra il 20% e il 40% dei valori preoperatori	= 1
• oltre il 40% dei valori preoperatori	= 0
Deambulazione	
• andatura stabile senza vertigini	= 2
• con assistenza	= 1
• impossibilitato a muoversi o vertigini	= 0
Nausea e vomito	
• minimo	= 2
• moderato	= 1
• grave	= 0
Dolore	
• minimo	= 2
• moderato	= 1
• grave	= 0
Sanguinamento chirurgico	
• minimo	= 2
• moderato	= 1
• grave	= 0

clinico hanno ancora il loro spazio. La possibilità che in Italia si riesca a raggiungere percentuali di interventi in Day Surgery del 50-60% (attualmente poco più del 5%) è sicuramente un'utopia; una grossa fetta degli interventi effettuati negli USA in regime di Day Surgery è spesso imposta dalle assicurazioni che pagano l'intevento al minimo. Attualmente in Italia, in attesa di precise linee guida, ma anche in altri paesi europei, il giudizio clinico ponderato è ancora il "golden standard" per ricoveri, interventi e dimissioni in regime di sicurezza.

Bibliografia

1. White PF (1990) Outpatient Anesthesia: In: Miller RD (ed) Anesthesia. Churchill Livingstone, New York, pp 2025-2050
2. Aldrete JA, Kroulik D (1970) A postanesthtetic recovery score. Anesth and Analg 49:6
3. Korttila KT (1995) Post-anaesthetic psychomotor and cognitive function. Eur J Anaesth 12(Suppl 10):43-46
4. Stephenson ME (1990) Discharge criteria in day surgery. J Adv Nurs 15:601-613
5. Denis R, Letorneau E, Londorf D (1984) Reliability and validity of psychomotor tests as measures of recovery from isoflurane or enflurane anesthesia in a day-care surgery unit. Anesth Analg 63:653-656

6. Cashman JN, Power SJ, Jones RM, Adams AP (1987) Assessment of recovery from anaesthesia: what tests should we use? Anesthesiology 67:3
7. Alexander CM et al (1989) New discharge criteria decrease recovery room time after subarachnoid block. Anesthesiology 70:640-643
8. Mc Mulen JNB, Jahr JS (1993) Discharge criteria for ambulatory surgery: A review of the current literature. J LA State Med Soc Mar 145(3):101-105
9. Chung F (1995) Discharge criteria - a new trend. Can J Anesth 42(11):1056-1058
10. Theodorou-Michaloliakou C, Chung F, Chua JG (1993) Can J Anesth 40:A32
11. Kallar SK, Chung F (1992) Practical application of postanesthetic discharge scoring system-PADS. Anesthesiology 77:3A

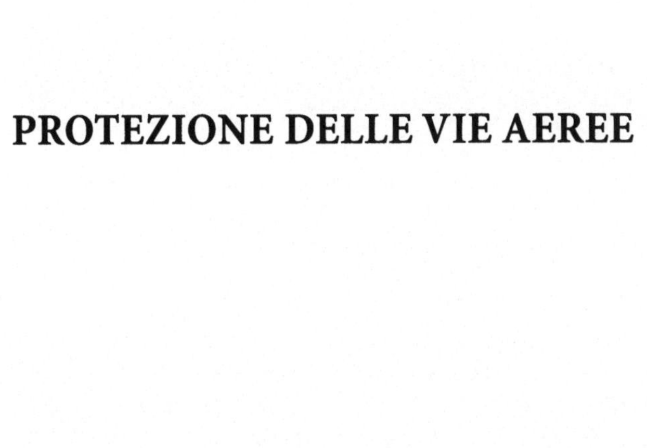

PROTEZIONE DELLE VIE AEREE

Capitolo 10

Intubazione difficile

F. Petrini, A. Sgandurra

Fin dagli albori dell'anestesia-rianimazione il controllo delle vie aeree è sempre stato il goal, così come il suo fallimento l'evento forse più temuto. La difficoltà a ventilare ed intubare ha tali ripercussioni che, per ridurne il peso sociale ed economico, sono sorte iniziative, prime fra tutte le statunitensi e australiane [1-3] che, in risposta ad esigenze assicurative, hanno poi dato vita ad archivi dati e portato a codificare gli elementi di rischio ed a suggerire raccomandazioni [3]. La vastissima letteratura è così disomogenea nella diversa impostazione da rendere difficile l'analisi: lo sforzo dell'ASA Closed Claim Project è stato illuminante: il 34% delle complicanze registrate legate all'anestesia e che generano danno neurologico è risultato essere di tipo respiratorio; di queste le più comuni sono le cause legate a non corretta ventilazione (38%), l'intubazione esofagea (18%), l'intubazione difficile (17%). Meno frequenti il trauma delle vie aeree (5%), il pneumotorace, l'ostruzione delle vie aeree e l'aspirazione (in totale circa il 3%), ed il broncospasmo (2%) [1]. Analisi successive hanno poi fatto emergere che la difficoltà ad intubare può essere prevista nel 90% dei casi e che solo l'1-3,5% dei casi sarebbero imprevisti [4, 5]. Dal 1975 ad oggi si è verificato, infatti, un trend positivo degli eventi avversi di questo tipo: i casi legali riferiti dalla ASA si sono ridotti al 28% e poi al 19% dopo il 1990 [5, 6]: si deve certamente riconoscere il ruolo positivo giocato dall'evoluzione farmacologica e tecnologica degli ultimi decenni, ma il merito è soprattutto della crescita culturale indotta dalle iniziative dedicate (negli USA, ad esempio la Society for Airway Management – SAM).

Nella realtà italiana si tende da un lato a sopravvalutare la difficoltà (per senzibilizzare i colleghi più giovani), dall'altro a minimizzare il problema, nel timore di ripercussioni medico-legali. La SIAARTI ha istituito una "Commissione per le vie aeree difficili" che si fa carico di valutare il problema, codificare le soluzioni più adatte alla nostra realtà ed emettere raccomandazioni. Accertato infatti che alla base di tutto ci sono la scarsa conoscenza del problema, una confusione di termini e definizioni (che annulla anche la trasmissione di esperienze), l'inesperienza, carenze strumentali, l'ignoranza di protocolli di uscita, si impongono una maggiore attenzione nell'identificare le situazioni a rischio durante la visita anestesiologica ed un comportamento in linea con quanto suggerito dagli esperti [4]. Molte volte la soluzione richiede poche attrezzature specifiche, scelte nell'enorme varietà dell'offerta di mercato, delle quali bisogna però conoscere la giusta indicazione ed acquisire pratica, non certo in condizioni di emergenza. La presentazione tiene conto dei suggerimenti degli esperti, cui rimanda per approfondimento delle tecniche e delle linee guida più che validate. Lo scopo è di far crescere la coscienza del problema, spingendo a rivedere criticamente le abitudini personali acquisite con l'esperienza, ma non necessariamente corrette in assoluto.

Riconoscere il rischio

Uniformare la terminologia è fondamentale: si parla di *difficoltà di controllo della via aerea* se è problematico ventilare in maschera e/o intubare; *difficoltà a ventilare in maschera* se non si riesce con tale tecnica a mantenere una saturazione 90% in O_2 puro; *laringoscopia difficile* se si rileva un "grado III o IV della scala di Cormack e Lehane". Per *intubazione difficile* (ID) si intende una situazione che richiede più di 2 o 3 tentativi (a seconda delle linee guida francesi o americane) o più di 10 min [7, 8]. Nei casi estremi e più temibili non si riesce ad intubare né a ventilare (CVCI). Tali definizioni andrebbero poi riviste alla luce del fatto che una ID può essere tale indipendentemente dal numero di tentativi, a seconda dell'esperienza dell'operatore [9].

L'esame clinico ha un ruolo essenziale: si devono identificare le condizioni congenite o acquisite, infiammatorie e non, endocrine, traumatiche o neoplastiche che possono comportare difficoltà. Fatta eccezione per le situazioni patologiche più ovvie e manifeste, nessun fattore anatomico singolo può consentire la previsione della difficoltà nella laringoscopia e nella intubazione, ma l'emergere di due o più indici sospetti all'esame obiettivo merita sempre grande attenzione [4, 10].

Alcune condizioni non strettamente patologiche possono comportare una gestione problematica delle vie aeree, come la gravidanza, nella quale il grado di difficoltà laringoscopica può aumentare anche di un punto, ma che comunque amplifica i rischi durante il cesareo, basti pensare a quello di inalazione [1, 11-13]. Tra le patologie infiammatorie non infettive, l'artrite reumatoide ha un peso particolare per instabilità della spina cervicale, ridotta motilità del collo, disfunzione dell'ATM, disordini crico-aritenoidei, ipoplasia della mandibola. Anche la spondilite anchilosante ne è causa, talvolta associata a fratture cervicali a livello C5-C7. Tra le cause endocrine ricordiamo: l'acromegalia, il gozzo tiroideo, il diabete I-dipendente, la sindrome di George. L'obesità, associata o meno ad endocrinopatie, è spesso causa di ID. Alcune infezioni possono comportare un rischio: l'ascesso retrofaringeo, l'epiglottite, la lebbra, la difterite, la mononucleosi infettiva (con proliferazione linfoide e croup) [3-5]. Tra le cause traumatiche si possono includere esiti di ustioni e folgorazioni, di chirurgia ORL o maxillo facciale, ma le più temibili, anche per l'urgenza che comportano, sono le fratture mandibolari e/o mascellari e i traumi laringei e tracheali [3].

Il paziente pediatrico costituisce un capitolo a parte perché si tratta spesso di patologie congenite, per le diverse procedure da adottare anche date le dimensioni dello strumentario, e perché il paziente non coopera [13]. Pur essendo la testa del neonato relativamente grande, la bocca è piccola, priva di denti, le narici sono strette, la lingua è piuttosto grossa. L'angolo della mandibola è più ampio (140°) rispetto all'adulto (120°), la laringe è collocata più in alto (C3-C4) rispetto all'adulto (C5-C6), le cartilagini aritenoidi sono più grandi, le lamine dello scudo tiroideo non sono saldate anteriormente ad angolo ma formano un arco, la posizione delle cv è leggermente obliqua verso l'alto, le corde hanno sezione quasi cilindrica e non prismatica e l'epiglottide ha generalmente aspetto edematoso e forme diverse dall'adulto. Tra l'altro i muscoli laringei intrinseci sono gracili mentre gli adduttori sono più efficienti (ciò spiegherebbe la tendenza al laringospasmo). La laringe raggiunge la posizione pressoché definitiva intorno al primo anno di vita, ha una forma conica e non cilindrica come nell'adulto e la presenza di tessuto connettivale sottomucoso lasso ne giustifica una particolare vulnerabilità, con riduzione critica del diametro anche per un solo mm di edema.

Molte alterazioni dello sviluppo embriologico possono comportare malformazioni complesse con ID: l'assenza del naso spesso associata ad un palato arcuato alto, l'atresia delle coane, l'encefalocele, la fusione congenita della mandibola, la macroglossia, la fessura maxillo-facciale. Fra le sindromi polimalformative ricordiamo: la Franceschetti-Treacher-Collins (mandibola ipoplasica, macroglossia, glossoptosi, protrusione mascellare, trisma e anomalie dell'ATM); la sindrome di Crouzon (disostosi cranio-facciale, naso a becco di pappagallo, palato arcuato alto, ostruzione nasale e dei seni paranasali); la sindrome di Klippel-Feil (limitazione cervicale da riduzione reale del numero delle vertebre o fusione-anomalie delle stesse), l'acondroplasia o condrodistrofia fetale (anomalia nello sviluppo cartilagineo con cifosi angolare tra C1 e C3); la sindrome di Pierre-Robin (spesso con retrazione mandibolare, divisione del labbro e del palato, glossoptosi); la sindrome di Apert (ipoplasia mandibolare, sella nasale infossata, esoftalmo bilaterale). Altre condizioni possono creare difficoltà, come le neoplasie dei tessuti molli o anomalie meno manifeste, come una epiglottide molto lunga o foliata con base larga e rigida, vasi ectasici pretracheali comprimenti, il torcicollo congenito. Quando l'accesso alle vie aeree è problematico, in pediatria il rischio è, se possibile, ancora maggiore per la particolare fisiologia respiratoria, tanto che gli incidenti respiratori sono la causa maggiore di morbilità e mortalità perioperatoria [13]. Nelle condizioni di emergenza gioca negativamente la conformazione delle gabbia toracica, con costole più orizzontali e un'espansione anteroposteriore e trasversale inferiore rispetto all'adulto. Il volume polmonare è ridotto dal maggiore volume cardiaco e dalla facilità con cui il diaframma viene spinto in alto. Le riserve respiratorie si esauriscono rapidamente anche a causa delle elevate necessità metaboliche. Per tutte queste peculiarità anatomo-funzionali, in pediatria è di particolare importanza, oltre all'esame clinico, l'indagine anamnestica, specie per precedenti anestesie; hanno valore predittivo di vie aeree difficili le dismorfosi congenite, la distanza mento-osso ioide inferiore a 20 mm, l'apertura della bocca inferiore a 18 mm [10].

Dalla letteratura emerge che si possono individuare segni e indici, semplici ed a basso costo che, specie nell'adulto, permettono di predire il rischio, riducendo l'incidenza delle difficoltà impreviste [3, 4, 7, 8].

- L'apertura della bocca ed il tipo di occlusione dentale permettono di valutare la mobilità dell'articolazione temporo-mandibolare e lo spazio utile alla laringoscopia: al di sotto di una distanza interincisiva di 35 mm la strumentazione standard per via orale è difficilmente utilizzabile. Incisivi superiori protrudenti, denti isolati o poco saldi possono essere di intralcio e creare rischio di avulsione e "inalazione". Anche l'eduntilia può creare difficoltà. Una volta palatina alta, lunga e stretta è predittiva; la morfologia e il volume della lingua sono importanti.

- Il test di Mallampati è ormai universalmente riconosciuto. Invitando il paziente ad aprire la bocca e a mostrare la lingua per quanto è a lui possibile, si procede alla visualizzazione delle strutture orali e faringee, distinguendo in Classi: 1) visibili palato molle, fauci, ugola, pilastri tonsillari anteriori e posteriori; 2) visibili palato molle, ugola; 3) visibile solo il palato molle; 4) palato molle non visibile.
- La morfologia della mandibola (asimmetrie), del profilo e la morfologia e la motilità del collo condizionano l'assunzione della "sniffing position", con allineamento dei tre assi utili per l'intubazione (forte rischio se l'angolo di Bellhouse-Dorè è di stadio 4).
- La valutazione della distanza tra mento ed altri reperi costituisce un ulteriore elemento, in relazione con motilità articolari, conformazioni scheletriche ed elasticità degli spazi molli coinvolti nella laringoscopia. Un collo corto e tozzo, il petto prominente sono da considerare a rischio. I valori ritenuti normali sono: spazio mento-ioideo di 45-50 mm (3 dita trasverse), mento-tiroideo (indice di Patil) superiore a 65 mm (4 dita trasverse); sulla distanza mento-giugulare il limite suggerito da qualcuno è superiore a 12, ma a questo riguardo i pareri sono discordanti [14].
- La pervietà o meno delle fosse nasali va verificata se si sceglie questo accesso. Alcuni dei segni citati sono predittivi anche della difficoltà a ventilare in maschera; barba e baffi, per esempio, possono condizionare.
- La difficoltà laringoscopica secondo la scala di Cormack e Lehane [11] ha un ruolo ormai certo, anche per il suo peso nel definire la linea di condotta; correla la difficoltà a quattro gradi di visione laringoscopica diretta della glottide: 1) visione dell'intera glottide, coperta solo la commissura anteriore; 2) visione parziale della glottide (variabilità); 3) visione della sola epiglottide; 4) non si vede neppure l'epiglottide. I gradi 3) e 4) sono da considerare difficoltà vera per l'intubazione. L'esperienza dell'operatore, il controllo dell'allineamento dei tre assi, la manovra di BURP (back upward right pressure) ed alcune attrezzature possono modificare o superare tale grado di difficoltà [7, 15].
- L'anamnesi su precedenti anestesiologici può indurre sospetti. Purtroppo non sempre al paziente viene rilasciata una relazione sulle difficoltà riscontrate ed inoltre non sempre il giudizio dell'operatore viene poi esattamente condiviso.

Il limite di alcuni criteri predittivi è proprio la soggettività (per varibilità individuale dell'osservatore in abilità ed esperienza), tanto che in letteratura vengono riportati numerosi score e altri test che, per complessità e costi, non sono utili nella routine [3].

Pianificare la strategia

La condotta da adottare non può essere universale: i singoli casi vanno interpretati e gestiti a seconda dell'esperienza dell'operatore, del grado di difficoltà obiettivo, del rischio di vomito-rigurgito, del grado di ventilabilità del paziente, della reale necessità di intubare, della differibilità o dell'emergenza di intervento. Le commissioni di esperti hanno tracciato linee guida di comportamento alle quali è logico e doveroso ispirarsi. Il riferimento più autorevole è fornito dall'ASA Task Force on Management of the Difficult Airway che emette "flow chart" dal 1991 sottoponendole a continua revisione critica [7, 9, 16, 17]. In Italia l'argomento è stato più volte oggetto di sessioni scientifiche ed oggi la Commissione SIAARTI mira ad emettere raccomandazioni nazionali, oltre alla divulgazione didattica attraverso seminari e Corsi Interattivi, sull'esempio statunitense [4, 18].

Di fronte ad una difficoltà prevista si deve anzitutto considerare la tecnica di anestesia adeguata al programma operatorio, senza sottovalutare mai la possibilità che imprevisti chirurgici o incidenti di percorso possano obbligare a percorsi diversi e rischiosi: la prima regola è prevedere una opzione alternativa, tenendo presente che priorità assoluta è l'ossigenazione del paziente. Si valuterà la possibilità di ventilare con maschera ed il rischio di vomito. Ovviamente il monitoraggio è fondamentale per qualsiasi protocollo. L'informazione corretta e completa di rischi e procedure che si intendono adottare (consenso informato) è indispensabile nella preparazione del paziente; l'ansiolisi e la somministrazione di anticolinergico possono aiutare. L'intubazione a paziente sveglio ha un ruolo basilare sia nella difficoltà prevista grave che in quella imprevista, dove poter risvegliare il soggetto consente poi di agire con la sicurezza della ventilazione spontanea.

L' anestesia locoregionale è spesso sottovalutata, mentre permette di lavorare al meglio, con comfort del paziente. La lidocaina, unica disponibile in Italia, può essere somministrata al 2% in aerosol o al 10% spray (10 mg/puff), addizionata con adrenalina 1/200-400.000. Sono sufficienti 2-3 spray al 10% o 10 ml al 4% (preparato officinale) in aerosol per la base lingua e la parte faringea dell'epiglottide (n. glosso faringeo posteriore). Nella narice si può lasciare un batuffolo intriso al 2% per pochi minuti (n. sfeno palatino e grande palatino), anche se ciò non elimina il dolore da deformazione delle coane al passaggio del tubo. Usando il fibroscopio la lidocaina 2% può essere spruzzata avanzando dalla faringe alla laringe "spray as you go". Alcuni preferiscono anestetizzare anche la faccia inferiore del piano cordale con l'iniezione intercricotiroidea o ricorrere al blocco del nervo laringeo superiore. Questo ed altri blocchi nervosi non sono però privi di rischi (compreso quello di ridurre i riflessi protettivi), non offrono molti altri vantaggi e sono meno accettati dal paziente [4, 9, 19, 20].

Una buona anestesia topica consente di affrontare la difficoltà prevista con manovre come l'intubazione nasale alla cieca, l'accesso retrogrado, la fibroscopia, il mandrino luminoso, o la LMA, scelti a seconda del tipo e del grado di difficoltà, oltre che in base all'esperienza dell'operatore. Anche nella difficoltà imprevista e grave è consigliato recedere dall'anestesia generale e procedere con le varie opzioni in anestesia locale. Fra i mandrini luminosi il "trachlight" è il più conosciuto. Si tratta di una tecnica semicieca, indicata per via orale ma che può essere applicata anche per via nasale, in narcosi o in anestesia locale; relativamente poco costosa, non richiede la laringoscopia (vantaggio nell'apertura limitata della bocca e nell'instabilità cervicale). Richiede una certa pratica su manichino e poi sul paziente normale; non è utile nel Cormack III, come pure in condizioni che ostacolano la transilluminazione (p.es. obesità), o in presenza di neoformazioni o anomalie anatomiche delle prime vie (a rischio di trauma) [4, 18].

Il fibrobroncoscopio (FOB) non è nato specificatamente per la ID, ma il suo ruolo è stato subito riconosciuto anche in questo campo. L'affinamento della tecnica grazie anche al continuo miglioramento dei modelli e le possibilità applicative sia in anestesia che in rianimazione ne hanno incrementato la popolarità, riducendo la necessità di accesso chirurgico alle vie aeree difficili. Rende inoltre possibile il controllo della posizione o il riposizionamento del tubo, l'intubazione bronchiale selettiva [21] ed il posizionamento del sondino nasogastrico. Queste applicazioni, oltre che la toilette tracheobronchiale ed una serie di manovre diagnostico-terapeutiche in anestesia e in rianimazione, ne giustificano l'acquisizione tecnica [10, 14, 22]. Ovassopian ne ha codificato l'applicazione ma è indubbio che sia indispensabile l'utilizzo di routine per acquisire la manualità [19, 20, 22-24]. Le indicazioni in oggetto sono: la ID, identificata alla visita preoperatoria o diagnosticata in sala operatoria, qualora si sia risvegliato il paziente; la limitata o controindicata estensione del collo (instabilità cervicale, insufficienza articolatoria vertebrale); la gestante a termine; le compromissioni delle vie aeree (compressioni e stenosi sia tracheali che bronchiali; i dismorfismi dell'arcata dentale con apertura limitata della bocca. Non esistono controindicazioni assolute. In caso di difficoltà prevista risponde ottimamente alle richieste; in quella imprevista la procedura consigliata è di usarlo, se si deve continuare nel programma, trattandosi di emergenza, non appena risvegliato il paziente. I tentativi ripetuti di laringoscopia, lesioni mucose, edema e sanguinamento, finiscono per compromettere la visione, specie per i piccoli calibri.

Con l'ipotono muscolare si riduce lo spazio di visibilità, si aumenta il rischio di inalazione e l'apnea accorcia i tempi: l'insuccesso in AG è del 2,6% nelle mani di esperti e molto maggiore se altrimenti, specie se sono alterati i rapporti anatomici [3, 4, 20]. In condizioni di AG è necessaria grande manualità ed un secondo aiuto-operatore istruito; la via nasale è più semplice della orale e per quest'ultima possono essere utili manovre per visualizzare le c.v. (compressione cricoidea, trazione mandibolare o della lingua). Una volta posizionato il FOB in trachea si possono avere difficoltà a far progredire il tubo (nel 29-30% dei casi) [19]: senza forzare, si possono adottare alcuni accorgimenti (come lubrificazione con jelly acquoso, scaldare il tubo per ammorbidirlo, non usare un diametro troppo ampio rispetto al FOB, ruotarlo di 90° a sinistra e poi riavanzarlo se si impunta in laringe, ecc). È ovvio che un basso rapporto fra calibro del tubo e diametro del FOB riduce lo spazio utile al flusso aereo, ma il tempo di lavoro non è così lungo come in rianimazione. Abbassalingua e introduttori facilitano l'accesso orale, così come maschere facciali che permettono di usare il FOB assistendo la ventilazione. La tecnica se ben condotta è ben tollerata dal paziente: gli stimoli simpatici sono paragonabili a quelli della laringoscopia, una eventuale sedazione non è controindicata, ma non deve deprimere il RS. Una volta entrati in trachea con il FOB si può indurre AG per introdurre il tubo. Sono recenti le segnalazioni dei vantaggi dell'infusione di remifentanil [25]. Rimane comunque la sola tecnica capace di assicurare la via aerea quando sia compromesso l'accesso anteriore al collo. Per contro, occorre considerare che la curva di apprendimento (sul manichino ed in clinica) è lunga [14]. Oltre a ciò i punti critici sono i costi, la gestione (pulizia, sterilizzazione) impegnativa per tempo e risorse, lo strumentario delicato e ingombrante (fonte luminosa). In previsione di dotarsi dell'attrezzatura si dovrà operare una scelta (calibri, lunghezze, finezza ottica e di movimenti diverse), tenendo conto che i modelli nati solo per l'intubazione sono più robusti e con canale operativo più piccolo [4]. A volte è vitale abbinare l'uso del FOB ad altre tecniche (ma a maggior ragione si richiede esperienza): posizionare una LMA per ventilare, poi introdurre un tubo su FOB è stato descritto per risolvere l'emergenza CVCI con 100% di successo [17] e anche a paziente sveglio. L'intubazione nasale alla cieca, se il calibro del tubo non è compatibile con il FOB, può essere seguita in visione diretta dalla narice controlaterale. In caso di edema, neoplasie orofaringee, epiglottide posteriore, aiutare il FOB con laringoscopia rigida può aiutare. L'accesso retrogrado può essere semplificato dal FOB quando si fatica a far procedere il tubo sul Seldinger: si può allora passare il FOB dentro il tubo, parallelamente alla guida metallica o facendo scorrere questa dentro il canale operativo, permettendo così l'introduzione del tubo in trachea in visione diretta [19].

L'intubazione per via retrograda costituisce un altro sistema applicabile al paziente sveglio, efficace anche con sanguinamenti che invalidano altre tecniche ma non in condizioni di emergenza o nel sovvertimento anatomico, nelle patologie larigotracheali e, in modo relativo, nelle infezioni locali e nelle coagulopatie. I costi dipendono dal set utilizzato: kit da peridurale o i set specifici. Ha elevata percentuale di successo e la scarsa frequenza con cui viene adottata non è giustificata dal timore di complicanze: è sufficiente osservare le controindicazioni, usare aghi 18 o 20 G e non pungere ripetutamente.

Considerando tutti i presidi disponibili, fra cui sicuramente si deve operare una scelta, raramente l'intubazione da sveglio fallisce (per mancata cooperazione del paziente, limiti dell'operatore o della disponibilità delle attrezzature). In tal caso l'ASA consiglia di procedere:

- annullando il programma chirurgico ed affidando il caso a colleghi e ambienti consoni;
- inducendo l'AG, in respiro spontaneo (RS) e ventilando in maschera se possibile. È discriminante il rischio o la certezza di stomaco pieno; anche la recente letteratura sulla LMA sembra sminuire il rischio, questa è ancora in discussione come prima scelta [4, 17, 18];
- ripiegando su una tecnica di anestesia locoregionale (ALR), cosa che non risolve il problema della ID ma anzi richiede piena coscienza dei rischi [9];
- raramente oggi si ricorre ad un accesso chirurgico alle vie aeree, preferibile però in caso di ascessi o di traumi con alterazione degli accessi usuali.

Se il paziente non collabora assolutamente, si sceglie l'AG solo se si è in grado di affrontare il caso con più opzioni e mantenere il RS è obbligatorio. Se proprio si deve usare, la scelta del miorilassante (durata d'azione) è fonte di molte discussioni [10], e ventilare a pressioni positive in maschera comporta i suddetti rischi.

Nel caso di anestesia indotta e imprevista difficoltà laringoscopica, l'operatore deve definirne il grado, capire se questa può essere migliorata e decidere molto velocemente sul da farsi. La condizione ottimale di laringoscopia si ottiene con una ragionevole pratica (la curva di apprendimento per la laringoscopia prevede circa 2 anni di esperienza); il tono muscolare del paziente non deve creare ostacoli, la posizione di sniffing, la manovra di BURP, il cambio della lama laringoscopica (Macintosh, Miller, McCoy, Bellscope, ecc) possono essere determinanti. Si inseriscono a questo punto i mandrini e gli introduttori, così numerosi da generare confusione. I mandrini corti (<30 cm) servono solo nel grado II per irrigidire il tubo; gli introduttori (50-70 cm) possono sollevare e superare la glottide e sono indicati nei gradi II e/o III. A basso costo, si differenziano per assenza o presenza di lume interno (quindi possibile flusso O_2 e monitoraggio $ETCO_2$, p.es. Frova Intubating Introducer), elasticità (sono comunque semirigidi), possibilità di usarli solo come "tube exchanger" o veri canali di scorrimento del tubo (tecnica "gum elastic bougie") [4, 8, 26]. L'"Augustinescope" consiste in una lama speciale abbinata ad un introduttore; ha costi e limiti che l'hanno resa poco nota in Italia.

Negli ultimi anni sono poi nati molti laringoscopi a fibre ottiche e quindi a visione indiretta [4, 26]. Il laringoscopio di Bullard possiede un manico da usare verticale ed una lama la cui curva riproduce quella della cannula di Guedel, sia in età adulta che pediatrica, può passare anche da una rima orale ridotta, non richiede l'allineamento degli assi e può essere usato anche a paziente sveglio. Ha poi un canale operativo ed uno stiletto su cui si monta il tubo, oltre alla possibilità di collegamento a video. Indicato nell'instabilità cervicale, è però piuttosto costoso, ha gli svantaggi degli strumenti che non consentono la visione oltre le corde e richiede una certa pratica, anche per l'alterata prospettiva cui ci si deve abituare. L'"Upsherscope" è un analogo laringoscopio anatomico a fibre ottiche, privo però di canale operativo, svantaggio in caso di secrezioni o sangue o possibilità di insufflare ossigeno. Anche il "Wuscope" è concettualmente simile, con angolo fra manico e lama di 110°; ha un canale operativo ma non le batterie. L'"Intuboscope" è un altro tipo, a forma di S.

Tutti questi strumenti hanno in comune la necessità di accesso orale mediano e possono traumatizzare; non richiedono la "sniffing position", ma in mani inesperte si assiste ad errori comuni come tendenza a estendere capo e collo per superare difficoltà legate ad altri problemi, tendenza a forzare, distorcendo così l'anatomia, movimenti troppo rapidi, con perdita dei reperi di orientamento, approccio troppo a ridosso della glottide, con difficoltà poi a far entrare il tubo. In ogni caso, riscontrata difficoltà ad intubare, si devono rispettare alcune priorità:

- ossigenare su ventilare;
- ventilare su intubare;
- chiedere aiuto (a un collega, infermiere, chirurgo: una ventilazione in maschera ottimale può richiedere anche quattro mani);
- non insistere nei tentativi reiterati con le stesse procedure, definire il grado di difficoltà laringoscopica, adottare tecniche semplici e familiari e, potendolo fare, risvegliare il paziente. Evitare i traumi da accanimento, specie nel Cormack IV, è imperativo, ma difficile da rispettare se subentrano più operatori. L'edema ed il sanguinamento complicano il caso, a volte irreparabilmente: la maggior parte degli incidenti mortali nascono così [1, 4, 7, 8, 18].

Se falliscono sia l'intubazione che la ventilazione, si configura la vera emergenza che, qualora non sia possibile il risveglio del paziente e la rapida ripresa del RS, impone misure estreme: i suggerimenti più recenti dell'ASA a questo punto sono LMA e Combitube tentati almeno una volta come alternative al tubo per ventilare, o accesso rapido tracheale e TTJV. La maschera laringea (LMA), ormai diffusa nell'anestesia di routine, si è ben inserita in questo percorso, sia perché permette di risolvere l'emergenza chirurgica indifferibile, ma anche per la possibilità di passare poi un tubo al suo interno: i tentativi alla cieca o con introduttore spesso non hanno successo (falliscono, rispettivamente, nel 26-97% e 18-70%), specie se c'è discrepanza di allineamento fra apertura della maschera e glottide. In visione diretta con FOB può essere più facile (riferito 100% di positività) [17, 27]. Le controindicazioni sono poche, principalmente legate al rischio di inalazione (contrapposto peraltro a quello di asfissia!) ed alla patologia sopraglottica. La "LMA-Fastrach" è stata creata per superare questi ostacoli e consentire la ventilazione e poi l'intubazione, non solo dalla posizione classica dell'operatore, anche con una sola mano e senza dover adottare la sniffing position. La sua valutazione è ancora in corso, anche se i primi reports sembrano favorevoli [4, 26, 27]. Il costo, la necessità di pratica ed il fatto che è una tecnica cieca, sono a suo sfavore.

Il "Combitube", altro presidio sopraglottico, è più diffuso nell'emergenza non anestesiologica delle vie aeree, e comunque lo è poco in Italia. Deve essere considerato anch'esso un presidio di classe II, potenziale aiuto nell'emergenza. Richiede peraltro una buona apertura orale, non può essere applicato sotto i 16 anni e nelle patologie esofagee, cosa che gli fa preferire la LMA; ha costo non irrilevante e lo stesso Autore suggerisce un training con almeno 10 prove [18].

Falliti anche questi tentativi di ventilare, non rimane che l'accesso rapido alla trachea. La puntura diretta della membrana cricotiroidea con una agocannula comune di 14 G o con specifico presidio è semplice e non richiede perizia particolare; l'apporto di O_2 a basso flusso usando raccordi "artigianalmente approntati" richiede solo di conoscerne i trucchi [4]. I kit da cricotirotomia oggi disponibili permettono all'anestesista di evitare un accesso chirurgico (non sempre privo di problemi!); sono distinti in diretti e Seldinger. La tecnica, se appresa non in urgenza, è sicura e costituisce l'ancora di salvezza da tenere a disposizione in ogni Sala Operatoria [4]. Attraverso questo accesso, possedendo l'attrezzatura, si può praticare la TTJV (ventilazione "jet trans tracheal"), che ha relativo rischio di barotrauma [19], o comunque permettere un apporto di O_2 [3, 4].

Conclusioni

La bassa frequenza riferita dalla letteratura nazionale non deve indurre a minimizzare il problema delle vie aeree di difficile gestione. Le responsabilità medico legali per l'anestesista sono aumentate negli ultimi 10 anni perché oggi si riconosce il valore dei criteri predittivi che possono prevenirne le pesanti complicanze. Inoltre, negli ultimi 5 anni si è rafforzato il concetto secondo cui nella difficoltà di intubare e ventilare è assolutamente necessario che sia l'anestesista stesso a procedere all'accesso rapido alla trachea. È quindi doveroso rivedere le proprie abitudini se si discostano dalla condotta consigliata dagli esperti (cosa non sempre facile!), abituarsi a riconoscere i segni predittivi ed agire secondo criteri suggeriti da esperti che permettono di pianificare le priorità.

Le "flow chart" suggerite dalle Società Scientifiche straniere forse risentono del fatto che gli operatori non sempre sono anestesisti-rianimatori (specie nelle Emergency Rooms) e possono gradire alcune tecniche rispetto ad altre. La condotta vincente varia in base all'esperienza personale ed alle tecniche più conosciute, scelte alla luce delle linee guida proposte dagli esperti. Non è ragionevole fornire tutte le Sale Operatorie di tutti i dispositivi in commercio: l'industria produce continuamente novità (che inducono tra l'altro, periodicamente, ad una revisione critica delle linee guida), a volte i costi sono davvero elevati e non tutti possono acquisire esperienza adeguata a giudicare e confrontare correttamente tutti gli strumenti. La semplicità d'uso e la facilità di acquisizione sia economica che di apprendimento pratico sono i punti chiave.

Nella condotta corretta è da ricordare sempre che questi pazienti vanno considerati anche "estubazioni prudenti": al momento di togliere la protesi respiratoria è logico procedere usando una guida di sicurezza (tube exchanger). Ha poi un ruolo fondamentale l'informazione al paziente, sia del rischio previsto, che della difficoltà incontrata e della procedura adottata, che gli devono essere certificate, a prevenzione di future necessità. In un sistema sanitario ideale la certificazione del caso dovrebbe portare anche alla costituzione di un "registro-archivio" dei dati.

Bibliografia

1. Caplan RA, Posner KL, Ward RJ et al (1990) Adverse respiratory events in anesthesia: a closed claim analysis. Anesthesiology 72:828-833
2. Williamson JA, Webb RK, Srekely S, Gilles ERN, Dreosti AV (1993) Difficult intubation: an analysis of 2000 incidents reports. Ann Int Care 21:602-607
3. Martinelli G, Melloni C, Petrini (1995) Difficult tracheal intubation and airway management. APICE. Springer-Verlag, Berlin Heidelberg NewYork, pp 719-745
4. Frova G, Agrò F (1997) Strategie di controllo delle vie aeree. Proceedings SIAARTI. Aggiornamenti in Anestesia, Rianimazione e Terapia Antalgica. CIC, Roma, pp 17-56
5. Bainton CR (1997) Adverse respiratory Events. 2nd SAM Ann Scient Meeting. Memorial/UCI, Irvine Coll Med, California
6. Cheney FW (1997) Anesthesia patient safety and professional liability continue to improve. ASA Newsletter 61:(6):191-196
7. ASA Task Force on Management of the Difficult Airway (1993) Practice guidelines for management of the difficult airway. Anesthesiology 78:597-602
8. SFAR, Société Française d'Anaesthesie et de Réanimation (1996) Expertise collective intubation difficile. Ann Fr Anaest Reanim 15:207-214
9. Benumof J (1997) ASA Difficult Airway Algorithm: next thoughts and considerations. 2nd SAM Ann Scient Meeting. Memorial/UCI, Irvine Coll Med, California
10. Benumof JL (1995) Airway management: principles and practice. Mosby Inc, St. Louis
11. Cormack RS, Lehane J (1984) Difficult intubation in obstetrics. Anaesthesia 39:1105-1111
12. Pilkington S, Carli F, Dakin MJ et al (1995) Increase in Mallampati score during pregnancy. Bri J Anaesth 74:638-642
13. De Soto H (1997) Difficult airway recognition and management in children. Proceedings ASA Refresher Course in Anaesth. Lippincott Raven, Philadelphia, 25:31-44
14. Patil V, Steling LC, Zander HL et al (1982) Mechanical aids fibreoptic endoscopy. Anaesthesiology 61:57-69
15. Krill RL (1993) Difficult laringoscopy made easy with BURP. Canad J Anaesth 40:275-282

16. Benumoff Jl (1994) Management of the difficult airway: the ASA algorithm. ASA Refresher Courses in Anesth. Lippincott Raven, Philadelphia, 22:39-63
17. Benumof Jl (1996) Laringeal mask airways and the ASA difficult airway algorithm. Anestesiology 84(3):686-699
18. Frova G (1995) Opzioni nell'intubazione difficile. Proceedings SMART Springer-Verlag, Berlin Heidelberg New York, pp 123-126
19. Ovassapian A (1997) Fiberoptic intubation: new and improved. Proceedings 2nd SAM Ann Scient Meeting. Memorial/UCI, Irvine Coll Med, California
20. Ovassapian A (1996) Fiberoptic airway endoscopy in anaesthesia and critical care, 2nd ed.Lippincott Raven, Philadelphia
21. Shinnick JP, Freedman AP (1982) Bronchofiberoptic placement of a double-lumen endotracheal tube. Cr Care Med 10:544-556
22. Edward RM (1994) Fiberoptic intubation: a solution to difficult intubation in the parturient? Anaesth Int Care 22:718-719
23. Prakash UBS (1994) Bronchoscopy. Mayo Foundation.Raven Press, New York
24. Prakash UBS (1997) Gustav Killian centenary; the celebration of the progress in bronchoscopy. Journal of Bronchology 4:4
25. Sgandurra A, Santarelli S, Cipolat L, Petrini F (1997) Remifentanil e intubazione difficile. Min An 62(Suppl 2)9:30
26. Hagberg C (1997) Special blades and stylets. Proceedings SAM 2nd Ann Scient Meeting. Memorial/UCI, Irvine Coll Med, California
27. Verghese C (1997) Proceedings SAM 2nd Ann Scient Meeting. Memorial/UCI, Irvine Coll Med, California

Capitolo 11

Maschera laringea

M. Viviani, M. Soiat, A. Gullo

La maschera laringea (ML) è un dispositivo che ha modificato l'approccio anestesiologico al paziente, soprattutto grazie al buon mantenimento della pervietà delle vie aeree associato ad una ridotta invasività. Dopo la commercializzazione, avvenuta nel 1988, le sue applicazioni sono diventate attualmente sempre più numerose anche al di fuori dell'anestesia come per esempio nel campo dell'emergenza e della terapia intensiva. Sebbene all'inizio la ML sia stata accolta con un certo scetticismo, la facilità di impiego, la capacità di garantire la ventilazione anche nei soggetti con intubazione difficile e la buona tollerabilità da parte dei pazienti ne hanno fatto uno strumento indispensabile per l'anestesista.

Attualmente la maschera laringea viene usata sia in corso di anestesia con ventilazione spontanea che controllata, come alternativa al tubo endotracheale ed ha sostituito in molti casi l'uso della maschera facciale in quanto consente di mantenere, pur non oltrepassando le corde vocali, una buona pervietà delle vie aeree.

La maschera laringea: costruzione e modalità d'uso

Caratteristiche e manutenzione

La maschera laringea è costruita con materiale siliconato ed è costituita da un tubo collegabile al ventilatore che termina con una struttura gonfiabile formando un angolo di circa 30 gradi; è stato scelto questo angolo perché permette di inserire un tubo tracheale (TT) con facilità facendolo scorrere all'interno della ML [1]. Inoltre, due barre sono situate a livello della congiunzione tra le due parti della ML per impedire che la caduta dell'epiglottide vada ad ostruire l'apertura del tubo. La porzione allargata della ML, una volta cuffiata, si adagia sulle strutture faringo-laringee e, quando è correttamente posizionata, va ad appoggiarsi a livello dello sfintere esofageo superiore con la sua parte anteriore, mentre i lati poggiano sulle fosse piriformi e la parte posteriore aderisce alla base della lingua, spostandola.

Sebbene non vi sia una perfetta tenuta della cuffia, che quindi non isola saldamente le vie aeree, è possibile eseguire una ventilazione a pressione positiva senza perdite fino a valori di insufflazione di 15-20 cm H_2O. La ML è disponibile in varie grandezze (da 1 a 5) alcune delle quali (dalla numero 2 alla 4) vengono fornite anche con tubo armato (ML rinforzata); la cuffia viene gonfiata con aria attraver-

Tabella 1. Principali parametri da considerare nell'uso della ML in relazione alla sua misura

Maschera Laringea	Vol. cuffia (ml)	Peso paziente (kg)	Misura max del tubo tracheale inseribile (mm)
N°. 1	2-5	<6,5	3,5 senza cuffia
N°. 2	7-10	6,5-20	4,5 senza cuffia
N°. 2,5	14	20-30	5 senza cuffia
N°. 3	15-20	30-70	6 con cuffia
N°. 4	25-30	>70	6 con cuffia
N°. 5	35-40	>90	7 con cuffia

so una normale siringa (preferibilmente da 50 ml) con un volume prestabilito dalla casa costruttrice (Tab. 1).

La maschera laringea può essere riutilizzata per molte volte, da 30 fino a più di 200; ciò dipende principalmente da un corretto uso e manutenzione del dispositivo. La ML, dopo essere stata adoperata, va immediatamente lavata con una soluzione contenente bicarbonato 8,4% e sciacquata con acqua calda per rimuovere eventuali residui; quindi va sterilizzata in autoclave ad una temperatura massima di 134 gradi. Non devono essere utilizzate per tali procedure altre sostanze come l'ossido di etilene, la glutaraldeide e composti iodati in grado di danneggiare il silicone. Prima di essere messa in autoclave la ML deve essere completamente sgonfiata, avendo anche l'accortezza di non iniettare accidentalmente acqua all'interno della cuffia [2] poiché ciò comporta una eccessiva dilatazione della cuffia stessa durante la procedura di sterilizzazione fino alla rottura.

La comparsa di deformità della cuffia, la necessità di un volume di gonfiaggio superiore al 50% di quello previsto dalla casa costruttrice (Tab. 1), la scarsa tenuta della valvola, l'ingiallimento del tubo o il suo strozzamento in caso di piegamento a 180 gradi, sono segni di eccessivo degrado della maschera laringea che deve quindi essere sostituita [3].

Tecniche di inserimento e rimozione

L'uso corretto della maschera laringea comporta anche una serie di controlli e preparativi che devono essere eseguiti dall'anestesista prima di usare il dispositivo. Deve essere verificato che il tubo non sia in qualche modo ostruito, deve essere controllata la funzionalità della valvola e la cuffia della ML va gonfiata con un volume d'aria superiore al 50% rispetto a quello consigliato per evidenziarne l'eventuale presenza di deformità o lacerazioni. Fatto questo, la ML va sgonfiata appoggiandola su di un piano rigido, quindi la parte posteriore della cuffia va lubrificata, evitando accuratamente di stendere il composto impiegato sulla parte anteriore; ciò potrebbe determinare infatti ostruzione delle vie aeree, tosse e/o laringospasmo [1, 4]. Il lubrificante da usare è costituito da una soluzione o gel a componente acquosa. Andrebbe evitato l'uso di anestetico locale (generalmente lidocaina 2-4%) in quanto esso potrebbe determinare reazioni allergiche, senso di intorpidimento e riduzione dei riflessi protettivi delle vie aeree al risveglio senza peraltro risolvere gli effetti indesiderati come la faringodinia, la nausea ed il singhiozzo postoperatori [5].

L'inserimento della maschera laringea risulta relativamente facile, non necessita normalmente né di laringoscopia né di curarizzazione e va effettuato dopo aver raggiunto un adeguato piano anestesiologico (abolizione dei riflessi faringei e laringei). La tecnica descritta da Brain [6] è sicuramente la più usata e si base su alcuni punti cardine:

- dopo l'induzione, per poter inserire la ML il collo del paziente deve essere flesso con la testa in estensione (posizione di "sniffing");
- dopo aver aperto la bocca con la mano, la ML, tenuta tra pollice ed indice alla base della giunzione tra tubo e cuffia, va spinta contro il palato duro seguendone la curvatura e cercando di mantenere la cuffia parallela al piano orizzontale in modo da farla scorrere sul palato ed impedirne l'arrotolamento;
- quando la punta della cuffia ha raggiunto la parete posteriore del faringe, la ML va spinta con l'altra mano in senso perpendicolare verso l'ipofaringe fino a che non si avverte una sensazione di stop;
- la cuffia della ML va quindi gonfiata secondo i valori riportati nella Tabella 1;
- il posizionamento corretto della ML viene generalmente confermato dalla risalita di circa un centimetro del tubo e dalla presenza di un rigonfiamento del tessuto sovrastante le cartilagini tiroidea e cricoidea.

Una volta che la maschera laringea viene posizionata si procede al collegamento con il circuito respiratorio e all'auscultazione del collo e del torace per confermare la corretta ventilazione ed individuare eventuali perdite. Alla fine la ML viene bloccata con un cerotto dopo aver inserito in bocca uno o due rotoli di garza per impedire l'eventuale morsicatura del tubo.

In alternativa a questo approccio sono state studiate e adottate altre tecniche da usare routinariamente o in caso di fallimento della via tradizionale. McNicol [7] suggerisce, per esempio, di inserire la maschera con la base della cuffia rivolta verso il palato duro per poi ruotarla sul suo asse di 180 gradi, mentre Wakeling et al. [8] hanno dimostrato un buon successo con minor trauma faringeo e laringeo inserendo la ML con la cuffia gonfiata.

Nel caso di impossibilità di inserimento, di mancata tenuta delle vie aeree durante la ventilazione assistita (per pressioni di ventilazione positiva inferiori a 20 cm H_2O), di impossibilità di ventilare il paziente (segno questo di un incorretto posizionamento o di una scelta inadeguata del numero della ML), la manovra può essere ripetuta ricorrendo anche alla laringoscopia.

Raggiungere un buon piano di anestesia durante l'inserimento della ML è estremamente importante in quanto una anestesia superficiale può determinare laringospasmo, tosse e vomito [9], specialmente nei soggetti pediatrici [10]. Tra gli agenti induttori il propofol, sia usato da solo che associato ad altri farmaci, risulta migliore rispetto al tiopentone in quanto determina una ridotta incidenza di effetti indesiderati come laringospasmo, inadeguato rilassamento, tosse [11, 12].

Sebbene la ML sia ben tollerata dal paziente è consigliabile rimuoverla scuffiata a paziente sveglio dopo la ricomparsa dei riflessi di protezione e dopo aver aspirato le secrezioni. Togliere infatti la ML durante un piano anestesiologico troppo superficiale può determinare laringospasmo, tosse e vomito [1]. Nonostante ciò è stata dimostrata una riduzione significativa delle complicanze (specialmente il rigurgito) nei casi in cui la maschera laringea è stata rimossa durante anestesia profonda [13].

Vantaggi della maschera laringea

La maschera laringea si interpone come dispositivo tra la maschera facciale ed il tubo endotracheale; sebbene all'inizio sia stata usata come alternativa specialmente nei riguardi della maschera facciale, oggi la ML ha delle indicazioni ben precise tanto è vero che nei paesi quali l'Inghilterra, dove è stata ampiamente sperimentata, essa sostituisce il tubo endotracheale in oltre il 70% degli interventi chirurgici convenzionali di elezione eseguiti in anestesia generale con ventilazione spontanea o assistita.

Vantaggi della maschera laringea sulla maschera facciale

La maschera laringea presenta numerosi vantaggi nei confronti della maschera facciale poiché permette di ottenere una miglior pervietà delle vie aeree associata ad una buona qualità degli scambi gassosi, senza problemi di ostruzione, e risulta inoltre stabile nel tempo [16], vantaggio significativo specialmente nei soggetti edentuli [14]. La ML inoltre riduce l'inquinamento ambientale da parte dei gas anestetici [15] e consente all'anestesista un minor affaticamento e di avere le mani libere; ciò gli permette una migliore osservazione del paziente [4] e di compiere eventuali manovre durante anestesia. Infine l'uso della ML evita l'insorgenza di danni iatrogeni dovuti alla compressione degli occhi e dei nervi cranici e di dermatiti da contatto, eventi che si possono verificare in seguito ad un uso prolungato della maschera facciale [1].

Vantaggi della maschera laringea sul tubo tracheale

Rispetto al tubo endotracheale la maschera laringea offre una maggior facilità di inserimento poiché non sono necessari né la laringoscopia, né l'uso di miorilassanti; tale manovra può infatti essere effettuata anche da personale non qualificato, dopo adeguato addestramento, con una percentuale di successo superiore al 95%. Ciò consente di ridurre sensibilmente da un lato i tempi di stimolazione delle strutture ipofaringee durante la manovra di inserzione [15] con conseguente minor impatto emodinamico e respiratorio, dall'altro una minor incidenza di danni iatrogeni (avulsione dentaria, trauma tracheale, lesioni delle corde vocali).

La ML viene ben tollerata dal paziente [16] ed è stato dimostrato che essa può essere mantenuta in sede con livelli di anestesia inferiori rispetto a quelli richiesti per il tubo tracheale [17]. Oltre a ciò è stato anche evidenziato che la ML, a differenza del tubo tracheale, provoca alterazioni emodinamiche molto contenute con conseguente minor rilascio di catecolamine, durante il suo inserimento, il mantenimento ed il risveglio dall'anestesia [18, 19]. Questo vantaggio ha favorito l'uso della ML nei pazienti con patologie cerebrovascolari [20] e nei soggetti cardiopatici o ipertesi per interventi di media e breve durata, sia in ventilazione spontanea che controllata.

La minor invasività della maschera laringea rispetto al tubo tracheale è determinata da una diminuita irritazione a carico delle vie aeree con conseguente ridotta incidenza dello stimolo della tosse, del broncospasmo e del laringospasmo durante le manovre di inserimento e rimozione della ML [21], minor presenza di faringodinia nel postoperatorio e miglior ossigenazione del paziente durante la fase di risveglio che viene ottenuta in tempi inferiori rispetto a quelli registrati con l'uso del tubo endotracheale [1]. Inoltre la ML non sembra interferire con i meccanismi di difesa polmonari come l'attività mucociliare [22].

La ML, a differenza del tubo endotracheale, presenta una riduzione del lavoro respiratorio in corso di ventilazione controllata in pazienti curarizzati e ciò sarebbe da attribuire alla generazione di un flusso turbolento minore rispetto al TT, nonostante quest'ultimo, superando le corde vocali, non risenta della resistenza provocata dalle strutture laringee [23]. Tuttavia uno studio condotto da Righini e coll. [24] ha evidenziato che le resistenze al flusso per la ML sono maggiori in vivo rispetto alle prove in vitro, probabilmente in relazione alle modificazioni della cuffia una volta gonfiata. Ciò porterebbe ad un ritardo della fase espiratoria soprattutto nei soggetti in cui la resistenza al flusso è aumentata e/o il ritorno elastico del sistema respiratorio risulta ridotto (broncopatia cronica ostruttiva, asma bronchiale).

La maschera laringea non determina modificazioni significative della pressione intraoculare durante il suo inserimento e quindi risulta particolarmente adatta nella chirurgia oculistica, specialmente nei soggetti affetti da glaucoma [25].

Indicazioni all'uso della maschera laringea

La maschera laringea, per le sue caratteristiche, sostituisce la maschera facciale ed il tubo tracheale in buona parte degli interventi da eseguire in elezione, sia di breve (Day Surgery) che di lunga durata gestibili in ventilazione spontanea o assistita, che necessitino di un buon controllo delle vie aeree e di un rapido risveglio senza pericolo di complicanze [26].

La ML può essere usata negli interventi sia di chirurgia generale eseguiti sul basso addome con o senza apertura del peritoneo, compresi quelli di pertinenza ginecologica, sia nella chirurgia specialistica, ad esempio quella ortopedica ed urologica, come alternativa e/o integrazione all'anestesia locoregionale specialmente nei soggetti con patologie a carico dell'apparato cardiovascolare. Oltre a ciò la ML, in particolare quella rinforzata, trova indicazione in otorinolaringoiatria per interventi sull'orecchio, naso e tonsillectomia [27] ed anche in campo oculistico (p. es. misurazione della pressione intraoculare nei bambini), in quanto non influenza la pressione intraoculare. Particolare interesse ha suscitato l'uso della maschera laringea in corso di interventi di chirurgia generale ed otorinolaringoiatrica nei cantanti poiché l'intubazione può essere responsabile di lesioni epiteliali a livello delle corde vocali. Recentemente Hobbinger et al. [28] hanno suggerito l'uso della maschera laringea in alternativa al TT nella chirurgia della tiroide (gozzo, neoplasie) poiché essa ha il vantaggio di far visualizzare la mobilità delle corde vocali dopo elettrostimolazione attraverso fibroscopia nel corso dell'intervento; ciò consente di isolare con più facilità il nervo ricorrente preservandone l'integrità.

Tuttavia due importanti trial clinici hanno riportato risultati positivi relativi all'uso della maschera laringea anche in corso di interventi definiti "non convenzionali" come ad esempio la laparoscopia (per interventi ginecologici [29] e sulla colecisti) o interventi di chirurgia maggiore (resezioni intestinale e aneurismi dell'aorta addominale) che non hanno presentato complicazioni [26, 30]. Gli Autori comunque sottolineano che in questi casi la ML trova una indicazione relativa ed il suo uso deve essere affidato a personale esperto.

La maschera laringea ha trovato una larga diffusione anche in campo pediatrico. Sebbene la laringe sia più alta ed anteriore nel bambino rispetto a quella dell'adulto e, sebbene le misure minori della ML ricalcano in scala quelle per gli adulti, mantenendo quindi inalterata la struttura della cuffia, l'inserimento della maschera laringea nei bambini e nei neonati ha una buona percentuale di successo quando tale manovra viene affidata a personale preparato [31]. Ciò è probabilmente da mettere in relazione al fatto che la ML è stata realizzata riproducendo più l'anatomia dell'ipofaringe rispetto a quella delle strutture laringee; tuttavia, è stato sottolineato come, per superare la curvatura posteriore del faringe, le tonsille e la lingua, che sono voluminose in tali pazienti, sia a volte necessario ricorrere a tecniche alternative per l'inserzione della ML quali modificazioni del posizionamento della testa, l'uso del laringoscopio, l'approccio laterale, la trazione all'esterno della lingua [32]. Seguendo tali accorgimenti la manovra riesce nell'85-90% dei casi al primo tentativo e nel 92-98% al secondo. È necessario comunque mantenere un piano anestetico ben più profondo di quello utilizzato per l'inserimento di una cannula orofaringea in quanto complicanze come laringospasmo, broncospasmo e rigurgito sono molto più frequenti in questi soggetti. La possibilità di ventilare il paziente pediatrico in maniera adeguata non garantisce un corretto posizionamento della ML o la pervietà continuata delle vie aeree. Nel bambino, a fronte di una clinica soddisfacente nella maggioranza dei casi, la collocazione della ML si rivela corretta solo il 44% delle volte. Nel paziente pediatrico la dislocazione della ML può avvenire più facilmente rispetto all'adulto e sono sempre possibili complicanze quali l'ostruzione ritardata delle vie aeree e l'insufflazione dello stomaco. L'epiglottide si ritrova spesso inclusa nell'apertura della ML ed abbassata sulle corde vocali; la caduta dell'epiglottide tuttavia interferisce con la ventilazione solo nel 2% dei casi e tale inconveniente può essere superato sostituendo la ML con una di dimensioni maggiori. Per tali motivi nel bambino va sempre usato il fibroscopio quando si renda necessario eseguire una intubazione attraverso la maschera laringea.

La maschera laringea non viene impiegata solo in anestesia; una delle sue principali indicazioni al di fuori di questo campo è rappresentata dalla gestione difficile delle vie aeree sia allo scopo di ventilare il paziente in condizioni di emergenza che di effettuare l'intubazione tracheale. Sebbene tale dispositivo non sia in grado di proteggere le vie aeree dalla possibilità di inalazione, l'American Society of Anesthesiologists ha inserito la ML nell'algoritmo dell'approccio al paziente con intubazione difficile [33] elencandone i possibili vantaggi e raccomandandone l'uso solo a personale adeguatamente preparato. A tal proposito la ML può essere adoperata in due condizioni specifiche, di seguito descritte.

Difficoltà imprevista nella gestione delle vie aeree

Quando non è possibile né intubare né ventilare il paziente la ML può permettere ossigenazione e ventilazione sufficienti per prendere tempo e poter decidere tra diverse alternative:
- aspettare il risveglio del paziente;
- confezionare un accesso chirurgico alle vie aeree;
- usare la ML come guida all'intubazione (considerare attentamente eventuali problemi in corso di estubazione);
- proseguire l'intervento in ML (considerare tipo di paziente, tipo, sede e durata dell'intervento.

In queste situazioni la maschera laringea ha consentito una soddisfacente gestione delle vie aeree in ostetricia [34, 35] durante taglio cesareo d'urgenza, anche nelle partorienti con alto rischio di inalazione, e nella rianimazione neonatale [36]; in quest'ultimo caso la ML ha permesso di evitare eccessive manipolazioni facciali, del collo e della mandibola; di somministrare farmaci attraverso instillazione diretta; di ridurre al minimo, rispetto al tubo tracheale, la risposta emodinamica evitando così il rischio di emorragie ventricolari.

Quando è possibile ventilare ma non intubare il paziente, la ML va adottata allo scopo di ventilare il paziente ed effettuare eventualmente l'intubazione attraverso il fibroscopio solamente nei casi a basso rischio d'inalazione. Nei soggetti a rischio di inalazione la ML non va usata quando si può ottenere una ventilazione adeguata attraverso la maschera facciale con manovra di Sellick.

La pressione cricoidea, che talvolta rende difficile anche la ventilazione con maschera facciale, ostacola il corretto posizionamento della ML poiché la parte distale della cuffia non scende adeguatamente aumentandone così la possibilità di dislocazione [37] e poiché, con la pressione esercitata, il piano a livello dell'ipofaringe su cui va a poggiare normalmente la cuffia viene spostato anteriormente di circa 40 gradi [33]. Quest'ultima modificazione è di intralcio anche per l'eventuale intubazione sia che questa venga effettuata alla cieca o con fibroscopia. Sebbene alcuni Autori abbiano rilevato solo un modico aumento delle difficoltà incontrate, vi sono studi che riportano un tasso di posizionamento che scende dal 86% al 15% e di ventilazione adeguata che scende dal 95% al 50% [37, 38]. Questo ha indotto a consigliare il temporaneo rilascio della pressione cricoidea durante l'inserzione della ML [36], sottolineando peraltro che tale interruzione si verifica per breve tempo e che la manovra è egualmente efficace una volta che la ML sia già stata inserita.

Difficoltà prevista nella gestione delle vie aeree

In questi casi la ML può essere impiegata come:
- dispositivo primario per mantenere la pervietà delle vie aeree;

- guida per l'intubazione alla cieca;
- guida per l'introduzione alla cieca di un mandrino per intubazione;
- guida per intubazione con fibroscopio.

La ML si posiziona senza particolare difficoltà anche in pazienti con Mallampati di grado 3 e 4. È stato riportato l'uso della ML in pazienti con sindrome di Pierre-Robin, sindrome di Treacher-Collins, artrite reumatoide giovanile, spondilite anchilosante, contratture al volto ed al collo da ustioni, fratture mandibolari, lesioni cervicali [1, 39, 40].

La maschera laringea può essere inserita in anestesia generale ma, in caso di intubazione difficile prevista, è consigliabile introdurre la ML a paziente sveglio e collaborante dopo adeguata anestesia topica, ricordando che lo stimolo irritativo è minimo per il paziente e che i movimenti attivi della deglutizione aiutano tale manovra; tuttavia va tenuto presente che il fibroscopio, una volta entrato in trachea, favorisce riflessi indesiderati come tosse, laringospasmo e broncospasmo [33]. Nel caso di intubazione alla cieca attraverso ML si rammenta che l'apertura della ML correttamente posizionata fronteggia da vicino l'aditus laringeo (distanza dalle corde vocali circa 3-3,5 cm) e che l'angolo di 30° generato tra la cuffia ed il tubo della ML è ottimale per eseguire tale manovra. Attraverso una ML n° 3 o 4 può essere introdotto un TT n° 6 provvisto di cuffia avendo l'accortezza di ruotarlo di 15-90° in senso antiorario per facilitarne il passaggio oltre le barre della ML ed evitarne l'impatto contro l'aritenoide destra. A tale scopo inoltre si possono rendere necessari aggiustamenti della posizione del collo e della testa del paziente. L'intubazione alla cieca ha una percentuale di successo che va dall'84% al 90% dei casi e solo del 56% se viene applicata la manovra di Sellick. Gli insuccessi sono più frequenti negli uomini i quali presentano più spesso epiglottidi larghe e flaccide che, pur non impedendo un'adeguata ventilazione, costituiscono una barriera fisica al passaggio del TT. Il TT completamente spinto attraverso la ML dovrebbe portare la cuffia a collocarsi circa 3 cm sotto le CV, ma la possibilità che questa venga a trovarsi tra le CV ha fatto suggerire: l'adozione di TT più lunghi (in uso per microlaringoscopia); la costruzione di ML modificate (ST-ML n° 3) con tubo 2 cm più corto; l'adozione di manovre particolari (spinta del TT dentro la ML tramite la punta di un altro TT); il controllo fibroscopico della posizione in laringe. A volte può risultare problematico il fissaggio del complesso TT/ ML: questi due elementi vanno incerottati insieme e la ML va a sua volta fissata al volto e mantenuta scuffiata. Sebbene tale manovra risulti complicata, la persistenza della ML a fine intervento postestubazione garantisce la gestione delle vie aeree fino alla completa ripresa dei riflessi di protezione.

La maschera laringea può essere usata come mezzo di passaggio per un mandrino in trachea; il vantaggio, rispetto alla tecnica descritta precedentemente, è rappresentato dalla possibilità di inserire un tubo tracheale di maggior diametro. L'intera manovra risulta efficace nell'84-88% dei casi. Il passaggio del TT su mandrino o fibroscopio può infatti essere reso difficile o impedito dall'impatto contro l'epiglottide, l'aritenoide destra o l'ipofaringe.

Il fibroscopio utilizzato da persone addestrate si è dimostrato di rilevante aiuto quando vi sono difficoltà di intubazione sia in elezione che in emergenza. La ML può fungere da guida per un fibroscopio con diametro esterno di 5 mm su cui sia montato un TT n° 6. L'introduzione sotto visione diretta del fibroscopio risulta agevole anche in presenza di un posizionamento non propriamente perfetto della ML, in quanto essa elimina gran parte degli ostacoli che il TT può incontrare nel suo tragitto. Nonostante il fatto che tali manovre, consigliabili a personale esperto, presentino dei vantaggi, va ricordato comunque che esse non sono scevre da potenziali problemi; questi sono principalmente rappresentati dalle complicanze respiratorie (edema, inalazione, tosse, broncospasmo, ecc); dalla difficoltà tecnica di inserire il tubo specialmente nelle manovre alla cieca e su mandrino; da possibili dislocamenti e fuoriuscite del TT dalla sede tracheale; dalla impossibilità di inserire un TT di diametro grande [33]. Una soluzione a questo tipo di problematiche è stata fornita dalla realizzazione di un particolare tipo di ML, con impugnatura in metallo senza tubo sporgente, denominato "fast track" e studiato appositamente per essere usato in caso di intubazione difficile [41].

Altre indicazioni all'uso della maschera laringea sono state sviluppate nel corso di una sempre maggior esperienza e conoscenza di tale dispositivo. Per esempio recentemente Brimacombe et al. [42] hanno valutato l'utilizzo della ML in terapia intensiva nei soggetti con trauma midollare cervicale per l'intubazione con fibroscopio senza dover mobilizzare il collo, come guida per eseguire una tracheostomia per via percutanea [43], oppure come dispositivo da usare nel corso di broncoscopia. In quest'ultimo caso la ML si è dimostrata utile soprattutto nei pazienti pediatrici dove la fibroscopia occupa un ruolo importante nella diagnostica clinica [44]. La ML viene adoperata anche nel corso di sedazione in particolari campi come la radiologia diagnostica (TAC e risonanza magnetica), nei trattamenti radioterapici, nella mappatura elettroencefalografica.

Infine, va ricordato che la ML, grazie alla sua facilità di inserimento, è stata impiegata con successo in corso di rianimazione cardiorespiratoria (RCP) da parte di personale infermieristico opportunamente addestrato, dimostrandosi più efficace della maschera facciale durante la ventilazione assistita [45] e senza l'insorgenza di complicanze maggiori come l'inalazione di materiale gastrico. Tuttavia, in questi casi, la ML deve essere considerata solo come un'alternativa alla maschera facciale, ma non come un sostituto del tubo tracheale.

Complicanze e controindicazioni

I principali problemi legati all'uso della maschera laringea sono l'incapacità della cuffia di isolare completamente le vie aeree dall'esofago con il pericolo quindi di inalazione di materiale gastrico, soprattutto quando si verifica una insufflazione dello stomaco conseguente a dispersione della miscela erogata al di fuori della cuffia (evenienza particolarmente legata ad una ventilazione con pressione positiva) [16]. Vari studi hanno dimostrato in realtà che la ML, se usata correttamente, non crea problemi nella maggioranza dei casi [9, 26]. Verghese e coll. [26] hanno valutato la sicurezza della ML in corso di anestesia generale convenzionale e non convenzionale su più di 10.000 pazienti, riscontrando un'incidenza esigua di complicanze (rigurgito, inalazione, bronco o laringospasmo) senza sequele gravi per i pazienti.

Sebbene dal punto di vista fisiopatologico è stato evidenziato che gonfiando la cuffia della ML si viene a determinare nei soggetti anestetizzati, ma non curarizzati, il rilasciamento dello sfintere esofageo inferiore [46], la tonicità dello sfintere esofageo superiore viene conservata e ciò impedirebbe l'insorgenza di rigurgito [22]. Questo comportamento della muscolatura esofagea potrebbe essere uno dei motivi per cui il reflusso di materiale gastrico e quindi la possibilità di inalazione risultano essere molto bassi. In ogni caso non trova spiegazione come la percentuale di tale complicanza sia minima anche in corso di ventilazione controllata. Dal punto di vista clinico la possibilità di inalazione, che è correlata generalmente ad un inadeguato piano anestetico, risulta essere più frequente durante le manovre di inserimento e di rimozione della ML, poiché in questa fase possono essere scatenati con più facilità vari riflessi irritativi come tosse, vomito, ipersalivazione, laringospasmo, broncospasmo [22]. Tali fattori associati ad un malposizionamento della ML o ad una eccessiva manipolazione del paziente aumentano il rischio di inalazione.

L'incidenza del malposizionamento della ML rispetto alle strutture faringee e laringee è molto spesso correlata ad errori di tecnica di inserimento come una inadeguata lubrificazione e/o sgonfiaggio della cuffia, scelta di un numero di ML sbagliato, manovre scorrettamente eseguite da parte dell'anestesista imputabili alla scarsa esperienza. Altre cause possono essere le modificazioni anatomiche, come per esempio una ridotta apertura della rima buccale (distanza tra incisivi superiori ed inferiori minore di 1,5 cm) o una estrema riduzione della motilità cervicale. In queste circostanze la ML può essere comunque inserita, ma è necessario che personale preparato valuti attentamente la situazione servendosi anche di prove fatte a paziente sveglio. Va detto, in ogni caso, che una adeguata ventilazione del paziente non è sempre sinonimo di corretto posizionamento della ML [47, 48].

Per quanto riguarda i problemi tecnici, va osservato che errori di posizionamento si traducono quasi sempre in una inadeguata ventilazione del paziente; tra gli incidenti più comuni si ricordano: a) l'arrotolamento della cuffia su se stessa, soprattutto quando la ML viene inserita con forzatura o quando non viene indirizzata verso il palato duro; b) la torsione della cuffia quando il tubo viene girato rispetto alla sua fisiologica posizione; c) l'ostruzione della laringe o l'ostruzione della glottide da parte della cuffia quando la ML viene spinta troppo o troppo poco verso il basso; d) la caduta dell'epiglottide verso l'indietro all'interno della cuffia specialmente quando la ML viene inserita con la cuffia parzialmente o completamente gonfiata; e) lo strozzamento del tubo da eccessiva angolazione o morsicatura.

Come si è già ribadito in precedenza, la maschera laringea, pur creando delle modificazioni a livello delle strutture faringee e della muscolatura laringea, non determina, nei confronti del tubo tracheale, alterazioni significative delle resistenze respiratorie e della meccanica polmonare neanche in corso di ventilazione a pressione positiva. Tuttavia, nonostante ciò permetta di mantenere delle basse pressioni di insufflazione all'interno delle vie aeree, è altresì vero che un aumento di queste al di sopra dei 20 cm H_2O comporta una progressiva perdita di aria (superiore al 10% del volume erogato per pressioni comprese tra 25 e 35 cm H_2O e più frequente nelle donne rispetto agli uomini) a causa della implicita debole tenuta dalla cuffia. Devitt et al. [49] hanno infatti dimostrato una significativa correlazione tra le diverse pressioni inspiratorie e la perdita della tenuta della cuffia nonché l'insufflazione gastrica che ha un'incidenza del 38% quando la pressione raggiunge valori di 30 cm H_2O. Sebbene un aumento delle pressioni di ventilazione sia correlato ad un maggior rischio di distensione gastrica, la fuga di aria dal sistema impedisce un eccessivo aumento della pressione stessa all'interno delle vie aeree [50].

Il rischio di aspirazione di materiale gastrico è presente anche dopo il posizionamento della maschera laringea; i motivi principali per cui ciò accade sono: la dislocazione della cuffia durante eventuali manovre eseguite sul paziente; l'inadeguato piano anestesiologico in caso di respiro spontaneo; l'errata lubrificazione della cuffia; la rimozione della ML prima della ricomparsa dei riflessi faringei e laringei. In caso di aspirazione viene qui riportata la condotta da seguire allo scopo di mantenere una buona ossigenazione e ventilazione del paziente [36, 51]:

- mettere il paziente in posizione di Trendelenburg;
- far respirare al paziente ossigeno al 100%;
- continuare la ventilazione senza aumentare le pressioni di insufflazione;
- mantenere il piano anestesiologico adeguatamente profondo;
- aspirare il contenuto all'interno della ML;
- eseguire un esame con fibroscopio per valutare ed aspirare il materiale inalato;
- intubare se necessario il paziente (in fibroscopia).

Complicanze minori possono essere determinate direttamente da inconvenienti legati alla cuffia della maschera laringea; tuttavia essi sono abbastanza rari, tanto da essere segnalati in letteratura come casi sporadici. Un eccessivo volume adoperato per gonfiare la cuffia o aumenti di pressione all'interno della cuffia dovuti all'uso del protossido d'azoto possono determinare una riduzione della circolazione capillare con danno diretto della mucosa faringea [22]. Sebbene ciò sia stato ritenuto possibile da un punto di vista fisiopatologico, soprattutto quando la ML rimane in sede per lunghi periodi [22], non sono stati segnalati danni rilevanti anche quando si è verificata una sovradistensione della cuffia [52]. È stato infatti descritto solo un caso di edema faringeo posteriore in un paziente pediatrico [53]. L'assenza di questo tipo di complicanze sarebbe imputabile ad un progressivo adattamento dei muscoli faringei alla cuffia [54]. Sono stati segnalati comunque svariati casi di faringodinia nel postoperatorio con un'incidenza di circa il 10% [36]; va tenuto presente comunque che tale complicanza si verifica in percentuale inferiore rispetto all'uso del tubo tracheale ed in percentuale del tutto sovrapponibile a quella della maschera facciale [55, 56]. È stato descritto anche un caso di paralisi reversibile del nervo ipoglosso con ipomotilità della lingua a causa di una compressione su di esso determinata dalla sovradistensione della cuffia indotta dall'uso del protossido d'azoto [57]. Infine va segnalato come le barre presenti sull'apertura distale della ML possono causare l'intrappolamento dell'epiglottide con rischio di edema anche se questo è un evento estremamente raro [58].

Per le caratteristiche sopra descritte la maschera laringea presenta delle controindicazioni che possono essere suddivise in assolute e relative.

Controindicazioni assolute

L'impiego della ML va evitato in tutte le situazioni in cui vi sia possibilità di inalazione di materiale gastrico, come ad esempio nella chirurgia di emergenza e nella chirurgia ostetrica ed in tutte le altre occasioni in cui i pazienti sono considerati a stomaco pieno; di conseguenza l'inserimento della ML va evitato nella chirurgia dell'alto addome dove si possono determinare un aumento della pressione intragastrica o una riduzione della compliance polmonare in seguito alla trazione sui visceri, in caso di occlusione intestinale, nelle patologie esofagee con reflusso gastroesofageo e nei soggetti con un aumento della pressione intracranica [59]. La maschera laringea non può essere usata quando le pressioni di insufflazione durante ventilazione possano risultare elevate; ciò si verifica in caso di severa patologia respiratoria con bassa compliance polmonare e/o della parete toracica (broncopatia cronica ostruttiva grave, asma bronchiale in fase attiva, severe alterazioni della gabbia toracica), in caso di obesità estrema dove è presente un maggior rischio di rigurgito e coesiste frequentemente un'ernia iatale [60], negli interventi di chirurgia che implichino l'apertura della parete toracica. La ML non può essere impiegata in caso di lesioni occupanti spazio nella laringe, nel faringe e a livello dell'epiglottide o in caso di tonsille molto grandi (nei pazienti pediatrici) in quanto la cuffia non è in grado di aderire adeguatamente a queste strutture [61]. La presenza di tali lesioni controindica l'uso della maschera laringea come dispositivo da impiegare nell'intubazione difficile [33].

Controindicazioni relative

L'uso della maschera laringea deve essere valutato con attenzione in alcune condizioni cliniche. La ML può essere impiegata nei casi di COPD di grado moderato ed in soggetti obesi soprattutto in ventilazione spontanea senza che si siano verificate modificazioni significative dei parametri respiratori e senza insorgenza di complicanze intra e postoperatorie [30, 62]. In queste situazioni, visto il rischio di ipercapnia ed ipossiemia [63], è necessaria una corretta valutazione preoperatoria del paziente a seconda del tipo di intervento chirurgico ed alla opportunità di una ventilazione assistita, considerando il rapporto costo/beneficio rispetto ad altre tecniche anestesiologiche (intubazione o anestesia locoregionale). La stenosi tracheale viene considerata una controindicazione relativa all'inserimento della ML in relazione al fatto che, in corso di ventilazione controllata, gli scambi respiratori possono essere deteriorati da un aumento delle pressioni di insufflazione. Tuttavia l'impiego della ML in ventilazione spontanea si è dimostrato vantaggioso in corso di chirurgia e procedure diagnostiche [64] rispetto al tubo endotracheale il cui posizionamento, oltre ad aumentare le resistenze delle vie aeree, può determinare edema, peggiorando la stenosi. Un limite all'impiego della LM in questi casi può essere rappresentato dall'uso del laser in quanto può causare la rottura della cuffia. In presenza di tracheomalacia la ML ha delle indicazioni molto limitate in quanto non è in grado di proteggere la trachea dall'eventuale collassamento [65].

L'uso della ML in presenza di un sondino nasogastrico può determinare alcuni inconvenienti legati ad una alterata aderenza della cuffia alle strutture laringofaringee, ad una perdita di aria in caso di ventilazione a pressione positiva superiore al 50% dei casi [66] ed alla possibile insorgenza di rigurgito a causa dell'incompetenza degli sfinteri esofagei [67]. Un aumento delle secrezioni gastriche e la presenza di ulcera peptica sono delle controindicazioni relative all'uso della maschera laringea in quanto aumentano la possibilità di aspirazione, la premedicazione con H2 antagonisti, riduce i rischi correlati a tale situazione clinica.

Conclusioni

La maschera laringea rappresenta un'ottima alternativa al tubo endotracheale ed alla maschera facciale; il suo impiego comunque, anche nella routine quotidiana, deve essere valutato sempre con attenzione da caso a caso. Fondamentale risulta quindi un training formativo e pratico atto ad acquisire una buona tecnica di inserimento che permette di ottenere sia una alta percentuale di successo al primo tentativo sia un corretto uso nelle situazioni di emergenza. La massiccia divulgazione della ML, proprio per la sua facilità di impiego e per i suoi vantaggi rispetto ad altri dispositivi, ha sicuramente modificato la gestione della moderna anestesia, orientata sempre più verso una bassa invasività associata alla sicurezza per il paziente.

Bibliografia

1. Asai T, Morris S (1994) The laryngeal mask airway: its features, effects and role. Can J Anaesth 41:930-960
2. Asai T, Koga K, Morris S (1997) Damage to the laryngeal mask by residual fluid in the cuff. Anaesthesia 52:977-981
3. Asai T, Vaughan RS (1994) Misuse of the laryngeal mask airway. Anaesthesia 49:467-469
4. Pennant JH, White PF (1993) The laryngeal mask airway: its uses in anesthesiology. Anesthesiology 79:144-163
5. Keller C, Sparr JH, Brimacombe JR (1997) Laryngeal mask lubrication: a comparative study of saline versus 2% lignocaine gel with cuff pressure control. Anaesthesia 52:592-597
6. Brain AIJ (1993) The Intavent Laryngeal mask. Instruction Manual, 2nd ed. Intavent, UK
7. McNicol RL (1991) Insertion of the laryngeal mask airway in children. Anaesthesia 37:509-513
8. Wakeling HG, Butler PJ, Baxter PJC (1997) The laryngeal mask airway: a comparison between two insertion techniques. Anesth Analg 85:687-690
9. Brimacombe J (1996) Analysis of 1500 laryngeal mask uses by one anesthetist in adults undergoing routine anesthesia. Anaesthesia 51:76-80.
10. Mason DG, Bingham RM (1990) The laryngeal mask airway in children. Anaesthesia 45:760-763
11. Scanlon P, Carey M, Power M (1993) Patient response to laryngeal mask insertion after induction of anaesthesia with propofol or thiopentone. Can J Anaesth 40:816-818
12. Driver I, Wilson C, Wilthshire S, Mills P, Howard-Griffin R (1997) Co-induction and laryngeal mask insertion. Anaesthesia 52:698-700
13. Gataure PS, Latto IP (1995) Complications associated with the removal of the laryngeal mask airway: a comparison of removal in deeply versus awake patients. Can J Anaesth 42:1113-1116
14. Sarma VJ (1990) The use of laryngeal mask airway in spontaneously breathing patients. Acta Anaesthesiol Scand 34:669-672

15. Brimacombe J (1995) The advantages of the LMA over the tracheal tube or facemask: a meta-analysis. Can J Anaesth 42:1017-1023
16. Brain AIJ, Brimacombe JR (1995) The role of the laryngeal mask in clinical practice. In: Gullo A (ed) APICE. Springer-Verlag Berlin Heidelberg NewYork, pp 859-869
17. Wilkins CJ, Cramp PGW, Staples J, Stevens WC (1992) Comparison of anesthetic requirement for tolerance of laryngeal mask airway and endotracheal tube. Anesth Analg 75:794-797
18. Braude N, Clements AF, Hodges UM, Andrews BP (1989) The pressure response and laryngeal mask insertion: a comparison with tracheal intubation. Anaesthesia 44:551-554
19. Fujii Y, Tanaka H, Toyoka H (1995) Circulatory responses to laryngeal mask airway insertion or tracheal intubation in normotensive and hypertensive patients. Can J Anaesth 42:32-36
20. Ito N, Aikawa N, Hori S et al (1992) Laryngeal mask airway in acute cerebrovascular disease. Lancet 339:69
21. Cork RC, Depa RM, Standen JR (1994) Prospective comparison of use of the laryngeal mask and endotracheal tube for ambulatory surgery. Anesth Analg 79:719-727
22. Brimacombe J, Berry A (1996) The laryngeal mask airway: anatomical and physiological implications. Acta Anaesthesiol Scand 40:201-209
23. Berry A, Verghese C (1994) Changes in pulmonary mechanics during IPPV with the laryngeal mask airway compared to the tracheal tube. Anesth Analg 78:S38
24. Righini ER , Marangoni E, Volta CA, Alvisi R, Bortolazzi S, Gritti G (1997) Additional inspiratory resistance imposed by the laryngeal mask airway: in vitro versus in vivo comparison. Anaesthesia 52:872-878
25. Whitford AM, Hone SW, O'Hare B, Magner J, Eustace P (1997) Intra-ocular pressure changes following laryngeal mask airway insertion: a comparative study. Anaesthesia 52:794-796
26. Verghese C, Brimacombe JR (1996) Survey of laryngeal mask airway usage in 11910 patients: safety and efficacy for conventional and nonconventional usage. Anesth Analg 82:129-133
27. Williams PJ, Bailey PM (1993) Comparison of the reinforced laryngeal mask airway and tracheal intubation for adenotonsillectomy. Br J Anaesth 70:30-33
28. Hobbinger HE, Allen JG, Greatorex RG, Denny NM (1996) The laryngeal mask airway for thyroid and parathyroid surgery. Anaesthesia 51:972-974
29. Bapat PP, Verghese C (1997) Laryngeal mask airway and the incidence of regurgitation during gynecological laparoscopies. Anesth Analg 85:139-143
30. Verghese C, Smith TGC, Young E (1993) Prospective survey of the use of the laryngeal mask airway in 2359 patients. Anaesthesia 48:58-60
31. Lopez-Gil M, Brimacombe J, Cebrian J, Arranz J (1996) Laryngeal mask airway in pediatric practice. Anesthesiology 84:807-811
32. Mason DG, Bingham RM (1990) The laryngeal mask airway in children. Anaesthesia 45:760-763
33. Benumof JL (1996) Laryngeal mask airway and the ASA difficult airway algorithm. Anesthesiology 84:686-699
34. Priscu V, Priscu L, Soroker D (1992) Laryngeal mask for failed intubation in emergency caesarian section. (Letter) Can J Anaesth 39:893
35. Storey J (1992) The laryngeal mask for failed intubation at caesarian section. (Letter) Anaesth Intensive Care 20:118-119
36. Landsman IS (1997) The laryngeal mask airway. Int Anesthesiol Clin 35:49-65

37. Asai T, Barclay K, Power I, Vaughan RS (1995) Cricoid pressure impedes placement of the laryngeal mask airway. Br J Anaesth 74:521-525
38. Brimacombe J, White A, Berry A (1993) Effect of cricoid pressure on ease of insertion of the laryngeal mask airway. Br J Anaesth 71:800-802
39. Defalque RJ, Hyder ML (1997) Laryngeal mask airway in severe cervical ankylosis. Can J Anaesth 44:305-307
40. Giraud O, Bourgain JL, Marandas P, Billard V (1997) Limits of laryngeal mask airway in patients after cervical or oral radiotherapy. Can J Anaesth 44:1237-1241
41. Brimacombe JR (1997) Difficult airway management with the intubating laryngeal mask. Anesth Analg 85:1173-1175
42. Brimacombe J, Berry A, Verghese C (1995) The laryngeal mask airway in critical care medicine. Int Care Med 21:361-364
43. Dexter TJ (1994) The laryngeal mask airway: a method to improve visualization of the trachea and larynx during fibreoptic assisted percutaneous tracheostomy. Anaesth Intensive Care 22:35-39
44. Bandla HPR, Smith DE, Kiernan MP (1997) Laryngeal mask airway facilitated fibreoptic bronchoscopy in infants. Can J Anaesth 44:1242-1247
45. Martens P (1994) The use of laryngeal mask airway by nurses during cardiopulmonary resuscitation. Anaesthesia 49:731-732
46. Rabey PG, Murphy PJ, Langton JA, Barker P, Rowbotham DJ (1992) Effect of the laryngeal mask airway on lower oesophageal sphincter pressure in patients during general anaesthesia. Br J Anaesth 69:346-348
47. Nandi PR, Nunn JF, Charlesworth CH, Taylor SJ (1991) Radiological study of the laryngeal mask. Eur J Anesthesiol 4:S33-S39
48. Molloy AR (1991) Unexpected position of the laryngeal mask airway. Anaesthesia 46:592
49. Devitt JH, Wenstone R, Noel AG, O'Donnel MP (1994) The laryngeal mask airway and positive pressure ventilation. Anesthesiology 80:550-555
50. Weiler N, Latorre F, Balthasar E, Rainer G, Heinrichs W (1997) Respiratory mechanics, gastric insufflation pressure, and air leakage of the laryngeal mask airway. Anesth Analg 84:1025-1028
51. Brain AIJ (1991) The laryngeal mask and the oesophagus. Anaesthesia 46:701-702
52. Amakawa T, Nakamura S, Kawasaki S (1993) Intracuff pressure of the LM and pressure on the pharynx. J Clin Anesth 17:1165-1167
53. Majort R (1993) Pressure exerted by the laryngeal mask airway cuff upon the pharyngeal mucosa. Br J Anaesth 70:25-29
54. Brimacombe J, Berry A (1994) Laryngeal mask airway cuff pressure and position during anesthesia lasting 1-2 hours. Can J Anaesth 41:589-593
55. Alexander CA, Leach AB (1989) Incidence of sore throats with the laryngeal mask. Anaesthesia 44:791
56. Dingley J, Whitehead MJ, Wareham K (1994) A comparative study of the incidence of sore throat with the laryngeal mask airway. Anaesthesia 49:251-254
57. Nagai K, Sacuramoto C, Goto F (1994) Unilateral hypoglossal nerve paralysis following the use of the laryngeal mask airway. Anaesthesia 49:603-604
58. Miller AC, Bickler P (1991) The laryngeal mask airway: an unusual complication. Anaesthesia 46:659-660
59. Warner MA, Warner ME, Weber JG (1993) Clinical significance of pulmonary aspiration during the perioperative period. Anesthesiology 78:56-62
60. Kral JG (1985) Morbid obesity and related health risks. Ann Intern Med 103:1047-1049

61. Fisher JA, Anantharanyan C, Edelist G (1992) Role of the laryngeal mask in airway management. Can J Anaesth 39:1-3
62. Viviani M, Soiat M, Poldini F, Berlot G, Silvestri L, Gullo A (1996) Impiego della maschera laringea in anestesia generale. Min Anestesiol 62:349-356
63. Heneghan CPH, Bergman NA, Jones JG (1984) Changes in lung volume and (PAO_2-PaO_2) during anaesthesia. Br J Anaesth 56:437-445
64. Asai T, Fuijse K, Uchid M (1993) Laryngeal mask and tracheal stenosis. Anaesthesia 48:81
65. Asai T, Morris S (1994) The laryngeal mask and patients with collapsible airways. Anaesthesia 49:169-170
66. Graziotti PJ (1992) Intermittent positive pressure ventilation through a laryngeal mask airway. Is a nasogastric tube useful? Anaesthesia 47:1088-1089
67. Griffin RM, Hatcher IS (1990) Aspiration pneumonia and the laryngeal mask airway. Anaesthesia 45:1039-1040

FARMACOLOGIA CLINICA

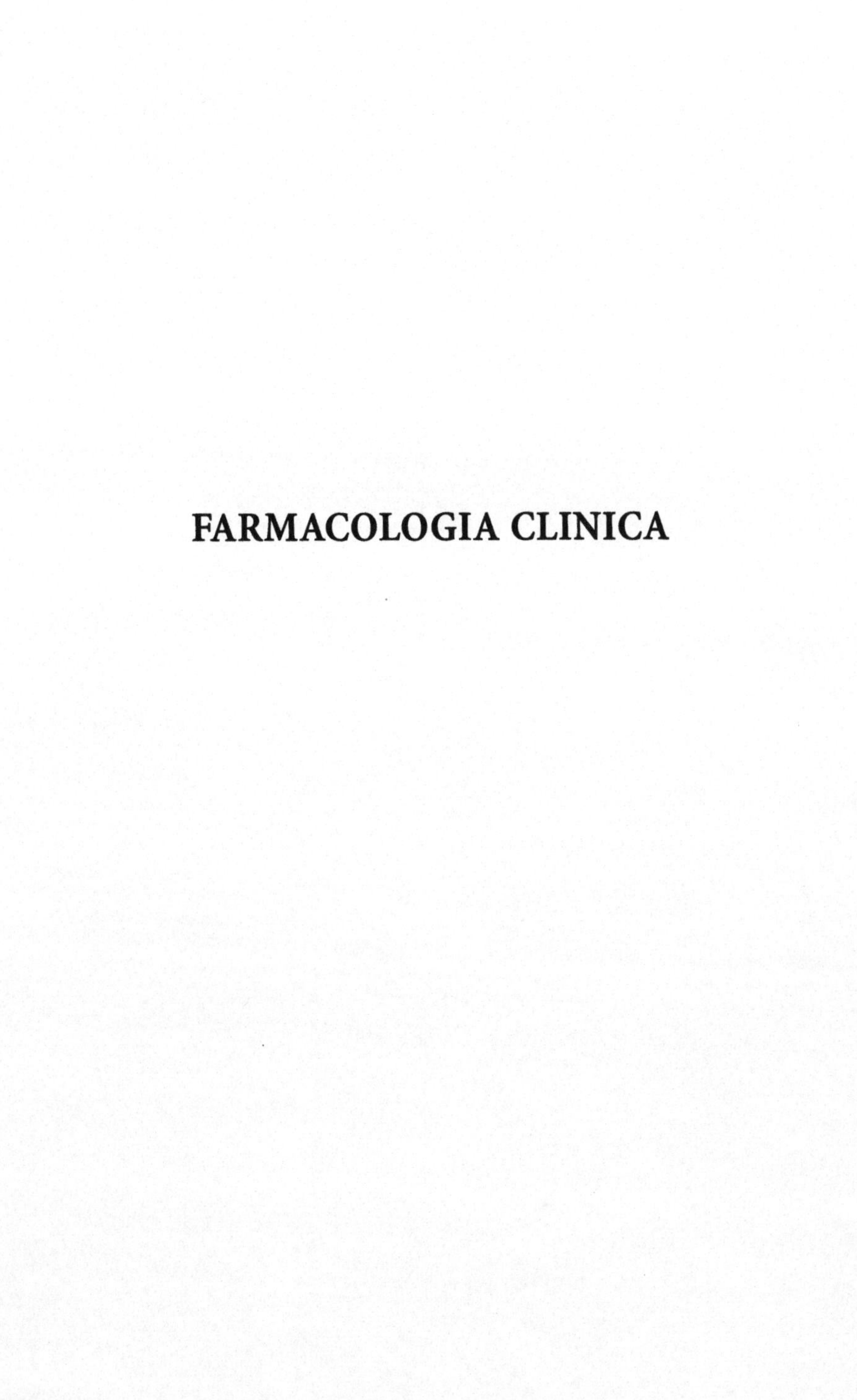

Capitolo 12

Sevoflurane

G. Galimberti, A. Gullo

Gli anestetici volatili alogenati sono stati introdotti nella pratica clinica a partire dal 1952 con il fluroxene a cui poi sono seguiti l'alotano, nel 1956, e successivamente il metossiflurano, l'enflurane, l'isoflurane, il desflurane ed il sevoflurane. Quest'ultimo, che è il fluorometil 2,2,2-trifluoro-1-[trifluorometil] etiletere (Fig. 1), fu sintetizzato negli anni '60 dai farmacologi Wallin, Napoli e Regan nei laboratori della Baxter-Travenol in Morton Grove, nell'Illinois e dimostrò subito di avere delle caratteristiche chimico-fisiche promettenti quali il non essere infiammabile né esplosivo, di avere solo una modesta reattività in presenza di calce sodata, di permettere una rapida induzione e risveglio dall'anestesia connesso al suo basso coefficiente di distribuzione (sangue-gas 0,6, olio d'oliva-gas 53,4), di non produrre aritmie cardiache spontanee e di non sensibilizzare il miocardio alle catecolamine endogene ed esogene [1].

Terminati gli studi preclinici sugli animali senza evidenza di tossicità, nel 1981 iniziò la sperimentazione umana su volontari sani (studi in fase 1) che confermò le eccellenti proprietà anestetiche del sevoflurane quando somministrato alla concentrazione inspiratoria del 2-3% in miscela arricchita di ossigeno mediante maschera facciale; l'induzione era rapida e dolce e, una volta raggiunto il piano anestetico, era ottima la copertura allo stimolo analgesico (pressione sul periostio della clavicola, pinzettamento del muscolo trapezio, pressione sul nervo sovraorbitario), la funzione respiratoria risultava depressa in modo dose-dipendente, i parametri cardiovascolari rimanevano stabili sia durante la fase di mantenimento che d'induzione ed al risveglio non si verificavano brivido, salivazione eccessiva, nausea o vomito [2]. Successivamente, la sperimentazione venne interrotta in quanto la quota di metabolizzazione pari al 3% del sevoflurane era decisamente superiore a quella dell'isoflurane; inoltre, c'erano alcune perplessità correlate sia al rilascio

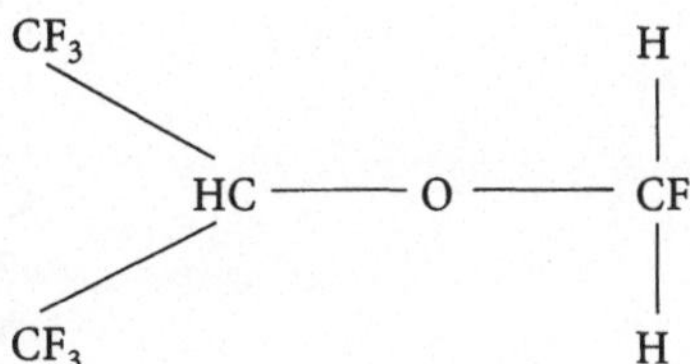

Fig. 1. Formula chimica del sevoflurane

di ione fluoro che alla formazione di composti potenzialmente tossici quando la molecola veniva a contatto con la calce sodata. In tal modo, non essendoci ancora l'esigenza di avere un anestetico alogenato a rapida cinetica ed avendo a disposizione l'isoflurane, si preferì investire economicamente su quest'ultimo che venne commercializzato in tutto il mondo. Solo alla fine degli anni '80 il sevoflurane venne ceduto alla ditta giapponese Maruishi Farmaceutica di Osaka che ne completò l'iter farmacologico e lo registrò nel 1990. Contemporaneamente iniziò il suo utilizzo negli Stati Uniti dove fu dapprima raffrontato con l'isoflurane [3], poi usato in più estesi studi clinici ed alla fine approvato nel 1994. Nel 1997, dopo più di 10 milioni di anestesie generali effettuate in tutto il mondo, viene approvato in Italia.

Proprietà chimico-fisiche

Il sevoflurane si presenta come un liquido incolore, non infiammabile, di odore moderatamente etereo le cui principali proprietà chimico-fisiche sono riassunte nella Tabella 1.

Il sevoflurane ha una solubilità ematica e tissutale più bassa di quella di tutti gli altri anestetici alogenati, fatta eccezione per il desflurane, e la sua potenza anestetica è circa la metà di quella dell'isoflurane. Come per gli altri anestetici per inalazione, il MAC del sevoflurane si riduce con l'aumentare dell'età, con la concomitante somministrazione del protossido d'azoto, delle benzodiazepine, degli oppioidi e di tutti gli altri farmaci deprimenti il SNC [4, 5]. Il MAC-awake, cioè la

Tabella 1. Alcune proprietà chimico-fisiche del sevoflurane

Parametro	Sevoflurane
Peso molecolare (dalton)	200,05
Punto d'ebollizione a 760 mmHg (°C)	58,6
Peso specifico a 20°C (g/ml)	1,520-1,525
Pressione di vapore a 20°C (mmHg)	157
Potenza in O_2 al 100% (MAC) a circa 40 aa	1,7-2,05
Potenza in N_2O al 65% (MAC) a circa 40 aa	0,85-1,09
Coefficiente di ripartizione (solubilità) a 37°C:	
• sangue/gas	0,68
• olio/gas	47,2-53,4
• cervello/sangue	1,7
• cuore/sangue	1,78
• fegato/sangue	1,85
• rene/sangue	1,15
• muscolo/sangue	3,13
• grasso/sangue	47,50
Aspetto	chiaro, trasparente
Odore	etereo, lieve, piacevole
Additivi/stabilizzanti	nessuno

concentrazione minima alveolare alla quale il 50% delle persone è in grado di dare risposte appropriate a comando verbale, oscilla tra 0,60 e 0,68% e non è influenzato dalla durata dell'intervento chirurgico [6-9]. La bassa solubilità del sevoflurane, prossima a quella del protossido d'azoto (0,47), non si modifica con l'età [10] e permette un rapido incremento delle concentrazioni alveolari inspiratorie durante l'induzione (washin) e una loro altrettanto rapida riduzione alla cessazione della somministrazione (washout). In tal modo, vista anche l'assenza di un effetto irritante sulle vie aeree, con il sevoflurane è possibile effettuare un'induzione inalatoria dell'anestesia e posizionare il tubo endotracheale o la maschera laringea senza utilizzo di curari non solo nel bambino, ma anche nell'adulto [11-15].

Somministrando a dei volontari sani non premedicati, mediante maschera facciale una concentrazione inspiratoria di sevoflurane del 6-7% non si osserva un aumento delle secrezioni nelle vie respiratorie, né tosse o laringospamo, si ottiene la perdita del riflesso ciliare dopo circa 1 minuto in modo del tutto sovrapponibile all'induzione endovenosa ed è possibile inserire la maschera laringea dopo circa 1,7 minuti con ritorno immediato alla respirazione spontanea; ottime condizioni d'intubazione endotracheale (MAC_{ei}=4,8%) possono essere ottenute, senza utilizzo di miorilassanti, dopo circa 6,4 minuti o dopo 4,7 minuti se associamo del protossido d'azoto alla concentrazione del 66% [16]. Dopo l'intubazione endotracheale, sia in soggetti normali che in quelli con asma, l'incidenza di incremento delle resistenze respiratorie (R_{rs}) e del broncospasmo è più bassa col sevoflurane [17] non solo rispetto all'isoflurane, enflurane e desflurane, ma allo stesso alotano considerato fino ad ora l'agente anestetico d'elezione nel paziente con broncopneumopatia cronica ostruttiva [18, 19].

Il sevoflurane quindi permette un'induzione dolce come quella dell'alotano ma con degli indubbi vantaggi sulla cinetica. Infatti, è stato dimostrato in volontari sani come vi sia una rapida salita della concentrazione alveolare di anestetico (F_A) rispetto a quella inspiratoria (F_I) durante l'induzione di modo tale che, erogando una F_I del 6%, dopo appena 5 minuti il rapporto F_A/F_I è pari allo 0,80 cioè allo "steady-state"; da questo momento in poi la concentrazione di fine espirazione del sevoflurane sarà pari all'80% di quella impostata sul vaporizzatore [10, 20, 21]. La non irritabilità per le vie aeree lo rendono estremamente indicato per l'induzione inalatoria là dove il desflurane, estremamente favorevole per la fase di mantenimento dell'anestesia inalatoria grazie alla sua ancor più bassa solubilità ematica ed al suo trascurabile metabolismo [22], risulta svantaggioso per l'incremento, anche se di breve durata, dell'attività simpatica per concentrazioni inalatorie superiori al 6% (1 MAC). È stato dimostrato infatti come il desflurane possa determinare un incremento dell'attività simpatica caratterizzata da un aumento della concentrazione plasmatica di epinefrina [23], della secrezione di vasopressina [24], della frequenza cardiaca e della pressione arteriosa [25-29]. Il meccanismo responsabile sarebbe legato alla stimolazione di recettori a rapido adattamento localizzati nella trachea, nel tessuto polmonare ed a recettori sistemici localizzati in tessuti altamente perfusi [30].

Il sevoflurane quando somministrato ad elevate concentrazioni inspiratorie e rapidamente, come si verifica nell'induzione inalatoria, non s'accompagna a significative variazioni a carico della frequenza cardiaca, della pressione arteriosa media, dell'attività del sistema nervoso autonomo per cui, considerando anche il fatto che non determina furto coronarico, risulta estremamente stabile dal punto di vista cardiovascolare [31, 32]. Può essere però presente dopo l'induzione con il sevoflurane una maggior incidenza di bradicardia richiedente un trattamento con vagolitici rispetto a quella osservata con gli altri alogenati [33].

Anche la cinetica di risveglio alla fine dell'intervento chirurgico dopo anestesia sevofluranica è favorevole; infatti, dopo appena 10 minuti dalla sospensione dell'erogazione dell'alogenato la concentrazione alveolare scende allo 0,1% nella totalità dei pazienti, permettendo di avere un paziente sveglio e collaborante già in sala operatoria. Vari studi comparativi hanno misurato i tempi di estubazione, di apertura degli occhi, di risposta a comandi verbali, di orientamento e di dimissione dopo varie tecniche di anestesia generale (Tab. 2).

Il sevoflurane in paragone con l'isoflurane permette di avere un tempo di risveglio (da 1 a 2 minuti) e di orientamento (da 2 a 3 minuti) decisamente più rapido, anche se queste differenze non portano a variazioni sostanziali nella precocità della dimissione ospedaliera. Anche in raffronto con l'anestesia propofolica i tempi di recupero sono sovrapponibili, oltre che essere simile la qualità del risveglio. Questi vantaggi si riflettono soprattutto nella chirugia di lunga durata dove il sevoflurane non dà assolutamente accumulo, a differenza di isoflurane e propofol, e può quindi essere sospeso sempre alla fine della sutura cutanea senza sostanziali ritardi nel risveglio. La rapida eliminazione del sevoflurane determina una più bassa incidenza di nausea e vomito postoperatorie rispetto all'alotano ed all'isoflurane sia nell'adulto che nel bambino [42]. Non è diversa dagli altri anestetici alogenati l'incidenza di brivido postoperatorio, legato essenzialmente all'ipotermia intraoperatoria (ventilazione con gas freddi, temperatura della sala operatoria, contatto con il

Tabella 2. Tempi medi di recupero (min) dopo anestesia generale con differenti agenti

Autore	N° paziente	Agente	Tempo estubazione	Apertura occhi	Risposta a comando	Orienta-mento	Dimis-sione
Loeb [34]	247	Sevoflurane	13	8,2	8,5	10,6	86
Loeb [34]	253	Isoflurane	9	9,3	9,8	13,0	85
Nathanson [35]	21	Sevoflurane	8,2	7,8	10,2	11,2	193
Nathanson [35]	21	Desflurane	5,1	4,8	6,4	9,2	201
Dubin [36]	140	Sevoflurane	8,0	8,3	9,1	11,7	103
Dubin [36]	143	Propofol	8,9	10,3	11,5	13,6	105
Fredman [37]	50	Sevoflurane	11	9	12	13	193
Fredman [37]	48	Propofol	10	9	11	13	207
Huang [38]	27	Sevoflurane	/	10,4	12,0	17,3	-
Huang [38]	26	Propofol	/	11,0	13,6	17,2	-
Wandel [39]	25	Sevoflurane	6,6	7,2	8,2	8,6	-
Wandel [39]	25	Propofol	9,8	12,6	13,8	14,6	-
Johnson [40]	10	Sevoflurane	8,9	11,4	17,3	44,3	-
Johnson [40]	9	Isoflurane	13,6	14,6	20,0	52,4	-
Jellish [41]	93	Sevoflurane	8,5	8,8	11,0	14,7	-
Jellish [41]	93	Propofol	13,3	13,3	13,2	19,8	-

Tabella 3. Consumo orario di liquido anestetico a 1 MAC

Flusso gas freschi (l/min)	**Desflurane (ml)**	**Isoflurane (ml)**	**Sevoflurane (ml)**
0,2	10,1	6,3	5,0
1,2	26,1	9,7	10,9
2,0	44,1	13,9	18,3
4,0	86,1	22,4	33,2

tavolo chirurgico, somministrazione di sangue e liquidi freddi) ed all'inibizione del riflesso ipotalamico di regolazione della temperatura. Più precoce rispetto agli altri alogenati è la richiesta di analgesici nel periodo postoperatorio per cui riveste particolare importanza iniziare già intraoperatoriamente il trattamento analgesico.
Il sevoflurane ha una pressione di vapore ed un punto d'ebollizione comparabili con quelli di alotano, enflurane ed isoflurane e diversi da quelli del desflurane, per cui può essere erogato da un vaporizzatore di tipo convenzionale e quindi senza costi aggiuntivi. Il sevoflurane è meno volatile dell'isoflurane perché ha un maggior peso molecolare ed una gravità specifica più alta. Di conseguenza, produce meno molecole di vapore per millilitro di liquido anestetico. Il sevoflurane però, essendo meno potente dell'isoflurane, in quanto ha un MAC più elevato, viene consumato in maggior quantità. In realtà studi comparativi con i vari anestetici inalatori hanno evidenziato come a valori di 1 MAC il consumo orario di alogenato sia in funzione del flusso di gas freschi (Tab. 3).

In tal modo se utilizziamo il sevoflurane in circuito chiuso o semichiuso con un flusso di gas freschi ≤2 l/min i costi dell'anestesia inalatoria per ora risultano inferiori rispetto a quelli dell'isoflurane, mentre diventa estremamente più dispendiosa se lo utilizziamo in circuito aperto o semi-aperto ad alti flussi [43].

Proprietà farmacologiche

I principali vantaggi del sevoflurane nei confronti dell'isoflurane sono essenzialmente sull'apparato cardiovascolare in quanto, per valori di MAC compresi tra 0,4 e 1,2 il sevoflurane dà meno tachicardia [3, 32], non dà origine a fenomeni di furto coronarico [44], produce minor vasodilatazione e ridistribuzione del flusso periferico.

Il sevoflurane permette di avere una frequenza cardiaca più stabile, rispetto a quella basale, non solo durante la fase d'induzione, non avendo gli effetti neuroeccitatori del desflurane, ma anche durante tutto l'intervento chirurgico. Essendo poi meno tachicardizzante dell'isoflurane possono essere evidenziate un maggior numero di bradicardie, specie all'induzione; tuttavia in un ampio studio effettuato in campo pediatrico in bambini di età compresa tra un mese e 12 anni di età ed in oltre 90 neonati non si verificò alcun caso di bradicardia [45]. Anche le incidenze di aritmie sono infrequenti con il sevoflurane e tendono nella stragrande maggioranza dei casi a risolversi spontaneamente [45-48]. Durante l'anestesia sevofluranica l'incidenza di ritmo nodale, durante l'induzione, è dello 0,5-3% [45, 49] mentre quello di ritmi ectopici ventricolari è intorno allo 0,4% [49]. L'azione aritmogena del sevoflurane, similmente a quella degli altri anestetici alogenati è legata ad un'inibizione della corrente rapida del sodio, responsabile della fase 0 del potenziale d'azione; tale inibizione iperpolarizza la membrana ed è direttamente proporzionale al grado di inibizione dell'alogenato. L'alotano infatti, notoriamente il più aritmogeno fra gli anestetici alogenati, ha un potenziale inibente su tale corrente doppio rispetto all'isoflurane ed al sevoflurane [50].

Il sevoflurane agisce sul miocardio e sulla muscolatura liscia vascolare con un'azione calcio-antagonista che per bassi valori di MAC (≤1,5) risulta minore di quella esercitata dall'isoflurane; questa differenza, che è legata probabilmente alla minor solubilità tissutale e che si perde per valori di MAC più elevati, determina una minor riduzione della pressione arteriosa media, una minor coronaro-dilatazione e depressione della funzionalità cardiaca [51-53]. L'effetto del sevoflurane sulla contrattilità e sulle proprietà elettrofisiologiche del miocardio sono correlate principalmente ad una inibizione della corrente di uscita del potassio che si verifica durante la fase 4 del potenziale d'azione con una conseguente iperpolarizzazione della cellula ed un allungamento della durata del potenziale d'azione [54]; vi è inoltre un'inibizione del flusso trans-sarcolemmale del calcio [55] che determina una riduzione della forza contrattile del miocardio in modo dose-dipendente. Non sembra invece alterato il rilasciamento di calcio dal reticolo sarcoplasmatico.

Il sevoflurane sembra dare una minor vasodilatazione e "furto coronarico" rispetto all'isoflurane mantenendo un adeguato rapporto tra perfusione e richieste metaboliche miocardiche [56]. Il meccanismo con il quale l'isoflurane può dare fenomeni di furto coronarico è legato alla coronarodilatazione, più spiccata a livello dei vasi di resistenza (diametro ≤180 μm), piuttosto che in quelli di conduttanza (diametro ≥290 μm), con conseguenti fenomeni di maldistribuzione del sangue dalle aree ischemiche a quelle normalmente perfuse [57-59]. Il meccanismo di coronarodilatazione da parte degli anestetici alogenati sarebbe legato ad una stimolazione dell'endotelio dei vasi di diametro ≥80 μm con conseguente liberazione di ossido nitrico [60]. Durante anestesia sevofluranica il doppio prodotto (FC x PAM) rimane più stabile rispetto a valori equipotenti di isoflurane, grazie al minor effetto tachicardizzante; inoltre, la riserva coronarica è più ampia e tende a raggiungere un plateau a valori più elevati di MAC laddove vi è una riduzione lineare della riserva con l'alotano e l'isoflurane per valori crescenti di MAC [61]. Nonostante questi presupposti estremamente favorevoli, gli studi clinici multicentrici effettuati in fase III non hanno evidenziato una differente incidenza di ischemia ed infarto miocardico con il sevoflurane rispetto all'isoflurane [53, 56].

A livello del sistema respiratorio il sevoflurane si comporta in modo sostanzialmente simile a quello degli altri alogenati, dando cioè un'inibizione dose-dipendente della funzione diaframmatica [62], della contrattilità dei muscoli inspiratori, del volume corrente, della frequenza respiratoria e della frequenza di scarica dei centri respiratori bulbo-pontini [63].

Il sevoflurane ha effetti simili all'isoflurane a livello del SNC in quanto deprime in modo dose-dipendente l'attività elettroencefalografica, dà una vasodilatazione cerebrale dose-dipendente con aumento del flusso cerebrale (CBF) (ancor più accentuato in presenza di protossido d'azoto), della pressione intracranica (ICP) ed una riduzione del consumo metabolico cerebrale in ossigeno ($CMRO_2$) [64]. In condizioni d'ipocapnia il sevoflurane non aumenta la ICP ma determina una riduzione dose-dipendente della pressione di perfusione cerebrale [65]. A valori ≥1,5 MAC il sevoflurane, similmente all'isoflurane, inibisce il meccanismo di autoregolazione del flusso cerebrale che viene invece mantenuto da un'anestesia totalmente endovenosa con propofol [66].

Metabolismo ed escrezione

Il sevoflurane viene metabolizzato in una quantità di circa il 4,9% che è decisamente maggiore rispetto a quella dell'isoflurane (2%). Come tutti gli anestetici volatili fluorurati, il sevoflurane produce metaboliti fluorinati organici ed inorganici. Il citocromo epatico P-450 $2E_1$ [67] catalizza l'ossidazione del sevoflurane a fluoro inorganico e dà origine all'esafluoroisopropanolo (HFIP). L'HFIP, che è l'unico metabolita del sevoflurane, è stabile, non reattivo, né mutageno, né tossico e, dopo essere stato glucoronato, viene escreto con le urine. Il fluoro-metossicarbonio dà origine poi allo ione fluoruro che è l'unico potenzialmente tossico. Il sevoflurane, grazie alla sua struttura molecolare, a differenza degli altri alogenati, non può produrre acyl-esteri, altamente reattivi, che successivamente sono in grado di trifluoroacetilare le proteine epatiche stimolando la formazione di anticorpi specifici che, ad una successiva anestesia, possono indurre una necrosi epatica acuta e massiva immuno-mediata (incidenza di circa 1:60.000/70.000 anestesie) [68].

Il sevoflurane determina un picco plasmatico di ione fluoruro più alto di enflurane, isoflurane e desflurane ma decisamente più basso rispetto al metossifluorano. Infatti, si ottengono dei picchi di concentrazione di fluoruro inorganico, comunque ≤35 μM che dopo 2 ore declinano rapidamente, per cui fino ad ora non sono stati riportati casi di nefrotossicità in seguito a trattamento con sevoflurane. Il problema comunque è presente con tutti gli alogenati fluorurati; infatti, lo ione fluoro viene filtrato a livello renale e poi, a seconda del pH tubulare, può venir escreto come acido fluoridrico o venir riassorbito. Lo ione fluoro può causare insufficienza renale con iperosmolarità plasmatica, ipernatriemia, ipo-osmolarità urinaria ed una poliuria resistente alla vasopressina [69]. Il meccanismo della nefrotossicità da fluoruri, anche se non perfettamente chiaro, potrebbe essere collegato alla maggior elettronegatività dello ione fluoro che, chelando ioni positivi come il calcio ed il magnesio, cofattori enzimatici d'importanti reazioni chimiche, potrebbe interferire tra l'altro con l'azione della calmodulina con conseguente inibizione della pompa del cloro a livello dell'ansa di Henle, mancato riassorbimento di sodio ed acqua, dissipazione del gradiente osmotico midollare e conseguente insorgenza di un diabete insipido nefrogenico vasopressina-resistente [70]. Di fatto, la nefrotossicità da fluoruri con il sevoflurane è più teorica che pratica in quanto la tossicità è legata non solo al picco plasmatico della sostanza tossica in esame ma anche al tempo d'esposizione; in tal modo è vero che il sevoflurane determina un picco di fluoremia più alto di quello determinato da dosi equipotenti di enflurane, ma il t1/2ß è decisamente inferiore (8 ore contro 24 ore) per cui in realtà l'esposizione è notevolmente inferiore. Così il sevoflurane, pur dando livelli plasmatici di fluoro inorganico ≥50 μM, non ha mai dato evidenza, anche dopo anestesie prolungate, di alterazioni cliniche o subclinche della funzionalità renale [71-73], tant'è vero che è stato ampiamente usato sia in pazienti con insufficienza renale cronica che in quelli sottoposti a trapianto di rene [74]. Questo evento è probabilmente da attribuire alla bassa solubilità ematica con rapida cinetica di eliminazione del sevoflurane ed al suo relativamente basso metabolismo da parte del citocromo P-450 renale.

Un problema che è stato a lungo dibattuto è la possibile produzione del cosiddetto "composto A" da parte del sevoflurane e la sua conseguente possibile tossicità renale. Questo si verifica quando il sevoflurane entra in contatto con la calce sodata e subisce una degradazione non-enzimatica a vinil-etere che, successivamente immesso nella circolazione ematica, raggiunge il rene, diventa substrato della ß-liasi renale con conseguente formazione di un composto tioacilfluoridrico, responsabile, nei ratti esposti ad una concentrazione ≥1000 ppm per almeno 1 ora, di un quadro d'insufficienza renale acuta da necrosi tubulare [75-77]. La produzione del composto A si è visto però che è in relazione con il MAC/ora, il tipo di calce sodata (è maggiore con la bara lime piuttosto che con la soda lime ed in entrambe con quelle più secche), con la temperatura raggiunta nel canestro, il tipo di circuito d'anestesia (è maggiore nel circuito chiuso) e l'esaurimento della calce sodata. In realtà allo stato attuale non esiste evidenza che la produzione di composto A durante anestesia chirurgica determini alterazioni cliniche o subcliniche tossiche tissutali, probabilmente per il fatto che la produzione stessa di composto A nel canestro di calce sodata è un processo autolimitante, in quanto raggiunge un picco dopo 1 ora e poi la produzione si stabilizza, perché difficilmente qui si raggiungono temperature elevate e soprattutto perché la ß-liasi tubulare umana, responsabile del metabolita tossico, è circa 10 volte meno attiva di quella del ratto; così alle usuali condizioni cliniche durante anestesia chirurgica la produzione di composto A rimane ≤10 ppm e comunque non ≥20 ppm, tanto da essere praticamente sovrapponibile a quella prodotta da alotano, isoflurane e desflurane.

Nel 1995 la FDA (Food and Drug Administration) approvò l'uso clinico del sevoflurane per flussi di gas freschi superiori a 2 l/min. Recentemente è stato dimostrato come il sevoflurane possa essere usato in totale tranquillità anche nella ventilazione con flusso di gas freschi di circa 1 l/min in quanto la produzione di composto A non risulta sostanzialmente diversa da quella presente in corso di ventilazione ad alti flussi e non si osservano, nel periodo postoperatorio, alterazioni a carico della funzionalità renale [78-80].

Bibliografia

1. Wallin RF, Regan BM, Napoli MD, Stern IJ (1975) Sevoflurane: a new inhalational anesthetic agent. Anesth Analg 54(6):758-766
2. Holaday DA, Smith FR (1981) Clinical characteristics and biotransformation of sevoflurane in healthy human volunteers. Anesthesiology 54:100-106
3. Frink EJ, Malan TP, Atlas M, Dominguez LM, DiNardo A, Brown BR (1992) Clinical comparison of sevoflurane and isoflurane in healthy patients. Anesth Analg 74:241-245
4. Katoh T, Ikeda K (1987) The minimum alveolar concentration (MAC) of sevoflurane in humans. Anesthesiology 66:301-303

5. Nakajima Y, Nakajima R, Ikeda K (1993) The effect of pentazocine on minimum alveolar concentration of sevoflurane for adults and elderly patients. (Abstract) Anesth Analg 76:S282
6. Eger EI, Saldman LJ, Brandstater B (1965) Minimum alveolar anesthetic concentration: a standard of anesthetic potency. Anesthesiology 26:756-763
7. Epstein RH, Mendel HG, Guarnieri KM et al (1995) Sevoflurane versus halothane for general anesthesia in pediatric patients: a comparative study of vital signs, induction, and emergence. J Clin Anesth 7:237-244
8. Katoh T, Suguro Y, Ikeda T et al (1993) Influence of age on awakening concentrations of sevoflurane and isoflurane. Anesth Analg 76:348-352
9. Katoh T, Suguro Y, Kimura T et al (1993) Cerebral awakening concentration of sevoflurane and isoflurane predicted during slow and fast alveolar washout. Anesth Analg 77:1012-1017
10. Yasuda N, Lockhart SH, Eger EI II et al (1991) Comparison of kinetics of sevoflurane and isoflurane in humans. Anesth Analg 72:316-324
11. Nathanson MH, Fredman B, Smith I, White PF (1995) Sevoflurane versus desflurane for outpatient anesthesia: a comparison of maintenance and recovery profiles. Anesth Analg 81:1186-1190
12. Fredman B, Nathanson MH, Smith I, Wang J, Klein K, White PF (1995) Sevoflurane for outpatient anesthesia: a comparison with propofol. Anesth Analg 81:823-828
13. Yurino M, Kimura H (1993) Induction of anesthesia with sevoflurane, nitrous oxide and oxygen: a comparison of spontaneous ventilation and vital capacity rapid inhalation induction (VCRII) techniques. Anesth Analg 76:598-601
14. Yurino M, Kimura H (1993) Vital capacity rapid inhalational induction technique: comparison with sevoflurane and halothane. Can J Anaesth 40:440-443
15. Sloan MH, Conard PF, Karsunky PK, Gross JB (1996) Sevoflurane versus isoflurane: induction and recovery characteristics with single-breath inhaled inductions of anesthesia. Anesth Analg 82:528-532
16. Muzi M, Robinson BJ, Ebert TJ, O'Brien TJ (1996) Induction of anesthesia and tracheal intubation with sevoflurane in adults. Anesthesiology 85:536-543
17. Rooke GA, Choi JH, Bishop MJ (1997) The effect of isoflurane, halothane, sevoflurane and thiopental/nitrous oxide on respiratory system resistance after tracheal intubation. Anesthesiology 86:1294-1299
18. Lehane JR, Jordan C, Jones JG (1980) Influence of halothane and enflurane on respiratory airflow resistance and specific conductance in anaesthetized man. Br J Anaesth 52:773-781
19. Heneghan CPH, Bergman NA, Jordan C, Lehan JR, Catley DM (1986) Effect of isoflurane on bronchomotor tone in man. Br J Anaesth 58:24-28
20. Yasuda N, Lockhart SH, Eger EI (1991) Kinetics of desflurane, isoflurane, and halothane in humans. Anesthesiology 74:489-498
21. Wrigley SR, Fairfield JE, Jones RM et al (1991) Induction and recovery characteristics of desflurane in day-case patients: a comparison with propofol. Anaesthesia 46:615-622
22. Eger EI II (1994) New inhaled anesthetics. Anesthesiology 80:906-922
23. Moore MA, Weiskopf RB, Eger EI II, Noorani M, McKay L, Damsk M (1994) Rapid 1% increases of end-tidal desflurane concentration to greater than 5% transiently increase heart rate and blood pressure in humans. Anesthesiology 81:94-98
24. Weiskopf RB, Moore MA, Eger EI II et al (1994) Rapid increase in desflurane concentrations is associated with greater transient cardiovascular stimulation than rapid increase in isoflurane concentration in humans. Anesthesiology 80:1035-1045

25. Helman JD, Leung JM, Bellows WH et al (1992) A comparison of desflurane and sufentanil in patients undergoing coronary artery surgery. Anesthesiology 77:47-62
26. Weiskopf RB, Eger EI II, Noorani M, Daniel M (1994) Repetitive rapid increases in desflurane concentration blunt transient cardiovascular stimulation in humans. Anesthesiology 81:843-849
27. Yli-Hankala A, Randell T, Seppala T, Lindgren L (1993) Increases in hemodynamic variables and cathecolamine levels after rapid increase in isoflurane concentration. Anesthesiology 78:266-271
28. Ishikawa T, Nishino T, Hiraga K (1993) Immediate responses of arterial blood pressure and heart rate to sudden inhalation of high concentrations of isoflurane in normotensive and hypertensive patients. Anesth Analg 77:1022-1025
29. Weiskopf RB, Eger EI II, Noorani M, Daniel M (1994) Fentanyl, esmolol, and clonidine blunt the transient cardiovascular stimulation induced by desflurane in humans. Anesthesiology 81:1350-1355
30. Weiskopf RB, Eger EI II, Daniel M, Noorani M (1995) Cardiovascular stimulation induced by rapid increases in desflurane concentration in humans results from activation of tracheopulmonary and systemic receptors. Anesthesiology 83:1173-1178
31. Kersten JR, Brayer AP, Pagel PS, Tessmer JP, Warltier DC (1994) Perfusion of ischemic myocardium during anesthesia with sevoflurane. Anesthesiology 81:995-1004
32. Eber TJ, Muzi M, Lopatka CW (1995) Neurocircolatory responses to sevoflurane in humans. Anesthesiology 83:88-95
33. Smith I, Ding Y, White P (1992) Comparison of induction, maintenance, and recovery characteristics of sevoflurane-N_2O with propofol-isoflurane-N_2O anesthesia. Anesth Analg 74:253-259
34. Loeb R, Wetchler BV, Schacher D et al (1994) Comparison of sevoflurane and isoflurane for anesthesia on adult outpatients. Anesthesiology. (Abstract) 81 (Suppl 3)
35. Nathanson MH, Fredman B, Smith I et al (1995) Sevoflurane versus desflurane for outpatient anesthesia: a comparison of maintenance and recovery profiles. Anesth Analg 81:1186-1190
36. Dubin SA, Huang S, Martin E et al (1994) Multicenter comparative study evaluating sevoflurane versus propofol in anesthesia maintenance and recovery in adult outpatients. (Abstract) Anesthesiology 81 (Suppl 2)
37. Fredman B, Nathanson MH, Smith I et al (1995) Sevoflurane for outpatient anesthesia: a comparison with propofol. Anesth Analg 81:823-828
38. Huang S, Wong CH, Yang JC et al (1994) Comparison of emergence and recovery times between sevoflurane and propofol as maintenance anesthetics in adult out-patient surgeries (Abstract) Anesthesiology 81 (Suppl 6)
39. Wandel C, Neff S, Böhrer H et al (1995) Recovery characteristics following anaesthesia with sevoflurane or propofol in adults undergoing out-patient surgery. Eur J Clin Pharmacol 48:185-188
40. Johnson JO, Sperry RJ, East KA (1994) Efficacy of sevoflurane vs isoflurane for maintenance of anesthesia during neurosurgical procedures. (Abstract) Anesthesiology 81 (Suppl 220)
41. Jellish WS, Lien C, Fontenot HJ et al (1994) Sevoflurane versus propofol for anesthesia induction and maintenance in adult in-patients.(Abstract). Anesthesiology 81 (Suppl 367)
42. Johannesson GP, Floren M, Lindhal SGE (1994) Sevoflurane for ENT-surgery in children.(Abstract) Anesthesiology 81 (Suppl 1377)
43. Young CJ, Apfelbaum JL (1996) Adult clinical experience with sevoflurane and pharmaco-economic aspects. Acta Anaesthesiol Belg 47:29-42

44. Patel SS, Goa K (1996) Sevoflurane. A review of its pharmacodynamic and pharmacokinetic properties and its clinical use in general anaesthesia. Drugs 51:658-700
45. Lerman J, Sikich N, Kleinman S, Yentis S (1994) The pharmacology of sevoflurane in infants and children. Anesthesiology 80:814-824
46. Naito Y, Tamai S, Shingu K et al (1991) Comparison between sevoflurane and halothane for paediatric anaesthesia. Br J Anaesth 67:387-389
47. Hayashi Y, Sumikawa K, Tashiro C et al (1988) Arrhytmogenic threshold of epinephrine during sevoflurane, enflurane, and isoflurane anesthesia in dogs. Anesthesiology 69:145-147
48. Navarro R, Weiskopf RB, Moore MA et al (1994) Human anesthetized with sevoflurane or isoflurane have similar arrhythmic response to epinephrine. Anesthesiology 80:545-549
49. Davis PJ, Lerman J, Welborn L et al (1993) Emergence and recovery from sevoflurane in pediatric ambulatory patients: a multicenter study. (Abstract) Anesthesiology 79:A1165
50. Weigt HU, Kwok WM, Rehmert GC, Turner LA, Bosnjak ZJ (1997) Voltage-dependent effects of volatile anesthetics on cardiac sodium current. Anesth Analg 84(2):285-293
51. Rolf N, VanAken H (1996) The cardiovascular effects of sevoflurane. Anaesthetist 45:S14-S21
52. Hettrick DA, Pagel PS, Warltier DC (1996) Desflurane, sevoflurane and isoflurane impair canine left ventricular-arterial coupling and mechanical efficiency. Anesthesiology 85(2):403-413
53. Ebert TJ (1996) Cardiovascular and autonomic effects of sevoflurane. Acta Anaesthesiol Belg 47(1):15-21
54. Park WK, Pancrazio JJ, Suh CK, Lynch C (1996) Myocardial depressant effects of sevoflurane. Mechanical and electrophysiologic actions in vitro. Anesthesiology 84:1166-1176
55. Azuma M, Matsumura C, Kemmotsu O (1996) The effects of sevoflurane on contractile and electrophysiologic properties in isolated guinea pig papillary muscles. Anesth Analg 82(3):486-491
56. Ebert TJ, Harkin CP, Muzi M (1995) Cardiovascular responses to sevoflurane: a review. Anesth Analg 81:S11-S22
57. Reiz S, Balfors E, Sorensen MB, Briola SJr, Friedman A, Truedsson H (1981) Isoflurane: a powerful coronary vasodilator in patients with coronary artery disease. Anesthesiology 59:91-97
58. Becker LC (1978) Conditions for vasodilator-induced coronary steal in experimental myocardial ischemia. Circulation 57:1103-1110
59. Gross GJ, Warltier DC (1981) Coronary steal in four models of single or multiple vessel obstruction in dogs. Am J Cardiol 48:84-92
60. Merin RG, Johns RA (1994) Does isoflurane produce coronary vasoconstriction? Anesthesiology 81:1093-1096
61. Larach DR, Schler HG (1991) Direct vasodilatation by sevoflurane, isoflurane, and halothane alters coronary flow reserve in the isolated rat heart. Anesthesiology 75:268-278
62. Ide T, Kochi T, Isono S (1992) Effect of sevoflurane on diaphragmatic contractility in dogs. Anesth Analg 74:739-746
63. Doi K, Kasaba T, Kosaka Y (1988) A comparative study of the depression effects of halothane and sevoflurane on medullary respiratory neuron in cats. (Abstract) Masui 37:1466-1477

64. Takahashi H, Murata K, Ikeda K (1993) Sevoflurane does not increase intracranial pressure in hyperventilated dogs. Br J Anaesth 71:551-555
65. Muzzi D, Losasso T, Dietz N et al (1992) The effect of desflurane and isoflurane on intracranial pressure in patients with small intracranial tumors. Anesthesiology 79:A182
66. Strebel S, Iam AM, Matta B, Mayberg TS, Aaslid R, Newell DW (1995) Dynamic and static cerebral autoregulation during isoflurane, desflurane, and propofol anesthesia. Anesthesiology 83:66-76
67. Kharash ED, Thummel KE (1993) Identification of cytochrome P450 2E1 as the predominant enzyme catalyzing human liver microsomal defluorination of sevoflurane, isoflurane and methoxyflurane. Anesthesiology 79:795-807
68. Green WB, Eckerson ML, Depa R, Brown BR Jr (1994) Covalent binding of oxidative metabolites to hepatic protein not detectable after exposure to sevoflurane or desflurane. (Abstract) Anesthesiology 81:A437
69. Crandell WB, Pappas SG, MacDonald A (1966) Nephrotoxicity associated with methoxyflurane anesthesia. Anesthesiology 27:591-607
70. Yorio T, Sinclair R, Henry S (1981) Fluoride inhibition of the hydrosmotic response of the toad urinary bladder to antidiuretic hormone. J Pharmacol Exp Ther 219:459-463
71. Frink EJ Jr, Malan PM, Isner RJ et al (1994) Renal concentrating function with prolonged sevoflurane or enflurane anesthesia in volunteers. Anesthesiology 80:1019-1025
72. Kobayashi Y, Ochiai R, Takeda J et al (1992) Serum and urinary inorganic fluoride concentrations after prolonged inhalational of sevoflurane in humans. Anesth Analg 74:753-757
73. Higuchi H, Arimura S, Sumikura H et al (1994) Urine concentrating ability after prolonged sevoflurane anaesthesia. Br J Anaesth 73:239-240
74. Melotte A, Verhaegen M, Sumikura H et al (1994) Plasma inorganic fluoride levels after sevoflurane or enflurane anesthesia in patients with renal impairment. (Abstract) Anesthesiology 81:A368
75. Hanaki C, Fujii K, Morio M, Tashinao T (1987) Decomposition of sevoflurane by soda lime. Hiroshima J Med Sci 36:61-67
76. Strum D, Johnson B, Eger EI II (1987) Stability of sevoflurane in soda lime. Anesthesiology 67:779-781
77. Morio M, Fujii K, Satoh N et al (1992) Reaction of sevoflurane and its degradation products with soda lime. Toxicity of the byproducts. Anesthesiology 77:1155-1164
78. Bito H, Ikeuchi Y, Ikeda K (1997) Effects of low-flow sevoflurane anesthesia on renal function. Anesthesiology 86:1231-1237
79. Kharash ED, Frink Jr EJ, Zager R, Bowdle TA, Artu A, Nogami WM (1997) Assessment of low-flow sevoflurane and isoflurane effects on renal function using sensitive markers of tubular toxicity. Anesthesiology 86:1238-1254
80. Mazze RI, Jamison RL (1997) Low-flow (1 l/min) sevoflurane. Anesthesiology 86:1225-1227

Capitolo 13

Guida pratica all'uso dei nuovi miorilassanti

C. Melloni

Cominciamo innanzitutto col dire che di "nuovi" miorilassanti ne esiste probabilmente uno solo, il cisatracurium, entrato in commercio verso la fine del 1997, almeno in Italia; gli altri miorilassanti oggetto di questa rassegna, mivacurium, rocuronium, ecc. sono in commercio da almeno due anni e dunque non dovrebbero costituire più una novità a rigore di terminologia.

Dall'introduzione di vecuronium e atracurium nel 1983-84 abbiamo assistito ad una vera e propria esplosione nella ricerca e successiva immissione sul mercato di nuovi miorilassanti; basti pensare che nei quarant'anni trascorsi dall'introduzione della d-tubocurarina al vecuronium sono state presentate ben poche molecole; succinilcolina, pancuronium, metocurina, gallamina, mentre negli ultimi 14 anni abbiamo visto doxacurium, pipecuronium, cisatracurium, mivacurium, rocuronium e altri sono all'orizzonte, come l'ORG 9487. Perciò ci sembra giusto riflettere se questo armamentario di miorilassanti ha costituito solo una aggiunta quantitativa o se c'è stata anche una resa qualitativa, ossia se i nuovi farmaci migliorano la nostra pratica quotidiana.

In questa rassegna vedremo di analizzare alcuni problemi la cui soluzione dovrebbe portare almeno ad una più razionale utilizzazione dei miorilassanti disponibili; in effetti siamo convinti che proprio la possibilità di disporre di tanti farmaci, diversi per velocità di azione, durata, presenza o assenza di effetti collaterali, consenta ora, come non mai in passato, di poter scegliere a ragion veduta il farmaco giusto per la persona giusta e per l'indicazione giusta.

Come utilizzare il blocco neuromuscolare

L'"onset" del blocco neuromuscolare è inversamente relato alla potenza del farmaco [1] e con i farmaci competitivi non depolarizzanti la velocità di azione è incrementata o da una dose carico elevata o dal "priming", metodiche che hanno un prezzo in termini di sicurezza o di durata; perciò la succinilcolina non è sorpassata e ricopre ancora un ruolo importante in questo settore, specie in emergenza-urgenza ed in presenza di stomaco pieno. L'unico serio competitore emerso è il rocuronium, tanto che le condizioni di intubazione a 60 sec sono quasi indistinguibili da quelle ottenute con la succinilcolina; tuttavia la durata di blocco va da 30 a 40 min, molto più lunga della succinilcolina stessa.

Tempi di "onset" brevi sono ottenibili anche con tutti gli altri "nuovi" miorilassanti, mivacurium, atracurium, vecuronium, cisatracurium, ma poiché sono necessari 2-3ED 95 per accelerare l'"onset", le durate di azione si allungano progressivamente, con lieve eccezione per il mivacurium, che a 0.25 mg/kg non determina un blocco superiore ai 30-35 min, sempre che il paziente non sia deficitario di pseudocolinesterasi.

Il "priming" non costituisce, a mio avviso, una pratica utilizzabile con successo in clinica per il tempo e la precisione che richiede per essere attuata con successo; inoltre, non appare sicuro e per questo motivo non lo considererò oltre. Lo studio recente di Aziz et al. [2] ha dimostrato ancora una volta, se ce n'era bisogno, che anche le piccole dosi di vecuronium e rocuronium usate nel priming causano un decremento di SaO_2 nella funzione respiratoria, monitorizzata con spirometria dinamica e evidenziata da riduzione del FEV 1 sec e FVC; inoltre, tali indici spirometrici dinamici sono più ridotti negli anziani, anche a valori di TOF 0.77-0.79 che indicherebbero una accettabile funzione se si dà credito alla vecchia letteratura.

Per onore di cronaca, è stato riportato il metodo del "topping up" con mivacurium, ove 0.25 mg/kg sono stati seguiti 15-30 sec dopo da 0.1 mg/kg; questa dose di rinforzo iniettata 15 sec prima della intubazione permette una sua agevole esecuzione in 60-75 sec; la combinazione di "priming" e "topping up" è stata descritta da Savarese [3]; il "priming" di 30 mg/kg di mivacurium è somministrato 1-2 min prima della iniezione dell'ipnotico: quindi, dopo l'induzione, 0.25 mg di mivacurium sono iniettati rapidamente in 15 sec e 30 sec dopo è iniettata la dose di "topping up" di 0.1 mg/kg.

Dopo 15 sec le condizioni di intubazione sono ottimali e la manovra ha impiegato " solo" 60 sec, ma ha richiesto due operatori, ha impiegato una notevole quantità di mivacurium che è costoso, ecc. Da notare che il monitoraggio del momento ottimale per intubazione con mivacurium è determinato seguendo l'orbicolare dell'occhio piuttosto che il pollice; nel caso del monitoraggio dell'AP non si deve attendere la sua completa paralisi, ma solo la attenuazione delle risposte al TOF, poiché, quando si attenua la risposta dell'AP, i muscoli laringei e il diaframma sono già paralizzati.

Naturalmente, per tutti i miorilassanti non depolarizzanti, la ripresa può essere accelerata dalla somministrazione della miscela antidotica, ma se il blocco è molto profondo passeranno comunque parecchi minuti prima che l'antagonismo divenga operativo: in questo senso potrebbe costituire un vantaggio l'ORG 9487 che ha dimostrato, 2 min dopo un bolo di 1.5 mg/kg (circa 1.4 ED 95), di poter essere antagonizzato dalla neostigmina con scomparsa del blocco in 5.7 (t25%) e 10.8 min (t90%) [4]. Poiché però questo miorilassante non è ancora in commercio (e potrebbe anche non venire mai immesso) non ne parleremo oltre.

Una caratteristica comune a tutti i miorilassanti a durata di azione breve-intermedia risiede negli effetti paralizzanti più rapidi a livello della muscolatura delle vie aeree rispetto ai muscoli periferici, come l'AP(adduttore del pollice) [5]; perciò non è necessario attendere una paralisi completa a livello dell'AP per l'intubazione; Plaud [6] ha dimostrato per es. che il massimo blocco con mivacurium compare con 70 sec di anticipo a livello laringeo rispetto all'AP (133 sec vs. 203).

Predicibilità della durata del blocco e valutazione della ripresa

A tutti voi sarà capitato di essere in grande incertezza circa la scelta del miorilassante con cui intubare un paziente per il quale è previsto, con ragionevole certezza, una durata chirurgica di 30-35 min: esiste dunque il dilemma che, se usate un farmaco a durata intermedia, l'intervento cesserà quando il blocco nm è ancora profondo e dunque vi costringerà ad utilizzare gli antidoti, non sempre privi di effetti collaterali (come nausea e vomito) [7].

Da questo punto di vista si è fatto qualche progresso; al di là delle conoscenze sulle durate "medie" delle diverse dosi dei vari farmaci, per il mivacurium è stata notata una correlazione valida per il singolo paziente e derivata dalla osservazione che la durata clinica del blocco 5-95% per il mivacurium può essere dedotta contando i minuti che sono trascorsi dalla apparizione della prima alla terza contrazione palpabile del TOF, ossia derivandola dalla durata della fase da I a III del TOF; tale periodo di tempo è esattamente un quarto dell'intervallo totale, ossia, moltiplicando per 4 si determina accuratamente la ripresa spontanea. Poiché la ripresa da mivacurium nel singolo paziente è costante nel tempo, tale predicibilità si applica al caso operato in quel momento, al di là del fatto che l'intervallo 5-25% varia da 3 a 4 min nella maggioranza dei pazienti. Ma è in condizioni particolari, quali i bambini o soggetti con livelli di colinesterasi particolarmente elevati, che tale predicibilità diviene di interesse pratico, come pure nei casi opposti di sensibilità al mivacurium, come negli insufficienti epatici o renali. Tra l'altro, il calcolo della durata clinica presumibile del mivacurium nel paziente in questione permette di anticipare la somministrazione degli antidoti se si rendesse necessario [8].

Tale intervallo può essere utilmente applicato anche per scegliere la velocità di una infusione continua di mivacurium; infatti, se l'intervallo 5-25% appare "normale", cioè compreso tra i 3-4 min, l'infusione iniziale deve essere tra 6-8 μg/kg/min; se l'intervallo è attorno ai 2 min, l'infusione deve essere iniziata a 10-15 μg/kg/min; se l'intervallo è 5-6 min, l'infusione deve essere aggiustata verso il basso, a 2-3 μg/kg/min. Quanto alla predicibilità di durata, il rocuronium non ha brillato; infatti, a dosaggi superiori a 0.6 mg/kg, cioè 0.9 e 1.2 mg/kg il blocco può divenire assai prolungato ed impedire la ripresa [9]. Inoltre il rocuronium ha dimostrato possedere un effetto più spiccato nelle donne, con durate superiori di circa il 30% a quelle dei maschi; tali differenze di sesso non erano state riportate in precedenza [10]. Insomma, poiché la farmacocinetica e la farmacodinamica del rocuronium vengono influenzate dall'età, dalla presenza degli anestetici inalatori, dalla insufficienza epatica e/o renale, dall'ipotermia e dalla obesità, non ci sembra che il farmaco possegga particolari attrattive, specie a paragone del suo congenere vecuronium se non fosse per la velocità dell'inizio di azione e per questo lo raccomanderemo, ma solo per questo.

Il cisatracurium, al contrario, ha dimostrato una estrema riproducibilità con scarsa variabilità; nello stesso paziente, a dosaggi eguali ripetuti, il tempo di ripresa è matematicamente sempre lo stesso, una caratteristica rimarchevole: a boli refratti il farmaco può essere somministrato ogni 15-20 min [11] e alla dose di 1-2 μg/kg/min per il mantenimento di un blocco 90-95%, iniziando con un dosaggio un po' più generoso (3 μg/kg/min) [12].

Il cisatracurium presenta una notevole costanza dell'indice di ripresa 25-75% (RI, recovery index) dell'ordine di 14-15 min, indipendentemente dalla dose e dalla durata della infusione; un caso di un bambino che ricevette per errore una dose di 22 ED 95 presentò un RI di 15 min [13]. Inoltre, una volta che sia in atto la ripresa, il tempo medio per la ripresa del 95% dello stimolo era 6-12 min con somministrazione al 10-15% della ripresa; a valori più alti dell'ordine del 16-30%, il tempo di ripresa si abbassava a 3-4 min [14, 15]. In alcune delle considerazioni presentate sta la superiorità dei derivati benzilisochinolici, eliminati dalla idrolisi alcalina della reazione di Hoffman, organo indipendente, mentre per es. il rocuronium non è praticamente metabolizzato ma è eliminato invariato per via epatica e renale e dunque, in condizioni di insufficienza relativa (neonati e anziani) o assoluta (cirrosi e IRC), la sua durata di azione è prolungata [16], mentre l'eliminazione secondo Hoffman del cisatracurium permette una cessazione degli effetti indipendentemente dalle funzioni epatica e renale; tali caratteristiche, insieme alla mancanza di liberazione istaminica lo rendono particolarmente interessante per casi di miorisoluzione medio-lunga, sia in boli ripetuti che per infusione continua.

Effetti cardiovascolari dei miorilassanti

Per tutti i miorilassanti noti esiste una dose alla quale compaiono effetti sulla frequenza cardiaca e/o sulla pressione arteriosa; la dose alla quale avviene una modificazione cardiovascolare, divisa per la dose che causa il 95% di blocco, ossia la ED50 per l'effetto collaterale cardiovascolare /ED95 va sotto il nome di margine di sicurezza per quel miorilassante. Queste dosi vengono presentate nella Tabella 1.

Come si vede, i derivati steroidei tendono a presentare un effetto di lisi vagale, mentre quelli benzilisochinolinici tendono a liberare istamina, caratterizzandosi per un transeunte incremento nella FC, abbassamento della PA, con eritema facciale e flushing, a comparsa circa 2 min dopo la somministrazione del farmaco; tutti effetti attenuati dalla somministrazione lenta in 30 sec piuttosto che dal bolo in 5 sec. Fanno eccezione a questa regola il doxacurium, che permette emodinamica stabile anche a multipli della ED95 [31, 32] ed il cistracurium.

Tabella 1. Dosi per i miorilassanti

Farmaco	Effetti collaterali cardiovascolari	Margine sicurezza	Dose* (mg/kg)
Pancuronium	vagolisi	3	0.1-0.15
Pipecuronium	vagolisi	25	>0.2
Vecuronium	vagolisi	40	>1.0
Rocuronium	vagolisi	5	0.9
Doxacurium	liberazione di istamina	>4	>0.1
Atracurium	liberazione di istamina	3	0.6
Mivacurium	liberazione di istamina	3	0.25
Cisatracurium	liberazione di istamina	>8	>0.4

*Dose alla quale è probabile compaiano effetti collatterali cardiovascolari

Fino a pochi mesi fa, vecuronium e rocuronium erano i preferiti in caso si desiderasse evitare modificazioni cardiovascolari; ora il cisatracurium (presentato anche nella propaganda USA come il "vecuronio rapidamente metabolizzabile" copre questa fascia di utenti. Il settore classicamente indagato per questi effetti cardiovascolari è stato quello degli interventi cardiaci, specie quelli di bypass aortocoronarico, ove è particolarmente importante mantenere una omeostasi ottimale fra apporto di ossigeno e richieste.

È oramai noto a tutti che l'effetto tachicardizzante del pancuronium sia da imputarsi al blocco dei recettori muscarinici a livello del nodo del seno atriale; per porre rimedio alla talora indesiderata tachicardia fu ideato e commercializzato il pipecuronium, sprovvisto praticamente di effetti cardiovascolari e come tale da preferire tutte le volte che si vuole mantenere ottimale il bilancio apporto/consumo di ossigeno miocardico [33]. Il rocuronium [34] ha effetti tachicardizzanti già alle dosi più alte usate per intubazione.

A corollario di quanto detto, va aggiunto che l'emodinamica intraoperatoria è influenzata da innumerevoli altri fattori, quali la condizione medica preesisistente, il trattamento farmacologico in atto, l'età, la somministrazione di altri anestetici, specie oppioidi. Perciò, tutte queste complesse interrelazioni devono esser tenute a mente nella scelta del miorilassante appropriato per la massima stabilità cardiovascolare; per es, in pazienti candidati a bypass aortocoronarico, quasi sempre in trattamento con beta o calciobloccanti, la mancanza di vagolisi e di liberazione istaminica dei più moderni miorilassanti, unitamente alla induzione con oppioidi ad alte dosi, determina quasi sempre bradicardie notevoli, che spesso richiedono il trattamento con atropina.

Perciò, potrebbe non esser sbagliato, in tali condizioni, controbilanciare gli effetti bradicardizzanti già operanti, ricorrendo al vecchio pancuronium [35], che presenta anche il vantaggio del minor costo. Ma di questo abbiamo già trattato. Perciò, almeno dal punto di vista teorico, i farmaci preferiti per la loro stabilità cardiovascolare sono il vecuronium ed il cisatracurium; il pipecuronium per interventi lunghi e/o terapia intensiva postoperatoria.

Valutazioni economiche

A mio parere, il discorso sui costi dei miorilassanti non ha senso, soprattutto quando si considerano il costo per fiala o per unità di tempo; tali confronti non tengono conto dei costi ancillari, quali quelli degli effetti collaterali e quelli legati alla velocità della ripresa: per es, un caso di ritardata ripresa, specie se misconosciuta, con depressione respiratoria residua e danno ipossico cerebrale potrebbe vanificare in un colpo solo anni di risparmi ottenuti dall'utilizzo di miorilassanti a lunga durata di azione. Senza arrivare a questo disastro, è pur vero che tenere un paziente in osservazione in sala operatoria o nella stanza di risveglio (Recovery Room RR) qualche ora in più comporta dei costi aggiuntivi, raramente però valutati accuratamente.

Recentemente, sono emersi alcuni lavori che hanno finalmente fatto luce su questo importante argomento: mentre era noto da tempo il pericolo della depressione residua nella stanza di risveglio, documentata da numerosi Autori [17, 18], questi dati sembravano implicare solo un periodo aggiuntivo di degenza nella stanza di risveglio stessa piuttosto che comportare dei veri pericoli. A questo proposito, recentemente Viby-Mogensen et al. [19] hanno potuto dimostrare in uno studio policentrico randomizzato con monitoraggio qualitativo e semiquantitativo che la paralisi residua neuromuscolare da miorilassanti a lunga durata di azione si traduce in una aumentata frequenza di complicanze polmonari postoperatorie; dunque, finalmente, abbiamo avuto la prova che il pancuronium è seguito da più complicanze che atracurium e vecuronium nel contesto clinico. Una atelettasia postoperatoria comporta infatti allungamento della degenza, somministrazione di antibiotici, fisioterapia, ecc, con costi assai più elevati, vanificando il risparmio ottenuto con il minor costo del pancuronium.

Se proprio si vuole risparmiare, è dimostrato che le infusioni continue utilizzano meno farmaco di quelle intermittenti e dunque dovrebbero offrire un vantaggio in termini finanziari, almeno per gli interventi di media-lunga durata [20]. Il problema, posto che sia veramente tale, è nato dal tentativo di ridurre i costi risparmiando milioni ogni anno nell'acquisto dei farmaci, scegliendo i miorilassanti ad azione prolungata piuttosto che quelli ad azione intermedio-breve [21-23]. Tuttavia, i risparmi citati negli studi elencati sono unicamente legati al minor costo d'acquisto e non tengono conto di tutti i potenziali benefici derivanti dall'utilizzo dei miorilassanti ad azione più breve.

Lo studio recentissimo di Ballantyne e Chang [24] porta un altro contributo alla *vexata quaestio*, dimostrando che i miorilassanti a lunga durata prolungano la degenza nella PACU. L'uso di pancuronium in particolare risulta in un prolungamento di 41 min della degenza nella sala di risveglio (PACU) e ciò si accompagna ad un costo di circa 90 dollari per paziente; tale somma si confronta con i 22 dollari di risparmio derivanti dall'acquisto del pancuronium piuttosto che il vecuronium, risultandone dunque alla fine un netto vantaggio dell'utilizzo del vecuronium. Lo studio potrebbe essere criticato poiché è retrospettivo e non prospettico, ma gli Autori hanno esaminato tutti gli altri fattori che potevano confondere i risultati, quali tipo e durata della chirurgia, il prolungamento della degenza legato alla mancanza di portantini, ecc. Quello che è più difficile a dimostrarsi è il costo finale del paziente nella PACU, che è variabile ed influenzato da una ampia varietà di fattori fra i quali spicca l'influenza che avrebbe una riduzione del costo da una riduzione del carico dei pazienti; infatti, se il costo della PACU fosse fisso senza riguardo per il numero e il lavoro imposto dai pazienti, allora ne deriverebbe che non esisterebbe aumento dei costi legato al prolungamento della degenza; invece, se una buona parte dei costi della PACU sono variabili, cioè dipendenti dal carico dei pazienti, allora ne deriva che cifre significative sono spese da un allungamento della degenza.

Uno studio di Macario et al. [25] ha stimato che la PACU corrisponde al 3.7% dei costi totali ospedalieri chirurgici e che i costi diretti variabili rendono conto del 44% di questo totale; ne discende che è ragionevole pensare che un prolungamento della degenza nella PACU aumenta i costi per l'ospedale. Perciò, la stima effettuata da Ballantyne e Chang è corretta, anche se si trattasse di una grossolana sovrastima. Inoltre, a dare credito a queste conclusioni, stanno tutti i lavori citati sulla paralisi residua nel periodo postoperatorio, tra i quali è particolarmente importante quello di Bevan et al. [17] citato perché ha dimostrato che la debolezza residua postoperatoria è inevitabile anche con il monitoraggio continuo della funzione neuromuscolare intraoperatoriamente; quindi, se ne deduce che il ricorso ai miorilassanti a lunga durata comporta necessariamente una certa percentuale di debolezza residua postoperatoria, alcune implicazioni della quale cominciano ad emergere solo ora come abbiamo detto prima.

Tradizionalmente, dai primi lavori sulla correlazione fra TOF e funzione respiratoria di Ali [26] si è considerato sinonimo di sufficiente ripresa neuromuscolare un rapporto del TOF di 0.70; tuttavia, numerosi lavori più recenti hanno dimostrato che a tale valore del TOF esiste ancora una significativa riduzione della funzione neuromuscolare. Prima i lavori di Pavlin avevano dimostrato, per esempio, che non esiste una adeguata protezione delle vie aeree [27], poi Engbaek et al. [28] hanno suggerito che è necessario un TOF di 0.80 per una buona reflessività delle vie aeree. Lavori ancora più recenti hanno dimostrato che gli effetti residui dei miorilassanti possono persistere fino a che il TOF non è almeno 0.90. Eriksson ha dimostrato che in volontari sani e coscienti la coordinazione della deglutizione non è ottimale fino a che il blocco da vecuronium non è ritornato ad un valore >0.90; infine Kopman [30] ha potuto dimostrare con mivacurium che ad un TOF di 0.85-0.90 i volontari si lamentano di senso di fatica generalizzato, non erano in grado di serrare un abbassalingua tra i denti e presentavano una stretta di mano a valori dell'83% del normale. Se si considera che questi ultimi lavori sono stati condotti su volontari sani ed in assenza di effetti residui da farmaci anestetici, come invece avviene al termine di una anestesia generale, si può apprezzare meglio la portata di queste osservazioni e l'importanza che tutti questi nuovi dati portano, con rilevanza per il lavoro di Ballantyne e Chang nel senso che miorilassanti a lunga durata portano ad un prolungamento della degenza nella RR, mentre i miorilassanti a breve-intermedia azione no.

Conclusioni

Alla luce di quanto osservato, credo si possano trarre una serie di ragionevoli conclusioni pratiche:

- i miorilassanti a lunga durata (pancuronium, doxacurium, pipecuronium) devono essere impiegati solo per anestesie prolungate, nelle quali è ragionevole attendersi il ricovero del paziente nella RR, meglio ancora se la ventilazione meccanica viene prolungata nel postoperatorio, quali cardiochirurgia, chirurgia toracica o neurochirurgia;
- la sorveglianza del paziente da parte dello staff anestesiologico deve continuare finché la ripresa del blocco neuromuscolare non raggiunge almeno il 90% del TOF;
- la massima sicurezza in termini di assenza di paralisi residua postoperatoria si ottiene con il mivacurium, del quale si può inoltre stabilire la durata clinica dalla osservazione della ripresa delle prime fasi di blocco;
- se sono indispensabili la stabilità cardiovascolare e l'assenza di liberazione istaminica, vecuronium e cisatracurium costituiscono i farmaci di scelta;
- in ogni caso si raccomanda vivamente il monitoraggio neuromuscolare continuo, almeno con neurostimolatore portatile e valutazione visiva e tattile delle risposte evocate.

Bibliografia

1. Bowman WC, Rodger JW, Houston J (1988) Structure: action relationship among some desacetoxy analogues of pancuronium and vecuronium in the anesthetized cat. Anesthesiology 69:57-86
2. Aziz L, Jahangir SM, Choudhoury SNS, Rahman K, Ohta Y, Hirakawa M (1997) The effect of priming with vecuronium and rocuronium on young and oldery patients. Anesth Analg 85:663-666
3. Savarese JJ, Ali HH, Basta SJ (1986) Ninety and 120 second tracheal intubation with BW 1090U: clinical conditions with and without priming after fentanyl-thiopental induction. Anesthesiology 65:A283
4. Wierda JMKH, Van der Broek L, Proost JH (1993) Time course of action and endotracheal intubating conditions of ORG 9487, a new short acting steroidal relaxants comparison with succinylcholine. Anesth Analg 77:579-581
5. Donati F, Plaud B, Meistelman D (1991) Vecuronium neuromuscular blockade at the adductor muscles of the larynx and at the adductor pollicis. Anesthesiology 74:833-837
6. Plaud B, Leguzau F, De Baene B (1992) Mivacurium neuromuscular blockade at the adductor muscles of the larynx and adductor pollicis in man. Anesthesiology 77:A90
7. Ding Y, Fredman B, White PF (1994) Use of mivacurium during laparoscopic surgery. Effect of reversal drugs on postoperative recovery. Anesth Analg 78:440
8. Savarese JJ, Lien CA, Belmont MR (1995) The accuracy of the 5-25% interval (T1-T3) which recovery interval in predicting the speed of spontaneous recovery from mivacurium induced neuromuscular blockade. Anesth Analg 80:209-210
9. Magorian TF, Annery KB, Miller RD (1995) Comparison of rocuronium, succinylcholine and vecuronium for rapid sequence induction of anesthesia in adult patients. Anesthesiology 79:913-918
10. Xue FS, Tong SY, Liao X, Liu JH, An G, Luo LK (1997) Dose response and time course of effect of recuronium in male and female anesthetized patients. Anesth Analg 85:667-671
11. Deriaz H, Schmautz E, Vrillon M (1994) Pharmacodynamics of repeated doses of 51W89 during surgery. Anesthesiology 81:A1092
12. Mellinghoil I, Radbruch L, Diefenbach C (1996) A comparison of cisatracurium and atracurium: onset of neuromuscular block after bolus injection and recovery after subsequent infusion. Anesth Analg 83:1072-1075
13. Brandom BW, Weseman HR (1996) Effects of 0.86 mg/kg cisatracurium in an infant. Letter. Anesthesiology 85:688-689
14. Meretoja OA, Taivainen T, Wirtawuori K (1995) Pharmacodynamic effect of 51W89 an isomer of atracurium in children during halothane anesthesia. Br J Anaesth 74:6-11
15. Lepage JY, Malinowsky JM, Malinge M (1996) Pharmacodynamic dose response and safety study of cisatracurium (51W89) in adult surgical patients during N20-O2-opioid anesthesia. Anesth Analg 83:823-829
16. Cooper RA, Maddirmei VR, Mirakhur RK (1993) Time course of neuromuscular effects and pharmacokinetics of rocuronium bromide in patients with and without renal failure. Br J Anesth 71:222-227
17. Bevan DR, Smith CE, Donati F (1988) Postoperative neuromuscular blockade: a comparison between atracurium, vecuronium and pancuronium. Anesthesiology 69:268-276
18. Viby-Mogensen J, Jorgensen BC, Ording H (1979) Residual curarization in the recovery room. Anesthesiology 50:539-541
19. Vihy-Mogensen J, Berg H, Roed J, Mortensen CR, Engback J, Skovgaard LT, Krintel JJ (1998) Residual neuromuscular block is a risk factor for postoperative pulmonary complications. Acta Anaesthesiol Scan (in press)

20. Kopinan AF (1986) Recovery times following edrophonium and neostigmie reversal of pancuronium, atracurium and vecuronium steady state infusion. Anesthesiology 65:572
21. Tshsida SJ, Hoey LL, Vance-Bryan K (1996) The impact of practice guidelines on prescribing patterns of nondepolarizing neuromuscular blockade agents. Pharmacology 6:899-904
22. Stanec C, Weissman AD (1994) Is there a place for the first generation of relaxants in clinical practice today? Semin Anest 13:321-330
23. Wetchler BV (1992) Economic impact of anesthesia decision making: they pay the money, we make the choice. J Clin Anesth 4:20S-24S
24. Ballantyne JC, Chang Y (1997) The impact of choice of muscle relaxant on postoperative recovery time: a retrospective study. Anesth Analg 85:476-482
25. Macario A, Vitez TS, Dunn B, McDonald T (1995) Where are the costs in perioperative care? Analysis of hospital costs and charges for inpatient surgical care. Anesthesiology 83:1138-1144
26. Brand JB, Cullen DJ, Wilson NE, Ali HH (1977) Spontaneous recovery from nondepolarizing neuromuscular blockade: correlation between clinical and evoked responses. Anesth Analg 56:55-58
27. Pavlin EG, Holle RH, Schoene RB (1989) Recovery for airway protection compared with ventilation in humans after paralysis with curare. Anesthesiology 70:381-385
28. Engbael JO, Ostergaard D, Vlby M, Ogensen J, Skovgaard LT (1989) Clinical recovery and train of four ratio measured mechanically and electromyographically following atracurium. Anesthesiology 71:391-395
29. Eriksson LJ, Nilssen I, Witt H et al (1995) Videographical computerized manometry in assessment of pharyngeal function in partially paralyzed humans. (Abstract)Anesthesiology 83:A886
30. Kopman AF, Yee PS, Neuman GG (1997) Relationship of the train of four fade ratio to clinical signs and symptoms of residual paralysis in awake volunteers. Anesthesiology 86:765-771
31. Goudsouzian NG, Alifunoff JK, Liu LMP (1989) Neuromuscular and cardiovascular effects of doxacurium in children anesthetized with alothane. Br J Anesth 62:263-268
32. Stoops C, Curtis CA, Kovasch DA (1988) Hemodynamic effect of doxacurium chloride in patients receiving oxygen sufentanil anesthesia for coronary artery bypass grafling or valve replacement. Anesthesiology 69:365-370
33. Tassony E, Neidhart P, Pittet J (1988) Cardiovascular effects of pipecuronium and pancuronium in patients undergoing coronary artery bypass grafling. Anesthesiology 69:793-796
34. Mellinghoff H, Diefenbach C, Buzello W (1991) Neuromuscular and cardiovascular properties of ORG 9426. Anesthesiology 76:A807
35. Rathinell JP, Brooker RF, Prielipp RC (1993) Haemodynamic and pharmacodynamic comparison of doxacurium and pipecuronium with pancuronium during induct on of cardiac anesthesia. Does the benefit justify the cost? Anesth Analg 76:513-519

Capitolo 14

Remifentanil

E. Polati, G. Finco, L. Gottin

L'obiettivo principale della ricerca farmacologica anestesiologica è quello di fornire dei farmaci con cinetiche rapide, lineari e prevedibili, in modo tale che l'insorgenza degli effetti terapeutici sia immediata e la durata di questi e degli eventuali effetti avversi ricada nel tempo di osservazione diretta dell'anestesista. Per quanto riguarda gli oppioidi, che sono gli unici farmaci endovenosi che abbiano dimostrato una reale efficacia analgesica intraoperatoria, solo di recente è stata individuata una nuova classe di composti che sembra in grado di soddisfare tali requisiti. Si tratta di composti che presentano nella loro struttura chimica un legame esterico che ne determina la peculiare caratteristica di essere suscettibili all'idrolisi da parte di esterasi non-specifiche del sangue e dei tessuti. Tra questi oppioidi, denominati "esterase-metabolised opioids" (EMO), il remifentanil è il primo ad essere commercializzato. In questa rassegna ne verrà esaminato il profilo farmacologico e clinico.

Proprietà chimiche e fisiche, farmacocinetica e farmacodinamica

Il remifentanil è il sale cloridrato di 3-[4-metossicarbonile-4-[(1-ossopropil) fenilamino]-1-piperidine] estere metilico dell'acido propanoico. La sua struttura è chimicamente correlata a quella di fentanil, alfentanil e sufentanil, in quanto appartiene alla stessa classe strutturale dei 4-anilidopiperidinici. La sintesi del remifentanil si è ottenuta sostituendo il gruppo arilico della struttura dei 4-anilidopiperidinici con un gruppo lipofilico (estere metilico). In questo modo si sono mantenute le caratteristiche di legame del gruppo arilico, ma con la differenza che dopo degradazione enzimatica si viene a generare un gruppo polare con una minore affinità per i siti d'azione [1].

Il remifentanil risulta essere un composto estremamente labile per cui è disponibile in forma di polvere liofilizzata contenente basi libere e glicina, con aggiunta di acido cloridrico o idrato di sodio per ottenere un pH pari a 3.0. È facilmente solubile in acqua (pKa 7.07). La sua caratteristica farmacocinetica più importante, che lo differenzia dagli altri oppioidi anilidopiperidinici fino ad oggi a disposizione, è rappresentata dal suo metabolismo. Infatti il farmaco viene metabolizzato principalmente da esterasi non-specifiche presenti nel sangue e nei tessuti. Il 90% del farmaco viene de-esterificato dando origine a un metabolita acido, denominato GI-90291, che viene eliminato immodificato nelle urine [2-4], mentre una minor quota di farmaco viene metabolizzata per N-dealchilazione a GI-94219 [2-4]. Il remifentanil quindi va incontro solo in minima parte a metabolismo epatico, come invece accade per gli altri oppioidi. Dal punto di vista farmacocinetico, questa rapida e non saturabile idrolisi esterica extraepatica gli conferisce la peculiarità di un'elevatissima clerance. A conferma di questo, le clearance del remifentanil riportate in letteratura (34.7-71.4 ml/kg/min) sono superiori di tre-quattro volte al flusso sanguigno epatico e risultano molto più elevate rispetto agli altri oppioidi anilido-piperidinici tradizionalmente usati in anestesia (alfentanil 4.2-9.0 ml/kg/min, sufentanil 10-15 ml/kg/min e fentanil 10-20 ml/kg/min) [2-4].

Per quanto riguarda i volumi di distribuzione (V_{ss}) rilevati sino ad ora essi risultano simili a quelli dell'alfentanil; in particolare un primo studio del 1993 [3] riporta per il remifentanil un V_{ss} di 31,8±7.4 L, mentre un secondo lavoro randomizzato e crossover comparativo tra remifentanil e alfentanil riporta un V_{ss} per i due oppioidi rispettivamente di 21.8 L e 34.1 L [5]. I V_{ss} del fentanil (280 L) e del sufentanil (173.6 L) risultano invece superiori, in quanto essi sono più liposolubili. L'emivita di distribuzione del farmaco (T1/2α) risulta di 0.9 min ed è inferiore a quella del fentanil (10-30 min), del sufentanil (15-20 min) e dell'alfentanil (4-17 min); l'emivita di eliminazione (T1/2β) del remifentanil è 10-20 minuti e risulta nettamente inferiore a quella degli altri oppioidi, che rispettivamente sono 120-240 minuti per il fentanil, 120-180 minuti per il sufentanil e 60-120 minuti per l'alfentanil [3-5].

Un particolare concetto utilizzato da molti Autori per confrontare la farmacocinetica degli oppioidi è il "context-sensitive half-time" [2-4]. Esso è definito come il tempo richiesto per avere una riduzione del 50% nella concentrazione del farmaco dopo la sospensione di un'infusione continua in grado di mantenere costante la concentrazione plasmatica del farmaco (il context è la durata dell'infusione). L'applicazione di tale concetto risulta utile per quei farmaci, come gli oppioidi, che presentano un profilo farmacocinetico a tre compartimenti, e per i quali le emivite di eliminazione non riflettono le curve di decadimento della concentrazione globale dei farmaci. Il "context-sensitive half-time" permette di rappresentare graficamente in modo più significativo alcuni parametri farmacocinetici [6]. Il "context-sensitive half-time" del remifentanil risulta essere molto breve (3-5 min) ed esso non aumenta con l'incremento del dosaggio di infusione [2-5, 7]. Gli altri oppioidi, invece, presentano dei "context-sensitive half-times" strettamente dipendenti dalla durata della loro somministrazione e risultano notevolmente più lunghi di quello del remifentanil [2-5, 7]. Studiata in un modello farmacocinetico tricompartimentale [3], la distribuzione del remifentanil nel terzo compartimento è limitata e ciò fa sì che non vi siano problemi di accumulo e di ridistribuzione, problemi presenti ad esempio con fentanil e sufentanil, soprattutto se usati in boli ripetuti e/o infusione continua. Il fentanil, infatti, è un oppioide a breve emivita solo se usato a bassi dosaggi ed in unica somministrazione, ma se usato in boli ripetuti, in infusione continua, o ad alti dosaggi diviene un oppioide a lunga emivita.

La farmacocinetica del remifentanil rimane inalterata nei pazienti affetti da insufficienza epatica [8] o renale [9], rendendo superflua una modificazione del dosaggio in tali pazienti. Il suo principale metabolita, il GI-90291, viene eliminato senza ulteriore degradazione dai reni e pertanto in presenza di insufficienza renale aumenta notevolmente la sua emivita di eliminazione. Ciò non sembra tuttavia creare particolari problemi dal punto di vista clinico, dal momento che il GI-90291, pur essendo anch'esso un agonista μ, ha un'affinità per i recettori μ che è solamente 1/300-1/1.000 di quella del remifentanil [4]. La presenza di un deficit di pseudocolinesterasi non sembra alterare la farmacocinetica del remifentanil, in quanto si è visto da test in vitro che il farmaco non costituisce un buon substrato per le butirilcolinesterasi (pseudocolinesterasi) [10]. Inoltre, non si sono viste *in vivo* interazioni con la succinilcolina, anch'essa metabolizzata da pseudocolinesterasi [10]. Infine, anche se alcuni Autori [4] non riportano l'influenza di peso ed età sulla farmacocinetica del remifentanil, altri consigliano di ridurre i dosaggi di remifentanil sia nell'anziano che nell'obeso [11]. Nei bambini al di sopra dei due anni non vi sono differenze rispetto ai giovani adulti [10] e il sesso non influenza significativamente la farmacocinetica [11].

Dal punto di vista farmacodinamico il remifentanil possiede la stessa capacità degli altri oppioidi 4-anilidopiperidinici di interagire come agonista dei recettori μ per gli oppioidi e la sua azione è antagonizzata dal naloxone [10]. La velocità di comparsa degli effetti terapeutici del remifentanil è notevole e paragonabile a quella dell'alfentanil [5]: il $t_{1/2}k_{e0}$ è di 1.41 minuti per il remifentanil e di 1.13 minuti per l'alfentanil, dove con $t_{1/2}k_{e0}$ si definisce il ritardo fra il raggiungimento del picco di concentrazione ematica e il picco dell'effetto farmacodinamico del farmaco. La potenza analgesica del remifentanil è inferiore a quella del fentanil e da 16 a 50 volte superiore a quella dell'alfentanil [5, 12]. Gli effetti cardiovascolari del remifentanil sono uguali a quelli degli altri fentanil derivati e sono anch'essi dovuti ad un incremento dell'attività vagale di origine centrale, e non a una liberazione istaminica [10]. Sono attenuati dalla premedicazione con atropina [10]. Il remifentanil impiegato in neurochirurgia non causa variazioni del flusso ematico cerebrale, né ipertensione endocranica [13, 14]. Inoltre, non determina variazioni significative della pressione endooculare, per cui può essere utilizzato in chirurgia oftalmica [10]. Per quanto riguarda gli effetti collaterali del remifentanil essi sono sovrapponibili a quelli degli altri derivati del fentanil. In particolare, la depressione respiratoria risulta di rapida comparsa come durante l'uso dell'alfentanil, ma con la differenza che essa risulta di durata molto più breve [10, 15]. Anche il remifentanil, come gli altri oppioidi, determina effetti collaterali minori, quali nausea, vomito, prurito e rigidità muscolare [10, 15].

Profilo clinico

Le caratteristiche ideali di un oppioide endovenoso intraoperatorio dovrebbero essere [15]:
- rapido inizio d'azione;
- profonda analgesia con stabilità emodinamica intraoperatoria;
- rapida e prevedibile risposta alle variazioni del dosaggio;
- assenza di accumulo e quindi rapida scomparsa degli effetti e rapido recupero dall'anestesia, senza effetti avversi ritardati anche dopo somministrazione prolungata;

- nessun aggiustamento dei dosaggi in presenza di insufficienza renale o epatica;
- controllo del dolore postoperatorio.

Il remifentanil, impiegato ai dosaggi riportati in Tabella 1, sembrerebbe soddisfare molti di questi requisiti.

In chirurgia ambulatoriale si è rivelato in grado di sopprimere le risposte emodinamiche all'intubazione ed allo stress chirurgico per tutta la durata dell'intervento in un'elevata percentuale di pazienti [16-18]. Due recenti studi multicentrici [16, 17] hanno confrontato il remifentanil (1 μg/Kg in bolo seguito, rispettivamente, da infusione continua endovenosa di 0.50 e 0.25 μg/Kg/min) e l'alfentanil (rispettivamente 20 e 25 μg/Kg in bolo seguiti da infusione continua endovenosa di 2 e 0.5 μg/Kg/min) impiegati con propofol (75 μg/Kg/min) o con isofluorano (0.8% end tidal) per il mantenimento di un'anestesia generale ambulatoriale, dimostrando che il remifentani è più efficace rispetto all'alfentanil nel sopprimere le risposte intraoperatorie allo stress chirurgico. Anche in chirurgia ambulatoriale pediatrica (interventi di correzione di strabismo in pazienti di età compresa tra 2-12 anni) il remifentanil, impiegato a dosaggi superiori (1 μg/Kg/min) in associazione a protossido d'azoto 70% per il mantenimento dell'anestesia, si è rivelato un farmaco in grado di fornire un'efficace analgesia garantendo nel contempo la stabilità dei parametri cardiocircolatori [18].

Per quanto riguarda la chirurgia maggiore, addominale, toracica ed ortopedica [19] il remifentanil impiegato a dosaggi iniziali compresi tra 0.5 e 1 μg/Kg/min in associazione a propofol 75 μg/Kg/min ha dimostrato di fornire un'efficace analgesia ed una buona stabilità emodinamica intraoperatoria con risvegli dall'anestesia compresi tra 3-7 minuti. Questi dati sono confermati da un ulteriore studio multi-

Tabella 1. Dosaggi consigliati per l'utilizzo intra- e postoperatorio del remifentanil

	Remifentanil	**Remifentanil infusione continua**	
	Infusione in bolo (μg/kg/min)	*Dosaggio iniziale (μg/kg/min)*	*Range (μg/kg/min)*
Induzione dell'anestesia in pazienti ventilati	1	0.5 - 1	-
Mantenimento dell'anestesia			
• protossido d'azoto (66%)		0.4	0.1 - 2
• isoflurane (MAC iniziale di 0.5)	0.5 - 1	0.25	0.05 - 2
• propofol (dosaggio iniziale 100 μg/kg/min)		0.25	0.05 - 2
Analgesia endovenosa nell'immediato periodo postoperatorio	non consigliata	0.1	0.025 - 0.2
Anestesia in ventilazione spontanea	non consigliata	0.04	0.025 - 0.1

centrico [20], nel quale il remifentanil 0.5 μg/Kg/min, impiegato per il mantenimento dell'anestesia in chirurgia addominale maggiore in associazione a protossido d'azoto e isofluorano, si è dimostrato superiore rispetto all'alfentanil 1 μg/Kg/min nel garantire la stabilità intraoperatoria dei parametri cardiocircolatori e tempi di estubazione più brevi. Sulla base dei dati della letteratura [15-20], il remifentanil impiegato sia in interventi di chirurgia ambulatoriale sia in interventi chirurgici maggiori su pazienti ricoverati, risulta possedere una durata di azione prevedibile, in quanto non si riscontrano fenomeni di accumulo e il recupero dall'anestesia è rapido, senza effetti collaterali avversi a distanza del tipo depressione respiratoria. Inoltre, il remifentanil ha dimostrato di possedere una facile titrabilità, ossia una rapida e prevedibile risposta a variazioni di dosaggio [15, 16]. Questa sua maneggevolezza permette un adeguamento costante del dosaggio in base all'intensità degli stimoli dolorosi intraoperatori, che varia sensibilmente nei diversi momenti dell'intervento chirurgico. In questo modo si raggiunge un migliore bilanciamento dell'anestesia, con un uso più mirato e più adeguato dell'oppioide [15]. Per di più, non sembrerebbero esservi limitazioni al suo utilizzo in pazienti affetti da insufficienza renale o epatica, e nei pazienti anziani [10].

Il remifentanil, alle dosi riportate in Tabella 1, può essere utilizzato come analgesico durante procedure di anestesia locoregionale con il paziente in ventilazione spontanea. L'uso di remifentanil a questo scopo dovrebbe essere integrato dalla somministrazione di ossigeno ed il farmaco non dovrebbe essere somministrato in bolo [10]. L'associazione remifentanil 0.05-0.1 μg/Kg/min e midazolam 2 mg endovena ha dimostrato di fornire un'efficace e sicura analgo-sedazione durante interventi eseguiti in anestesia locoregionale [21]. Nella pratica clinica quotidiana ciò che può creare i problemi maggiori, soprattutto a chi non ha una sufficiente esperienza nell'impiego del remifentanil, è la straordinaria rapidità con cui si esaurisce l'effetto analgesico del farmaco una volta sospesa la sua somministrazione. Questo può risultare assai fastidioso nell'immediato postoperatorio, periodo nel quale il paziente percepisce il dolore con la massima intensità. Risulta pertanto opportuno utilizzare il farmaco in infusione continua durante tutto l'intervento chirurgico, fino alla chiusura della cute e, almeno trenta minuti prima della fine, fare una transizione ad altri analgesici a più lunga durata d'azione. La transizione può essere fatta impiegando:

- FANS;
- oppioidi a più lunga durata d'azione;
- anestetici locali;
- remifentanil (in infusione a dosaggi più bassi) più oppioidi a maggiore durata d'azione;
- associazione di questi farmaci e/o tecniche, ricorrendo al cosiddetto trattamento multimodale del dolore postoperatorio.

In interventi chirurgici minori, generalmente associati con un dolore postoperatorio di intensità lieve o moderata, il raggiungimento di un'adeguata analgesia postoperatoria dopo anestesia con remifentanil si può ottenere con la semplice somministrazione di un FANS [18], oppure di un oppioide a basso dosaggio [16]. Diversa è invece la situazione riguardante la chirurgia maggiore, di lunga durata ed associata con un dolore postoperatorio generalmente di forte intensità. In due recenti studi [20, 22], l'infusione continua di remifentanil è stata proseguita nel paziente sveglio estubato a basso dosaggio: sono stati impiegati due diversi dosaggi iniziali 0.05 e 0.1 μg/Kg/min che potevano poi essere aumentati o diminuiti nel tentativo di garantire un'adeguata copertura analgesica e di evitare nel contempo l'insorgenza di depressione respiratoria. Dopo 30 minuti di titraggio del remifentanil e prima di somministrare morfina come analgesico postoperatorio di più lunga durata d'azione i risultati sono stati i seguenti: 53-59% dei pazienti che erano partiti con il dosaggio iniziale più basso e 67-74% dei pazienti che erano partiti con il dosaggio iniziale più alto hanno ottenuto un soddisfacente controllo del dolore. Tuttavia, l'insorgenza di depressione respiratoria (10-29%) e di apnea (7-11%) sono risultate elevate e pertanto gli Autori concludono affermando che tale tipo di analgesia, anche se fattibile, richiede un monitoraggio costante ed un'assistenza continua del paziente in un reparto specialistico. Questi risultati sono stati sostanzialmente confermati da uno studio successivo [23], mentre molto più promettente sembra essere la transizione che preveda, specialmente nella chirurgia maggiore, il ricorso a tecniche di anestesia locoregionale [24].

Conclusioni

Il remifentanil è un oppioide che unisce la nota brevità di azione dei farmaci metabolizzati dalle esterasi con le potenti proprietà analgesiche della classe delle piperidine. È inoltre dotato di un rapido inizio di azione. I vantaggi clinici che derivano da queste sue caratteristiche consistono in una riduzione dei tempi di induzione, risveglio e dismissione dei pazienti dalle sale operatorie e in un più veloce e facile titraggio del farmaco ad ogni minima variazione degli stimoli algogeni intraoperatori. Inoltre, l'assenza di una ridistribuzione del farmaco dai tessuti al sangue ed il suo metabolismo non organo dipendente, riducono i rischi legati ad eventuali azioni ritardate del farmaco, anche dopo somministrazioni prolungate o in pazienti con insufficienza d'organo. La rapida scomparsa degli effetti implica, tuttavia, l'attuazione di un'efficace terapia analgesica postoperatoria prima della sospensione del farmaco. Per tutte queste sue caratteristiche innovative, riteniamo che il remifentanil sia indicato non solo nella chirurgia minore o ambulatoriale, ma anche nella chirurgia maggiore ed ogniqualvolta si voglia ottenere un intenso effetto oppioide associato ad un rapido recupero.

Bibliografia

1. Feldman PL, James MK, Brackeen MF, Bilotta JM, Schuster SV, Lathey AP, Lutz MW, Johnson MR, Leighton HJ (1991) Design, synthesis, and pharmacological evaluation of ultrashort- to long-acting opioid analgesics. J Med Chem 34:2202-2208
2. Glass PSA, Hardman D, Kamiyama Y, Quill TJ, Marton G, Donn KH, Grosse CM, Hermann D (1993) Preliminary pharmacokinetics and pharmacodynamics of an ultra-short-acting opioid: remifentanil (GI87084B). Anesth Analg 77:1031-1040

3. Egan TD, Lemmens HJM, Fiset P, Hermann DJ, Muir KT, Stanski DR, Shafer SL.(1993) The pharmacokinetics of the new short-acting opioid remifentanil (GI87084B) in healthy adult male volunteers. Anesthesiology 79:881-892
4. Westmoreland CL, Hoke JF, Sebel PS, Hug CC, Muir KT (1993) Pharmacokinetics of remifentanil (GI87084B) and its major metabolite (GI90291) in patients undergoing elective inpatient surgery. Anesthesiology 79:893-903
5. Egan TD, Minto CF, Hermann DJ, Barr J, Muir KT, Shafer SL (1996) Remifentanil versus alfentanil: comparative pharmacokinetics and pharmacodynamics in healthy adult male volunteers. Anesthesiology 84:821-833
6. Hughes MA, Glass PSA, Jacobs JR (1991) "context-sensitive half-time" in multicompartment pharmacokinetic model for intravenous anesthetic drugs. Anesthesiology 76:334-341
7. Kapila A, Glass PSA, Jacobs JR, Muir KT, Hermann DJ, Shiraishi M, Howell S, Smith RL.(1995) Measured context-sensitive half times of remifentanil and alfentanil. Anesthesiology 83:968-975
8. Dershwitz M, Hoke JF, Rosow CE et al (1996) Pharmacokinetics and pharmacodynamics of remifentanil in volunteer subjects with severe liver disease. Anesthesiology 84:812-820
9. Hoke J, Muir KT, Glass PSA, Shlugman D, Rosow CE, Dershwitz M, Michalowski P(1995) Pharmacokinetics (PK) of remifentanil (R) and its metabolite (GI90291) in subject with renal disease. Clin Pharmacol Ther 57:PI-55
10. Patel SS, Spencer CM (1996) Remifentanil: new drug profile. Drugs 52:417-427
11. Minto CF, Schnider TW, Egan TD, Youngs E, Lemmens HJM, Gambus PL, Billard V, Hoke JF, Moore KHP, Hermann DJ, Muir KT, Mandema JW, Shafer SL (1997) Influence of age and gender on the pharmacokinetics and pharmacodynamics of remifentanil. I. Model development. Anesthesiology 86:10-23
12. Michelsen LG, Salmenpera M, Hug CC, Szlam F, VanderMeer D (1996) Anesthetic potency of remifentanil in dogs. Anesthesiology 84:865-872
13. Baker KZ, Ostapkovich N, Sisti MB, Warner DS, Young WL (1997) Intact cerebral blood flow reactivity during remifentanil/nitrous oxide anesthesia. J Neurosurg Anesthesiol 9:134-140
14. Guy J, Hindman BJ, Baker KZ, Borel CO, Maktabi M, Ostapkovich N, Kirchner J, Todd MM, Fogarty-Mack P, Yancy V, Sokoll MD, McAllister A, Roland C, Young WL, Warner DS (1997) Comparison of remifentanil and fentanil in patients undergoing craniotomy for supratentorial space-occupying lesions. Anesthesiology 86:514-524
15. Finco G, Polati E, Rigo V, Gottin L, Pinaroli AM, Zanoni L (1997) New opioids in 1-day surgery. Ambulatory Surgery 4:125-129
16. Philip BK, Scuderi PE, Chung F, Conahan TJ, Maurer W, Angel JJ, Surinder KK, Skinner EP, Jamerson BD, and the Remifentanil/Alfentanil Outpatient TIVA Group (1997) Remifentanil compared with alfentanil for ambulatory surgery using total intravenous anesthesia. Anesth Analg 84:515-521
17. Cartwright DP, Kvalsvik O, Cassuto J, Jansen J-P, Wall C, Remy B, Knape JTA, Noronha D, Upadhyaya BK, (1997) A randomized, blind comparison of remifentanil and alfentanil during anesthesia for outpatient surgery. Anesth Analg 85:1014-1019
18. Davis PJ, Lerman J, Suresh S, McGowan FX, Coté CJ, Landsman I, Henson LG (1997) A randomized multicenter study of remifentanil compared with alfentanil, isoflurane, or propofol in anesthetized pediatric patients undergoing elective strabismus surgery. Anesth Analg 84:982-989
19. Hougue CW, Bowdle TA, O'Leary C, Duncalf D, Miguel R, Pitts M, Streisand J, Kirvassilis G, Jamerson B, McNeal S, Batenhorst R (1996) A multicentre evaluation of total intrave-

nous anesthesia with remifentanil and propofol for elective inpatient surgery. Anesth Analg 83:279-285.

20. Schüttler J, Albrecht S, Breivik H, Osnes S, Prys-Roberts C, Holder K, Chauvin M, Viby-Mogensen J, Mogensen T, Gustafson I, Lof L, Noronha D, Kirkham AJT (1997) A comparison of remifentanil and alfentanil in patients undergoing major abdominal surgery. Anaesthesia 52:307-317
21. Avramov MN, Smith I, White PF (1996) Interactions between midazolam and remifentanil during monitored anesthesia care. Anesthesiology 85:1283-1289
22. Bowdle TA, Camporesi EM, Maysick L, Hogue CW, Miguel RV, Pitts M, Streisand JB (1996) A multicenter evaluation of remifentanil for early postoperative analgesia. Anesth Analg 83:1292-1297
23. Yarmush J, D'Angelo R, Kirkhart B, O'Leary C, Pitts MC, Graf G, Sebel P, Watkins WD, Miguel R, Streisand J, Maysick LK, Vujic D (1997) A comparison of remifentanil and morphine sulfate for acute postoperative analgesia after total intravenous anesthesia with remifentanil and propofol. Anesthesiology 87:235-243
24. Polati E, Finco G. (1997) Remifentanil ed analgesia postoperatoria. In: Remifentanil: il primo E.M.O (Esterase Metabolised Opioid) nella pratica anestesiologica. 51° Congresso Nazionale S.I.A.A.R.T.I., Torino, pp 31-34

Capitolo 15

Propacetamolo

S. Lari, A. Colì, M. Cipressi

Negli ultimi anni la farmacopea italiana si è arricchita di nuovi farmaci analgesici consentendo una maggiore modulazione delle prescrizioni e quindi un migliore adattamento alla variabilità delle situazioni cliniche perioperatorie. Il propacetamolo è una delle novità e rappresenta una formulazione solubile del paracetamolo. Rende quindi possibile la somministrazione parenterale e, conseguentemente, l'utilizzazione più estensiva nel periodo postoperatorio di un farmaco antico, già molto usato a scopo antipiretico ed analgesico nelle preparazioni per via orale e rettale.

La possibilità, mediata dal propacetamolo, di un maggiore impiego clinico del paracetamolo nel periodo postoperatorio costituisce una prospettiva terapeutica interessante per la particolare collocazione del farmaco, che unisce buone proprietà analgesiche disgiunte da rilevanti effetti collaterali a differenza degli analgesici antinfiammatori non steroidei e degli oppiacei. Queste caratteristiche cliniche originali sono la conseguenza del meccanismo d'azione del farmaco che, come gli antinfiammatori non steroidei, realizza un'inibizione delle ciclossigenasi e quindi delle prostaglandine, ma che, a differenza di questi, la esercita prevalentemente a livello centrale. La spiccata affinità del paracetamolo per le ciclossigenasi centrali e la scarsa interferenza sulla sintesi delle prostaglandine periferiche sono evidenziate, rispettivamente, dalle correlazioni tra andamento dell'effetto analgesico e disponibilità del prodotto a livello del SNC e dall'assenza degli effetti collaterali comuni agli analgesici antinfiammatori non steroidei quali gastrolesività, alterazioni della funzione renale, alterazioni dell'aggregazione piastrinica e, quindi, dei meccanismi dell'emostasi. La prevalente azione centrale del paracetamolo è stata peraltro evidenziata anche da studi di farmacologia clinica su volontari sani nei quali il dolore indotto da uno stimolo nocicettivo per stimolazione elettrica transcutanea del nervo tibiale posteriore è risultato alleviato dalla somministrazione di paracetamolo ma non da quella di acido acetilsalicilico [1]. Il propacetamolo in virtù della via di somministrazione parenterale consente il raggiungimento di picchi plasmatici più elevati di paracetamolo, ne determina una maggiore disponibilità a livello del SNC e quindi ne agevola l'effetto analgesico in termini di rapidità ed intensità.

Non è ancora del tutto chiarito il ruolo delle prostaglandine nel SNC e comunque è meno noto rispetto a quello delle prostaglandine periferiche; tuttavia, la liberazione di prostaglandine a livello centrale è dimostrata in diversi modelli di stimolazione nocicettiva, non solo infiammatoria. È possibile che a livello del SNC le prostaglandine esercitino un'azione facilitatrice sulla trasmissione nocicettiva incrementando il rilascio di neurotrasmettitori eccitatori (es. sostanza P), inibendo il rilascio di noradrenalina e quindi inibendo i controlli adrenergici discendenti, alterando l'eccitabilità neuronale mediante azione sui segnali di trasduzione intracellulare [2]. Ci sono inoltre evidenze sperimentali di un effetto antinocicettivo del paracetamolo mediato dall'attivazione delle vie discendenti serotoninergiche bulbo-spinali la cui distruzione riduce l'efficacia del farmaco [3]. Questi risultati non sono contradditori essendo le prostaglandine implicate anche nel controllo di questo sistema endogeno.

Proprietà chimico-fisiche

Il propacetamolo cloridrato è un estere di un aminoacido, la dietilglicina, con legame sufficientemente debole da permettere una idrolisi quasi istantanea e completa ad opera delle esterasi plasmatiche aspecifiche una volta immesso nel torrente ematico. Funziona quindi da precursore solubile del paracetamolo. Il solvente contiene citrato di sodio come correttore del pH in rapporto 1:10 rispetto al principio attivo. Espresso in peso, il paracetamolo generato dall'idrolisi del propacetamolo è il 50% del profarmaco per cui 1 gr di propacetamolo rilascia 500 mg di paracetamolo.

La soluzione primaria ricostituita può essere iniettata come tale per via intramuscolare o endovenosa o, dopo ulteriore diluizione in 100 ml di soluzione fisiologica o glucosata al 5%, per via endovenosa lenta in un tempo di 15'. Tutte e tre le soluzioni risultano sufficientemente stabili per 30' per cui l'idrolisi spontanea in mezzo acquoso è trascurabile in questo lasso di tempo e genera quantità di paracetamolo libero ben inferiori alla solubilità massima e quindi senza rischio di cristallizzazione.

Tossicologia

In termini di DL50 il propacetamolo ha fatto registrare una tossicità acuta per dosi medie di 500 mg/kg con alterazioni prevalenti a carico dell'apparato respiratorio e del sistema nervoso. Ne deriva un ampio margine terapeutico per l'uomo dal momento che la dose unitaria è di 15-30 mg/kg. Sono state valutate anche la tossicità subacuta (4 settimane) e subcronica (13 settimane) sia del propacetamolo che della dietilglicina liberata dall'idrolisi, evidenziando solo sporadici segni di intolleranza locale e fugaci abbassamenti della pressione arteriosa per i dosaggi giornalieri più elevati (250-500 mg/kg).

Nell'uomo la tollerabilità del propacetamolo è stata desunta solo da studi effettuati in doppio cieco con gruppo di controllo placebo. A prescindere dalle difficoltà intrinseche di valutazioni di questo tipo nel periodo postoperatorio per l'interferenza di numerosi fattori, l'incidenza di effetti collaterali è risultata superiore nei pazienti trattati con propacetamolo rispetto al placebo, ma comunque bassa, l'entità degli stessi modesta, in assenza di alterazioni significative dei parametri ematochimici ed ematologici, stabilendo una tollerabilità sistemica del propacetamolo che può essere definita eccellente. Per quanto riguarda la tollerabilità locale, in accordo ai dati sperimentali, sono stati evidenziati segni di irritazione e dolore locale soprattutto per via intramuscolare od endovenosa rapida, rispetto all'infusione endovenosa lenta (15') della soluzione primaria ulteriormente diluita a 100 ml, identificando in questa la più corretta modalità di somministrazione [4].

Sono state segnalate dermatiti da contatto con patch test positivi per il propacetamolo in operatori sanitari coinvolti nella diluizione del prodotto [5]. Nessun effetto teratogeno o mutageno è stato segnalato negli esperimenti attuati su animali. Su alcuni volontari che ricevettero per 7 giorni 2 gr di propacetamolo ogni 6 ore, non furono evidenziate aberrazioni cromosomiche a carico dei linfociti [6].

I dati di farmacovigilanza post-marketing forniti dai paesi nei quali il propacetamolo è in commercio da molti anni hanno consentito di evidenziare solo 18 eventi definibili gravi o allarmanti, pari a 0,3 casi per milione di dosi, tra i quali: 4 reazioni anafilattiche, 2 reazioni locali nel sito di iniezione, 5 turbe cardiocircolatorie, 1 caso di convulsioni ed 1 di ipertermia.

Farmacocinetica

Facendo riferimento alla modalità di somministrazione raccomandata (infusione in 15' della soluzione diluita), a cinque minuti dal termine dell'infusione l'idrolisi del propacetamolo è completa e la biodisponibilità del paracetamolo praticamente del 100%, ciò che non avviene mai nella somministrazione orale. La distribuzione del paracetamolo nei vari tessuti è rapida e uniforme, compreso il liquido cefalorachidiano dove la concentrazione è già elevata al termine della prima ora, massima tra la seconda e la quarta ora dalla somministrazione, mentre dalla terza ora in poi i suoi valori risultano maggiori di quelli plasmatici, decadendo comunque rapidamente dopo la sesta ora. Il propacetamolo garantisce quindi una maggiore disponibilità del paracetamolo rispetto alla somministrazione orale, il raggiungimento più rapido di picchi elevati nel sangue e conseguentemente nel liquor [4]. L'entità delle concentrazioni liquorali ed il loro andamento nel tempo correlate con l'andamento dell'effetto analgesico, per contro meno relazionato alle concentrazioni ematiche, sono in accordo con il supposto meccanismo d'azione centrale del paracetamolo [7].

L'infusione endovenosa continua per 24 ore di 8 gr di propacetamolo determina, a partire dalla sesta ora, il raggiungimento di un plateau di concentrazione plasmatica nettamente inferiore ai picchi ottenibili con l'infusione endovenosa in 15' di 2 gr ogni 6 ore [8]. Quest'ultima modalità di somministrazione si conferma dunque come la preferenziale anche ai fini dell'effetto analgesico.

Metabolismo, eliminazione, interazioni

Dopo l'idrolisi immediata e pressoché completa del propacetamolo, la dietilglicina viene eliminata in forma immodificata con le urine. Il propacetamolo derivato dal profarmaco presenta metabolismo analogo al paracetamolo somministrato come tale, venendo in gran parte coniugato a glucuronidi e solfati ed in piccola parte escreto in forma inalterata. Nei neonati e nei bambini dove predomina la sulfoconiugazione l'emivita di eliminazione può risultare prolungata.

La potenziale epatotossicità del paracetamolo è attribuibile a sovradosaggio assoluto o relativo che satura le normali reazioni metaboliche di coniugazione con formazione e accumulo di un metabolita altamente reattivo (N-acetil-p-benzochinone) mediata dal citocromo P450. La reazione con i gruppi sulfidrilici delle proteine epatiche può determinare necrosi epatica. Questo rischio può risultare aumentato in pazienti trattati con farmaci induttori del sistema citocromo P450 (isoniazide, anticomiziali, barbiturici). Essendo praticamente nullo il legame proteico del paracetamolo a dosaggi standard, anche il rischio di interazioni farmacocinetiche del propacetamolo conseguenti al legame proteico è estremamente ridotto.

Esperienze cliniche

Le proprietà terapeutiche del propacetamolo sono state positivamente valutate in numerose situazioni cliniche: come antipiretico in pazienti pediatrici oncologici e ustionati gravi non in grado di assumere medicazioni per via orale [9, 10], come analgesico nel dolore da otite media suppurativa [11], nel dolore oncologico [12]. Le modalità più corrette di somministrazione, che prevedono la via endovenosa, ne indicano comunque l'impiego prevalente nel trattamento del dolore postoperatorio nell'ambito dei regimi infusionali generalmente previsti in questo periodo.

Benché il farmaco sia stato introdotto nel 1985 in Francia e nel 1989 in Belgio, le esperienze rintracciabili, per quanto numerose, non sono tuttavia vastissime. Ciò è verosimilmente collegato alla diffusione del prodotto solo in questi paesi fino al 1996. Nella valutazione dei dati disponibili viene fatto riferimento alle esperienze cliniche ritenute sufficientemente omogenee relativamente ai criteri di approccio ed alle possibilità terapeutiche del dolore postoperatorio. Nell'ambito degli studi con farmaci analgesici di riferimento l'efficacia del propacetamolo (2 gr ev in 15') è stata verificata con dosi equivalenti di paracetamolo (1 gr) somministrato per via orale in 323 pazienti sottoposti a chirurgia ortopedica per correzione di alluce valgo. L'analgesia da propacetamolo è risultata significativamente superiore al paracetamolo per le sei ore di osservazione, ma una elevata percentuale di pazienti in entrambi i gruppi ha richiesto una medicazione analgesica supplementare nel periodo di osservazione, ciò che non sorprende in rapporto all'elevata intensità del dolore che caratterizza questo tipo di chirurgia [13]. Ancora 2 gr ev di propacetamolo in monosomministrazione sono risultati superiori al placebo ed equipotenti a diclofenac 75 mg (138 pazienti; chirurgia protesica dell'anca) [14], pentazocina 30 mg (60 pazienti; chirurgia ortopedica degli arti inferiori) [15], morfina 10 mg (30 pazienti; chirurgia odontostomatologica) [16], per dolori postoperatori di intensità da moderata a severa nel periodo di osservazione di 6 ore dalla somministrazione. Infine, l'efficacia analgesica di 2 gr ev di propacetamolo in monosomministrazione è risultata superiore al placebo ed equivalente ad un'associazione di un antinfiammatorio non steroideo con antispastici (dipirone, pitofenone, fenpiverina) in 90 pazienti sottoposti a chirurgia riparativa dell'aorta addominale. In entrambi i gruppi, peraltro, l'effetto analgesico è risultato soddisfacente solo nelle prime 3 ore dalla somministrazione e circa la metà dei pazienti hanno richiesto medicazioni aggiuntive prima della scadenza del periodo di osservazione di 6 ore [17].

In tutti gli studi con analgesici di riferimento è stata evidenziata la buona tollerabilità del propacetamolo ed in particolare la minore incidenza di effetti collaterali rispetto alla morfina ed alla associazione di antinfiammatorio non steroideo ed antispastici. In altri studi clinici l'efficacia del propacetamolo è stata valutata in monoterapia, senza gruppi di controllo, in vari tipi di chirurgia e secondo diverse modalità di somministrazione endovenosa.

L'infusione continua per 24 ore di 8 gr di propacetamolo (120 pazienti; chirurgia ricostruttiva del seno), pur non identificandosi come la modalità più efficace di somministrazione in relazione alle caratteristiche chimico-fisiche e farmacocinetiche del prodotto, ha consentito un decorso postoperatorio libero da dolore (83%) o con dolore moderato (14%), realizzando un'analgesia molto efficace in una elevatissima percentuale di pazienti nelle 24 ore di osservazione [18].

Del propacetamolo in monoterapia sono state confrontate anche due tecniche di somministrazione endovenosa, sistematica (2 gr ogni 6 ore) e a domanda (2 gr), sempre realizzate mediante infusione lenta in 15' (119 pazienti; chirurgia demolitiva del seno e della tiroide). In entrambi i gruppi in più del 90% dei pazienti la terapia ha realizzato un soddisfacente sollievo dal dolore e solo il 9% dei pazienti, prevalentemente tra quelli sottoposti a tiroidectomia, senza differenze tra i due gruppi, ha richiesto prescrizioni di morfina durante le 24 ore di osservazione. Il consumo di propacetamolo è stato significativamente minore nel gruppo trattato a domanda [19].

In relazione al concetto di potenziamento degli effetti analgesici e riduzione degli effetti collaterali attraverso l'uso concomitante di farmaci a diverso meccanismo di azione, il propacetamolo è stato valutato in associazione a vari analgesici oppiacei ed antinfiammatori non steroidei o ad antispastici in vari tipi di chirurgia. Alla dose di 30 mg/kg ev si è dimostrato sempre efficace nel trattamento del dolore postoperatorio dopo chirurgia delle vene periferiche (54 pazienti), con riduzione del VAS di circa l'80% nel corso delle prime 3 ore, indipendentemente dalla somministrazione immediatamente preoperatoria di un antinfiammatorio non steroideo (acido niflumico) [20]. La somministrazione di 2 gr di propacetamolo ev in associazione ad un antispastico (fluoroglucina 40 mg) ogni 6 ore è risultata efficace nel controllo del dolore postoperatorio dopo chirurgia generale e addominale di piccola o media entità (50 pazienti; appendicectomia, chirurgia anorettale, chirurgia della tiroide) [21] e sempre superiore alla somministrazione del solo antispastico [22].

Dopo nefrectomia (30 pazienti), l'associazione propacetamolo 2 gr ev e buprenorfina 0,15 mg ogni 6 ore è risultata meno efficace dell'analgesia epidurale con petidina (400 mg/24 h) ma più efficace dell'analgesia intrapleurica con bupivacaina (0,2 mg/kg/h) [23]. Nella chirurgia ostetrico ginecologica (152 pazienti) la somministrazione per via endovenosa dell'associazione propacetamolo 2 gr e nalbufina 10 mg è risultata più efficace della sola nalbufina 20 mg in base alla valutazione dell'intensità del dolore postoperatorio in un periodo di osservazione di 2 ore dalla somministrazione [24].

In chirurgia urologica (60 pazienti) la somministrazione in infusione continua per 24 ore di un'associazione di propacetamolo 4 gr, ketoprofene 200 mg e buprenorfina 0,6 mg ha consentito un'efficace analgesia postoperatoria ed un risparmio del 37% del consumo di buprenorfina rispetto alla somministrazione di questa a domanda per via sottocutanea [25]. Dopo chirurgia per ernia del disco lombare (60 pazienti) l'associazione propacetamolo 2 gr e ketoprofene 50 mg ha ridotto i valori di intensità del dolore in modo significativo rispetto alla somministrazione separata dei due farmaci agli stessi intervalli [26].

Nell'associazione con morfinosimili l'efficacia del propacetamolo e quindi l'effettiva capacità di ridurre il consumo di oppiacei è stata più chiaramente ed elegantemente valutata in studi in doppio cieco verso placebo utilizzando la morfina in autosomministrazione controllata dal paziente (PCA). Dopo chirurgia riparativa ligamentosa del ginocchio (60 pazienti), la somministrazione di 2 gr ev di propacetamolo ogni 6 ore, a parità di effetti analgesici ha consentito un risparmio di morfina del 37% rispetto al gruppo di controllo con placebo. In tutti i pazienti la morfina veniva somministrata con infusione continua basale di 0,5 mg/h con possibilità di boli in autosomministrazione di 1 mg ogni 15' [27]. Lo studio è stato riproposto nella chirurgia protesica dell'anca (97 pazienti) da una policentrica premarketing italiana che, modificando le modalità di somministrazione della morfina realizzata con la tecnica della PCA pura (dose bolo 0,015 mg/kg, lock-out 15'), ha confermato, amplificandoli, i risultati relativamente al consumo di oppiacei, evidenziando un risparmio di morfina del 46% nel gruppo propacetamolo rispetto al gruppo placebo, nelle 24 ore di trattamento. Nello stesso periodo è stato effettuato anche un accurato monitoraggio delle alterazioni cliniche risultate in entrambi i gruppi di incidenza ed entità modesta. L'andamento dei parametri di laboratorio relativi alla funzione epatica e renale valutato per 48 ore dopo il termine della terapia analgesica ha evidenziato in entrambi i gruppi solo un caso di modesta elevazione delle transaminasi [28].

Nella rassegna delle esperienze cliniche sul propacetamolo sono infine da considerare con interesse gli studi in campo pediatrico dove tradizionalmente il paracetamolo è molto utilizzato per i suoi ampi margini di sicurezza. Dopo chirurgia ortopedica degli arti inferiori (87 pazienti, età media 9,5 anni) 30 mg/kg di propacetamolo ev in monosomministrazione hanno realizzato effetti analgesici significativamente superiori al placebo in tutte le rilevazioni algometriche effettuate nelle 6 ore successive alla somministrazione [29]. Dopo chirurgia ortopedica o viscerale la somministrazione di propacetamolo 15 mg/kg (100 pazienti) è stata confrontata con la somministrazione di morfina 50 mcg/kg (239 pazienti) al risveglio in presenza di segni comportamentali di dolore intenso (pianto, agitazione). Il propacetamolo ha dimostrato la maggiore efficacia consentendo di calmare il 77% dei bambini rispetto al 67% nel gruppo morfina [30].

In uno studio di farmacologia clinica i parametri farmacocinetici del paracetamolo sono stati valutati in un gruppo di neonati di età inferiore ai 10 giorni (5 pazienti) ed in un altro gruppo di età compresa tra 1 e 12 mesi (7 pazienti) dopo infusione endovenosa di 15 mg/kg di propacetamolo. Nel gruppo di pazienti più piccoli, verosimilmente in rapporto alle particolarità metaboliche di questa età, sono state riscontrate le concentrazioni plasmatiche più elevate di paracetamolo, una emivita più lunga (3,5 vs. 2,1h) ed una clearance plasmatica più bassa (0,149 vs. 0,365 l/h/kg), indicando in questo dosaggio di propacetamolo quello sufficiente a realizzare gli stessi effetti terapeutici per i quali nei bambini più grandi è necessaria la dose standard di 30 mg/kg [31].

Conclusioni

Il propacetamolo rappresenta un trattamento analgesico parenterale non oppiaceo e non antinfiammatorio non steroideo più efficace del paracetamolo per via orale, ma con lo stesso profilo di sicurezza derivante dal meccanismo d'azione originale. Le uniche controindicazioni al suo impiego sono praticamente rappresentate dalla allergia accertata al paracetamolo e dalle alterazioni conclamate della funzione epatica. Per tali motivi il trattamento del dolore postoperatorio, nelle condizioni che impongono terapie parenterali, dovrebbe prevederne l'impiego in prima istanza alla dose di 30 mg/kg per ogni somministrazione da realizzare preferibilmente in infusione lenta di 15' e ripetibile ogni 6 ore.

Il suo impiego in monoterapia può essere sufficiente per il controllo di dolori di moderata e media intensità come evidenziano le esperienze cliniche nella chirurgia della superficie corporea e nella chirurgia generale, viscerale e ortopedica di piccola o media entità. In chirurgia ortopedica il suo impiego si è particolarmente diffuso ed è comunque raccomandabile per la mancanza di interferenze con i processi emostatici, con i trattamenti tromboprofilattici e con la funzione renale in pazienti ipovolemici.

Nelle situazioni cliniche caratterizzate da dolore postoperatorio intenso o severo può costituire comunque il trattamento analgesico di base in virtù del maggior profilo di sicurezza. Può essere quindi associato ad analgesici antinfiammatori non steroidei ed oppiacei nei confronti dei quali, per il meccanismo d'azione originale, svolge un ruolo sinergico consentendone la riduzione dei dosaggi, ciò che è stato particolarmente dimostrato nei confronti degli oppiacei. In anestesia pediatrica si propone come farmaco potenzialmente importante perché consente già in sala di risveglio una medicazione analgesica parenterale efficace e priva degli effetti collaterali dei narcotici. Le stesse motivazioni lo rendono utile in regime di Day Surgery dove il proseguimento del trattamento analgesico può essere effettuato con paracetamolo per via orale.

Benché manchino ancora esperienze significative in proposito, ne è prevedibile un proficuo impiego anche nella chirurgia dell'anziano specialmente in presenza di stato confusionale o alterazioni della funzione renale che impediscono la medicazione per via orale e controindicano il ricorso ad altre categorie di analgesici.

Una limitazione all'impiego sistematico del propacetamolo può verosimilmente derivare dalla relativa complessità della gestione della terapia che prevede la preparazione estemporanea del prodotto e la somministrazione nel rispetto di tempi precisi.

Bibliografia

1. Piletta P, Porchet HC, Dayer P (1991) Central analgesic effect of acetaminophen but not of aspirin. Clin Pharmacol Ther 49:350-354
2. Chauvin M (1995) Il paracetamolo: meccanismo d'azione e posizione nell'analgesia postoperatoria. Min An 61(9)(Suppl 1):535-538

3. Tjolsen A, Lund A, Hole K (1991) Antinociceptive effect of paracetamol in rats is partly dependent on spinal serotoninergic systems. Eur J Pharmacol 34:79-81
4. Depre M, van Hecken A, Verbesselt R, Tjandra-Maga TB, Gerin M, de Scepper PJ (1992) Tolerance and pharmacokinetics of propacetamol, a paracetamol formulation for intravenous use. Fundam Clin Pharmacol 6(6):259-262
5. Szczurko C, Dompmartin A, Michel M, Castel B, Leroy D (1996) Occupational contact dermatitis from propacetamol. Contact Dermatitis 35(5):299-301
6. Hantson P, de Saint-Georges L, Mahieu P, Leonard ED, Crutzen-Fayt MC, Leonard A (1996) Evaluation of the ability of paracetamol to produce chromosome aberrations in man. Mutat Res 5 (368)(3-4):293-300
7. Bannwarth B, Netter P, Lapicque F et al (1992) Plasma and cerebrospinal fluid concentrations of paracetamol after a single intravenous dose of propacetamol. Br J Clin Pharmacol 34(1):79-81
8. Luthy CS, Collart L, Dayer P (1993) Administration profile controls acetaminophen analgesia. Ninety-fourth Annual Meeting of the Am Soc Clin Pharmacol Ther 53(2) (A171) P II-3
9. Reymond D, Birrer P, Luthy AR, Rimensberger PC, Beck MN (1997) Antipyretic effect of parenteral paracetamol (propacetamol) in pediatric oncologic patients: a randomized trial. Pediatr Hematol Oncol 14(1):51-57
10. Marichy J, Bouchard C, Nombret T, Goudeau MJ (1989) The antipyretic efficacy of propacetamol in severely burned children. Cah Anesthesiol 37(7):521-523
11. Fontanella R, Wrobel J, Boccard E et al (1993) Propacetamol and diazepam: a safe and rapid injectable analgesic in emergency medical system. Proceedings 7th World Congress on Pain, Paris, A546, p 198
12. Delacroix P (1983) Activité antalgique et tolérance du propacétamol dans la douleur cancéreuse. Rev Fr Gynécol Obstét 78(6):487-489
13. Boccard E, Jarde O, Hayek J et al (1993) Compared analgesic efficacy of an injectable prodrug of acetaminophen with oral acetaminophen after hallux valgus plasty. Proceedings 7 th World Congress on Pain, Paris, A171, pp 61-62
14. Delbos A (1997) Il propacetamolo nel controllo del dolore postoperatorio. Review dei dati presenti in letteratura. Min An 63(5)(Suppl 1):17-19
15. Ang ET, Goldfarb G, Boccard E (1990) Analgesic efficacy of propacetamol hydrochloride 2g versus pentazocine 30 mg after orthopedic surgery. Eur J Pain 11:137-142
16. Van Rossum P, Thijs J, Veekman L, Gerin MG, Van Aken H (1993) Relative analgesic efficacy of propacetamol, a prodrug of paracetamol for i.v. use and morphine in postoperative pain. Proceedings 7 th World Congress on Pain, Paris, A157, p 57
17. Farkas JC, Larrouturou J, Morin JP, Laurian C, Huchet J, Cormier JM, Boccard E (1992) Analgesic efficacy of an injectable acetaminophen versus a dipyrone plus pitofenone plus fenpiverinium association after abdominal aortic repair. Curr Therap Res 51:19-27
18. Lobera A, Lakdja F, Faucher A, Grassin F, Bonichon F (1991) Place du propacétamol dans l'analgésie prophylactique postoperatoire. Sem Hòp Paris 67(39):1790-1794
19. Farhat F, Savoyen MC, Jayr C (1995) Efficacité du propacétamol sur la douleur postopératoire selon deux modes d'administration intraveineuse. Cah Anesthesiol 43 (4):351-356
20. Moreau X, Cottineau C, Cocaud J, Rod B, Granry JC (1990) Perioperative analgesia in the surgery of peripheral veins. Cah Anesthesiol 38(6):403-407
21. Garrec F, Chupin AM, Souron R (1991) Postoperative analgesia using propacetamol. Cah Anesthesiol 39(5):333-335
22. Minello C, Boccard E (1993) Compared analgesic efficacy of an injectable prodrug of acetaminophen+phloroglucinol with phloroglucinol+placebo after laparatomy. Proceedings 7th World Congress on Pain Paris, A172, p 62

23. Baude C, Long D, Chabrol B, Moskovtchenko JF (1991) Postoperative analgesia for nephrectomy. Cah Anesthesiol 39(8):533-536
24. Monrigal C, Jacob JP, Granry JC (1994) Comparison of the analgesic efficacy of nalbuphine and its combination with propacetamol during the immediate postoperative period in gynecologic-obstetric surgery. Ann Fr Anesth Reanim 13(2):153-157
25. Tauzin-Fin P, Delort-Laval S, Guenard Y, Krol-Houdek MC, Muscagorry JM, Maurette P (1996) Comparative study of buprenorphine and its combination to ketoprofen or propacetamol for postoperative analgesia in urologic surgery. Ann Fr Anesth Reanim 15(1):41-46
26. Fletcher D, Negre I, Barbin C, Francois A, Carreres C, Falgueirettes C, Barboteu A, Samii K (1997) Postoperative analgesia with i.v. propacetamol and ketoprofen combination after disc surgery. Can J Anaesth 44(1):479-485
27. Delbos A, Boccard E (1995) The morphine-sparing effect of propacetamol in orthopedic postoperative pain. J Pain Symptom Manage 10(4):279-286
28. Peduto VA, Falconi S, Properzi M, Giorgini C (1997) Impiego del propacetamolo nel dolore acuto postoperatorio dopo chirurgia ortopedica maggiore. Min An 63(5) (Suppl 1):15-16
29. Granry JC, Rod B, Monrigal JP, Merckx J, Berniere J, Jean N, Boccard E (1997) The analgesic efficacy of an injectable prodrug of acetaminophen in children after orthopaedic surgery. Pediatr Anaesth 7(6):445-449
30. Rod B, Monrigal JP, Lepoittevin L, Granry JC, Cavellat M (1989) Treatment of postoperative pain in children in the recovery room. Use of morphine and propacetamol by the intravenous route. Cah Anesthesiol 37(7):525-530
31. Autret E, Dutertre JP, Breteau M, Jonville AP, Furet Y, Laugier J (1993) Pharmacokinetics of paracetamol in the neonate and infant after administration of propacetamol chlorhydrate. Dev Pharmacol Ther 20(3-4):129-134

ANESTESIA E CONTROLLO PERIOPERATORIO NELLA CHIRURGIA SPECIALISTICA

Capitolo 16

Anestesia in oculistica

U. Cugini

L'anestesia in oculistica, soprattutto per quanto riguarda la parte locoregionale, viene tendenzialmente considerata come qualcosa di astruso e di estremamente specialistico, che non vale la pena di approfondire, ma di lasciar decidere al chirurgo, intervenendo solo con una assistenza/sedazione durante la maggior parte degli interventi.

Certo è che ogni chirurgia specialistica ha in sé delle problematiche proprie che devono essere ben comprese dall'anestesista, per non complicare con la propria opera incongrua l'atto del chirurgo, ma anzi per renderlo sempre più agevole. In più la chirurgia oculistica è caratterizzata dai fattori qui di seguito elencati.

- La grande mole di interventi, che implica un'organizzazione del lavoro pre-intra- e postoperatorio che non dovrebbe conoscere pause o intoppi; con l'aziendalizzazione del servizio sanitario un rinvio imprevisto dell'intervento chirurgico grava sull'organizzazione del reparto in maniera ben più importante rispetto a prima.
- La vasta gamma di pazienti trattati; si va dal neonato al bambino all'anziano, con tutte le problematiche legate all'età ed al singolo paziente; più comuni che nelle altre chirurgie sono i portatori di handicap o di diabete in forma grave. L'anestesia deve essere in grado di perturbare il meno possibile le condizioni generali del paziente, visto che l'intervento stesso è di scarsa invasività.
- La vasta gamma di interventi; si va da anestesie puramente diagnostiche ad interventi di impegno sempre crescente su cornea, cristallino, vitreo e retina ed orbita, della durata anche di alcune ore. Non è infrequente la richiesta di prestazioni fuori dalla sala operatoria, per interventi diagnostici o parachirurgici (laser) non attuabili in altra sede, come d'altra parte viene richiesta anche un'assistenza per le contrastografie oculari con fluoresceina o verde indocianina [1]. Il ventaglio di opzioni anestesiologiche deve essere adeguatamente ampio per far fronte in termini adeguati alla varietà di richieste.

Non è quindi né facile né di tutto riposo lavorare su tutti questi fronti e con una risposta sempre puntuale; è indispensabile sviluppare tecniche sicure e rapide, organizzare il flusso dei pazienti dall'ammissione alla preparazione al postoperatorio, imparare a praticare di persona i blocchi locoregionali adattandoli alla propria esperienza ed alle caratteristiche dei pazienti, elaborare tecniche di sedazione/analgesia endovenosa sicure e modulabili e infine prendere confidenza con mezzi di controllo delle vie aeree e di erogazione dell'anestesia inalatoria alternativi al tubo endotracheale quali la maschera laringea. Si rivela quindi il valore educativo dell'anestesia in chirurgia oculistica che, se ben eseguita, può arricchire rapidamente e con completezza l'esperienza di ogni anestesista.

La preparazione del paziente

Il crescente numero di interventi in Day Hospital ed il sistema del prericovero impongono delle tecniche di valutazione preoperatoria più stringata possibile e di solito indipendente da dati di laboratorio, che seguono un altro percorso. Infatti, il paziente si reca alla struttura sanitaria per essere prima di tutto visto dall'oculista e dall'anestesista e praticare alcuni esami di base (il meno possibile). L'anestesista deve comunque avere il tempo e la possibilità di richiedere ulteriori approfondimenti diagnostici, senza dover scompaginare la lista operatoria, ma senza peraltro voler eccedere da quella che è la pura valutazione mirata all'atto chirurgico da affrontare [2]. Pertanto, è opportuno che il paziente venga visto e valutato da 7 a 14 gg prima dell'intervento.

In sede di visita preoperatoria si annoteranno i principali problemi del paziente, la terapia medica in atto, si illustrerà la tecnica di anestesia programmata e si raccoglierà il consenso o, in alternativa, si rinvierà il paziente al curante per l'ottimizzazione dello stato clinico (trattandosi quasi sempre di intervento di elezione). Il reparto da parte sua raccoglierà gli esiti degli esami e sulla base di questi ultimi e della visita anestesiologica programmerà o rinvierà definitivamente l'intervento. Il vantaggio del sistema è di trattenere in ospedale i pazienti il meno possibile, ma d'altra parte avere un sufficiente spazio di manovra in termini di preparazione e di programmazione di lista operatoria.

Problemi particolari nella preparazione dei pazienti

Come accennato nella sezione precedente, l'equilibrio cardiovascolare e metabolico del paziente viene turbato il meno possibile se viene seguita l'accortezza di combinare a ciascuna anestesia una componente locoregionale. Scopo quindi del lavoro dell'anestesista è di riportare le condizioni del paziente nel postoperatorio allo "status quo ante" nel minor tempo possibile, in modo che la terapia medica possa venir seguita senza interruzione. Questo è particolarmente importante per almeno quattro categorie di pazienti.

Paziente diabetico

Si incontra molto spesso e, se la chirurgia del segmento anteriore non dà problemi, potendo contare su tecniche prevalentemente locoregionali di scarso impatto metabolico (il paziente continua la sua terapia insulinica e la successione dei pasti), per gli interventi più complessi sul segmento posteriore, che si eseguono di preferenza in anestesia combinata di blocco + maschera laringea, è necessario modificare il regime insulinico. Un sistema semplice è quello di somministrare al paziente da metà a due terzi della dose di insulina del mattino ed iniziare immediatamente una perfusione endovenosa di glucosio al 5% a 100 ml/ora, che prosegue fino alla ripresa dell'alimentazione del paziente, che viene preceduta da metà della dose di insulina prevista per quel momento.

Il paziente diabetico è affetto da neuropatia autonomica che dà instabilità cardiovascolare durante l'intervento ed aumentata incidenza di vomito postoperatorio per la gastroparesi associata [3]. Il paziente in trattamento con antidiabetici orali va trattato come non diabetico se la glicemia è inferiore ai 180 mg/100 ml, avendo l'accortezza di sospendere dal giorno prima il trattamento, in quanto l'ipoglicemia in questo tipo di paziente è più pericolosa dell'iperglicemia.

Paziente iperteso

Prosegue la terapia fino alla mattina dell'intervento; eventuali instabilità pressorie permanenti dopo la sedazione vanno trattate con dosi refratte di trinitroglicerina (0.5 mg ev ripetibili). Il paziente coronaropatico potrà essere ben controllato con trinitroglicerina transdermica (10 mg dalle ore 8 alle ore 20).

Paziente broncopneumopatico

Mantenere costante l'ossigenoterapia; non usare oppioidi per analgesia; cercare con il chirurgo un compromesso accettabile per la posizione operatoria; applicare l'algoritmo per il trattamento della tosse proposto in seguito.

Paziente con handicap neurologico o mentale

Iniziare la sedazione molto prima dell'intervento, al limite nella sala di degenza, e solo con benzodiazepine (consigliabile il midazolam, 0.08-0.1 mg/Kg). Usare la ketamina[1] (recentemente ritirata dall'uso clinico) solo in sala operatoria, a paziente ben sedato; il blocco verrà preceduto dall'induzione di una anestesia leggera in maschera laringea con propofol e agenti inalatori. Il risveglio definitivo dovrebbe avvenire in sala di degenza a contatto con persona conosciuta.

Interferenze farmacologiche di farmaci impiegati in terapia oculistica

Farmaci topici

I farmaci impiegati dall'oculista in collirio e pomata sono farmaci potenti che, in condizioni particolari, possono mettere l'anestesista di fronte a situazioni perico-

[1] Al momento di andare in stampa la formulazione della ketamina commercializzata in Italia è stata ritirata per la presunta tossicità del benzetonio impiegato come conservante. In attesa di una reimmissione è comunque disponibile su importazione dalla Germania la forma S-isomerica (Ketanest S®), che va usata a dosaggi dimezzati.

lose. L'effetto del farmaco dipende da considerazioni farmacocinetiche, ovvero la quantità di assorbimento transcongiuntivale e attraverso la mucosa dei seni paranasali; dal peso del paziente (non dimenticare che anche i neonati vengono trattati con farmaci cardioattivi, come i betabloccanti per il glaucoma congenito o i midriatici simpaticomimetici, con le stesse gocce degli adulti ed alle stesse quantità) e dalle condizioni preesistenti (nel cardiopatico la fenilefrina usata come midriatico può scatenare delle aritmie potenzialmente letali).

Non è infrequente riscontrare nel bambino sottoposto a chirurgia dello strabismo, nel pomeriggio dell'intervento, uno stato caratterizzato da tachicardia, agitazione psicomotoria, lieve ipertermia e rush cutaneo sostenuti dalla pomata di atropina all'1% (NB: 10 mg/ml) applicata dal chirurgo. Quindi, particolare attenzione va riservata allo stato della congiuntiva (la flogosi aumenta il riassorbimento sistemico, come pure il traumatismo chirurgico) e ad evitare il passaggio del farmaco nel dotto nasolacrimale, comprimendo il canto interno dell'occhio, soprattutto nei neonati, per almeno un minuto dopo la somministrazione delle gocce oculari.

Farmaci sistemici

Sono innanzitutto i diuretici osmotici o inibitori dell'anidrasi carbonica impiegati nel glaucoma. Il mannitolo usato acutamente non dà eccessivi problemi; per trattamenti protratti si potrà avere alcalosi ed iperpotassiemia dovute alla disidratazione ed alla concentrazione dei tamponi fisiologici. L'acetazolamide e gli altri inibitori dell'anidrasi carbonica provocano invece acidosi ed iperpotassiemia; attenzione nel loro uso in acuto ed in preoperatorio in quanto possono rendere difficile l'eliminazione dell'anidride carbonica nel paziente broncopneumopatico o nel neonato, soprattutto con ipotermia intercorrente.

Scelta dell'anestesia e tecniche

I vantaggi di operare su di un bulbo deafferentato sono tali (stabilità intraoperatoria, analgesia postoperatoria) che a nessun paziente andrebbe negata una componente locoregionale dell'anestesia. D'altra parte le tipologie degli interventi e le fasce d'età sono talmente varie che le combinazioni fra le opzioni possibili sono numerose (Tab. 1).

La sedazione

L'anestesia locoregionale, ad eccezione di alcuni casi selezionati in cui il chirurgo si accontenta di un'instillazione congiuntivale di anestetico topico, presuppone l'esecuzione di una o più iniezioni nel tessuto perioculare, che sono di solito dolorose e risultano scarsamente gradite al paziente. È quindi necessario prevedere un piano di sedazione/analgesia che garantisca l'analgesia massimale appena prima di effettuare il blocco anestetico, la sedazione cosciente (grado 2/3) durante l'inter-

Tabella 1. Opzioni anestesiologiche in chirurgia oculistica

Tipo di anestesia	Interventi	Tipo di paziente
Topica	Cheratotomia Cataratta (faco, casi selezionati)	Adulto, collaborante
Topica + blocco facciale	Cataratta (faco, casi selezionati)	Adulto, collaborante
Sedaz. endoven.	Narcosi diagnostiche	Pediatrico
Sedaz. endoven. o inalatoria + lma	Narcosi diagnostiche, sondaggi vie lacrimali	Pediatrico
Sedaz. con o senza lma + blocco peribulb. a basso vol.	Parachirurgia (laser)	Pediatrico
Blocco facciale + retrobulb. + sedaz.	Cataratta, glaucoma, int. combinato	Pazienti adulti, collaboranti, intervento di durata inferiore a 40'
Blocco peribulb. + sedazione 40'	Cataratta, glaucoma, int. combinato	Pazienti adulti, collaboranti, intervento di durata inferiore a
Blocco retro-peribulb. + sedazione 40'	Cataratta, glaucoma, int. combinato	Pazienti adulti, collaboranti, intervento di durata inferiore a
An. inal. con lma + blocco peribulb.	Strabismo, distacco di retina, vitrectomia, enucleazione, cheratoplastica perforante	Tutti
An. inal. con lma + blocco peribulb. 40'	Cataratta, glaucoma	Paziente non collaborante o intervento superiore ai
An. generale con intubazione	Traumatologia	Tutti

Faco, facoemulsificazione; *LMA*, maschera laringea

vento permettendo al paziente di collaborare ed infine che riduca al minimo l'incidenza di vomito postoperatorio e che quest'ultimo effetto sia durevole. L'opportunità di una sedazione-analgesia negli interventi di chirurgia della cataratta in anestesia locoregionale si manifesta perciò soprattutto immediatamente prima del blocco anestetico, con una coda di sola sedazione (se il blocco anestetico è stato ben eseguito) che perduri in entità minore e per breve tempo.

Non esiste un unico farmaco in grado di garantire tutti questi effetti; è quindi stata elaborata un'associazione di tre farmaci, a basse dosi, vale a dire droperidolo, diazepam e ketamina (dosaggi di droperidolo 0,03 mg/Kg p.c.); diazepam 0,06 mg/Kg p.c. e ketamina 0,3 mg/Kg p.c., associazione che si è dimostrata in grado di raggiungere gli obiettivi prefissati senza interferire con i parametri cardiorespiratori né con la pressione intraoculare (IOP) [4].

L'associazione farmacologica così elaborata consiste di una parte sedativa e di una parte analgesica. Per quanto riguarda la parte sedativa il droperidolo è un farmaco essenzialmente antidopaminergico a lunga durata d'azione, che unisce alle proprietà sedative una potente azione antiemetica di tipo centrale. A dosi così basse sono estremamente rari i fenomeni di intolleranza (catatonia, parkinsonismo o sindrome maligna da neurolettici). Il diazepam agisce sul sistema del GABA ed ha una breve durata; anche in questo caso le basse dosi prevengono un eventuale effetto di rebound da parte di metaboliti attivi. La formulazione iniettabile in Intralipid (Diazemuls) pare migliorare sia la cinetica sia l'accettabilità dell'iniezione endovenosa. Tuttavia, nessuno dei due farmaci ha azione analgesica rilevante ed infatti la maggior parte dei pazienti riferisce come dolorosa l'infiltrazione anestetica.

Scarse sono le segnalazioni sull'uso di analgesici di supporto, tutte riguardanti l'impiego di oppioidi. D'altro canto la morfina e tutti gli oppioidi, come il fentanile a dosi più o meno basse, hanno un'azione depressiva sull'attività respiratoria e può essere molto difficile trattare un'insufficienza ventilatoria a paziente non intubato per l'impossibilità di controllo diretto delle vie aeree da parte dell'anestesista. Gli oppioidi possono provocare nausea e vomito: devono pertanto essere usati con grande cautela nei pazienti anziani, particolarmente negli interventi sull'occhio. Bisogna tener conto inoltre della latenza dell'effetto analgesico degli oppioidi (4 minuti per l'usuale fentanile [5]).

La ketamina ha interessanti proprietà analgesiche che in parte si esplicano attraverso i recettori neuronali degli oppioidi ed in parte indipendentemente sul sistema degli aminoacidi eccitatori; a basse dosi non influenza in modo significativo la funzionalità cardiovascolare. Tuttavia, secondo le opinioni correnti, questo farmaco non è indicato in chirurgia oftalmica perché ad esso sono attribuiti l'aumento della pressione endoculare e l'insorgenza di fenomeni allucinatori nel periodo postoperatorio. La ketamina a bassi dosaggi (0.3 mg/Kg; da 1/3 a 1/8 della

Tabella 2. Effetti della sedazione endovenosa con o senza ketamina. I valori nelle colonne 2 e 4 sono variazioni in negativo rispetto ai parametri di base [4]

	Gruppo ketamina (n. 40) **Età 74 ± 3,5 aa** **Peso 68,1 ± 11,1 Kg**		**Gruppo controllo (n. 40)** **Età 74 ± 6,4 aa** **Peso 67,4 ± 11,9 Kg**		
	1 *Base*	*2* *Sedazione*	*3* *Base*	*4* *Sedazione*	*p* *fra 2 e 4*
FC (b/min)	77,7 ± 14,3	-5,3 ± 10,7	74,1 ± 12,6	-5 ± 8,2	ns
PA sist (mmHg)	157,5 ± 27,3	-15,6 ± 22,3	155,0 ± 12,6	-31,7 ± 17,3	<0,005
PA diast (mmHg)	89,5 ± 10,7	-9,4 ± 8,5	83,8 ± 9,4	-9,6 ± 7,7	ns
IOP (mmHg)	18,7 ± 4,2	-5,2 ± 2,8	19,2 ± 4,1	-4,5 ± 2,5	ns

dose per via venosa capace di indurre anestesia) conferisce in soli 30" un'analgesia che dura alcuni minuti, non influenza la pressione endoculare e non dà fenomeni spiacevoli durante il recupero, forse perché il diazepam precede la somministrazione della ketamina.

In uno studio su 80 pazienti ultrasettantenni questo farmaco ha dimostrato rispetto al controllo una maggior capacità di mantenere stabile i valori pressori e non ha interferito con la pressione intraoculare rispetto ai controlli [4] (Tab. 2).

Il blocco locoregionale

Tecniche di blocco

Il blocco anestetico per gli interventi di oculistica consiste in una componente di acinesia palpebrale (blocco del nervo facciale a vari livelli) ed in una di analgesia (blocco dell'innervazione sensoriale e vegetativa del bulbo oculare; branca oftalmica del trigemino). Da notare cha questa seconda componente è anche utile per bloccare la motilità dei muscoli oculari estrinseci.

È quanto mai opportuno che l'anestesista si prenda carico personalmente dell'esecuzione del blocco, per i seguenti motivi [6]:

- possibilità di lavorare nel picco analgesico della sedazione controllando direttamente il paziente;
- rispetto del tempo di induzione dell'anestetico locale prescelto;
- verifica dell'efficacia del blocco e possibilità di ritocchi.

Cenni anatomici

La comprensione topografica delle strutture orbitarie e del loro contenuto è di capitale importanza per una corretta e soprattutto sicura esecuzione dei blocchi anestetici. L'orbita è una struttura piramidale ad apice tronco-posteriore delimitata da quattro pareti (mediale, laterale, superiore e inferiore) separate da quattro spigoli, caratterizzati dalle strutture neurovascolari e fasciali che vi hanno rapporto anatomico. Lo spigolo supero-mediale è scavato dai forami etmoidali anteriore e posteriore e termina posteriormente con il canale ottico (nervo ottico ed arteria oftalmica). Lo spigolo supero-laterale è occupato posteriormente dalla fessura orbitaria superiore, che dà passaggio ai nervi oculomotori, alle vene oftalmiche e alle branche terminali della divisione oftalmica del trigemino (nasociliare, frontale e lacrimale). Lo spigolo infero-laterale comunica con la fossa infratemporale tramite la fessura infraorbitaria.

L'orbita contiene il bulbo oculare, i muscoli oculari estrinseci, vasi e nervi di pertinenza del bulbo e delle strutture etmoidali del naso, nella sua parte mediale. Il contenuto è delimitato da una struttura fasciale di estrema importanza topografica, la fascia del bulbo o capsula di Tenone. Questa struttura è composta da tre parti che si continuano l'una nell'altra. Nell'ordine: il cono retrobulbare, costituito dalla fusione delle espansioni aponeurotiche dei muscoli oculari estrinseci, parte dall'anello tendineo dello Zinn, davanti al forame ottico, e arriva al terzo posteriore del bulbo; la fascia dell'orbita, che delimita in avanti la cavità orbitaria e si àncora ai suoi margini ed infine il periostio della cavità orbitaria che, rivestendo le pareti, chiude il tutto andando a continuarsi posteriormente con l'anello tendineo che costituisce l'apice del cono retrobulbare. Si distinguono così nella cavità orbitaria due spazi: lo spazio prefasciale, occupato da bulbo oculare ed annessi e lo spazio retrofasciale, occupato da tessuto cellulare lasso e a sua volta diviso in retrobulbare (o intraconale), percorso dal nervo ottico, dai vasi oftalmici e dai nervi ciliari brevi e lunghi (somatosensoriali e vegetativi) e peribulbare (o extraconale), percorso dai nervi oculomotori, dalle tre divisioni della branca trigeminale oftalmica e dai vasi etmoidali. Gli spazi intra- ed extraconale comunicano fra loro tramite fenestrature della capsula.

Materiali

È opportuno familiarizzarsi con un tipo di materiale ben preciso, ovvero siringhe sempre della stessa dimensione (5 ml), piccole a sufficienza per eseguire la manovra di aspirazione con una sola mano, ed aghi modificati, a bisello corto, tipo Atkinson, della lunghezza di 37-39 mm (a seconda dei produttori). Aghi più sottili possono venir usati solo dopo un appropriato periodo di pratica in quanto non permettono una facile percezione dei piani tessutali, importantissima per lavorare in sicurezza; bisogna immaginare di avere "gli occhi (propri!) sulla punta dell'ago". È inoltre opportuno provare ad iniettare "a vuoto" per familiarizzarsi con le resistenze del sistema ago-siringa. Questi accorgimenti sono validi per qualunque blocco, anche non oculistico, si vada ad intraprendere.

Farmaci anestetici. Il farmaco di scelta per ottenere un blocco di rapida induzione e di buona qualità è la mepivacaina al 2%, alcalinizzata estemporaneamente con sodio bicarbonato; se è necessario privilegiare la componente analgesica si userà la bupivacaina 0.5%, pagando la maggior durata con un blocco motorio di qualità inferiore ed un'induzione più lunga. La ropivacaina, potendo contare su una maggior concentrazione, potrebbe conferire un blocco rapido, completo e di lunga durata; non vi sono ancora tuttavia dati sufficienti sul suo uso in oftalmologia. La caratteristica proprietà vasocostrittrice intrinseca del farmaco non dovrebbe costituire un problema nei riguardi della possibile ischemia retinica in quanto si manifesta a concentrazioni minori di 0.75% [7].

Adiuvanti. Sono i farmaci aggiunti all'anestetico locale per potenziarne gli effetti. Si distinguono in farmacocinetici (migliorano solo la biodisponibilità dell'anestetico, come il bicarbonato, che diminuisce il tempo di induzione, o la ialuronidasi, che aumenta la diffusibilità del farmaco iniettato) ed in farmacodinamici, che potenziano l'effetto dell'anestetico con meccanismo sinergico ma indipendente sulle fibre nervose, fra questi gli oppioidi (meperidina, 30 mg) e la clonidina (0.075 mg). Sono controindicate, per il pericolo di spasmo a carico del'arteria oftalmica, le soluzioni contenenti adrenalina.

Acinesia palpebrale (Figg. 1 e 2)

Blocco Atkinson

Bordo superiore dello zigomatico, perpendicolarmente al canto esterno. Ricercare il repere osseo; bottone sovraperiostale di 2 ml, poi dirigere l'ago cranialmente e dorsalmente infiltrando altri 3 ml sottocute, mantenendo una pressione digitale per espandere la superficie bloccata.

Blocco BobergAns-Barner

Collo della mandibola, avanti e appena in basso al trago. Ricercare il repere osseo, iniettare 2 ml, poi dirigere l'ago verso il canto esterno ed iniettare altri 3 ml sottocute, applicando la pressione digitale.

Blocco O'Brien

Condilo della mandibola, appena avanti al trago. Ricercare il repere osseo, iniettare 1 ml più indietro 3-4 ml di anestetico, badando a non finire nell'articolazione temporomandibolare.

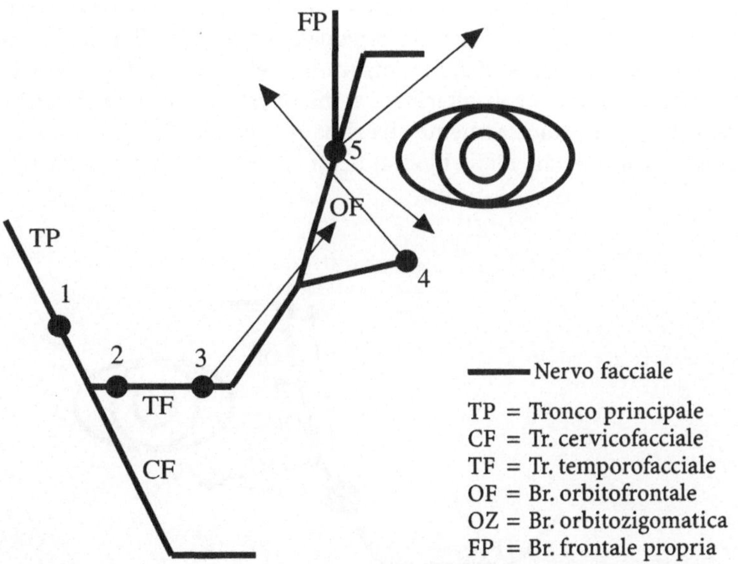

Fig. 1. Acinesia del nervo facciale ai vari livelli. Sede dei blocchi classici del n. facciale: 1) Nadbath-Rehman al foro stilomatoideo; 2) O' Brien al condilo della mandibola; 3) Boberg Ans-Barner al collo della mandibola; 4) Atkinson allo zigomo; 5) Van Lint al margine orbitario laterale

Esistono infine, e sono piuttosto diffusi, anche se non proprio efficaci e sicuri, il blocco *Nadbath-Rehmann* (al foro stilomastoideo; possibilità di ottenere accidentalmente un blocco di IX, XI e soprattutto X, inoltre territorio bloccato troppo esteso) ed il blocco *Van Lint* (al margine esterno dell'orbita; si pratica un infiltrazione sovra-sottoperiostale del margine superiore ed inferiore dell'orbita: è doloroso e provoca un importante edema del campo operatorio per la quantità di anestetico richiesto (almeno 10 ml). Stranamente quest'ultimo blocco è il maggiormente praticato dagli oculisti.

Blocco Cugini con ENS

L'elettrostimolatore viene collegato con il polo positivo ad un elettrodo di contatto da ECG sulla spalla omolaterale; l'altro polo è stato collegato all'ago-elettrodo da 35 mm. All'ago elettrodo da 25 ga è stata direttamente innestata, rimuovendo il tubo di prolunga in dotazione, una siringa monouso da 5 ml contenente mepivacaina 2% alcalinizzata. L'elettrostimolatore è stato regolato con frequenza di 2 Hz ed intensità di stimolazione fra 1 e 2 milliampère.

Il paziente viene posizionato con il capo ruotato di 45° verso il lato opposto alla parte da bloccare. Reperito il collo della mandibola e preparata la cute, si infigge l'ago perpendicolarmente al piano osseo. Appena prima del contatto si dovrebbero evidenziare le contrazioni dell'orbicolare, in caso contrario si ricerca la fibra nervosa a ventaglio su un piano frontale. Individuata la branca temporo-facciale (contrazioni di orbicolare, frontale e zigomatico sincrone con gli stimoli) si iniettano 2 ml di anestetico fino a scomparsa delle contrazioni. Successivamente, si indirizza l'ago parallelamente alla rima palpebrale verso il naso fino ad incontrare le fibre orbito-zigomatiche (contrazione della metà inferiore dell'orbicolare) che vengono bloccate con ulteriori 1.5 ml. Si ritira l'ago e lo si orienta di nuovo verso l'alto, perpendicolarmente alla rima palpebrale, fino ad evidenziare il tronco orbito-frontale, che viene bloccato con 1.5 ml di anestetico. Particolare atten-

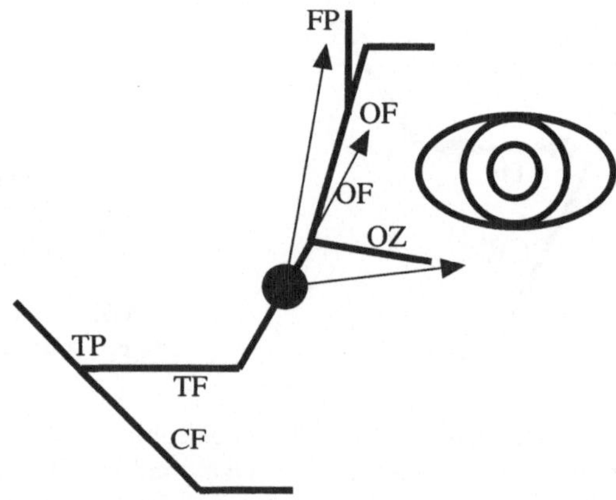

Fig. 2. Blocco Cugini stimolo-guidato del nervo facciale

zione deve venir riservata al muscolo frontale, soprattutto se nel blocco della branca principale la contrattura del frontale non è stata evidenziata. In tal caso si "risparmia" 1 ml di anestetico per bloccare direttamente il nervo del frontale, che può trovarsi piuttosto indietro e può decorrere indipendentemente dal tronco orbito-frontale.

I vantaggi di quest'ultimo blocco si possono riassumere in: efficacia nel 100% dei casi dopo una breve curva di apprendimento; facilità di esecuzione anche in mani inesperte e rapidità di induzione, che permette l'esecuzione del blocco retrobulbare transcongiuntiva ed un immediato e sicuro controllo della spinta intraoperatoria dovuta ad ammiccamento [8].

Analgesia

Blocco retrobulbare (Fig. 3)

È di gran lunga il più datato, diffuso ed efficace dei blocchi anestetici. È effettivamente facile; nelle sue varie versioni ha in comune il fatto di depositare l'anestetico all'interno del cono retrobulbare, delimitato in avanti dalla sclera, indietro dall'anello tendineo dello Zinn ed all'intorno dai muscoli oculari estrinseci collegati dalla capsula del Tenone.

Si ricordano alcune particolarità di importanza operativa:

- lo spazio retrobulbare, pur percorso da importanti formazioni neurovascolari, è ripieno di tessuto cellulare lasso: non si deve apprezzare resistenza all'iniezione;
- la capsula di Tenone è fenestrata: esiste una possibilità di passaggio fra spazio intra- ed extraconale che si equilibra in 8-10';
- lo spazio retrobulbare è di volume limitato e questo si apprezza con l'aumentare della resistenza all'iniezione dopo i primi 2 ml.

Esistono tre vie di approccio [9]: inferotemporale (Labat), superonasale (Braun) superotemporale (Peckam). La via inferonasale non è praticabile (c'è il naso che

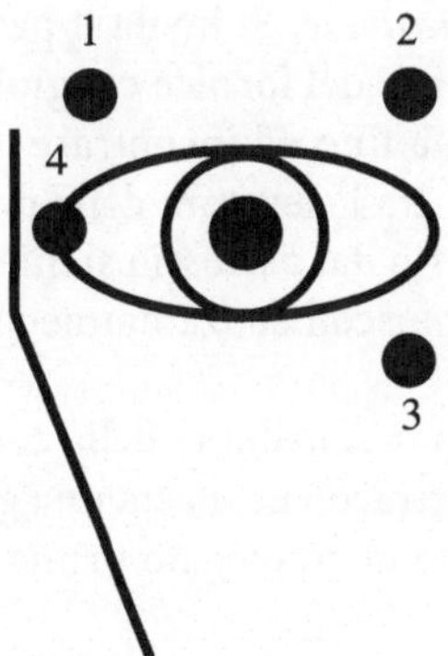

Fig. 3. Riassunto dei blocchi perioculari. 1) Braun; Pannu; Perib. Cugini(2); 2) Peckam; 3) Labat; Gill-Loyd; Perib. Cugini (1); 4) Rubin

impiccia). Anche se la via superonasale permetterebbe di bloccare pure il muscolo retto superiore, la via inferotemporale è più semplice e riproducibile (non si va a urtare sull'arcata orbitaria).

Via transcutanea. Paziente supino, sguardo in posizione primaria (la posizione tradizionale verso l'alto ed il lato opposto avvicina troppo il nervo ottico alla punta dell'ago). Al terzo laterale del contorno inferiore dell'orbita, appena sopra il margine osseo, si infigge l'ago con direzione perpendicolare. Superata la cute e la fascia dell'orbita, si prosegue fino ad una profondità di sicurezza (il bulbo oculare normale ha una lunghezza esterna, dall'apice della cornea al polo posteriore, di 25 mm. Nel miope la lunghezza aumenta di 0.3 mm per ogni diottria negativa). Può capitare di incontrare l'osso: si inflette leggermente l'ago (senza impegnare il periostio e lo si porta alla profondità voluta. Si inflette l'ago fino a penetrare nel cono retrobulbare, tra retto laterale e retto inferiore (percependone, ma non sempre, il caratteristico "click". Se l'ago è in posizione giusta, piccoli movimenti laterali vengono trasmessi dal bulbo in direzione opposta ("la stecca e la palla da biliardo"). Attenzione a non andare oltre e a portarsi nello spazio extraconale dal lato opposto. Si aspira, si iniettano lentamente senza incontrare resistenza 2 ml di anestetico. Si ritira l'ago e si pratica un massaggio digitale del bulbo con i due indici a palpebra chiusa. Di solito il bulbo non diventa proptosico e l'oculopressione non è necessaria.

Via transcongiuntivale. Più anatomica e semplice, malgrado le apparenze, della precedente, necessita però di una acinesia palpebrale sicura e viene usata di routine con il blocco del facciale con ENS. Si deprime con un bastoncino cotonato la palpebra inferiore, senza premere sul bulbo. Si infigge perpendicolarmente l'ago al terzo esterno del fornice congiuntivale e si percepiscono nell'ordine la congiuntiva e la fascia dell'orbita. L'osso non si incontra praticamente mai. A profondità di sicurezza si inflette l'ago; per il resto, vedere sopra. Il blocco retrobulbare può essere completato da un blocco diretto del muscolo retto superiore, se la chirurgia prevede la presa del muscolo stesso.

Blocco del retto superiore; via transcongiuntivale. Si invita il paziente a guardare in basso. Si entra lateralmente al terzo esterno del fornice congiuntivale superiore, si percepisce congiuntiva e fascia dell'orbita fino ad incontrare il margine orbitario. A questo punto ci si trova sicuramente tra l'elevatore della palpebra ed il retto superiore. Ritirato l'ago di 1 mm per liberarlo dal periostio si inietta 1/2 ml di anestetico, che è sufficiente a bloccare i due muscoli senza danneggiarli (pericolo di ptosi palpebrale perdurante).

NB. In qualche caso il paziente conserva la sensibilità della congiuntiva temporale, innervata dal nervo lacrimale, che è extraconale. Basta una goccia di anestetico topico (benoxinato) a volte routinariamente impiegato prima di ogni anestesia per iniezione.

Tecniche di acinesia/analgesia

Blocco peribulbare o periconale

È stato elaborato circa 10 anni fa, per ridurre le complicanze dovute al blocco retrobulbare (rare, ma sempre preoccupanti, come ematoma, lesione del nervo ottico, iniezione subaracnoidea accidentale). Si basa sull'esistenza di fenestrature nel cono retrobulbare che permettono ad una soluzione iniettata di equilibrarsi entro alcuni minuti nei due comparti della loggia retrofasciale. L'anestetico si diffonde anche nel sottocute delle palpebre e dà un blocco delle piccole fibre, e quindi un certo grado di acinesia. La versione classica è ad alti volumi (8-10 ml di anestetico, anche più nelle prime versioni): sono indispensabili ialuronidasi, oculopressione ed un lungo tempo di latenza per avere condizioni operatorie accettabili. Frequente (50%) la chemosi congiuntivale, soprattutto nella versione classica inferolaterale. Ne esistono molte versioni, transpalpebrali e transcongiuntivali, ed ognuno difende la propria. Dal momento che l'ago non deve venire inflesso, anche i quadranti nasali e superiori vengono praticati.

Peribulbare classica inferotemporale (Davis & Mandel) [10]. Paziente come per un blocco Labat transpalpebra, ago anche corto (insulina), siringa da 10 ml con anestetico e 100 u (1 ml) di ialuronidasi. Si infigge l'ago al terzo laterale del contorno inferiore dell'orbita, si attraversa la cute e la fascia dell'orbita e si inietta l'anestetico parte retrofasciale e parte prefasciale fino a riempire completamente l'orbita ed a notare un edema circonferenziale della cute. Si pone un oculopressore (vari modelli, dai più artigianali ai più sofisticati) e si attendono almeno 20'. Di solito l'analgesia è buona, meno l'acinesia. Può essere necessario un ritocco superiore (nasale o temporale).

Peribulbare Pannu superonasale [11]. Come sopra, ma ago più lungo, preferibilmente Atkinson. Si entra all'angolo superonasale dell'orbita e si procede lungo la parete mediale (che è rettilinea) perpendicolarmente. Si percepisce la fascia dell'orbita e ci si situa ad una profondità di circa 3 cm. Si verifica che l'ago sia libero con movimenti trasversali; si iniettano 6-7 ml di anestetico con ialuronidasi. L'oculopressore è utile ma non indispensabile: il blocco è di buona qualità per i tessuti perioculari, meno per la palpebra. La parete mediale dell'orbita è molto vascolarizzata: l'ematoma peribulbare è possibile. Nell'approccio cutaneo attenzione ai vasi della radice del naso.

Teoricamente è possibile eseguire la peribulbare anche per via transcongiuntivale, ma è scarsamente consigliabile perché:
- è necessaria un'acinesia palpebrale buona, come per la retro, o una sedazione profonda, a meno di non infiggere l'ago nella caruncola (blocco Rubin);
- la palpebra viene bloccata poco e tardi (considerato che la fascia dell'orbita viene sempre passata);
- la chemosi è praticamente costante. Secondo alcuni viene deliberatamente ricercata nella variante *sottotenoniana* dell'anestesia peribulbare [12] (ago piccolo o cannula apposita, via transcongiuntivale paralimbare inferolaterale,

ingresso rasente al bulbo e chemosi ricercata deliberatamente). La via sottotenoniana viene comunque sempre praticata dal chirurgo sotto il microscopio operatore e previa incisione in anestesia topica; a nostro avviso non risponde a criteri di sufficiente praticità operativa.

Peribulbare doppia a basso volume [13]. Considerato che il problema principale della retrobulbare è il rischio di ematoma e quello della peribulbare è la scarsa efficacia, nei soggetti a rischio per ematoma (piastrinopenici) o nell'anestesia combinata per interventi sul segmento posteriore (in cui muscoli e sclera vanno anestetizzati prima e meglio rispetto al segmento anteriore) è conveniente impiegare un approccio combinato a basso volume. Non sono necessari più di 6 ml di volume totale (mepivacaina 2% 2.5 ml, bicarbonato 0.5 ml, ialuronidasi 50 u, per il segmento anteriore, oppure bupivacaina 0.5% 5 ml, clonidina 0.075 mg, ialuronidasi 50 u per la chirurgia vitreoretinica). Si parte con l'iniezione inferolaterale transpalpebra: appena raggiunto il periostio dell'orbita si iniettano 3 ml di anestetico, che si deve distribuire sui tre quarti laterali della circonferenza dell'orbita; poi ci si porta nell'angolo supero-nasale e si pratica una peribulbare profonda (v. Pannu) spostando l'ago a ventaglio nei tessuti extraconali e girando intorno al bulbo con i rimanenti 3 ml di anestetico. Con due bastoncini cotonati si preme leggermente nel solco orbito-bulbare in corrispondenza dei punti di iniezione cercando di far pressione solo sull'orbita. Il bulbo deve essere leggermente proptosico ma libero di muoversi e le palpebre devono scorrere liberamente. Non è necessaria l'oculopressione. L'induzione va dai 5 ai 10 minuti; la combinazione di farmaci per il segmento posteriore permette un'ottima analgesia postoperatoria.

Retro/peribulbare combinata Gills Loyd [14]

Consiste in un'iniezione ad alto volume (10 ml) che parte come per una retrobulbare inferolaterale transpalpebra (v). Raggiunto il cono retrobulbare si inietta parte dell'anestetico (3 ml); poi si distribuisce la restante parte nei vari piani dell'orbita fino alla superficie. Sebbene abbastanza diffuso, questo metodo potrebbe sommare i difetti della retro (rischio di ematoma) con quelli della peribulbare (scarsa acinesia, tempo di induzione lungo, necessità di oculopressione, chemosi). La variante a basso volume (6 ml totali, con ialuronidasi) rappresenta un buon compromesso fra efficacia ed effetti collaterali.

Problematiche in corso di anestesia locoregionale

Da quando, in alcuni centri, l'anestesista si prende carico personalmente del blocco locoregionale si prende anche carico di alcune problematiche che precedentemente si situavano in una "zona grigia" tra chirurgo ed anestesista, e che spesso esitavano in disastri intraoperatori, in reciproche accuse di responsabilità e nel ricorso sistematico all'anestesia generale.

Corretta esecuzione della locale

L'anestesia locoregionale deve essere praticata dall'anestesista con paziente sedato ed in tempo utile a correggere eventuali insuccessi. I problemi possibili sono:

***Parziale riuscita del blocco*:**
- scarsa acinesia. L'acinesia palpebrale è fondamentale soprattutto nelle tecniche in cui si ha un'ampia apertura della camera anteriore [15]. In letteratura i blocchi peribulbari sono gravati da una certa percentuale di scarso blocco motorio;
- scarsa analgesia. I punti critici sono la presa con sutura del muscolo retto superiore e il contatto sull'iride o sul corpo ciliare, che sono tra l'altro i punti deboli delle tecniche di anestesia topica. Può restare inoltre scoperta nelle tecniche retrobulbari una parte di congiuntiva laterale, di pertinenza del nervo lacrimale, che percorre l'orbita al di fuori del cono retrobulbare.

Induzione troppo lunga. Le tecniche descritte in letteratura richiedono dei tempi di attesa medi di 20', scarsamente compatibili con una logica di massima produttività. È possibile accelerare l'induzione impiegando:
- tecniche combinate blocco facciale/ blocco retrobulbare e retto superiore;
- un solo tipo di anestetico. La mepivacaina associa ad una scarsa tossicità una buona rapidità di azione ed una durata sufficiente per la maggior parte degli interventi. Le miscele di anestetici (lidocaina-bupivacaina e lidocaina-etidocaina) non sembrano offrire vantaggi in termini di rapidità [16];
- aggiunta estemporanea di bicarbonato di sodio, in ragione di 1 ml di soluzione all'8.4% ogni 10 ml di mepivacaina al 2%. L'alcalinizzazione aumenta la quota indissociata di anestetico e promuove un più rapido ingresso nella fibra nervosa. Inoltre, il dolore all'iniezione è molto più contenuto;
- uso della ialuronidasi nelle tecniche peribulbari. In anestesia oftalmica l'aggiunta di ialuronidasi (50 u ogni 5 ml di anestetico) sembra conferire dei vantaggi in termini di cinetica di blocco e di diffusibilità di anestetico [17];
- adattamento della tecnica di anestesia locoregionale al caso specifico. Senza arrivare ad eccessivi formalismi [18] usare il minor volume possibile di anestetico intraorbita, a prezzo di un maggior numero di punture. Nei pazienti ad aumentato rischio emocoagulativo sono da preferirsi le tecniche transcongiuntivali.

Complicanze correlate alle iniezioni intraorbitarie. Le complicanze tecniche dell'iniezione retrobulbare sono rare ma preoccupanti e vanno dall'ematoma intraorbitario alla perforazione del bulbo e alla penetrazione nel nevrasse attraverso la guaina del nervo ottico [19]. Possono essere evitate attraverso un'attenta tecnica [20], usando aghi non più sottili di 23 ga e a punta smussa (Atkinson) ed adattando la tecnica stessa al tipo di occhio che si presenta, cioè usare blocchi combinati faciale/intraorbita nei casi a rischio.

"Spinta" intraoperatoria

È uno squilibrio acuto di volume tra camera vitrea e compartimento acqueo dell'occhio, causato dall'apertura della camera anteriore per motivi chirurgici. Si manifesta con la protrusione del vitreo in camera anteriore, il prolasso dell'iride e la tensione sulla capsula posteriore. La spinta rende difficoltosa la chirurgia in quanto la camera anteriore si abbassa e lo spazio a disposizione si restringe. Alla spinta si oppongono la tensione propria della sclera, la coesione propria del vitreo, l'integrità della capsula posteriore del cristallino e della zonula ed il riempimento della camera anteriore con sostanze viscoelastiche. La pressione intraoculare (IOP) non è un fattore predittivo di spinta, ovvero pressioni alte manifestano una maggior propensione alla spinta ma pressioni basse non garantiscono la sua assenza. Questo perché i fattori causali della spinta sono molteplici e si possono dividere in tre categorie, presenti spesso in combinazione [21].

- *Pressione dall'esterno*: l'aumento di pressione sul bulbo si traduce in una maggior tensione sulla sclera e quindi in una maggior spinta. L'acinesia palpebrale insufficiente, il blefarostato malposizionato e l'eccessivo volume intraorbitario di anestetico causano una pressione dall'esterno. I rimedi consistono in una tecnica anestesiologica adeguata, con bassi volumi di anestetico ed uso di ialuronidasi nelle tecniche peribulari.
- *Aumento del volume coroideale*: la coroide è un tessuto vascolare ad alta capacità, in cui sono facili le variazioni di volume, che si riflettono in un diverso volume a disposizione del corpo vitreo. Le variazioni di volume della coroide possono essere dovute ad iperafflusso (ipertensione sistemica, ipercapnia) e a difficoltoso scarico (aumento della pressione endotoracica da tosse, scompenso cardiaco congestizio, malposizionamento della testa sul tavolo operatorio). Sono problemi di solito intraoperatori: i rimedi vanno dal posizionamento corretto del paziente, all'evitare una eccessiva depressione ventilatoria, all'uso di ipotensivi, tra cui va preferita la trinitroglicerina a boli di 0.5 mg ev per la sua efficacia e maneggevolezza. L'evenienza di tosse viene discussa più avanti.
- *Squilibrio tensionale della sclera*: negli occhi miopi o sottoposti in precedenza a chirurgia del segmento posteriore si presenta l'associazione di sclera assottigliata e di vitreo più fluido del normale. L'apertura della camera anteriore provoca il collasso della sclera. In questo caso l'anestesista può solo evitare gli altri fattori di rischio con una tecnica adeguata: il problema è di pertinenza prevalentemente chirurgica. Nell'occhio portatore di glaucoma invece la sclera è normalmente rigida ma è sotto tensione e può dare un rebound all'apertura della camera anteriore. Se si usa mannitolo per ridurre il volume del vitreo questo va somministrato con congruo anticipo: almeno due ore, per evitare la congestione vascolare e quindi l'iperafflusso coroideale.

Tosse intraoperatoria

Un accesso intraoperatorio di tosse può dare grossi problemi al chirurgo, soprattutto in determinati tipi di intervento (tecniche con ampia apertura della camera anteriore) e in determinati momenti (espressione del nucleo, posizionamento della lente intraoculare, sutura corneale). Un colpo di tosse può aumentare la IOP anche di 40 mmHg [22]. Il trattamento preventivo con sedativi della tosse non ha garantito finora risultati apprezzabili. La lidocaina, già impiegata nel caso di tosse post estubazione in anestesia generale, è in grado di troncare l'attacco di tosse nella

Tabella 3. Tosse intraoperatoria: algoritmo di trattamento

Tosse prima dell'inizio	Lidocaina 0.7 mg/Kg ev *Se funziona*: ripetere dopo 20' (anche in corso di intervento) *Se non funziona*: anestesia combinata con LMA in aria/O_2/isoflurano in ventilazione spontanea
Tosse in corso di intervento	Lidocaina 0.7 mg/Kg ev *Se funziona*: cercare di affrettare la conclusione dell'intervento o, in alternativa, chiudere provvisoriamente il campo chirurgico e piazzare una LMA *Se non funziona*: ripetere dopo 1'; nell'impossibilità di fare altro, approfondire la sedazione con propofol/ketamina (a boli; 30 mg propofol ogni 3' e 20 mg ketamina ogni 5')

maggioranza dei pazienti, per dosi di 0.7 mg/Kg p.c. eventualmente ripetibile [21]. Se l'accesso di tosse avviene prima dell'inizio dell'intervento si può decidere di posizionare in ogni caso una maschera laringea e di proseguire l'intervento in anestesia combinata. L'algoritmo di trattamento per la tosse intraoperatoria è specificato in Tabella 3.

Riflesso oculocardiaco e dolore postoperatorio

Sono problemi che si manifestano quasi esclusivamente in chirurgia del segmento posteriore, in cui le trazioni sui muscoli oculari estrinseci sono frequenti e continue. Lo stesso tipo di chirurgia è normalmente gravato da nausea e dolore postoperatorio. Gli interventi sul segmento posteriore comportano fasi molto algogene e reflessogene alternate con altre pressoché silenti ed il piano anestesiologico andrebbe continuamente adeguato alle condizioni, a meno di non utilizzare una tecnica combinata [23, 24]. Il preventivo blocco peribulbare (peribulbare modificata supero-mediale ed infero-laterale transpalpebra a piani diversi; cfr. note tecniche) permette di eseguire l'intervento in anestesia generale leggera in O_2/aria/isoflurane con maschera laringea ed anche in ventilazione meccanica senza curaro [13]. Ne consegue un'apprezzabile stabilità emodinamica intraoperatoria, un risveglio pronto ed un postoperatorio pressoché libero da complicanze frequenti quali vomito e dolore. L'uso della clonidina [25] in associazione con la bupivacaina nel blocco peribulbare consente spesso di evitare il ricorso ad analgesici per l'intero postoperatorio.

Anestesia generale. Uso della maschera laringea

È raro dover procedere in anestesia esclusivamente generale senza poter eseguire un blocco anestetico locoregionale; il campo di applicazione riguarda la traumatologia e le endoftalmiti. In questi casi si impone un'intubazione tracheale (con le opportune cautele nel caso di "open eye-full stomach") ed una prosecuzione in ventilazione meccanica con modica iperventilazione (esattamente come in neurochirurgia o in chirurgia dell'orecchio medio). Alcuni accorgimenti: l'induzione deve essere rapida e preceduta da precurarizzazione; il mantenimento può essere condotto sia in anestetico inalatorio potente sia con anestetici endovenosi, tenendo conto di una profondità sufficiente, visto l'alternarsi di fasi reflessogene con fasi pressoché silenti caratteristico del tipo di chirurgia; opportuno evitare il protossido d'azoto sia per i suoi effetti emetogeni sia per la possibilità di accumulo in una bolla di gas introdotta dal chirurgo per il piombaggio endovitreale. L'estubazione non dovrebbe essere caratterizzata da tosse, negli interventi con apertura del bulbo (quindi non necessariamente sullo strabismo) ed andrebbe condotta o a paziente profondo ed in respiro spontaneo, oppure a paziente completamente sveglio (nel paziente a stomaco pieno). Il pretrattamento con lidocaina endovenosa a 1.5 mg/kg 2 minuti prima di estubare diminuisce senz'altro l'incidenza di tosse [26], ma si complica spesso con uno stato di pseudo-distress respiratorio del paziente, che è sveglio, ventila regolarmente ma accusa "fame d'aria" in quanto non ha la propriocezione del passaggio dell'aria attraverso le vie di conduzione.

La chirurgia oculistica rappresenta un ottimo campo di applicazione della LMA, soprattutto in quanto il blocco anestetico perioculare è in grado di mantenere un'analgesia intra- e postoperatoria di buona qualità, inibendo nello stesso tempo l'arco afferente del riflesso oculocardiaco. È opportuno usare la variante R della LMA (quella con tubo flessibile rinforzato da una spirale metallica) che permette di dislocare il collegamento dell'apparecchio di anestesia lontano dal campo operatorio. La maschera laringea può venire impiegata nei seguenti casi [27].

- *In oftalmologia pediatrica*, sia per la diagnostica che in interventi di vario genere quali ad esempio il sondaggio delle vie lacrimali e la crioapplicazione sclerale per retinopatie. In questi ultimi casi è opportuno associare un blocco peribulbare a basso volume con anestetico locale.
- *Nella chirurgia del segmento anteriore*, quando:
  - il paziente rifiuta l'anestesia locoregionale, oppure l'intervento si prevede possa protrarsi oltre i 40';
  - in caso di paziente handicappato o non collaborante (in cui spesso si associano difficoltà di intubazione tracheale);
  - nelle conversioni dall'anestesia locoregionale, in cui il blocco non sia pienamente riuscito oppure sopravvengano dei problemi (il più frequente dei quali è la tosse) che impediscano al chirurgo di proseguire l'intervento.
- *Nella chirurgia del segmento posteriore*, in cui la tecnica combinata blocco anestetico-LMA da una parte garantisce stabilità cardiovascolare intraoperatoria ed analgesia postoperatoria, dall'altra permette un'immobilità assoluta del paziente, necessaria per interventi delicati quali le vitrectomie perimaculari. È possibile instaurare la ventilazione meccanica nella maggior parte dei casi senza miorilassante (Tab. 4). Non bisogna dimenticare che la bassa incidenza di tosse al risveglio e di irritazione laringotracheale postoperatoria rappresenta un altro punto a favore della LMA.

Tabella 4. Uso dell'anestesia combinata in chirurgia vitreoretinica rispetto all'anestesia generale convenzionale in tre gruppi omogenei di 24 pazienti ciascuno. L'uso della peribulbare influisce favorevolmente su tempi di risveglio e *status* postoperatorio; l'uso della maschera laringea (gruppo A) migliora i risultati, anche se in maniera non significativa ed evita il ricorso sistematico alla curarizzazione [13]

	Età anni	Durata min	Atracurium mg	Fentanil mcg	Risveglio (min)	Nausea vomito % pts (6 hrs)	Dolore % pts (6 hrs)
Gruppo A (LMA + peribulbare)	57.04 ± 15.83	71.25 ± 19.95	1.05* ± 5.10	8.00 ± 28.00	7.44 ± 0.94	4.17% (1/24)	0 (0/24)
Gruppo B (TT + peribulbare)	58.67 ± 17.00	78.12 ± 22.96	44.20* ± 12.48	25.00* ± 51.00	7.71* ± 1.21	8.33% * (2/24)	4.17% * (1/24)
Gruppo C (generale bilanciata)	52.23 ± 14.46	86.81 ± 18.22	43.7 ± 9.23	231.42* ± 82.50	12.21* ± 1.95	37.50% * (9/24)	45.83% * (11/24)

*p <0.001

Il periodo postoperatorio

Se sono state attentamente osservate le precauzioni precedenti, il periodo postoperatorio di solito non dà problemi; le tecniche combinate consentono di minimizzare il disorientamento conseguente al recupero da un'anestesia troppo profonda. Nei bambini e nei pazienti con handicap mentale bisogna evitare per quanto possibile il bendaggio binoculare (o l'occlusione dell'unico occhio sano), che è causa di disorientamento difficilmente controllabile, a meno di approfondire la sedazione, ma in questo caso il problema si ripresenterà fatalmente ed in modo più pressante durante la notte, quando l'assistenza è per forza di cose meno efficace. D'altra parte le moderne tecniche oculistiche permettono il più delle volte la mobilizzazione precoce del paziente e non obbligano quindi a mantenere il paziente fermo a letto.

Raramente dopo una tecnica combinata si registra dolore postoperatorio, che risponde comunque bene agli antinfiammatori non steroidei. La nimesulide [28], per la sua azione antiedemigena, sembra essere il farmaco di scelta, alla dose di 100 mg ogni 8 ore.

Bibliografia

1. Cugini U, Menchini U (1996) Reazioni avverse in corso di fluorangiografia oculare. In: Lumbroso B, Stirpe M, Menchini U (eds) La retinopatia diabetica. I.N.C., Roma, pp 185-190
2. Konowitch JW (1997) Anesthesiologist's view of ocular anesthesia. In: Greenbaum S (ed) Ocular anesthesia. WB Saunders Co, Philadelphia, pp 211-228

3. Ipp E (1994) Diabetes Mellitus and the critically ill patient. In: Bongard FS, Sue DY (eds) Current critical care. Diagnosis & Treatment. Lange Medical Books, Norwalk, USA, pp 603-617
4. Cugini U, Lanzetta P, Nadbath P, Menchini U (1997) Sedation with ketamine during cataract surgery. J Cataract Refract Surg 23:784-786
5. Dal Corso B, Pinna E, Luzzani A (1997) Analgesici oppioidi. In: Allaria B, Baldassarre MV, Gullo A et al (eds) Farmacologia generale e speciale in anestesiologia clinica. Springer-Verlag, Milano, pp 99-112
6. Cugini U, Lanzetta P, Nadbath P et al (1995) Ruolo dell'anestesista nella chirurgia oftalmica in anestesia locoregionale. In: Brambati A, M Kuhne (eds) 3°ESRA Italian Meeting, Capri, pp 329-331
7. Mc Clure JH (1996) Ropivacaine. Br J Anaesth 76:300-307
8. Cugini U, Lanzetta P, Nadbath P, Menchini U (1995) Lid akinesia in ophthalmic surgery. An original method of neurostimulator guided facial block. Eur J Ophthalmol 5(2A):S120
9. Zahl K (1992) Selection of techniques for regional blockade of the eye and adnexa. In: McGoldrick K (ed) Anesthesia for ophthalmic and otorhinolaryngologic surgery. WB Saunders & Co, Philadelphia, pp 235-247
10. Davis DB, Mandel MR (1986) Posterior peribulbar anaesthesia: An alternative to retrobulbar anesthesia. J Cataract Refractive Surg 12:182-184
11. Gills JP, Hustead RF, Sanders DR (eds) (1993) Ophthalmic anesthesia. Thorofare, NJ, p 146
12. Greenbaum S (1992) Parabulbar anesthesia. Am J Ophthalmol 76:670-677
13. Cugini U, Nadbath P, Cason L, Collavo T (1996) Laryngeal mask airway in complex ophthalmic surgery. In: Gullo A (ed) APICE, selected papers. Trieste, pp 44-47
14. Gills JP, Loyd TL (1983) A technique of retrobulbar block with paralysis of orbicularis oculi. Am Intra-ocul Implant Soc 9:339-340
15. Greenbaum S (1997) Anesthesia for cataract surgery. In: Greenbaum S (ed) Ocular anesthesia. WB Saunders Co, Philadelphia, pp 1-55
16. Sarvela PJ (1993) Comparision of regional ophthalmic anesthesia produced by pH adjusted 0.75% and 0.5% bupivacaine and 1% and 1.5% etidocaine, all with Hyaluronidase. Anesth Analg 77:131-134
17. Nathan N, Benraheim M, Lotfi H et al (1996) The role of hyaluronidase on lidocaine and Bupivacaine pharmacokinetics after peribulbar blockade. Anesth Analg 82:1060-1064
18. Hamilton RC, Gimbel HV, Strunin L (1988) Regional anesthesia for 12,000 cataract extraction and intraocular lens implantation procedures. Can J Anaesth 35:615-623
19. Edge KR, Nicoll MV (1993) Retrobulbar hemorrage after 12,500 retrobulbar blocks. Anesth Analg 76:1019-1022
20. Waller SG, Taboada J, O'Connor P (1993) Retrobulbar anesthesia risk. Do sharp needles really perforate the eye more easily than blunt needles? Ophthalmology 100:506-510
21. Cugini U, Menchini U, Pasetto A et al (1997) Problematiche in corso di chirurgia oftalmica. 5° ESRA Italian Meeting, Vieste, pp 157-163
22. McGoldrick KE (1996) Challenges in anesthesia for ophthalmic surgery. In: Barasch PG (ed) The American Society of Anesthesiologist Inc. 24/14:176-192
23. Chung F, Westerling D, Chisholm LDJ, Squires GV (1988) Postoperative recovery after general anesthesia with and without retrobulbar block in retinal detachment surgery. Anaesthesia 43:943-946
24. Cugini U, Pasetto A (1994) Combined peribulbar and light general anesthesia in vitreoretinal surgery. Medicina 30(Suppl 1):41

25. Gaumann DM, Brunet PC, Jirounek P (1992) Clonidine enhances the effects of lidocaine on C fiber action potential. Anesth Analg 74:719-725
26. Yukioka H, Yoshimoto N, Nishimura K et al (1985) Intravenous lidocaine as a soppressant of coughing during tracheal intubation. Anesth Analg 64:1211-1215
27. Cugini U, Bonfreschi V, Cason L, Pasetto A (1997) La maschera laringea nelle chirurgie specialistiche. Min Anest 63(Suppl1)9:553-556
28. Marconcini C, Sbrana E, Scaricabarozzi I (1993) Efficacy of nimesulide in the prevention of inflammatory complications after laser treatment of ocular disease. Drugs 46(Suppl 1):174-176

Capitolo 17

Anestesia in chirurgia otorinolaringoiatrica

M. Soiat, S. Cassio, A. Gullo

L'anestesia per interventi su capo e collo risale alle origini della pratica anestesiologica: la prima dimostrazione pubblica di una vera anestesia chirurgica ebbe luogo nel 1846 al Massachusetts General Hospital, dove William Morton utilizzò il dietil-etere per permettere ad un chirurgo l'escissione di un tumore vascolare a livello cervico-mandibolare sinistro [1]. L'anestesia in otorinolaringoiatria è considerata da tutti gli anestesisti una buona palestra per mettere alla prova e migliorare tecnica e manualità, ma spesso viene invece sottovalutata la conoscenza necessaria ad una gestione anestesiologica corretta dei peculiari problemi che si incontrano in questo settore dalle connotazioni altamente specialistiche.

La chirurgia in ORL, operando su capo e collo, si applica a zone in parte contese da altre specialità chirurgiche. Non è infatti inusuale che i confini di intervento siano poco definiti (tiroidectomie eseguite, ad esempio, sia da chirurghi generali che da chirurghi ORL) e vengano pesantemente influenzati da attitudini personali dei chirurghi e/o dalla presenza o meno di reparti di chirurgia maxillo-facciale all'interno dei diversi presidi ospedalieri.

L'anestesista in ORL deve confrontarsi con pazienti compresi in un range di età estremamente ampio: bambini, in maggior parte sani, ma anche portatori di patologie congenite, e pazienti più o meno anziani con importanti malattie mediche associate. Quest'ultima tipologia di pazienti è generalmente affetta da patologia tumorale, con presenza di tumori sincroni nel 10% dei casi [2]. A condizioni di base caratterizzate da broncopatia cronica ostruttiva, ipertensione arteriosa e cardiopatia ischemica, si associano spesso uno scadente stato di nutrizione ed anamnesi positive per fumo ed abuso (uso) di alcool, cofattori importanti nel promuovere lo sviluppo di patologie tumorali di questi distretti.

La durata degli interventi è estremamente variabile: ad estesi interventi di demolizione e ricostruzione, di durata superiore a otto-dieci ore, si contrappongono numerosi interventi eseguibili in tempi brevi. È però importante sottolineare come ad una chirurgia di breve durata, o minore, non corrisponde certo un'anestesia meno impegnativa. Anzi, se paragoniamo l'anestesia ad un volo aereo, di cui le fasi più pericolose sono decollo ed atterraggio, possiamo meglio comprendere come sia difficile mantenere una stabilità emodinamica ed un adeguato piano di profondità anestesiologica quando il chirurgo opera su zone così reflessogene, ottenendo rapidamente alla fine dell'intervento un paziente sveglio e cooperante.

L'anestesista, oltre a conoscere tecniche e farmaci, deve acquisire esperienza anche nell'uso di nuove tecnologie e di materiali specifici, in particolare tubi endotracheali armati, il cui uso è d'obbligo per la successiva inaccessibilità del campo operatorio e la possibilità di compressione da parte di manovre e strumenti chirurgici, tubi endotracheali preformati per intubazione nasotracheale e tubi dedicati alla chirurgia con laser, dispositivi e cannule per tracheostomia. La dovuta familiarità dell'anestesista con l'intubazione nasotracheale consegue alla necessità di rendere accessibile il campo operatorio al chirurgo in caso di patologia endoorale.

Fase preoperatoria

La localizzazione delle patologie rende ragione delle maggiori percentuali di intubazioni difficili che l'anestesista si trova a fronteggiare. Cruciale a questo proposito è un'attenta valutazione preoperatoria di anamnesi, esame obiettivo ed esami strumentali (tra cui anche la TAC).

A livello anamnestico specifico è importante, ad esempio, sapere che una radioterapia del collo può indurre fibrosi laringea che rende impossibile la dislocazione dei tessuti molli in laringoscopia (esordio entro 12 mesi), edema delle corde vocali (persistente per mesi) e, quando è stata coinvolta l'articolazione temporo-mandibolare, trisma (dolore, risoluzione post-curarizzazione) o anchilosi funzionale da fibrosi dei muscoli pterigoideo e massetere (indolore, mancata risoluzione con la curarizzazione) [3-5]. Se il paziente ha subìto in precedenza un'intubazione prolungata, il tubo endotracheale da usare sarà di diametro minore di quello consueto per il pericolo di possibile stenosi subglottica. I segni predittivi di intubazione difficile devono essere ricercati registrando sempre il grado di apertura della bocca – attenzione se è minore di 3,5 cm! –, l'indice di Mallampati, l'ampiezza dello spazio mandibolare (misura dello spazio in cui è possibile spostare la lingua per visualizzare la glottide), la possibilità di assunzione della posizione di "sniffing" (estensione atlanto-occipitale) (Tab. 1). A questi parametri si aggiunge la valutazione dell'articolazione temporo-mandibolare, operata ponendo gli indici davanti al trago ed i medi sotto e dietro il lobo auricolare del paziente: l'iniziale rotazione del condilo sarà avvertita dal dito medio e la sua successiva anteriorizzazione, necessaria per una buona esposizione glottica, dal dito indice dell'esaminatore [6]. Nessuna di queste manovre va applicata in caso di epiglottite, la cui diagnosi è prettamente clinica.

È essenziale per decidere la propria strategia di condotta valutare la presenza e le posizioni in cui peggiorano eventuali segni di ostruzione delle vie aeree: stridor

Tabella 1. Test da utilizzare con i valori normali di riferimento nella valutazione delle vie aeree

• Apertura della bocca	5-6 cm
• Mallampati	
• Spazio mandibolare	
•distanza mentoioide	>3 cm
• tiroide	>6,5cm
• angolo mandibola	>9 cm
• Sniffing estensione A-O	35°

inspiratorio (lesione sottoglottica) o espiratorio (lesione sopraglottica) o inspiratorio/espiratorio (lesione glottica), tachipnea, alitamento delle pinne nasali, uso dei muscoli respiratori accessori, presenza di retrazioni intercostali [7].

È importante conoscere i diversi tipi di tumore e le loro localizzazioni: tumori dell'epiglottide o della base lingua possono rendere impossibile l'intubazione. La valutazione strumentale, in particolare quella TAC, permette di conoscere e quantificare sede, dimensioni e vascolarizzazione dei diversi tumori [8]. Soprattutto in quest'ambito, la valutazione delle vie aeree deve avvalersi della collaborazione del chirurgo. Anche a livello medico-legale la presenza del chirurgo in sala operatoria non garantisce contro possibili sequele se non è stata precedentemente concordata una comune strategia di induzione e di intervento: una buona comunicazione ed una reale collaborazione tra anestesista e chirurgo sono essenziali in ORL per poter garantire la sicurezza del paziente.

Più spesso che in altre discipline chirurgiche l'anestesista deve confrontarsi con intubazioni eseguite in anestesia locale a paziente sveglio. Per far questo, dopo somministrazione circa trenta minuti prima di un farmaco che diminuisca le secrezioni per migliorare il contatto e la permanenza degli anestetici locali sulla mucosa, si procede all'impiego di anestetici locali per nebulizzazione o per contatto. La persistenza del riflesso di deglutizione (dovuto a recettori di pressione sottomucosi) si supera con il blocco del ramo linguale del nervo glossofaringeo, che innerva terzo posteriore della lingua e vallecula (sito di blocco: lateralmente alla base della lingua all'unione con il pilastro glossopalatino). Si possono inoltre bloccare due nervi a derivazione vagale: il nervo laringeo superiore, che innerva epiglottide e corde vocali (sito di iniezione immediatamente sotto il corno maggiore dell'osso ioide) ed il nervo laringeo ricorrente, che si distribuisce a corde vocali, tratto sottoglottico, trachea superiore (iniezione transtracheale dell'anestetico locale a livello della membrana cricotiroidea). Dopo aver intubato il paziente in anestesia locale è bene somministrare un farmaco con effetto amnesico.

Nei pazienti a rischio di ostruzione respiratoria o con grave patologia polmonare la miglior premedicazione consiste nel tranquillizzare il paziente per mezzo di un soddisfacente rapporto umano e spiegazioni esaurienti. Quando le condizioni del paziente lo permettono, in aggiunta ai farmaci antisecretivi ed H_2 inibitori, può essere utilizzata l'idrossizina (50-100 mg), farmaco che unisce a sedazione ed ansiolisi un effetto broncodilatatore, antiemetico ed anti recettori H_1. Nei piccoli bambini può essere indicato invece l'uso endorettale di flunitrazepam (0,05 mg/kg) o midazolam (0,3-0,5 mg/kg), in associazione a ketamina (3-5 mg/kg) ed atropina (0,02 mg/kg).

Problematiche intraoperatorie

In anestesia ORL il posizionamento del paziente, la qualità del monitoraggio e l'attenta valutazione delle perdite ematiche sono di estrema importanza. È doveroso accertarsi che il chirurgo non posizioni la testa del paziente con gradi di estensione/rotazione estremi, fonti di possibili gravi conseguenze e che gli occhi del paziente siano protetti in modo adeguato anche per quanto concerne possibili lesioni meccaniche da appoggio.

In ORL anestesista e chirurgo agiscono entrambi sulle vie aeree. Questo le rende poco o per nulla accessibili all'anestesista durante l'intervento, esponendo il paziente ad un maggior rischio di ipossiemia intraoperatoria, dovuta a sconnessione dei circuiti, a dislocazione o schiacciamento del tubo endotracheale, se non vengono poste in essere adatte strategie di monitoraggio (irrinunciabilità di $EtCO_2$ ed SpO_2).

La distanza dal campo operatorio coperto dai teli chirurgici mentre si interviene a livello di strutture poco accessibili ad alta vascolarizzazione può far sottostimare l'entità delle perdite ematiche, che possono in alcuni interventi avvalersi di quella via di drenaggio naturale che è l'esofago. Quando si monitorizzi la PA in modo cruento ed il paziente è in posizione di Fowler, a capo più alto, il trasduttore va posto a questo livello per evitarne una sovrastima.

Peculiare in ORL è il rischio di ostruzione delle vie aeree che si può verificare sia durante l'induzione dell'anestesia, sia durante l'esecuzione di una procedura alternativa all'anestesia generale (intubazione a paziente sveglio, accesso chirurgico alle vie aeree in anestesia locale).

Si deve sempre considerare infatti l'ostruzione come un processo dinamico: la sua assenza in un dato momento di una particolare procedura non garantisce quanto potrà accadere poco dopo. In caso di ostruzione dovuta a corpo estraneo è controindicata la manovra di Sellick per il pericolo di lesioni esofagee o tracheali da compressione.

La scelta della strategia di intervento e della conduzione anestesiologica deve essere concordata con il chirurgo. È buona norma, ad esempio, mantenere il paziente in respiro spontaneo, possibilmente dopo un breve periodo di ventilazione in O_2 al 100%, durante l'esecuzione di una tracheostomia: questo può rivelarsi essenziale se, retratto il tubo endotracheale, il chirurgo non è in grado di introdurre la cannula tracheostomica (è inoltre possibile ritirare il tubo endotracheale su di una guida che permetterà il suo eventuale rapido riposizionamento). Si dovrà valutare con il chirurgo l'utilizzo o meno di miorilassanti, in rapporto a particolari fasi di determinati interventi (tiroidectomia, parotidectomia, dissezione laterocervicale), per poter consentire il riconoscimento, attraverso elettroneurostimolazione, e quindi la salvaguardia intraoperatoria, di specifiche strutture nervose.

L'anestesista deve conoscere e quantificare gli anestetici locali impiegati dal chirurgo per il loro importante e veloce assorbimento sistemico attraverso le mucose. In particolare, l'impiego topico di cocaina (preferibilmente al 4 e non al 10%) è da evitare in pazienti coronaropatici perché induce, per stimolo a-adrenergico, spasmo coronarico [9]. L'inibizione dell'uptake delle catecolamine la controindica anche in presenza di ipertensione o terapie in corso con farmaci MAO inibitori o antidepressivi triciclici. L'utilizzo associato di adrenalina esogena non solo è pericoloso, ma inutile, poiché non potenzia la vasocostrizione indotta dalla cocaina. In ogni caso, dato lo stretto indice terapeutico e la variabilile risposta individuale, la somministrazione di cocaina deve essere sempre <3 mg/kg. Per correggere eventuali instabilità cardiovascolari si può ricorrere al labetalolo [10]. La diminuzione dei riflessi faringei che consegue all'infiltrazione di anestetici locali controindica la somministrazione di cibo per almeno due ore.

Come in chirurgia oculistica, l'anestesista si deve porre l'obiettivo di evitare al risveglio colpi di tosse che possono influire sull'operato del chirurgo o promuovere maggiore sanguinamento o distacco di coaguli, conciliando questo con l'assoluta necessità di avere un paziente con riflessi di protezione delle vie aeree presenti. È indicato l'uso della lidocaina per via endovenosa al dosaggio di 1-2 mg/Kg da un minuto ad un minuto e mezzo prima dell'estubazione. L'adozione di misure preventive quali emostasi meticolosa, accurata aspirazione e somministrazione di lidocaina endovenosa prima dell'estubazione, che avverrà a paziente profondo o ben sveglio, non sono sufficienti per garantire dal possibile verificarsi di laringospasmo ed edema, più frequenti che negli altri tipi di chirurgia per la diretta manipolazione delle vie aeree.

La possibilità di edema (la più grave complicazione postoperatoria nel bambino) può rendere problematica la decisione di estubare o meno un paziente. Utile può essere scuffiare il tubo endotracheale lasciandolo in sede e vedere come il paziente respira (spazio più o meno pervio attorno al tubo). È prudente estubare lasciando *in situ* un mandrino possibilmente cavo per permettere l'ossigenazione e servire da guida in caso di necessaria reintubazione.

Laser

Il laser (Light Amplification by Stimulated Emission of Radiation) è una radiazione monocromatica, coerente, collimata, ad alta energia. Viene usato per la sua precisione, l'ottima emostasi ed il risparmio del tessuto sano perilesionale, la minor entità di edema e dolore postoperatori conseguenti al suo impiego.

Ne esistono numerosi tipi: il laser a CO_2 (il più preciso perché il suo assorbimento è completo entro i primi 200 μm) e quelli utilizzabili anche attraverso fibroscopio (ad argon, YAG, KTP). L'uso del laser in prossimità delle vie aeree rende necessario cambiare la tecnica anestesiologica per la possibilità di incendio ed i rischi di lesioni oculari e dei tegumenti e di intossicazioni da fumi nocivi in cui possono essere dispersi anche agenti infettivi [11].

Si devono adottare misure protettive sia per il personale di sala che per il paziente: lenti dal colore adeguato (quelle incolori, meglio se con prolungamenti anche laterali, sono sufficienti per il laser a CO_2), uso di teli ignifughi, ecc. È necessario l'impiego di materiali particolari quali tubi endotracheali dedicati, in cui la cuffia, ad esempio, viene riempita con soluzione fisiologica che agisce in caso di perforazione come una sorta di estintore a pioggia. La ventilazione va impostata in aria/ossigeno con la minor FiO_2 compatibile con una soddisfacente saturazione periferica del paziente (possibilmente senza superare il 30% di O_2 nella miscela erogata) [12].

La possibile emergenza fuoco (fino all'1% dei casi!) [13] rende obbligatoria la conoscenza di un preciso algoritmo da seguire nell'immediato per fronteggiare questa drammatica evenienza (stop ventilazione, gas e O_2; spegnimento con soluzione fisiologica prontamente disponibile; rimozione del tubo endotracheale e ventilazione in O_2 tramite maschera facciale; continuazione dell'anestesia per via endovenosa; esame delle via aeree con broncoscopio per la rimozione di tessuto bruciato; eventuale reintubazione con tubo di piccolo diametro) (Tab. 2).

Tabella 2. Algoritmo di comportamento. LASER: emergenza fuoco

- Stop ventilazione: gas / O_2 chiusi
- SF
- Rimozione TE
- F.M. in O_2
- Anestesia EV
- Broncoscopia
- (Reintubazione)

Ipotensione controllata

L'uso del microscopio operatorio per taluni interventi, come quelli di chirurgia dell'orecchio medio, comporta la necessità di mantenere un campo operatorio immobile ed esangue, perché anche la presenza di pochissimo sangue può precludere la visione all'operatore. Assicurare la qualità del campo chirurgico, migliorando la possibilità di intervento e riducendo i tempi e limitare le perdite ematiche sono i concetti su cui l'impiego dell'ipotensione controllata si basa.

L'applicazione di questa tecnica è a tutt'oggi controversa e presuppone una valutazione, a volte difficile, del rapporto rischio/beneficio nella scelta della sua conduzione. I rischi a cui si può esporre il paziente, soprattutto in caso di ipovolemia, sono essenzialmente di tipo cerebrale e cardiovascolare. A livello cerebrale le possibili variazioni individuali di autoregolazione del flusso [14] limitano l'individuazione del più basso valore di pressione media sicuro per il paziente, che eviti cioè le lesioni ischemiche conseguenti in particolare all'associazione ipotensione/perdite ematiche [15]. A livello cardiaco ipertensione arteriosa e malattia coronarica, talora misconosciuta, aumentano il rischio di infarto cardiaco acuto [16]. È necessario un attento monitoraggio ECG nelle adatte derivazioni (MV_5 e II), meglio se con la possibilità di analisi automatica del tratto S-T in modo da rivelare ischemie dovute ad eccessiva diminuzione della perfusione coronarica o aumento della frequenza cardiaca. A livello vascolare il calo pressorio unito ad emorragia può ridurre il flusso a tal punto da indurre perfino trombosi intravascolare. I rischi menzionati più sopra rendono l'ipotensione controllata giustificabile in casi selezionati. Per minimizzare i rischi si può agire a diversi livelli: riduzione con manovre posturali della pressione venosa, riduzione del flusso capillare locale per azione di vasocostrittori sulle resistenze arteriolari precapillari, riduzione farmacologica della pressione arteriosa media [17]. In ogni caso non è consigliabile diminuire la pressione media oltre il 20% del valore di base. Si possono utilizzare gli anestetici alogenati che riducono le resistenze periferiche ed il consumo di ossigeno o farmaci quali nitroprussiato (1-5 γ/kg/min; tossicità se >1 mg/kg; possibile rebound pressorio alla sospensione) o nitroglicerina (0,5-1 γ/kg/min). Quest'ultima preserva il flusso miocardico mantenendo la pressione diastolica e quindi la perfusione coronarica e diminuisce la pressione venosa riducendo le perdite ematiche e migliorando l'ossigenazione tissutale, ma aumenta la pressione intracranica. Entrambi questi farmaci inoltre aumentano la frequenza cardiaca e possono richiedere l'impiego di un β-bloccante quale l'esmololo (200 γ/kg/min). Una posizione in anti-Trendelemburg, da 5 fino ad un massimo di 30°, migliora il drenaggio venoso, aumentando però nel contempo la possibilità di embolia gassosa.

L'efficacia dei vasopressori in infiltrazione locale (anestetici locali con adrenalina), il cui unico limite è l'assorbimento sistemico e talora la possibilità di ischemia tissutale prolungata, fa sì che la maggior parte dei casi sia in pratica facilmente gestibile associando ad un'ottima analgesia riduzioni moderate della pressione arteriosa, operate anche agendo solo sulla frazione inspiratoria di alogenato erogato, con significativi minori rischi cardiovascolari e cerebrali per il paziente.

Complicanze postoperatorie

Le complicanze postoperatorie più frequenti sono in relazione a nausea e vomito postoperatori, da uso di protossido di azoto (N_2O), dolore e necessità di reintervento.

PONV

È molto alta l'incidenza in chirurgia ORL di nausea e vomito postoperatori, in particolare dopo interventi di:
- adenotonsillectomia (58-81%), per stimolo intraoperatorio e irritazione intra e postoperatoria su chemo- e nocicettori faringoesofagei e distensione gastrica da sangue ingerito;
- otoplastica (45-85%), per stimolazione del ramo auricolo-temporale del nervo facciale (padiglione auricolare) e del nervo di Arnold (membrana timpanica e meato uditivo posteriore);
- chirurgia dell'orecchio medio (100% senza prevenzione), per stimolazione labirintico-vestibolare, maggiore in caso di uso di protossido di azoto [18, 19].

In questi interventi è dunque d'obbligo l'adozione di misure preventive e di farmaci antiemetici efficaci quali il deidrobenzoperidolo (DBP) ed i nuovi antagonisti dei recettori $5HT_3$ [20] (Tab. 3). In chirurgia dell'orecchio medio l'impiego

Tabella 3. Farmaci e dosaggi EV consigliati. Prevenzione PONV

Farmaci	Dosaggi consigliati	
Deidrobenzoperidolo	1,25 - 2,5 mg	20 (50)* γ/kg
Ondansetron	4 - 8 mg	(0,1 mg/kg)*

*dosi pediatriche

endovenoso di propofol a 10 mg/kg/ora può essere in quest'ottica una valida alternativa all'anestetico alogenato [21]. Al paziente vanno inoltre evitati tutti i movimenti bruschi del capo [22].

N_2O

Il protossido di azoto diffonde nelle cavità chiuse in modo proporzionale alla sua solubilità nel sangue (34 volte maggiore dell'azoto), alla perfusione dei tessuti, alle differenti pressioni parziali, alla durata di esposizione. La pressione nell'orecchio medio è condizionata inoltre dall'integrità della membrana timpanica e dal grado di funzionalità della tuba di Eustachio e quando quest'ultima è alterata raggiunge, durante inalazione di N_2O, i 450 mmHg in soli 15 minuti [23]. Il protossido di azoto, aumentando la pressione interna dell'orecchio medio, rende difficile il ripristino della membrana timpanica e ne può indurre perforazione. Alla sospensione di N_2O durante risveglio, la pressione negativa che ha luogo all'interno dell'orecchio medio può d'altronde dislocare un innesto timpanico e, per la trazione operata sulla finestra rotonda, stimola il sistema vestibolare inducendo nausea e vomito postoperatori [24]. La sospensione di N_2O, talora in uso 30 minuti prima della chiusura della membrana timpanica, non fornisce garanzie sufficienti sulla sua completa eliminazione. Dopo uso di protossido d'azoto in anestesia generale, anche per interventi su altri distretti, sono riportate perdite di udito temporanee e permanenti [25]. Quelle temporanee, generalmente diminuizione di udito di tipo conduttivo sulle basse frequenze, che vanno a risoluzione in 4-5 giorni, sono riscontrabili nel 43% dei pazienti. Le perdite di udito permanenti si verificano soprattutto in pazienti sottoposti in precedenza a chirurgia ricostruttiva dell'orecchio medio: in tali pazienti è pertanto tassativo evitare l'uso del protossido d'azoto per qualunque procedura anestesiologica [26]. Prima di qualsivoglia anestesia che preveda l'impiego di N_2O si devono in ogni caso richiedere specifiche informazioni, oltre che su precedenti chirurgie ORL, anche su otiti acute o croniche, infezioni o infiammazioni naso-faringee che possono condizionare un'alterata funzionalità della tuba di Eustachio [27].

Dolore

I distretti interessati dalla chirurgia ORL sono particolarmente reflessogeni e questo rende conto del grado di dolore postoperatorio, spesso sottovalutato, presente anche per interventi di minore entità. È importante avvalersi di quella che oggi è definita "pre-emptive" analgesia: mettere cioè in pratica adeguate strategie antidolorifiche prima che il paziente sia sottoposto a stimoli nocicettivi. Gli anestetici locali sono risultati più efficaci e devono perciò essere impiegati prima di effettuare l'incisura chirurgica e non prima del risveglio del paziente [28]. È controverso l'uso dei FANS per il loro possibile potenziamento del sanguinamento postoperatorio, ma d'altronde il loro impiego isolato è senz'altro insufficiente: è infatti necessario ricorrere agli oppioidi se si vuole pienamente far fronte al dolore postoperatorio in ORL.

Reintervento

La chirurgia ORL è gravata da un'alta percentuale di reintervento dovuto ad emorragia, formazione di ematomi e/o edema con compressione delle vie aeree [29, 30]. L'ematoma va sempre decompresso prima di reintubare il paziente; la somministrazione di adrenalina per aereosol può rivelarsi molto utile.

Una tracheostomia può ostruirsi per edema o per la presenza di sangue e/o secrezioni: posizionare l'indice nello stoma, creare cioè uno stimolo alla tosse chiudendo le vie aeree, può indurre una sufficiente pressione intratoracica per l'espulsione dell'eventuale corpo estraneo.

I pazienti che ritornano in sala operatoria sono da considerare a stomaco pieno per la deglutizione di sangue e la secrezione acida da stress, che si associano ad uno svuotamento gastrico rallentato indotto dalla precedente somministrazione di oppioidi.

Interventi di chirurgia ORL maggiore

Importanti e peculiari problemi conseguono all'attuazione di interventi di chirurgia ORL maggiore quali laringectomia, svuotamento latero-cervicale e Commando (acronimo per Combined Oral Mandibulectomy, Maxillectomy And Neck Dissection Operation), di cui bisogna conoscere l'estensione per poter valutarne l'impatto sull'organismo del paziente, che è diverso, ad esempio, quando la ricostruzione avviene per chiusura diretta, innesti cutanei dermo-epidermici, lembi peduncolati o liberi. In seguito ad un intervento maggiore la percentuale di stroke postoperatorio è dell'1,8 %, sovrapponibile a quella post TEA carotidea [31].

La posizione del capo in forzata estensione e rotazione, che diminuisce il flusso vertebrale e carotideo, associata ad una ipotensione troppo spinta in pazienti generalmente aterosclerotici, può farne comprendere la genesi. L'asportazione o meno della vena giugulare interna, con il minor drenaggio e l'aumento della pressione venosa intracerebrale che comporta, diminuisce la pressione di perfusione e può indurre edema cerebrale, contribuendo anche pesantemente allo sviluppo delle lesioni: è quindi d'obbligo sapere esattamente a quale tipo di svuotamento latero-cervicale il paziente verrà sottoposto (Tab. 4).

Tabella 4. Svuotamenti radicali latero-cervicali

Tipo	Strutture asportate
Classico	LN, VJI, SCM, XI
Modificato tipo I	LN, VJI, SCM
Modificato tipo II	LN, VJI
Funzionale tipo III	LN

LN, linfonodi; *VJ*, vena giugulare interna; *SCM*, m. sterno-cleidomastoideo; *XI*, n. accessorio spinale

In tutti questi interventi la dissezione della fascia cervicale profonda comporta il possibile rischio di pneumotorace.

La lesione di parte dell'innervazione simpatica del cuore che avviene durante svuotamento latero-cervicale fa sì che bisogna porre particolare attenzione alle possibili disritmie postoperatorie (QT prolungato), che in genere sono a risoluzione spontanea e non hanno luogo dopo svuotamenti funzionali che preservano lo sternocleidomastoideo, la giugulare interna ed il nervo accessorio [32]. La percentuale di infarto perioperatorio è circa lo 0,8% [31]. Bisogna inoltre sottolineare come giuochi un ruolo importante negli interventi maggiormente destruenti, l'aspetto psicologico legato alle gravi mutilazioni ed alla perdita della possibilità di comunicare verbalmente, oltre che al dolore. L'uso di antidepressivi è di rigore in questi pazienti.

Adenotonsillectomie

Anche in interventi di minore entità, quali adenotonsillectomie, sono in realtà possibili complicanze importanti: ostruzioni delle vie aeree ed edema, emorragia [33]. Il sanguinamento postoperatorio, quando avviene dopo adenotonsillectomia, segue un andamento bifasico: entro otto ore dall'intervento (tempo minimo di osservazione in regime ambulatoriale) o dopo 7-10 giorni alla caduta delle escare.

I pazienti a fine intervento vanno fatti decombere e trasportati in posizione di sicurezza laterale a testa leggermente più bassa, con la mano controlaterale sotto il mento. Le perdite possono essere importanti, ma misconosciute, per la continua deglutizione del sangue. Può essere consigliabile aspirare lo stomaco prima dell'estubazione ed è importante mantenere un'adeguata idratazione nel periodo postoperatorio.

Tecniche di microlaringoscopia

La microlaringoscopia rappresenta un intervento endoscopico breve, diagnostico (biopsia) o terapeutico, generalmente eseguito intubando il paziente con particolari tubi di piccolo calibro (5 mm) e maggior lunghezza (31 cm). In questo modo sono però raggiungibili operativamente solo i due terzi anteriori delle corde vocali. Per poter lavorare sul terzo posteriore il tubo endotracheale deve essere rimosso.

Nel nostro ospedale viene impiegata la tecnica di microlaringoscopia in sospensione decritta nel 1965 da Kleinsasser, che si avvale del laringoscopio autostatico [34]. Un'esperienza che data ormai dal 1972 ci ha indotti ad associare a questa tecnica ORL un'anestesia generale endovenosa che prevede la respirazione spontanea del paziente senza intubazione (e perciò un campo operatorio libero per il chirurgo e la possibilità di utilizzo più sicuro anche della tecnologia laser) [35]. Un'accurata anestesia topica del distretto ipofaringo-laringeo è il momento centrale di questa metodica che si è rivelata affidabile in termini di sicurezza e consente l'intervento in regime di Day Surgery.

Conclusioni

L'anestesia in ORL si applica ad un'ampia gamma di procedure chirurgiche ponendo peculiari problemi di gestione delle vie aeree e di conduzione anestesiologica, risultando così una palestra ottimale per l'anestesista che voglia perfezionare gli aspetti pratici ed acquisire professionalità.

Bibliografia

1. Feinstein R, Owens WD (1990) Anesthesia for ENT. In: Barash PG, Cullen BF, Stoelting RK (eds) Clinical Anesthesia. JB Lippincott, London, p 1067
2. Jensen NF, Benumof JL (1993) The difficult airway in head and neck tumor surgery. Anesthesiol Clin North Am 11(3):475-507
3. Berger G, Freeman Jl, Briamt TD et al (1984) Late post radiation necrosis and fibrosis of the larynx. J Otolaryngol 13:160
4. BahadurS, Amatya RC, Kacker SK (1985) The enigma of post-radiation oedema and residual or recurrent carcinoma of the larynx and pyriform fossa. J Laryngol Otol 99:763
5. Stelman R, Sokol J (1986) Quantification of trismus following irradiation of the temporomandibular joint. Mo Dent J 66:21
6. Epstein RH (1993) Preoperative evaluation of the airway in patients undergoing ear, nose, and throat surgery. Anesthesiol Clin North Am 11(3):453-473
7. Hollinger I (1990) Management of postanesthesia pediatric problems. Anesthesiol Clin North Am 8:323-353
8. Londy F, Norton ML (1991) Radiologic techniques for evaluation and management of the difficult airway. In: Norton ML, Brown ACD (eds) Atlas of the difficult airway. Mosby-Year Book, St Louis, pp 62-66
9. Lange RA, Cigarroa RG, Yancy CW et al (1989) Cocaine-induced coronary-artery vasoconstriction. N Engl J Med 321:1557-1562
10. Gay GR, Loper KA (1988) Control of cocaine-induced hypertension with labetalol. Anesth Analg 67:92
11. Garden JM, O'Banion MK, Shelnitz LS et al (1988) Papilloma-virus in the vapor of carbon dioxide-trated verrucae. Jama 259:1199-1202
12. Sosis MB (1993) Anesthesia for laser surgery. Anesthesiol Clin North Am 11(3):573-592
13. Hermens JM, Bennett MJ, Hirshman CA (1983) Anesthesia for laser surgery. Anesth Analg 62:218
14. Thomsen LJ, Riisager S, Jensen KA et al (1989) Cerebral blood flow and metabolism during hypotension induced with sodium nitroprusside and captopril. Can J Anaesth 36:392
15. Mc Dowall DG (1985) Induced hypotension and brain ischaemia. Br J Anaesth 57:110
16. Kinkor RD, Warner DS (1991) Unexpected myocardial complications after controlled hypotension. J Neurosurg Anesth 3:136
17. Mc Nulty SE (1993) Induced hypotension during head and neck surgery. Anesthesiol Clin North Am 11(3):593-614
18. Watcha MF, White PF (1992) Postoperative nausea and vomiting. Its etiology, treatment, and prevenction. Anesthesiology 77:162-184

19. Soiat M, Viviani M, Dragani M et al (1995) Epidemiologia di nausea e vomito nel postoperatorio: revisione della letteratura ed esperienza clinica. Minerva Anestesiol 61(9)(Suppl 1):483-488
20. Litman RS, Wu CL, Catanzaro FA (1994) Ondansetron decreases emesis after tonsillectomy in children. Anesth Analg 78:478-481
21. Di Florio T (1993) Is propofol a dopaminergic antagonist? Anesth Analg 77:200-201
22. White PF, Shafer A (1988) Nausea and vomiting: causes and prophylaxis. Semin Anesth 6:300-308
23. Karbonis J, Ftakas E, Aidonis A (1984) Middle-ear pressure changes during general N_2O anaesthesia in adeno-tonsillectomies due to post-nasal packing. J Laryngol Otol 98:973
24. Kortilla K (1992) The study of postoperative nausea and vomiting. Br J Anaesth 69(20)(Suppl 1):S-23
25. Munson ES (1993) Complications of nitrous oxide anaesthesia for ear surgery. Anesthesiol Clin North Am 11, 3:559-572
26. Delaruelle J, Marquet J, Patel K (1974) Nitrous oxide and irreversible hearing loss. Acta Otorhinolaryngol Belg 28:586
27. Blackstock D, Gettes MA (1986) Negative pressure in the middle ear in children after nitrous oxide anaesthesia. Can Anaesth Soc J 33:32
28. Ejlersen E, Andersen HB, Eliasen et al (1992) A comparison between pre-incisional and post-incisional lidocaine infiltration and postoperative pain. Anesth Analg 74:495-498
29. Natof HE (1980) Complications associated with ambulatory surgery. Jama 244:1116-1118
30. Hill RS, Koltai PJ, Parnes SM (1987) Airway complications from laryngoscopy and panendoscopy. Ann Otol Rhinol Laryngol 96:691-694
31. Arriaga MA, Johnson JT, Kanel KT, Myers EN (1990) Medical complications in total laryngectomy: Incidence and risk factors. Ann Otol Rhinol Laryngol 99:611-615
32. Otteni J, Pottecher T, Bronner G et al (1983) Prolongation of the Q-T interval and sudden cardiac arrest following right radical neck dissection. Anesthesiology 59:358-361
33. Mc Goldrick KE (1995) Otorhinolaryngologic Surgery. In: Mc Goldrick KE, Williams R, (ed) Ambulatory Anesthesiology. A problem-oriented approach, Williams Wilkins, Baltimora, pp 459-506
34. Kleinsasser O (1965) Weitere technische. Entwicklung und erste Ergebnisse der 'endolaryngealen Mikrochirurgie' Zeitschrift für Laryngologie, Rhinologie und Otologie 44:711
35. Mocavero G, Bosatra A (1972) Tecnica originale di ipno-analgesia per la microchirurgia laringea. In: Atti del LX Congresso Soc Ital di Otorinolaring e di Patol Cervico-fac. Vol II, p 428

Capitolo 18

Sicurezza delle vie aeree in chirurgia toracica

E. Serra, P. Feltracco, G. Pittoni

La sicurezza delle vie aeree in chirurgia toracica assolve allo scopo di ottenere il controllo separato della ventilazione per evitare che si verifichino danni al polmone non coinvolto da patologia. Tale obiettivo viene raggiunto adoperando differenti tecniche di cannulazione della trachea e dei bronchi, tutte caratterizzate dalla separazione funzionale dei due emisistemi broncopolmonari. In argomento di ventilazione separata definiamo come "dipendente" il polmone non sottoposto a chirurgia e che garantisce gli scambi respiratori durante l'intervento, il quale viene invece effettuato sul polmone "non dipendente". Se il sistema di ventilazione differenziata è corretto e sicuro, il polmone "non dipendente" collassa completamente consentendo al chirurgo di lavorare senza danneggiare il parenchima che non intende resecare; il polmone "dipendente" si trova pertanto ad avere una via completamente autonoma di ventilazione.

Per rendere possibile tale procedura si ricorre in genere al posizionamento di un tubo con doppio lume (tracheale e bronchiale) e con due cuffie separate in grado di isolare il flusso dei gas diretti a ciascun polmone; più di rado a un tubo monolume dotato di un dispositivo per bloccare uno dei due bronchi o, in casi molto particolari, alla ventilazione del polmone dipendente con un sistema ad alta frequenza (detto "High Frequency Yet Ventilation" HFJV). Laddove è disponibile un broncoscopio a fibre ottiche, l'inserimento e il controllo del posizionamento degli orifizi e delle cuffie delle cannule tracheobronchiali è più agevole e sicuro. Qualora un fibroscopio non sia disponibile occorre avere notevole esperienza, abilità e ragionamento per poter risolvere, con l'ausilio della sola clinica e dei dati del ventilatore le anomalie di ventilazione che possono derivare da difetti di posizionamento dei tubi.

Indicazioni

Le indicazioni all'intubazione selettiva endobronchiale in chirurgia toracica sono molteplici. La necessità di ventilazione selettiva intraoperatoria è sicuramente la più frequente: resezioni polmonari, lobari, segmentarie, a cuneo, chirurgia videoassistita ("Video Assisted Thoracic Surgery"- VATS) ecc, richiedono obbligatoriamente la ventilazione monopolmonare ("One Lung Ventilation"- OLV). Anche la patologia tracheale e bronchiale da rottura traumatica, le fistole broncopleuriche, le patologie traumatiche o flogistiche interessanti un solo polmone trovano indicazione di trattamento con l'intubazione bronchiale selettiva così come, in fase

di **Tabella 1.** Tubi più frequentemente usati per la ventilazione selettiva

• Carlens	• Robertshaw left e right tracheostomici
• White	• Univent Bronchial Blocker tube
• Bryce-Smith	• Cannule bronchiali a lume singolo
• Robertshaw left e right con e senza uncino	• Cannula per HFJV

induzione di anestesia, il pneumotorace spontaneo monolaterale, specie se ipertensivo. Per altre procedure chirurgiche toraciche, come la resezione di aneurismi dell'aorta toracica, dei carcinomi esofagei toracici e la resezione polmonare attuata per via sternotomica mediana, non si richiede obbligatoriamente l'esclusione di un polmone dalla ventilazione anche se è preferibile [1].

La ventilazione polmonare differenziata ("Differential Lung Ventilation"- DLV), messa in atto per la cura di patologie polmonari prevalentemente unilaterali, presuppone l'intubazione selettiva endobronchiale, preferibilmente per via tracheostomica, ma riguarda l'ambito della terapia intensiva. Il tubo a doppio lume (TDL) è costituito da due tubi di diversa lunghezza e di uguale calibro, fusi assieme a formare un'unica struttura, destinati a ventilare ognuno un differente polmone. Uno dei due lumi si prolunga oltre l'orifizio terminale dell'altro e corrisponde al lume che va indovato nel bronco. Ed è proprio il lato di tale prolungamento, sinistro o destro, che definisce se il tubo sarà sinistroposto o destroposto (Tab. 1).

Un TDL sinistroposto (Fig. 1) presenta il lume sinistro che va inserito nel bronco principale sinistro e bloccato in questa posizione dalla cuffia bronchiale inflata mentre il lume destro termina in trachea al di sopra della carena dove viene mantenuto in posizione da una cuffia tracheale inflata avente più ampia dimensione. Viceversa, un TDL destro (Fig. 2) presenta il lume terminale bronchiale che va inserito nel bronco principale destro. La cuffia tracheale dei TDL è detta anche prossimale mentre la cuffia bronchiale è detta distale. Le due cuffie non solo hanno volume di inflazione diverso ma in alcuni tubi hanno anche colore diverso. La cuffia bronchiale dei tubi destroposti presenta un orifizio che va fatto coincidere con l'imbocco del bronco lobare superiore destro.

I TDL sono foggiati in modo da riprodurre l'anatomia tracheo-bronchiale e consentire il posizionamento: la parte distale del tubo (il lume bronchiale) forma un angolo ottuso esterno, destro o sinistro, rispetto al suo asse maggiore e la parte prossimale un angolo ottuso superiore. L'angolo ottuso distale ha lo scopo di facilitare l'inserimento nel bronco corrispondente. La lunghezza della porzione bronchiale di un TDL sinistro misurata dall'orifizio tracheale all'estremità bronchiale è di 70-75 mm, mentre è di 25 mm la distanza dall'estremità superiore della cuffia bronchiale all'orifizio del lume bronchiale. Questo ha delle evidenti implicazioni di carattere pratico se si ricorda che la lunghezza del bronco principale sinistro misurata dalla carena è di 50-55 mm sia nell'uomo che nella donna, per cui se un TDL sinistro viene fatto avanzare troppo nel bronco sinistro avrà una doppia conseguenza negativa, cioè di ostruire con facilità il bronco lobare superiore sinistro con l'estremità distale bronchiale e di ostruire parzialmente anche l'orifizio del lume tracheale che sarà stato spinto oltre la carena nell'allineamento del bronco principale sinistro.

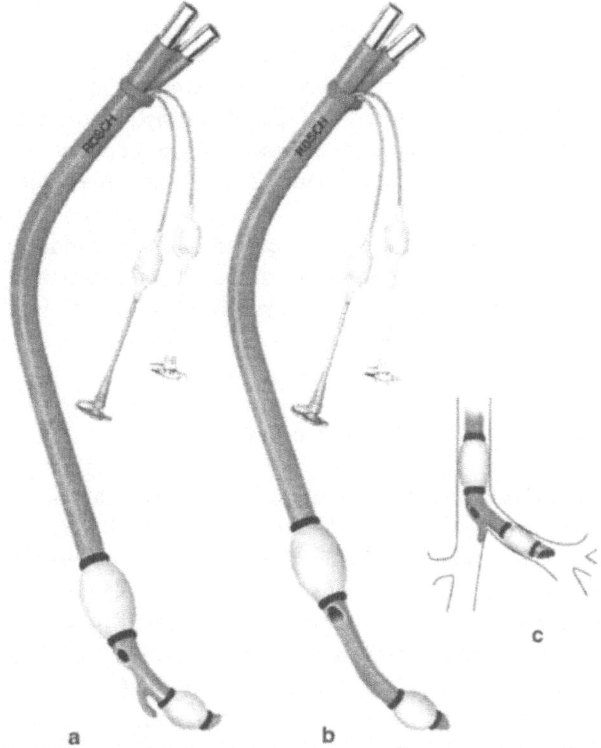

Fig. 1. Tubo di Carlens (a); Robertshaw left (b); Carlens in sede (c) (Riprodotto per gentile concessione di Rüsch Srl, Milano)

Per intuizione, dovrebbe essere semplice capire come il problema di un posizionamento accurato sia ancora più importante con un TDL destro, in quanto la lunghezza del bronco principale destro è di 15-20 mm: un avanzamento eccessivo della porzione bronchiale ostruirà facilmente il bronco lobare superiore destro imboccando talora il lobare inferiore, mentre l'orifizio del lume tracheale si troverà a ridosso della carena con grande ostacolo anche all'ingresso dell'aria verso il lume bronchiale sinistro. Può sembrare anacronistico agli addetti ai lavori sentir parlare ancora di tubi di Carlens o di White, data la loro rigidità e durezza di manifattura, ma essi vengono ancora impiegati anche in ospedali di paesi industrializzati. I tubi di Carlens [2] sono stati i primi doppi lumi introdotti nella pratica clinica; essi presentano un uncino carenale che ne facilita il posizionamento e riduce il rischio di dislocamento; sono disponibili in quattro misure: 35, 37, 39 e 41 French, con un diametro interno rispettivo di 5.5, 6.0, 6.5 e 7.0 mm; il lume interno è ovale, le cuffie sono a basso volume e alta pressione.

I tubi di White sono la versione opposta al Carlens e vengono utilizzati per il bronco destro, mentre i tubi di Bryce-Smith non presentano uncino e presentano superficie di sezione trasversa rotonda. Anche i tubi Robertshaw di gomma rossa sono ormai in disuso: presentano i due lumi affiancati, ovaloidi in sezione, di largo diametro interno, senza uncino. I tubi a doppio lume più frequentemente impiegati sono del tipo Robertshaw, non riutilizzabili, costruiti con polivinilcloruro trasparente (Z-79), un materiale che riscaldandosi a contatto con la mucosa diventa più morbido e si adatta alle vie aeree; sono disponibili nelle misure 28, 35, 37, 39 e 41 French, cui corrisponde un diametro interno di 4.5, 6.0, 6.5, 7.0 e 7.5 mm (alto rapporto diametro interno/diametro esterno); il lume e la cuffia bronchiale sono colorati in blu, mentre il lume e la cuffia tracheale sono incolori e trasparenti; le cuffie sono ad alto volume e a bassa pressione; entrambi i lumi hanno una linea marker radiopaca; la trasparenza permette di ispezionare continuamente l'appannamento causato dall'aria espirata; sono poco traumatizzanti e offrono scarsa resistenza al flusso aereo.

Tecniche di intubazione con tubo a doppio lume

Qualora esista l'indicazione alla ventilazione selettiva dei due polmoni, la scelta del tubo a doppio lume sinistroposto o destroposto va fatta in base alle seguenti considerazioni: se la chirurgia interessa la parete toracica, la pleura parietale o viscerale, il parenchima polmonare e i bronchi segmentari, ma non interessa i bronchi principali è opportuno impiegare sempre un tubo sinistroposto, eccetto nei casi di lesioni vegetanti o ostruenti o rotture interessanti il bronco sinistro; nel caso in cui è interessato dalla chirurgia il bronco principale sinistro (es.: pneumonectomia sinistra o "sleeve lobectomy") si impone l'utilizzo di un tubo destroposto; anche in questi casi, molti anestesisti impiegano comunque un tubo sinistroposto per ritirarlo poi al momento del clampaggio del bronco principale sinistro. Il posizionamento di un TDL destroposto comporta la necessità di accertarsi della sua corretta posizione, che non può essere prevista a priori stante la notevole variabilità individuale dell'origine del bronco lobare superiore destro (in un caso su 250 esso origina direttamente dalla trachea, anomalia 5 volte più frequente negli individui con difetti congeniti multipli). La dimensione del tubo da impiegare va scelta con cura tenendo conto dell'altezza, del peso e del sesso: per le donne di media statura sono generalmente scelti tubi di 35 o 37 French, per gli uomini, 39 o 41 French; secondo Brodsky è l'altezza l'elemento decisivo: soggetti con altezza compresa fra 136 e 164 cm richiedono più frequentemente tubi di 37 French, se l'altezza è compresa fra 165 e 179 cm probabilmente è richiesto un tubo 39 French, mentre un tubo 41 French va bene nei soggetti alti più di 180 cm.

Procedimento

È opportuno, prima di inserire il tubo con doppio lume, controllare che il set sia completo e che le cuffie siano a tenuta. Una accurata lubrificazione con silicone spray rende il tubo non aderente alle mucose e consente una introduzione più agevole proteggendo, nel contempo, le cuffie da eventuali strappi causati dai denti. La posizione del mandrino rigido e la conformazione che questo conferisce al TDL destro o sinistro va verificata preventivamente insieme alla scorrevolezza con cui è possibile rimuoverlo. La procedura di controllo delle vie aeree in chirurgia toracica è più indaginosa rispetto alle intubazioni ordinarie, per i tempi più lunghi richiesti nel posizionamento del tubo e la frequenza elevata di difficoltà e complicanze: è necessaria pertanto una adeguata denitrogenazione con preossigenazione in maschera in O_2 al 100% che consenta di disporre di un lungo margine di tempo senza desaturazione ossiemoglobinica durante la fase di apnea dopo curarizzazione.

Dopo una laringoscopia convenzionale, i tubi a doppio lume con uncino (Fig. 1) vengono inseriti attraverso le corde vocali tenendoli con la concavità distale anteriormente e l'uncino posteriormente; dopo che la punta ha attraversato le corde vocali si imprime una rotazione di 180 gradi in senso orario così l'uncino si posiziona in alto e viene fatto passare anteriormente avanzando il tubo attraverso la glottide, dopodiché si ruota nuovamente il tubo di 90 gradi in senso antiorario mentre lo si fa avanzare orientando il lume bronchiale verso il bronco corrispondente, che viene incannulato avanzando il tubo fino a quando l'uncino si ancora alla carena. I tubi senza uncino carenale si inseriscono inizialmente con la concavità distale anteriormente e, dopo aver rimosso il mandrino, si avanzano fino a far attraversare le corde vocali a tutta la porzione bronchiale del TDL, dopodiché si ruotano di 90 gradi in senso antiorario per un TDL sinistro e in senso orario per quello destro, e contemporaneamente si fanno avanzare. Per poterli meglio indirizzare verso il bronco corrispondente è utile flettere lateralmente a destra il capo per un TDL sinistro e flettere a sinistra per facilitare un TDL destro. La profondità dell'inserimento è dipendente, come il calibro, dall'altezza del paziente: per un'altezza di 170 cm la profondità sarà circa 29 cm, con una variazione in più o in meno di 1 cm ogni 10 cm di altezza [3]. Con l'esperienza si potrà percepire anche con la mano che intuba se l'estremità distale del tubo doppio lume è arrivata ad alloggiarsi nel bronco principale corrispondente. La rotazione di 90 gradi deve essere fatta una volta che siano state oltrepassate le corde vocali nella parte libera della trachea, prima che la punta del tubo arrivi alla carena. I tubi in PVC per la scarsa consistenza vanno facilmente incontro a piegamenti e torsioni, motivo per il quale il posizionamento non guidato dal fibroscopio può risultare indaginoso.

Controllo della posizione

Il controllo della posizione del TDL fa seguito al posizionamento e al gonfiaggio delle cuffie tracheale e bronchiale, e si basa oltre che sui principi della intubazione ordinaria anche su altri accorgimenti che saranno descritti in seguito. La pressione delle cuffie deve essere controllata con apposito manometro e non deve superare i 25-30 cm di acqua, onde evitare fenomeni di ischemia della mucosa tracheobronchiale o la rottura stessa della trachea o del bronco. Il gonfiaggio della cuffia bronchiale può fornire varie informazioni relative alla posizione del prolungamento bronchiale. Solitamente sono richiesti 2-3 ml di aria perché si abbia una buona tenuta aerea: se è richiesto un volume minore, come si rileva dall'aumento di pressione nel palloncino spia, il tubo è troppo grande o troppo incuneato nel bronco; se, viceversa, è richiesto un volume di aria maggiore di 3 ml le possibilità sono: cuffia bronchiale erniata fuori dal bronco corrispondente o tubo troppo piccolo o bronco malacico.

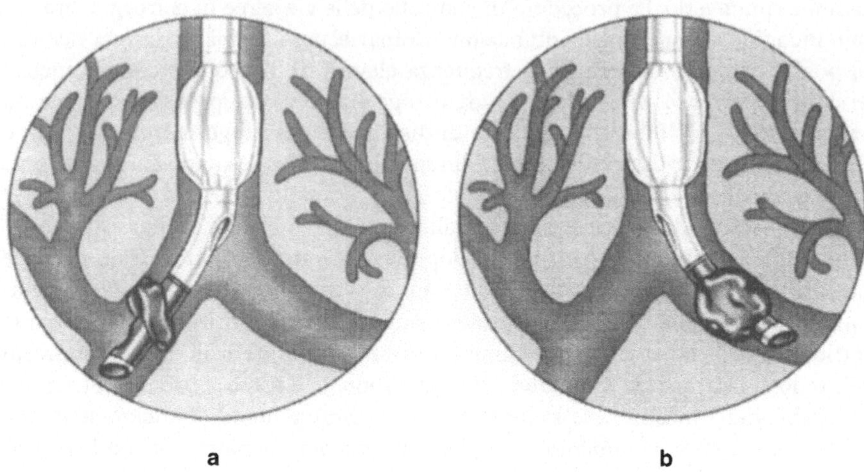

a b

Fig. 2. Robertshaw right (a) e left (b) correttamente posizionati (Riprodotto per gentile concessione di Mallinckrodt, Milano)

Se il tubo è posizionato correttamente (Fig. 2) l'insufflazione manuale o tramite ventilatore meccanico determinano l'espansione simmetrica del torace, la curva capnografica e valori pulsoossimetrici appaiono normali, si auscultano rumori respiratori dolci e simmetrici, non ci sono perdite aeree e si nota la comparsa di vapore acqueo nei due lumi in fase espiratoria. È importante, prima di iniziare la ventilazione meccanica, valutare manualmente la compliance toraco-polmonare. Se con la ventilazione si espande un solo emitorace e si auscultano rumori respiratori solo sullo stesso emitorace, e la pressione delle vie aeree è elevata, è molto probabile che il tubo sia stato inserito troppo profondamente nel bronco di quel lato: è sufficiente, in questi casi, ritirare il tubo di 1-2 cm dopo aver deflato entrambe le cuffie.

Al clampaggio successivo di uno dei due lumi e dopo aver consentito la deflazione del polmone, si nota, consensualmente alle manovre inspiratorie, l'espansione e la presenza di rumori respiratori rinforzati sull'emitorace controlaterale, mentre l'emitorace omolaterale non si espande e, all'auscultazione, non si percepisce murmure vescicolare, ma eventualmente solo rumori trasmessi dal polmone ventilato. Il volume corrente espirato non si modifica o diminuisce di poco e la pressione di picco delle vie aeree aumenta significativamente (talora anche del 50%). Per la conferma definitiva si declampa e si ripete la manovra con l'emisistema controlaterale.

Considerato che i TDL sinistroposti sono quelli di più frequente utilizzo, si può, con la sola clinica e non disponendo di un broncoscopio a fibre ottiche, rendersi conto della scorretta posizione del tubo e provvedere a correggerla. Se dopo posizionamento del TDL si gonfiano entrambe le cuffie e si clampa il lume sinistro, non si percepiscono rumori respiratori e la pressione di picco è eccessivamente alta, si sgonfia la cuffia sinistra e si ascoltano rumori respiratori solo a sinistra; se, viceversa, si clampa il lume destro il polmone sinistro ventila normalmente: il tubo è stato inserito troppo profondamente nel bronco sinistro e deve essere ritirato fino a quando con le due cuffie gonfie si percepisce la ventilazione su entrambi i polmoni. Se, con le due cuffie gonfie si clampa il lume sinistro e la ventilazione è scarsa o assente bilateralmente, con pressioni di picco elevate, e se si clampa il lume destro e si percepiscono rumori respiratori su entrambi i polmoni, e lo stesso si verifica dopo aver clampato il lume sinistro e sgonfiato la cuffia sinistra, il tubo è fuori dal bronco e bisogna farlo avanzare. Se, con le due cuffie gonfie, si clampa il lume sinistro e non si percepiscono rumori respiratori e, d'altra parte, dopo deflazione della cuffia sinistra ventila solo il polmone di destra e, ancora, dopo clampaggio del lume di destra continua a ventilare solo il polmone di destra allora il tubo è inserito con il lume bronchiale nel bronco destro; deve essere pertanto ritirato, ruotato e inserito nel bronco sinistro.

È utile ricordare che la presenza di patologie monolaterali (pneumotorace, atelettasia, enfisema sottocutaneo) rende difficoltoso il controllo clinico del corretto posizionamento del tubo. D'altra parte, un tubo correttamente posizionato può sposizionarsi in seguito allo spostamento del malato in decubito laterale, dopo colpi di tosse e dopo trazioni sulla trachea e sull'ilo da parte del chirurgo. La disponibilità di un broncoscopio a fibre ottiche, con un diametro massimo esterno di 4.2 mm e di lunghezza appropriata, consente sia le manovre di inserimento sia il controllo della posizione del tubo a doppio lume. Il broncoscopio è necessario nelle intubazioni previste difficili eseguite a paziente sveglio, nelle stenosi del bronco che si vuole incannulare e qualora ripetuti tentativi di intubazione alla cieca si siano rivelati infruttuosi. Dopo aver introdotto il tubo in trachea e gonfiata la cuffia tracheale, il broncoscopio si fa passare attraverso il diaframma del connettore e si fa avanzare fino al bronco che si deve incannulare, dopodiché si sgonfia la cuffia tracheale e si fa scivolare il tubo lungo il fibroscopio fino alla posizione definitiva. Di particolare utilità si rivela la broncoscopia nell'intubazione con tubo destroposto: dopo aver inserito il tubo e gonfiata la cuffia tracheale, si inserisce lo strumento attraverso il lume bronchiale e si individua l'orifizio del bronco lobare superiore destro, alle ore 3 dopo 15-18 mm dall'origine del bronco principale destro; tenendo quindi fermo il fibroscopio si fa scivolare il tubo fino a quando la fessura laterale per il bronco lobare superiore destro coincide con l'orifizio di questo.

È sempre raccomandato il controllo broncoscopico di un tubo a doppio lume inserito alla cieca a causa della elevata incidenza di malposizioni anche dopo un accurato esame clinico e auscultatorio [4]. Il controllo della posizione è necessario in particolar modo dopo la rotazione del paziente sul letto operatorio, a causa degli stiramenti che può subire l'asse tracheale e nell'intraoperatorio, ogniqualvolta esistano dubbi sulla corretta ventilazione. Nel caso del tubo destroposto il controllo fibroscopico è obbligatorio poiché è difficile, anche per un anestesista esperto, riuscire a stabilire se il lobo superiore destro ventila correttamente. Occorre che il fibroscopio sia inserito nel lume bronchiale e si ricerchi la coincidenza della fessura con l'origine del bronco lobare superiore. Il controllo del tubo sinistroposto dal lume tracheale è più agevole e si può eseguire visualizzando la carena e il prolungamento bronchiale sinistro che si inserisce nel bronco corrispondente; la cuffia bronchiale deve essere visibile appena oltre la carena e non deve deviarla né erniare.

Il controllo della posizione del TDL è un elemento molto importante per la sicurezza delle vie aeree in chirurgia toracica. Le conseguenze di un malposizionamento possono rivelarsi foriere di complicanze pericolose per la vita del paziente. Gli scambi gassosi possono essere compromessi; il polmone dipendente può essere ventilato con difficoltà ed andare incontro ad atelettasie; il polmone da operare può non collassarsi rendendo talvolta difficile o impossibile il lavoro del chirurgo; può percolare sangue o pus dal polmone non dipendente a quello dipendente, con elevata incidenza di infezioni postoperatorie [6]. Per evitare questi e altri effetti spiacevoli il controllo della posizione del tubo e della tenuta delle cuffie sono obbligatorie.

Il margine di sicurezza è l'ambito entro il quale può variare la posizione del TDL senza compromettere la ventilazione e senza creare rischi per la sicurezza del paziente. Per un tubo a doppio lume sinistroposto è la differenza fra la lunghezza del bronco e la lunghezza del tubo fra l'estremità prossimale della cuffia e l'estremo distale del lume bronchiale [5], ed è di 16-19 mm. In pratica, la cuffia deve essere posta appena distalmente alla carena, mentre l'estremità distale del lume bronchiale deve essere prossimale rispetto all'origine del bronco lobare superiore sinistro. Il margine di sicurezza nei tubi a doppio lume destroposti da noi usati più frequentemente (Rüsh, Mallinkrodt) è minimo e corrisponde alla differenza fra la lunghezza dell'apertura per il bronco lobare superiore destro e il diametro dell'orifizio del bronco stesso (4 e 8 mm, rispettivamente).

Dopo il posizionamento e il controllo della posizione il TDL deve essere fissato in modo da evitare dislocazioni in dentro o in fuori. Il tubo deve essere fissato bene al viso adoperando un cilindro di garze da inserire profondamente in bocca fino al faringe e bande di cerotto adesivo. Vi sono in commercio dispositivi di fissaggio costruiti ad hoc, corredati fra l'altro anche di apparecchio simil-maschera o visiera per la protezione degli occhi. Durante la rotazione del paziente sul fianco la testa va girata consensualmente al tronco onde evitare movimenti di flessione laterale o anteroposteriore che sono causa di spostamenti indesiderati del tubo. In particolare, la flessione della testa può spingere in dentro il TDL fissato, fino ad ostruire il bronco lobare superiore; l'estensione eccessiva può estrarre il tubo dal bronco.

Univent con bloccatore bronchiale [7]

Si tratta di un tubo a lume singolo in polimero di silicone con un diametro interno di 6.0-9.0 mm o 31-37 French che possiede un piccolo lume accessorio lungo la porzione concava anteriore, lume che viene utilizzato per fare avanzare un piccolo catetere (17 gauge) che termina con una cuffia gonfiabile. La cuffia del bloccatore bronchiale ha un volume di 3 ml ed è a bassa pressione nelle versioni più recenti; gonfiata, assume forma sferica o ellissoidale. Dopo aver introdotto in trachea il tubo, viene fatto avanzare il catetere accessorio sotto diretta osservazione endoscopica verso il bronco destro o sinistro, fino a che la cuffia oltrepassa l'origine del bronco principale al fine di escludere il polmone di quel lato. Il bronco destro viene facilmente raggiunto con il catetere accessorio per naturali ragioni di anatomia, per direzionarlo invece verso sinistra può essere necessario, talora, ruotare il tubo tracheale di 90 gradi a sinistra, dopo averne deflato la cuffia. Il fibroscopio risulta indispensabile per direzionare il bloccatore bronchiale: l'introduzione alla cieca comporta un alto margine di errore, specie se si vuole raggiungere il bronco principale sinistro. La cuffia inflata deve essere allocata con il suo margine prossimale appena oltre la carena nel bronco sinistro o destro.

Il tubo Univent con bloccatore bronchiale trova indicazione, oltre che in chirurgia toracica ordinaria, in chirurgia pediatrica, per la mancanza di tubi a doppio lume di calibro adeguato in bambini con meno di 10 anni o meno di 30 kg di peso. Inoltre presenta alcuni vantaggi rispetto al doppio lume: è facile da inserire (se si possiede un broncoscopio adatto) e il bloccatore bronchiale può essere posizionato anche con il paziente in decubito laterale; in caso di interventi combinati sul polmone e sulla colonna (es.: tumore di Pancoast con interessamento vertebrale) il paziente può essere posto in posizione prona senza necessità di sostituire il tubo. Gli svantaggi offerti dall'Univent derivano dal fatto che non consente broncoaspirazioni selettive né la ventilazione separata del polmone escluso. Un ulteriore inconveniente è legato ai tempi troppo lunghi di deflazione e inflazione del polmone non dipendente di necessità. Inoltre, talvolta è difficoltoso ottenere una riespansione completa del polmone al momento della reinclusione per la direzione preferenziale dei flussi verso il polmone dipendente più compliante. Da ricordare, infine, che il lume del catetere accessorio si ostruisce facilmente con secrezioni o sangue.

In mancanza del tubo Univent, un catetere tipo Fogarty, unitamente a un tubo monolume e a un fibroscopio, può essere utilizzato come bloccatore bronchiale[8]. Il Fogarty, dotato di un palloncino di 10 ml di volume, va inserito all'esterno o, se si dispone di un connettore provvisto di diaframma per fibrobroncoscopio, all'interno del tubo tracheale. Il passaggio all'esterno del tubo, dopo l'inflazione delle cuffie, assicura una maggiore stabilità del catetere vascolare. Il controllo broncoscopico, durante l'inserimento e dopo la rotazione del paziente, è obbligatorio.

Ventilazione ad alta freguenza (HFJV) [9]

È un sistema aperto di ventilazione ad alta frequenza con controllo dei soli gas in entrata; l'uscita libera dei gas insufflati dipende dalla pervietà, naturale o mantenuta dalle cannule tracheali, delle vie aeree. Nell'ambito della chirurgia toracica indicazioni alla HFJV sono la "sleeve-pneumonectomy" (SP) e, in terapia intensiva, le fistole broncopleuriche. In corso di SP, quando il chirurgo, rimosso il polmone malato, ha necessità di interrompere le vie aeree per resecare il piano carenale interessato da neoplasia, l'anestesista, dopo aver deflato le cuffie tracheale e bronchiale e ritirato fuori dal bronco il TDL, fa avanzare, attraverso il lume bronchiale del TDL, un sottile cannello rigido connesso all'apparecchio per HFJV e lo posiziona con l'aiuto del chirurgo all'interno del lume bronchiale residuo. La posizione dell'estremità distale del cannello è cruciale: deve essere inserito nel bronco principale residuo per non più di 2.5 cm e deve rimanere ad esso coassiale al fine di consentire il libero afflusso dei gas. La corretta posizione è continuamente controllata *de visu* dal chirurgo e dall'anestesista. Anche il rumore prodotto dal gas in ingresso nel bronco dà informazioni sulla posizione appropriata: il flusso libero del gas produce un suono tipico di bassa frequenza e ampiezza elevata, mentre l'ostacolo al flusso del gas in ingresso causa uno stridore sincrono con l'insufflazione, la cui ampiezza e frequenza sono proporzionalmente minore e maggiore, rispettivamente, in relazione all'ostacolo meccanico. Anche la dislocazione distale del cannello deve essere evitata durante HFJV: se la sua estremità imbocca un bronco di secondo ordine, creando una occlusione anche temporanea ma totale del lume bronchiale con conseguente impossibilità alla fuoriuscita dei gas, l'iperinflazione distrettuale può essere tale da creare una rottura da scoppio del polmone a valle dell'occlusione. L'efficacia della HFJV deve essere controllata con attenzione facendo riferimento al monitoraggio della SaO_2, con metodo pulsoossimetrico, della $PaCO_2$, con emogasanalisi seriate (la $EtCO_2$ in questo particolare setting non è affidabile), delle condizioni cliniche generali ed emodinamiche del paziente. La durata della HFJV durante SP non dovrebbe comunque eccedere i 20 minuti.

Conclusioni

In chirurgia toracica, per separare i due emisistemi tracheobronchiali, i tubi a doppio lume sono il presidio di scelta. Per ovviare alla elevata incidenza di malposizioni che si verificano dopo intubazione (53%) [10], o dopo collocazione del paziente sul lato da operare (46%) [10], il 12% delle quali sono critiche per la sicurezza del paziente [10], è necessario il controllo con broncoscopio a fibre ottiche. Il tubo Univent con il bloccatore bronchiale è più semplice da inserire e non occorre sostituirlo se nel postoperatorio bisogna continuare la ventilazione meccanica, ma non consente la ventilazione separata dei due polmoni e la broncoaspirazione selettiva; la HFJV, tecnica non sicura, trova applicazione nelle sleeve-pneumonectomy con resezione del piano carenale. I tubi a lume singolo sono invece da proscrivere per le difficoltà di inserimento e l'impossibilità di broncoaspirare e ventilare selettivamente il polmone controlaterale.

La sicurezza in chirurgia toracica è anche attenta analisi dei volumi inspirati ed espirati, delle pressioni di picco e delle resistenze delle vie aeree. I malposizionamenti del tubo a doppio lume sono la causa più frequente di improvvisi e gravi anomalie ventilatorie con ipossiemia, atelettasia, alte pressioni inspiratorie, accumulo di secrezioni ed elevata incidenza di infezioni postoperatorie [10].

Bibliografia

1. Benumof JL (1992) Management of the respiratory system during pulmonary surgery. In: Barash PG (ed) Refreshers Courses in Anesthesiology. The American Society of Anesthesiologists. JB Lippincott Company, Vol 20, pp 1-14
2. Bjork VO, Carlens E (1950) The prevention of spread during pulmonary resection by the use of a double-lumen catheter. J Thorac Surg 20:151-157
3. Brodsky JB, Benumof JL, Ehrenwerth J, Ozaki GT (1991) Depth of placement of left double-lumen endobronchial tubes. Anesth Analg 73:570-572
4. Hurford WE, Alfille PH (1993) A quality improvement study of the placement and complications of double-lumen endobronchial tubes. J Cardiothorac Anesth 7:S517-S520

5. Benumof JL, Partridge BL, Salvatierra C, Keating J (1987) Margin of safety in positioning modern double-lumen endotracheal tubes. Anesthesiology 67:729-738
6. Brodsky JB, Shulman MS, Mark JB (1985) Malposition of left-sided double-lumen endobronchial tubes. Anesthesiology 62:667-669
7. Kamaya H, Krishna PR (1985) New endotracheal tube (Univent tube) for selective blockade of one lung. Anesthesiology 63:342-343
8. Ginsberg RJ (1981) New technique for one-lung anesthesia using an endobronchial blocker. J Thorac Cardiovasc Surg 82:542-546
9. Ratzenhofer-Komenda B, Prause G, Offner A, Smolle-Jüttner FM (1996) Intraoperative application of high frequency ventilation in thoracic surgery. Acta Anaesthesiol Scand 40(Suppl 109):149-153
10. Klein U, Karzai W, Bloos F, Wohlfarth M, Gottschall R, Fritz H, Gugel M, Seifert A (1998) Role of fiberoptic bronchoscopy in conjunction with the use of double-lumen tubes for thoracic anesthesia. Anesthesiology 88:346-350

Capitolo 19

La ventilazione monopolmonare

P. Pelosi, L. Brazzi, M. Resta

L'ipossiemia durante ventilazione monopolmonare per interventi di toracotomia o toracoscopia rimane un problema di notevole importanza per l'anestesista [1]. Studi clinici recenti hanno infatti riportato una frequenza di episodi di ipossiemia severa (PaO_2 minore di 50 mmHg) variabile tra il 9 e il 27% [2, 3]. Alla luce di questi dati, la ricerca riguardante lo studio delle cause fisiopatologiche che portano alla ipossiemia durante ventilazione monopolmonare e del suo possibile trattamento continua ad essere attuale nel campo della ventilazione in chirurgia toracica.

In questo breve sommario, tratteremo:
- le basi fisiologiche che giustificano l'instaurarsi di ipossiemia in corso di ventilazione in decubito laterale, per interventi di chirurgia toracica;
- le possibili opzioni terapeutiche da adottare al fine di migliorare gli scambi respiratori.

Le indicazioni

La ventilazione monopolmonare è una modalità di ventilazione che viene adottata prevalentemente in corso di interventi di chirurgia toracica quando è necessario ottenere il totale o parziale collasso di un polmone, in quanto essa permette di ventilare separatamente ed in modo indipendente i due polmoni. Per realizzarla è necessario l'impiego di tubi endotracheali caratterizzati da un doppio lume che permettono di ventilare un solo polmone mentre l'altro è collassato o ventilato in modo indipendente. Varie procedure chirurgiche e toraciche richiedono l'instaurarsi della ventilazione monopolmonare [4]. Tra le indicazioni assolute ricordiamo tutte le procedure chirurgiche che interessano l'aorta toracica o i lobi polmonari superiori e la pneumectomia totale. La ventilazione monopolmonare risulta, inoltre, particolarmente indicata in corso di interventi che prevedono l'impiego di toracoscopia. Indicazioni relative sono rappresentate dagli interventi di lobectomia del lobo medio ed inferiore, dalle resezioni subsegmentali ed in corso di chirurgia esofagea.

La ventilazione monopolmonare viene, tuttavia, utilizzata anche in situazioni non strettamente legate a pratiche di chirurgia toracica, quali: 1) la necessità di proteggere un polmone relativamente sano dal quadro infettivo presente nel polmone controlaterale o in caso di emottisi massiva; 2) per rendere possibile il lavaggio polmonare in corso di proteinosi alveolare; 3) per il trattamento delle fistole bronco-pleuriche e delle rotture traumatiche e non della trachea o del sistema bronchiale. In tutti questi casi l'esclusione della ventilazione del lato affetto dalla patologia risulta di particolare efficacia terapeutica.

I tubi endotracheali

Esistono diversi tipi di tubi endotracheali, destri e sinistri, per la ventilazione monopolmonare. I più comuni tubi endotracheali a doppio lume sono quelli di Robertshaw. Tali tubi sono costruiti in modo tale da avere un lato (bronchiale), dotato di una propria cuffia, che protude al di là della carena ed un lato (tracheale), anch'esso fornito di una propria cuffia, che si apre in posizione più prossimale a livello tracheale. I tubi di Robershaw esistono in due versioni: per il lato destro e per quello sinistro.

I tubi di Carlens e White sono simili a quelli di Robertshaw ma, a differenza di questi, sono dotati di un uncino (rostro) che, quando il tubo è posizionato correttamente, si aggancia alla carena. I tubi di Carlens sono utilizzati per l'intubazione selettiva del bronco sinistro mentre quelli di White per quello di destra. Attualmente i tubi di Carlens e White sono meno utilizzati in quanto proprio l'uncino sopracitato può causare, durante le manovre di posizionamento, lesioni di tipo traumatico alle vie aeree. Tutti i tubi per ventilazione monopolmonare, essendo a doppio lume, presentano dei diametri interni dei rispettivi lati generalmente ridotti rispetto ai comuni tubi monolume. Per tale motivo essi sono caratterizzati da resistenze più elevate e da una maggiore probabilità di ostruzione a causa del ristagno di secrezioni.

Per quanto riguarda i tubi a doppio lume per il lato destro, è importante sottolineare che il posizionamento di tali tubi può presentare alcune difficoltà e questo principalmente a causa della conformazione anatomica del bronco di destra. Infatti, la branca del bronco lobare superiore destro dista solamente circa 2 cm dalla carena. Per tale motivo uno sposizionamento del tubo endotracheale destro, anche se di modesta entità, causerà una occlusione totale o subtotale del bronco lobare superiore destro, a cui può conseguire ipoventilazione ed atelettasia del lobo polmonare stesso.

Le principali indicazioni per il posizionamento di un tubo endotracheale a doppio lume di tipo destro sono: 1) gli interventi chirurgici che interessano il bronco principale di sinistra; 2) le stenosi o le ostruzioni del bronco principale di sinistra. Tuttavia, dal momento che il lume destro e quello sinistro sono completamente indipendenti, il tubo endotracheale per il lato sinistro, di più facile e sicuro posizionamento, è utilizzabile nella maggior parte delle procedure chirurgiche che coinvolgono sia il polmone di destra che quello di sinistra. Anche in corso di pneumectomia sinistra si può utilizzare il tubo endotracheale sinistro, con l'avvertenza di ritirarlo dal bronco prima della escissione del bronco stesso. Successivamente, il tubo a doppio lume può essere rimosso o utilizzato come un normale tubo monolume.

Di assoluta importanza, nell'impiego del tubo a doppio lume, è il controllo del suo corretto posizionamento, dal momento che da questo dipende la corretta instaurazione della ventilazione monopolmonare. Tale controllo può essere effettuato, in una prima fase, tramite l'auscultazione e la attenta osservazione dei movimenti toracici: quando il lato bronchiale è occluso, la sede polmonare ad esso connessa non dovrebbe muoversi e nessun rumore respiratorio dovrebbe essere auscultato.

L'opposto dovrebbe avvenire quando si occlude il lato tracheale. La semplice auscultazione può, tuttavia, rivelarsi non particolarmente sensibile nel rilevare il malposizionamento del tubo endotracheale. Per questo, la fibroscopia può essere di estremo aiuto nel verificare la corretta posizione del tubo. La posizione del tubo può altresì modificarsi durante la normale manipolazione del paziente sul lettino operatorio ed è quindi importante che la corretta posizione del tubo sia sempre riverificata dopo il posizionamento del paziente in posizione idonea per la chirurgia.

Le basi fisiologiche dell'ipossia in decubito laterale [5-9]

Paziente sveglio, a torace chiuso, in respiro spontaneo

In posizione laterale, la gravità provoca dei gradienti di pressione pleurica tali da interferire con la normale distribuzione della ventilazione. Il polmone declive si colloca, infatti, nel tratto ripido della sua curva pressione volume, mentre il polmone non declive nel suo tratto più piano. Da ciò ne consegue che, in decubito laterale, il polmone declive riceve la maggior parte del volume corrente. Analogamente, per gravità, si assiste ad una distribuzione in senso verticale del flusso sanguigno polmonare (circa il 60% verso il polmone declive ed il rimanente 40% verso il polmone non declive). Di conseguenza, il rapporto ventilazione/perfusione nei due polmoni e l'ossigenazione non sono particolarmente alterati nel paziente sveglio, in decubito laterale, a torace chiuso.

Paziente anestetizzato, a torace chiuso, durante ventilazione meccanica

Quando il paziente viene anestetizzato, la distribuzione della perfusione è grossolanamente simile a quella presente da sveglio: il polmone declive continua ad essere meglio perfuso rispetto al polmone non declive. Tuttavia, nel soggetto anestetizzato, una maggiore quota di ventilazione si sposta dal polmone declive verso il polmone non declive. L'induzione dell'anestesia, infatti, provoca una riduzione di volume di entrambi i polmoni. Il polmone non declive passa dal tratto piatto non distensibile della curva pressione volume a quello ripido distensibile, mentre il polmone declive passa dal tratto ripido, distensibile, a quello piatto non distensibile.

Inoltre, il mediastino pesa sul polmone declive, ostacolandone ulteriormente la espansione. Quindi nel paziente anestetizzato in decubito laterale a torace chiuso, il polmone non declive ventila di più ed è meno perfuso, mentre quello declive ventila di meno ed è più perfuso rispetto alla medesima condizione per il paziente sveglio. Ciò provoca una alterazione del rapporto ventilazione/perfusione ed un conseguente peggioramento dell'ossigenazione.

Paziente anestetizzato, a torace aperto, durante ventilazione meccanica

In tale condizione, il polmone non declive non è più limitato, nella sua espansione, dalla parete toracica ed è quindi libero di espandersi. Risulterà, di conseguenza, iperventilato ma ipoperfuso. Al contrario, il polmone declive continua ad essere poco espansibile, scarsamente ventilato ed iperperfuso. In tale condizione si ha la massima alterazione del rapporto ventilazione/perfusione e la massima ipossiemia.

Durante l'intervento chirurgico, inoltre, il polmone non declive viene reso atelettasico al fine di agevolare l'opera del chirurgo, ma rimane tuttavia perfuso. Il flusso polmonare nel polmone non declive è circa il 40% del totale. In tal modo, se non avvenissero meccanismi fisiologici di compenso, ci dovremmo aspettare uno shunt polmonare di circa il 40%, con l'instaurarsi di una severa ipossiemia. Fortunatamente, intervengono dei meccanismi vasocostrittori attivi e passivi che riducono il flusso polmonare nel polmone non declive (atelettasico). In tal modo la riduzione dell'ossigenazione viene, almeno in parte, limitata.

I meccanismi passivi sono prevalentemente costituiti dalla gravità e dalla manipolazione chirurgica del polmone non declive. La gravità produce, infatti, un gradiente nella distribuzione del flusso polmonare verso le regioni più declivi. Di conseguenza, il flusso ematico presente nelle regioni polmonari non dipendenti è inferiore a quello presente nelle regioni polmonari dipendenti. D'altra parte le manipolazioni chirurgiche del polmone non declive, che possono provocare compressioni e modificazioni dei vasi polmonari, possono ulteriormente contribuire alla riduzione del flusso polmonare. Tuttavia, l'impatto di tali meccanismi nel modificare il flusso polmonare, per quanto di entità variabile è, in assoluto, limitato.

Tra i meccanismi attivi è principalmente efficace quello della vasocostrizione polmonare ipossica (VPI). Infatti, la risposta normale dei vasi polmonari alla formazione di un'atelettasia è rappresentata da un aumento delle resistenze vascolari polmonari. Tale aumento avviene quasi esclusivamente a causa della VPI, mentre un ruolo minore è svolto dagli effetti diretti meccanici (riduzione di volume polmonare, atelettasie) sulla vascolatura polmonare. L'aumento delle resistenze vascolari polmonari permette di redistribuire parte del flusso ematico che giunge al polmone non declive verso il polmone declive. In pratica, circa il 50% del flusso del polmone non declive viene diretto verso il polmone declive. In tal modo, la distribuzione del flusso ematico polmonare sarà per circa il 20% nel polmone non declive e per circa l'80% nel polmone declive. Lo shunt polmonare dunque si riduce e la conseguente ipossiemia viene in parte corretta.

Il grado di patologia presente nel polmone non dipendente può altresì influenzare la distribuzione del flusso ematico e quindi gli scambi respiratori. Se il polmone non dipendente è infatti gravemente alterato, il collasso di tale polmone può non aumentare la quota di shunt polmonare. Tuttavia, se il polmone non dipendente è normale e ben perfuso, l'effetto negativo del collasso polmonare sull'ossigenazione sarà più marcato.

Riveste una particolare importanza lo studio degli effetti dei differenti farmaci sulla vasocostrizione ipossica [10-13]. In generale, possiamo affermare che tutti gli agenti anestetici volatili hanno un modesto impatto sulla VPI, aumentando la perfusione nel polmone non declive atelettasico solamente di circa il 4%; gli agenti anestetici endovenosi non modificano in alcun modo la VPI, mentre i vari farmaci vasodilatatori (nitroglicerina, nitroprussiato, dobutamina, calcioantagonisti, e la maggior parte dei broncodilatatori) inibiscono la VPI. I farmaci vasocostrittori (dopamina, adrenalina, noradrenalina) aumentano le resistenze polmonari ma preferibilmente nel polmone ventilato, aumentando il flusso ematico nel polmone non dipendente. Recentemente è stata dimostrata la positiva influenza sulla ossigenazione in corso di ventilazione monopolmonare della somministrazione combinata di almitrina e ossido nitrico nel polmone ventilato [14].

Conduzione della ventilazione [15-19]

La gestione della ventilazione in corso di ventilazione monopolmonare si basa essenzialmente sui concetti fisiopatologici sopra esposti. In particolare, riteniamo utile riassumere di seguito le principali regole da rispettare.

- Mantenere la ventilazione a due polmoni il più a lungo possibile. In tal modo, seppure sia possibile l'instaurarsi di un grado più o meno severo di ipossiemia, entrambi i polmoni sono comunque ventilati e le aree di shunt polmonare sono quindi ridotte.
- Utilizzare concentrazioni di ossigeno inspirato (FiO_2) elevate (80-100%). Alti valori di FiO_2 nel polmone declive ventilato possono permettere di correggere, almeno in parte, l'ipossiemia. Trascurabili sono i presunti effetti tossici clinici prodotti dall'uso di elevate FiO_2. Inoltre, la possibile formazione di atelettasie nel polmone declive, a causa di elevate FiO_2, può essere, almeno in parte, prevenuta da una corretta regolazione dei parametri ventilatori (volume corrente moderatamente elevato, applicazione di una pressione positiva di fine espirazione - PEEP).
- Utilizzare la ventilazione monopolmonare con un volume corrente tra gli 8 e i 15 ml/Kg. In tal modo, si possono mantenere delle pressioni inspiratorie ed un apporto di volume ventilatorio adeguati per prevenire la formazione di atelettasie nel polmone declive.
- Adattare la frequenza respiratoria in modo da mantenere la $PaCO_2$ approssimativamente attorno ai 40 mmHg. Poiché un volume corrente di 10 ml/Kg erogato al polmone declive porta ad una diminuzione del 20% del normale volume corrente durante ventilazione a due polmoni (12 ml/Kg), si deve aumentare la frequenza respiratoria di circa il 20% per mantenere una $PaCO_2$ nei limiti fisiologici.
- Monitorare in continuo gli scambi respiratori, la meccanica respiratoria (soprattutto la pressione di fine espirazione, per indagare la possibile presenza di auto-PEEP e la pressione di fine inspirazione al fine di evitare ventilazioni polmonari insufficienti o eccessive) e l'emodinamica.

Ottimizzazione della ventilazione differenziale

Tre sono le tecniche che sono state proposte al fine di migliorare gli scambi respiratori in corso di ventilazione monopolmonare a torace aperto.

PEEP selettiva al polmone declive

Poiché il polmone declive ha spesso un volume diminuito durante ventilazione monopolmonare, sono stati tentati diversi approcci terapeutici con lo scopo di migliorare l'ossigenazione trattando selettivamente il polmone ventilato declive con l'applicazione di una PEEP. Tuttavia, il principale effetto collaterale dell'applicazione di una PEEP al polmone declive è la redistribuzione di parte del flusso polmonare dal polmone declive ventilato verso quello non declive non ventilato. Per questo motivo i vari studi effettuati applicando la PEEP in corso di ventilazione monopolmonare hanno riportato risultati contradditori: in alcuni studi la PEEP ha migliorato l'ossigenazione, in altri l'ha peggiorata ed in altri, infine, non ha avuto alcun effetto.

Anche l'applicazione di alti volumi correnti, la variazione del rapporto inspirazione/espirazione al fine di creare una auto-PEEP e l'impiego di iperinflazioni manuali intermittenti del polmone declive non hanno determinato un miglioramento dell'ossigenazione durante ventilazione monopolmonare.

PEEP selettiva al polmone non declive

Bassi livelli di pressione positiva continua di fine espirazione (CPAP) sono stati applicati al solo polmone non declive e non ventilato. L'applicazione di 5-10 cmH_2O di PEEP al polmone non ventilato ha migliorato significativamente l'ossigenazione senza comprometterne in modo significativo l'emodinamica. Inoltre, la applicazione di una PEEP al polmone non ventilato non interferisce generalmente con le manovre chirurgiche in quanto provoca solamente una modesta dilatazione del polmone (50-100 ml) e permette di correggere episodi di severa ipossiemia (PaO_2<50 mmHg) in più del 90% dei casi.

PEEP al polmone declive e CPAP al polmone non declive

Il modo ideale per ottenere la migliore ossigenazione in corso di ventilazione monopolmonare a torace aperto sembrerebbe quindi essere l'applicazione di una PEEP al polmone declive ed una CPAP al polmone non declive. In tal modo, al polmone ventilato "declive" è applicata una PEEP al fine di migliorarne il volume ed il rapporto ventilazione/perfusione e, contemporaneamente, il polmone non ventilato riceve una CPAP al fine di ridurne lo shunt puro. Tuttavia, l'applicazione di tale modalità ventilatoria deve essere riservata ai gradi più severi di ipossiemia.

Protocollo consigliato per i casi di ipossia severa [5-7]

- Mantenere la ventilazione bipolmonare fino all'apertura della pleura. La ventilazione monopolmonare dovrebbe essere iniziata con un volume corrente di circa 10 ml/Kg, mentre la frequenza respiratoria dovrebbe essere impostata al fine di mantenere una $PaCO_2$ attorno ai 40 mmHg. Dovrebbe essere inoltre utilizzata un'elevata FiO_2 (80-100%) con un monitoraggio continuo dell'ossigenazione, della ventilazione, della meccanica respiratoria e dell'emodinamica.

- Se persiste ipossiemia di grado severo, devono essere esclusi il malposizionamento del tubo a doppio lume (tramite auscultazione e controllo fibroscopico) e la presenza di un alterato stato emodinamico.
- Se tali condizioni possono essere ragionevolmente escluse, il set ventilatorio deve essere modificato agendo in particolare sulla ampiezza del volume corrente e sulla frequenza respiratoria.
- Se anche tali manovre non producono alcun effetto sull'ossigenazione, è consigliabile applicare una CPAP selettiva al polmone non declive (5-10 cmH_2O). La CPAP dovrebbe essere applicata durante la fase espiratoria, subito dopo l'erogazione di un ampio volume corrente. In tal modo è possibile superare le elevate pressioni critiche di apertura alveolare presenti nel polmone atelettasico.
- Se l'applicazione della CPAP al polmone non declive non migliora l'ossigenazione, tentare l'applicazione di 5-10 cmH_2O di PEEP al polmone declive ventilato.
- Se persiste ipossiemia, la PEEP nel polmone declive può essere aumentata fino a 10-15 cmH_2O, mentre quella nel polmone non declive va mantenuta a 5-10 cmH_2O.
- Se persiste ancora una severa ipossiemia, il polmone non declive può essere ventilato in modo intermittente con ossigeno a pressione positiva.
- Infine, nei casi più refrattari, si può ricorrere al clampaggio dell'arteria polmonare. Tale comportamento, fortunatamente, è di rado necessario (eccetto che per interventi di pneumectomia).

Conclusioni

La corretta gestione ventilatoria, in corso di ventilazione monopolmonare e chirurgia toracica, necessita un'approfondita conoscenza delle variazioni fisiologiche della ventilazione e della perfusione che avvengono, rispettivamente, nel polmone declive e non declive. È comunque sempre consigliato un accurato monitoraggio della funzione respiratoria e dell'emodinamica.

Bibliografia

1. Benumof JL (1996) Separation of the two lungs. In: Benumof JL (ed) Airway management. Mosby, St. Louis, pp 412-443
2. Barker SJ, Clarke C, Trivedi N, Hyatt J, Fynes M, Roessler P (1993) Anesthesia for thoracoscopic laser ablation of bullous emphysema. Anesthesiology 78:44-50
3. Hurford WE, Alfille PH (1993) A quality improvement study of the placement and complications of double-lumen endobronchial tubes. J Cardiothorac Anesth 7:517-520
4. Benumof JL (1985) One-lung ventilation and hypoxic pulmonary vasoconstriction: implications for anesthetic management. Anesth Analg 64:821-833

5. Hedenstierna G, Baehrendtz S, Klingstedt C, Santesson J, Soderborg B, Dahlborn M, Bindslev L (1984) Ventilation and perfusion of each lung during differential ventilation with selective PEEP. Anesthesiology 61:369-376
6. Klingstedt C, Baehrendtz S, Hedenstierna G (1985) Lung and chest wall mechanics during differential ventilation with selective PEEP. Acta Anaesthesiol Scand 29:716-721
7. Klingstedt C, Hedenstierna G, Baehrendtz S, Strandberg A, Tokics L, Brismar B (1990) Ventilation-perfusion relationships and atelectasis formation in supine and lateral positions during conventional mechanical and differential ventilation. Acta Anaesthesiol Scand 34:421-429
8. Hedenstierna G, Santesson J, Bindslev L, Baehrendtz S, Klingstedt C, Norlander O (1982) Regional differences in lung function during anaesthesia and intensive care: clinical implications. Acta Anaesth Scand 26:429-434
9. Baehrendtz S, Klingstedt C (1984) Differential ventilation and selective PEEP during anaesthesia and the lateral decubitus posture. Acta Anaesthesiol Scand 28:252-259
10. Slinger P, Scott WAC (1995) Arterial oxygenation during one-lung ventilation. A comparison of Enfluorane and Isofluorane. Anesthesiology 82:940-946
11. Eisenkraft JB (1990) Effects of anaesthetics on the pulmonary circulation. Br J Anaesth 65:63-78
12. Domino KB, Borowec L, Alexander CM, Williams JJ, Chen L, Marshall C, Marshall BE (1986) Influence of isofluorane on hypoxic pulmonary vasoconstriction in dogs. Anesthesiology 64:423-429
13. Rees DI, Gaines GY (1984) One-lung anesthesia: a comparison of pulmonary gas exchange during anesthesia with Ketamine or Enflurane. Anesth Analg 63:521-525
14. Montafis M, Lin N, Dalibon N, Kuhlman G, Ducros L, Castelain MH, Fischler M (1997) The effects of inhaled nitric oxide and its combination with intravenous Almitrine on PaO_2 during one-lung ventilation in patients undergoing thoracoscopic procedures. Anesth Analg 85:1130-1135
15. Capan LM, Turndorf H, Patel C, Ramanathan S, Acinapura A, Chalon J (1980) Optimization of arterial oxygenation during one-lung anesthesia. Anesth Analg 59:847-851
16. Katz JA, Laverne RG, Fairley HB, Thomas AN (1982) Pulmonary oxygen exchange during bronchial anesthesia: effect of tidal volume and PEEP. Anesthesiology 56:164-171
17. Benumof JL (1982) One-lung ventilation: which lung should be PEEPed? Anesthesiology 56:161-163
18. Malmkvist G (1989) Maintenance of oxygenation during one-lung ventilation: effect of intermittent reinflation of the collapsed lung with oxygen. Anesth Analg 68:762-766
19. Slinger P, Triolet W (1992) Predicting arterial oxygenation during one-lung anaesthesia. Can J Anaesth 39:1030-1035

Capitolo 20

Le complicanze postoperatorie nella chirurgia toracica

R. Alvisi, R. Ragazzi, S. Tartari, G. Gritti

Le complicanze postoperatorie in chirurgia toracica riconoscono fattori favorenti nel periodo pre-, intra- e postoperatorio. La loro prevenzione pertanto inizia dalla valutazione e dalla preparazione del paziente all'intervento e si realizza anche nel comportamento anestesiologico e chirurgico durante l'intervento.

Preparazione preoperatoria

Il giudizio di resecabilità prevede una corretta valutazione della riserva funzionale cardiorespiratoria. Normalmente è sufficiente supportare la storia e l'obiettività clinica con le indagini radiologiche, l'emogasanalisi e la spirometria. La necessità di approfondimento può avvalersi del test di diffusione del CO, della scintigrafia polmonare, dei test da sforzo, dell'ecocardiografia e del cateterismo dell'arteria polmonare [1-3].

Non vi è alcun singolo test scientifico che possa predire definitivamente morbilità e mortalità ed è ragionevole seguire un protocollo adattabile alle caratteristiche dei diversi pazienti. Nella riduzione volumetrica polmonare chirurgica per enfisema può essere utile approfondire le informazioni sulla meccanica respiratoria valutando la presenza di limitazione al flusso e misurando l'elastanza, le resistenze in- ed espiratorie e la pressione negativa espiratoria (NEP) [4].

La preparazione all'intervento mira ad ottenere la miglior condizione clinica possibile negli stati infiammatori cronici, a curare i processi infettivi acuti e ad apprendere le tecniche respiratorie che permettono, nel postoperatorio, una maggior espansione polmonare ed una tosse più efficace. Il fumo dovrebbe essere sospeso quattro settimane prima dell'intervento: il miglioramento del transito mucociliare e la riduzione delle secrezioni e della reattività delle vie aeree si realizzano dopo alcune settimane dalla cessazione del fumo. La sospensione pochi giorni prima dell'intervento comporta benefici (riduzione della carbossiemoglobina, spostamento a destra della curva di dissociazione dell'emoglobina), e svantaggi (ansietà, stato ipersecretivo e broncospastico) [5]. In caso di flogosi acuta delle vie aeree sono raccomandate la programmazione dopo 7-10 giorni e una profilassi antibiotica.

Nei pazienti broncopneumopatici un trattamento preoperatorio ottimale di broncodilatazione, di fluidificazione e rimozione delle secrezioni, nonché di fisioterapia migliora la funzione polmonare e riduce significativamente l'incidenza delle complicanze [6]. I broncodilatatori (B_2-stimolanti, xantinici, anticolinergici) e i cortisonici hanno effetti positivi, ma anche effetti indesiderati dose-dipendenti, per cui è raccomandato un impiego giudizioso. L'idratazione sistemica, l'umidificazione delle vie aeree, le percussioni e le vibrazioni sul torace, il drenaggio posturale e la tosse favoriscono, in combinazione, una effettiva rimozione delle secrezioni.

Condotta intraoperatoria

Il corretto posizionamento del paziente sul letto operatorio può evitare lesioni nervose da decubito o da stiramento: le lesioni neurologiche più frequenti sono da compressione del nervo radiale dell'arto superiore declive e da stiramento del plesso brachiale dell'arto superiore non declive. Il decubito laterale con spezzatura del letto garantisce una buona esposizione chirurgica, ma può causare ostacolo al ritorno venoso, sequestro ematico nelle zone declivi, riduzione di capacità funzionale residua (FRC) e compliance. L'apporto di fluidi non deve essere eccessivo per prevenire l'insorgenza di edema polmonare. I volumi e le pressioni erogati ad entrambi i polmoni devono essere tali da minimizzare il barotrauma ed evitare l'iperinflazione dinamica. La ventilazione con volume corrente ridotto comporta un minore ostacolo al ritorno venoso, ma può determinare ipercapnia ed aumentare lo shunt destra-sinistra.

L'applicazione di CPAP al polmone non declive e PEEP al polmone declive può migliorare l'ossigenazione intraoperatoria ed aiutare a prevenire le atelettasie. L'impiego del protossido d'azoto deve essere evitato nella patologia bollosa. L'inalazione di sangue e/o secrezioni provenienti dal lato operato può essere fonte di sequele postoperatorie e deve essere prevenuta. Al termine dell'intervento è opportuno riespandere il polmone sotto controllo manometrico, facilitare l'estubazione precoce e prevedere un adeguato trattamento antalgico. È necessario controllare il corretto posizionamento e funzionamento dei drenaggi, prestando particolare attenzione nel momento del trasporto del paziente al letto.

Riduzione della funzione respiratoria

La riduzione della funzione polmonare causata dall'intervento varia con l'entità della resezione polmonare, dalla resezione segmentaria alla pneumonectomia. Tuttavia, la riduzione complessiva della riserva nelle prime due settimane postoperatorie supera di molto la restrizione permanente dovuta alla sola resezione parenchimale e presenta una eziologia multifattoriale [7].

La toracotomia postero-laterale comporta una incisione cutanea che coinvolge numerosi dermatomeri, la sezione e lo stiramento di diversi muscoli, la divaricazione o rottura di coste. Inoltre, i nervi intercostali possono essere danneggiati, l'articolazione della spalla iperestesa e grossi tubi di drenaggio sono inseriti attraverso incisioni separate sulla parete toracica. Ne consegue un dolore postoperatorio fra i più severi, esacerbato dai movimenti respiratori e dai colpi di tosse [8].

La sternotomia mediana e la toracotomia ascellare sono considerate meno dolorose, ma l'accesso ad alcune strutture intratoraciche può essere limitato. Le procedure toracoscopiche sono meno invasive, ma il dolore nell'immediato postoperatorio può essere forte.

Altri fattori chirurgici che condizionano l'evoluzione postoperatoria sono: l'entità della manipolazione intraoperatoria, con lacerazioni o schiacciamento del tessuto polmonare; la decorticazione pleurica; la qualità dell'emostasi; il coinvolgimento pericardico; l'interessamento mediastinico e l'ostacolo al drenaggio linfatico. L'alterazione della funzione respiratoria è stata quantificata in termini di capacità vitale e di FEV_1, che si riducono del 50-75% nell'immediato periodo post-toracotomico per disfunzione del diaframma e degli altri muscoli respiratori, trauma ed edema polmonare, aumento della resistenza delle vie aeree, formazione di aree atelettasiche e ridotta compliance polmonare.

L'ipossiemia che risulta dall'amputazione del parenchima polmonare e dalle conseguenze della toracotomia è aggravata dall'aumento del lavoro respiratorio e dal costo energetico della ventilazione. La percentuale di riduzione della funzione respiratoria dovuta al dolore è incerta; tuttavia, una adeguata analgesia è fondamentale nella prevenzione di un ulteriore declino della riserva funzionale consentendo respiri profondi, rimozione delle secrezioni, fisioterapia adeguata e mobilizzazione precoce.

Dolore postoperatorio

Sono già state evidenziate le cause del dolore postoperatorio e l'importanza del trattamento antalgico nella prevenzione delle complicanze. I farmaci per l'analgesia postoracotomica possono essere somministrati per via sistemica o locoregionale [9, 10].

Analgesia sistemica

La somministrazione parenterale di oppioidi è il metodo tradizionale e più frequentemente utilizzato per il trattamento del dolore postoperatorio. I farmaci sono solitamente somministrati a boli intermittenti su richiesta del paziente ma è raro ottenere un'analgesia ottimale con questo metodo. L'analgesia controllata dal paziente (PCA) offre un miglior comfort al paziente e, evitando i picchi di concentrazione plasmatica, maggior sicurezza e minore incidenza di effetti collaterali.

Gli svantaggi degli oppioidi sono rappresentati dall'ampia variabilità individuale nella risposta e dalla stretta finestra terapeutica. Gli effetti collaterali sono: nausea, vomito, sedazione, prurito e la più temibile depressione respiratoria, in particolare dopo anestesia generale per sommazione di effetto con gli anestetici intraoperatori o per una preesistente patologia polmonare [7].

I FANS sono inadeguati come unico agente analgesico, ma si sono dimostrati vantaggiosi in termini di riduzione del dolore e del fabbisogno di oppioidi, se utilizzati in associazione a questi ultimi. Gli effetti indesiderati possono includere sanguinamento gastro-intestinale, disfunzione renale acuta reversibile e ipoaggregabilità piastrinica; tuttavia, un impiego di breve durata difficilmente comporta problemi clinici [11].

Tecniche locoregionali

Analgesia intercostale

L'anestetico locale può essere somministrato come singola dose prima della chiusura della parete toracica, attraverso iniezioni percutanee ripetute o attraverso cateteri intercostali. Il valore di una singola somministrazione pre-chiusura è dubbio, per la breve durata d'azione. Le iniezioni intermittenti o l'infusione continua postoperatoria sono efficaci in associazione alla somministrazione sistemica di oppioidi; è possibile il raggiungimento di tassi plasmatici elevati di anestetico locale [12].

Analgesia interpleurica

La somministrazione di anestetico locale attraverso un catetere interpleurico può essere effettuata con boli intermittenti o con infusione continua. Questa tecnica consente un miglioramento dell'analgesia postoracotomica con effetto di breve durata e senza significativo risparmio di oppioidi [13].

Analgesia paravertebrale

Il vantaggio è costituito dalla unilateralità del blocco simpatico e dalla minore quantità di anestesia locale richiesta con conseguente minore rischio di effetti collaterali. Mancano dati sufficienti nel trattamento del dolore postoracotomico [14].

Via epidurale

L'efficacia della somministrazione di soli anestetici locali per via epidurale toracica non è stata chiaramente documentata e si accompagna ad una incidenza elevata di effetti collaterali.

La morfina, poco liposolubile, tende a rimanere più a lungo nel liquor, coinvolgendo un numero maggiore di metameri e producendo un'analgesia più estesa e duratura; può essere somministrata indifferentemente a livello toracico o lombare a boli intermittenti o in infusione continua. La possibile comparsa di depressione respiratoria richiede un attento monitoraggio.

Il fentanil, liposolubile, tende a fissarsi nel tessuto nervoso vicino al sito di iniezione; è pertanto preferibile la somministrazione a livello toracico. La durata d'azione e la possibilità di depressione respiratoria ritardata sono minori rispetto alla morfina.

La somministrazione epidurale di sufentanil non dimostra vantaggi rispetto al fentanil.

La somministrazione epidurale di α_2-agonisti (clonidina) può avere un effetto additivo con altri analgesici, ma non è sufficiente se il farmaco è somministrato da solo; gli effetti collaterali sono ipotensione e sedazione. La combinazione di oppioidi e anestetici locali (bupivacaina a bassa concentrazione) può presentare effetto sinergico riducendo gli effetti collaterali dose-dipendenti di entrambi i farmaci; sono tuttavia necessari ulteriori studi per determinare la combinazione ed i dosaggi ottimali [14].

La somministrazione epidurale di oppioidi da soli o in associazione con anestetico locale consente una analgesia eccellente; i potenziali rischi di questa tecnica ne limitano l'accettazione da parte di molti anestesisti toracici. Le gravi, ma rare, complicazioni includono danni a nervi o midollo, ematoma, infezione o reazione infiammatoria, depressione respiratoria con gli oppioidi e blocco spinale alto o tossicità sistemica con gli anestetici locali. Gli effetti minori, ma più frequenti, includono nausea, prurito e ritenzione urinaria con gli oppioidi e ipotensione, debolezza muscolare, ritenzione urinaria e parestesia con anestetici locali; l'incidenza di cefalea postpuntura durale è bassa [9].

Crioanalgesia

Consiste nel congelamento dei nervi intercostali introducendo una lesione neurolitica parziale con preservazione dell'endonevrio e possibile rigenerazione assonale. Nel dolore postoracotomico sembra di scarso beneficio ed è accompagnata da una significativa incidenza di effetti collaterali [15].

"Preemptive" analgesia

L'ipotesi che gli stimoli nocicettivi durante l'incisione e l'intervento chirurgico possano contribuire alla sensibilizzazione centrale e ad un incremento del dolore postoperatorio suggerirebbe l'opportunità della somministrazione pre-incisione del farmaco analgesico. Sono necessari ulteriori studi per valutare i reali benefici di questa tecnica.

La scelta di una tecnica, o di una combinazione di tecniche, dovrebbe essere basata sull'esperienza del medico, la disponibilità di strumenti, personale e farmaci oltre che sulle caratteristiche del singolo paziente e sul rapporto beneficio/rischio [16].

Nella nostra esperienza la PCA con morfina, eventualmente in combinazione con analgesici non narcotici o con analgesia interpleurica, rappresenta un buon compromesso fra benessere del paziente e rischio di effetti indesiderati; si ritiene che questa tecnica consenta un accettabile controllo del dolore, con adeguato margine di sicurezza anche al di fuori dell'ambiente intensivo.

Complicanze polmonari

Le complicanze polmonari sono diverse in base all'intervento chirurgico effettuato, incidendo quest'ultimo in maniera diversa su mortalità e morbilità [17]. Le lobectomie sono gravate da problemi di perdite aeree persistenti, enfisema sottocutaneo, atelettasie del polmone residuo. Le complicanze più frequenti e gravi delle pneumonectomie sono le infezioni e la fistolizzazione.

Sanguinamento postoperatorio

Complica il 7.9% delle toracotomie, mentre nel 3% di tutti i pazienti è così imponente da richiedere un trattamento chirurgico [15]. Solitamente l'emorragia diffusa è più frequente dopo pneumonectomia, poiché manca l'effetto compressivo dovuto al polmone riespanso. Nelle prime 24 ore il sanguinamento è pari a 200-500 ml. Perdite orarie di 100-200 ml/h sono una indicazione alla toracotomia [18]. Va prestata particolare attenzione ai drenaggi, che possono essere occlusi, e al formarsi di coaguli e liquidi nel cavo pleurico. Se dopo un sanguinamento si formano abbondanti coaguli è opportuno rimuoverli senza attendere troppo per evitare ulteriori sanguinamenti (prodotti di lisi del fibrinogeno), infezioni o sequele pleuriche che alterino la funzione polmonare. Nelle pneumonectomie un sanguinamento importante nel cavo pleurico può favorire l'infezione e la fistolizzazione.

Perdite aeree persistenti

Le perdite aeree si arrestano normalmente entro la 3ª-4ª giornata ed il drenaggio viene abitualmente rimosso in 4ª-5ª giornata. In caso di perdite aeree persistenti bisogna valutare l'opportunità di sospendere l'aspirazione attiva; può essere necessario lasciare il drenaggio fino a due settimane. Se le perdite sono modeste, in 7ª giornata è possibile rimuovere il drenaggio, creando un parziale collasso del polmone, per poi valutare se inserire o meno un nuovo drenaggio. In caso di perdite aeree persistenti, per ridurre i tempi di degenza, è possibile utilizzare la valvola di Heimlich [19]. Nella chirurgia dell'enfisema le perdite aeree prolungate sono la complicanza più frequente. L'incidenza è stimata attorno al 20%. Il trattamento è solitamente conservativo, evitando fin da subito l'uso di drenaggi in aspirazione [20].

Enfisema sottocutaneo

L'aria proveniente dagli alveoli o dai piccoli bronchi rotti o sezionati può farsi strada attraverso le soluzioni di continuo della pleura parietale e causare enfisema, che si diffonde dalla parete toracica dove si trova la ferita. L'aria può anche superare la pleura mediastinica o diffondersi lungo i vasi polmonari e l'albero bronchiale, entrare nel mediastino e da qui dirigersi in alto nel sottocute del collo e del viso e/o in basso verso il retroperitoneo fino allo scroto. Può entrare in peritoneo creando immagini di aria sottodiaframmatica. Normalmente il problema è minimizzato dal corretto posizionamento e funzionamento dei drenaggi toracici, che vanno sempre verificati, e da una corretta ventilazione manuale nelle fasi finali dell'intervento. La comparsa o l'aggravamento di enfisema sottocutaneo nel postoperatorio deve far pensare all'insorgenza di pneumotorace, come nel caso di un drenaggio non ben funzionante, alla comparsa di fistola bronchiale o ad una lesione a carico dell'esofago.

Atelettasia del polmone residuo

È una complicanza relativamente frequente delle lobectomie. La maggior parte delle atelettasie è clinicamente non significativa e si risolve quasi spontaneamente. L'incidenza varia dall'1.8 al 60%, secondo le casistiche; la grande variabilità dipende dall'entità dell'atelettasia studiata, che può essere subsegmentale, segmentale o lobare. Considerando l'atelettasia completa lobare o bilobare, definita come collasso totale con opacità completa del lobo coinvolto e/o sbandamento mediastinico, l'incidenza è pari all'8% [21]. I fattori responsabili di questo fenomeno sono molteplici e non tutti ben conosciuti. I più importanti sono anomalie nel trasporto ciliare del muco, la quantità di secrezioni preoperatorie, l'età avanzata, la diminuzione della capacità funzionale residua al di sotto del volume di chiusura, l'alterata produzione di surfactante, la diminuzione dei respiri profondi e della tosse, dovuta ad un inadeguato controllo del dolore postoperatorio. Sicuramente entrano in gioco fattori di geometria anatomica, in quanto l'1,2% dei pazienti ha una atelettasia del lato non operato ed il 16% delle lobectomie superiori destre (il doppio della media!) va incontro a tale complicanza.

La terapia si basa su una adeguata fisioterapia, colpi di tosse efficaci, un corretto decubito e, secondo la gravità, su broncoaspirazioni e fibrobroncoscopie. È ormai accertato che non ha nessun ruolo nella prevenzione la broncoscopia nell'immediato postoperatorio, mentre la tecnica di analgesia postoperatoria (endovenosa, epidurale, intercostale) non è stata correlata all'insorgenza di tale complicanza.

Radiologicamente, la diagnosi differenziale della atelettasia va posta con l'infarcimento emorragico del lobo residuo, la cui incidenza non è valutabile, trattandosi di eventi aneddotici, ed è dovuta alla legatura della vena polmonare, in caso di particolari varianti anatomiche, o alla torsione del lobo residuo [17]. La broncoscopia fornisce una diagnosi differenziale ed il trattamento chirurgico è d'urgenza.

Fistola bronchiale

L'incidenza di fistola varia molto secondo le casistiche dal 2.1 al 10% ed è concordemente più alta nelle pneumonectomie rispetto alle resezioni; inoltre, è tre volte più alta per le pneumonectomie destre, probabilmente per la protezione fornita a sinistra dall'aorta al margine di sutura [22]. È di riscontro meno frequente dopo lobectomia e riguarda per lo più le resezioni destre. Quando si manifesta precocemente nelle prime giornate postoperatorie è il risultato di una impropria sutura bronchiale, che può essere evitata con una prova di tenuta eseguita intraoperatoriamente a 40 cm H_2O. Le deiscenze legate a necrosi e infezione della sutura compaiono intorno alla settima giornata postoperatoria.

Va ricordata a parte le lobectomia con reimpianto bronchiale, in cui l'incidenza di complicanze non sembra sostanzialmente diversa dalle lobectomie (fistola 1%, atelectasia 5%), anche se le casisitiche non sono particolarmente numerose. Nella pneumonectomia complicata da fistola la mortalità è pari al 20%, si è di poco modificata con gli anni (23% nel 1978) ed avviene per sepsi o per insufficienza respiratoria acuta da inondazione del polmone residuo.

Nella metà dei casi la fistola generalmente viene diagnosticata in 7ª-14ª giornata, raramente dopo la 20ª. Sono stati individuati numerosi fattori di rischio relativamente alle condizioni preoperatorie (diabete, ipoalbuminemia, denutrizione, cirrosi epatica, terapia corticosteroidea, radioterapia) ed alla tecnica chirurgica (ampia dissezione dei linfonodi mediastinici, monconi bronchiali lunghi, neoplasia sul margine di sutura). Clinicamente si può verificare una vomica con una espettorazione di pus con le medesime caratteristiche di quello presente nel cavo pleurico, infezione del versamento pleurico (se ancora sterile) che si manifesta qualche giorno dopo la fistolizzazione o pneumotorace iperteso con cianosi, ipossia ed ipotensione. Il trattamento richiede, se non ancora presente, il posizionamento di un drenaggio toracico per evacuare dal cavo pleurico aria e pus. Può essere necessaria l'intubazione con un tubo a due lumi e/o un eventuale reintervento.

Sono state proposte numerose tecniche chirurgiche come toracoplastica, mioplastica, omentoplastica, completamento della resezione polmonare (pneumonectomia). Attualmente il reintervento in caso di fistola bronchiale consiste nella resezione di un moncone bronchiale eccessivamente lungo e/o nella ricopertura con tessuto ben vascolarizzato suturato con filo riassorbibile. Il tessuto da preferire è l'omento (92% di successi) rispetto al muscolo o alla pleura (64% di successi), probabilmente per la maggior capacità di angiogenesi del grasso omentale [22].

Infezioni

L'infezione del cavo pleurico dopo pneumonectomia è una complicanza frequente e grave (5-15%) [17]. Le cause di infezione sono legate ad eventuali contaminazioni intraoperatorie (sezione del bronco, presenza di focolai settici), associate o meno a fattori favorenti: immunosoppressione da radio- chemioterapia, sanguinamento importante nel cavo pleurico. Il trattamento è basato su un adeguato drenaggio pleurico (meglio dall'alto verso il basso), per mantenere il cavo vuoto, associato a lavaggi ed antibiotico terapia mirata. Va sempre verificata la sutura bronchiale, perché un piotorace può derivare da una fistola ed un piotorace non drenato può essere causa di fistola.

Sbandamento mediastinico

La rimozione di un polmone fa sì che nei giorni e nei mesi il parenchima residuo iperespandendosi sposti il mediastino controlateralmente. Nell'immediato postoperatorio il fenomeno va attentamente valutato, per riequilibrare il mediastino aggiungendo aria nel cavo pleurico. In generale tutte le altre condizioni in cui il mediastino può spostarsi dalla linea mediana sono un sintomo di altre condizioni patologiche: presenza di fistola bronchiale, eccessivo accumulo di fluidi nel cavo operato o nel controlaterale, atelettasie parenchimali.

Pneumotorace

Il pneumotorace nel polmone non operato è una eventualità rara, anche se è ben conosciuto il pneumotorace durante ventilazione a pressione positiva. In letteratura ne è segnalato un caso [23], attribuito al barotrauma creato al momento della riespansione polmonare di un lobo medio che tendeva a rimanere collassato. È stato dimostrato sperimentalmente negli agnelli che la pressione necessaria per espandere aree ipoplastiche del polmone supera la pressione richiesta per rompere il polmone. In questo caso sarebbe stato utile il monitoraggio della pressione delle vie aeree durante ventilazione manuale.

Chilotorace

È una complicanza rara, pari allo 0.42% considerando tutti i pazienti sottoposti a toracotomia [24]. È più frequente in caso di chirurgia per neoplasia esofagea con linfoadenectomia mediastinica (2.9%) rispetto alla pneumonectomia (0.37%) o alla lobectomia (0.26%). Dal drenaggio si ha una perdita di 400-1.000 ml/die di liquido lattescente. L'intervento chirurgico con legatura del dotto toracico è necessario nel 90% dei pazienti sottoposti a chirurgia dell'esofago e nel 38.5% dei pazienti sottoposti a chirurgia del polmone. I restanti casi sono trattati con terapia conservativa, che consiste nella sospensione della dieta orale o in una dieta senza grassi. In ogni caso l'indicazione ad un intervento precoce sono la chirurgia esofagea ed una perdita superiore a 1.000 ml/die per 7 giorni.

Edema polmonare

L'amputazione di quantità più o meno ampie di polmone fa sì che lo stesso flusso sanguigno debba passare attraverso un letto vascolare ridotto che causa un aumento del postcarico destro [25]. Per mantenere costante il flusso è necessario aumentare la pressione, con conseguente aumento della quantità di ultrafiltrato, e si configurano i quadri clinicamente possibili: edema polmonare e insufficienza cardiaca destra. Nelle pneumonectomie l'incidenza di preedema polmonare è intorno al 10%, mentre l'edema clinicamente manifesto si presenta nel 2.5% dei pazienti [26].

Sono stati studiati diversi fattori di rischio e sia sperimentalmente sia clinicamente è risultato che un apporto di liquidi eccessivo, ad esempio per salvaguardare la funzione renale, accresce inevitabilmente il rischio di edema polmonare che si verifica anche con normali valori di pressione di incuneamento, perché la maggior pressione polmonare è dissipata per vincere resistenze aumentate. È stata perciò proposta la seguente formula per calcolare in maniera corretta la pressione capillare polmonare (Pc):

$$Pc=PWP + 0.4 (\overline{PAP} - PWP)$$

dove PWP è la pressione incuneata polmonare e $\overline{PAP}$ è la pressione arteriosa polmonare media [27].

Una pressione polmonare media >33 mmHg, dopo che le arterie polmonari siano legate, è indice di una mortalità perioperatoria del 33%, ma se tale valore è superato ancor prima della legatura, la mortalità sale al 40% [26]. Un elemento importante è la pressione delle vie aeree durante ventilazione meccanica. Valori elevati o aumentati indicano forse già intraoperatoriamente una riduzione della compliance polmonare e quindi la iniziale comparsa di edema [28].

L'utilizzo di plasma fresco congelato si correla strettamente alla comparsa di edema polmonare e due sono le possibili spiegazioni. Da una parte l'eccesso di liquidi, in quanto l'uso di plasma fresco serve per correggere deficit della coagulazione conseguenti a sanguinamenti importanti. D'altro lato è possibile ipotizzare un danno immunologico diretto causato dal plasma fresco [29], che contiene anticorpi contro i leucociti e talvolta anticorpi specifici contro i granulociti. Le suddette cellule una volta attivate migrano fra endotelio capillare ed epitelio alveolare, alterando la permeabilità delle membrane ai fluidi. Si crea così una sindrome nota come TRALI ("transfusion related acute lung injury"), che altro non è se non una variante di ARDS.

Shunt destro-sinistro

Di fronte ad un paziente che dopo pneumonectomia o lobectomia presenta una desaturazione o una dispnea altrimenti non spiegabile, bisogna sempre pensare all'insorgenza di uno shunt destro-sinistro. Molti pazienti hanno un forame ovale pervio e chiuso solo funzionalmente. Quando la pressione atriale destra supera la sinistra per aumento delle resistenze polmonari o della pressione ventricolare destra, la valvola permette un flusso fra atrio destro e sinistro. L'ecocardiografia permette di formulare una diagnosi corretta, mentre, dal punto di vista terapeutico, si deve cercare di ridurre il precarico ed il postcarico della sezione destra per realizzare una chiusura funzionale.

Aritmie cardiache

Dopo chirurgia polmonare insorgono con una certa frequenza, più comunemente dalla 2ª alla 6ª giornata postoperatoria, aritmie per lo più di tipo sopraventricolare (fibrillazione atriale, flutter atriale, tachicardia parossistica). L'incidenza varia anche secondo il tipo di intervento, dal 10% nelle resezioni polmonari si passa al 20% nelle pneumonectomie [30].

Le cause sono molteplici: dalla dilatazione dell'atrio destro per l'aumento del postcarico, alla manipolazione chirurgica con una conseguente infiammazione pericardica, sbandamento mediastinico, ipossia, dolore, febbre e aumento del tono vagale. Non esiste accordo sull'importanza dei vari fattori; per alcuni Autori l'elemento più importante sembra l'età; per altri, l'estensione della resezione polmonare [31].

L'importanza dell'alterazione vagale è un fattore correlato all'entità dell'intervento chirurgico: fibre simpatiche e del nervo vago convergono dai due lati a formare il plesso cardiaco collocato fra arco dell'aorta e biforcazione tracheale. Una importante dissezione dell'ilo polmonare si accompagna ad un danno anatomico a carico delle fibre nervose ed alla possibilità di insorgenza di aritmie. Clinicamente, nel 90% dei casi le aritmie scompaiono entro 3 giorni dall'insorgenza [32] e solo in circa l'8% dei casi continuano per più di una settimana; nel 33.3% delle manifestazioni cliniche la sintomatologia è ben tollerata dal paziente e solo raramente l'aritmia è causa di morte.

Il trattamento è quello normale delle aritmie cardiache sopraventricolari, mentre resta discusso il ruolo della digitalizzazione profilattica, che dovrebbe ridurre l'incidenza di aritmie e, qualora si manifestassero, renderle più facilmente trattabili.

Erniazione del cuore

È una complicanza rara ma con una mortalità elevata, intorno al 50%. Si realizza se viene creata una breccia nel pericardio ed insorge indipendentemente dalle dimensioni della breccia. Solitamente si manifesta al termine dell'intervento o nell'immediato postoperatorio [15]. Clinicamente, in caso di erniazione a destra, sono evidenti soprattutto la cianosi, specie nella metà superiore del corpo, e l'aumento della pressione venosa centrale. In caso di ernia sinistra prevalgono la tachicardia e la bassa portata per strangolamento del miocardio [33]. Tutti i sintomi sono presenti in caso di rotazione del cuore, favorita da ampi difetti pericardici. Il trattamento è chirurgico d'emergenza, tanto che a volte non si ha il tempo di eseguire una radiografia del torace, elemento fondamentale per una diagnosi differenziale.

Tromboembolia polmonare

L'incidenza è praticamente la stessa riscontrata in altri tipi di chirurgia, così come la valutazione e la terapia dei fattori di rischio resta la stessa [17]. Clinicamente il fenomeno si può manifestare più gravemente, in funzione della quantità di polmone (letto vascolare) asportato. Nell'1% dei pazienti sottoposti a pneumonectomia è possibile che si sviluppi un coagulo nel moncone vascolare legato e che poi, secondariamente, si verifichi una migrazione nel polmone restante [18].

Lesioni nervose

Le lesioni nervose possibili sono molteplici, ma sempre si realizzano intraoperatoriamente. Sono da distinguere in lesioni da posizione e lesioni da sezione chirurgica. I nervi intercostali sono spesso sezionati e tale condizione si manifesta relativamente spesso con dolori cronici di tipo deafferentativo [34]. La lesione del nervo frenico è sempre possibile e la paralisi diaframmatica che ne consegue può essere la causa di inaspettate o inspiegabili difficoltà respiratorie [18]. La lesione del nervo vago non produce quasi mai problemi nell'immediato postoperatorio, ma può essere la causa di una importante atonia intestinale. La lesione del laringeo ricorrente è più comune a sinistra; di solito, al momento della dissezione ilare viene identificato e preservato; talvolta è necessario sacrificarlo per la rimozione di linfonodi, con conseguente paralisi omolaterale della corda vocale, ostruzione parziale delle vie aeree e diminuzione della capacità di tossire.

Le lesioni da posizione sono in genere lesioni del plesso brachiale con un diverso meccanismo per il braccio superiore, da stiramento, e per il braccio inferiore, da compressione. Nel caso della spalla inferiore è necessario far scivolare bene la scapola in avanti, in modo che il plesso non resti compresso fra clavicola e prima costa. Nel caso della spalla superiore basta evitare l'abduzione estrema del braccio.

Bibliografia

1. Boysen PG (1991) Evaluation of pulmonary function tests and arterial blood gases. In: Kaplan JA (ed) Thoracic Anaesthesia, 2nd ed. Churchill Livingstone, New York, pp 1-18
2. Ferguson MK, Reeder LB, Mick R (1995) Optimizing selection of patients for major lung resection. J Thorac Cardiovasc Surg 109:275-283
3. Bollinger CT, Jordan P, Soler M, Stulz P, Gradel E, Skarvan K, Elsasser S, Gonon M, Wyser C, Tamm M, Perruchoud AP (1995) Exercise capacity as a predictor of postoperative complications in lung resection candidates. Am J Resp Crit Care Med 151:1472-1480
4. Ingenito EP, Evans RB, Larina ST, Kauka D, Reilly JJ, Mentzer SJ (1997) Preoperative inspiration resistance: a predictor of clinical response to LVRS. Am J Respir Crit Care Med 155:A794
5. Pearce AC, Jones RM (1984) Smoking and anesthesia: Preoperative abstinence and perioperative morbidity. Anesthesiology 61: 576-584
6. Gracey DR, Divertie MB, Didier BP (1979) Preoperative pulmonary preparation of patients with COPD. Chest 76:123-129
7. Fischler M, Raffin L, Brusset A, Seigneur F (1992) Anesthésie en chirurgie thoracique. Editions Techniques. Encycl Med Chir, Anesthésie-Réanimation, Paris-France, 36570 A10, p 16
8. Conacher ID (1990) Pain relief after thoracotomy. Br J Anaesth 65:806-812
9. Kavanagh BP, Katz J, Sandler AN (1994) Pain control after thoracic surgery. A review of current techniques. Anesthesiology 81:737-759
10. Nolli M, Sblendorio R, Berti R, Albani A (1996) Dolore postoperatorio e chirurgia toracica. In: Nolli M, Albani A, Nicosia F (eds) Il dolore postoperatorio. Mosby Doyma Italia, Milano, pp 249-271
11. Perttunen K, Kalso E, Heinonen J, Salo J (1992) I.V. diclofenac in post-thoracotomy pain. Br J Anaesth 68:474-480
12. Chan VW, Chung GF, Cheng DC, Seyone C, Chung A, Kirby TS (1991) Analgesic and pulmonary effects of continuous intercostal nerve block following thoracotomy. Can J Anaesth 38:733-739
13. Ferrante MF, Chan VW, Arthur GR, Rocco AG (1991) Interpleural analgesia after thoracotomy. Anest Analg 72:105-109

14. Perttunen K, Nilsson E, Heinonen J, Hirvisalo EL, Salo JA, Kalso E (1995) Extradural, paravertebral and intercostal nerve blocks for post-thoracotomy pain. Br J Anaesth 75:542-547
15. Benumof JL, Alfery DD (1993) Anestesia in chirurgia toracica. In: Miller RD (ed) Trattato di Anestesia, 1a ed. Antonio Delfino, Roma, pp 1647-1741
16. Stevens DS, Edwards WT (1991) Management of pain after thoracic surgery. In: Kaplan JA (ed) Thoracic Anaesthesia, 2nd ed. Churchill Livingstone, New York, pp 563-591
17. Colchen A, Bisson A, Bonnette P, Leroy M (1996) Suites opératoires en chirurgie thoracique. Encycl Méd Chir, Pneumologie 6-000-P-45, p 6
18. Aghdami A, Keenan RL (1991) Complications of Thoracic Surgery. In: Kaplan JA (ed) Thoracic Anaesthesia, 2nd ed. Churchill Livingstone, New York, pp 709-723
19. McKenna RJ Jr, Fischel RJ, Brenner M, Gelb AF (1996) Use of Heimlich valve to shorten hospital stay after lung reduction surgery for emphysema. Ann Thorac Surg 61:115-117
20. Cooper JD, Patterson GA, Sundaresan RS, Trulock EP, Yusen RD, Pohl MS, Lefrak SS (1996) Results of 150 consecutive bilateral volume reduction procedures in patients with severe emphysema. J Thorac Cardiovasc Surg 112:1319-1329
21. Korst RJ, Humphrey CB (1997) Complete lobar collapse following pulmonary lobectomy. Chest 111:1285-1289
22. Puskas JD, Mathisen DJ, Grillo HC, Wain JC, Wright CD, Moncure AC (1995) Treatment strategies for broncopleural fistula. J Thorac Cardiovasc Surg 109:989-996
23. Gabbot DA, Carter JA (1990) Controlateral tension pneumothorax during thoracotomy for lung cancer. Anaesthesia 45:229-231
24. Cerfolio RJ, Allen MS, Deschamps C, Trastek VF, Pairolero PC (1996) Postoperative chylothorax. J Thorac Cardiovasc Surg 112:1361-1366
25. Okada M, Ota T, Matsuda H, Okada K, Ishii N (1994) Right ventricular dysfunction after major pulmonary resection. J Thorac Cardiovasc Surg 108:503-511
26. Chiu RC, Unruh H (1989) Myocardial decompensation after major pulmonary resections. In: Grillo HC, Eschapasse H (eds) International trends in general thoracic surgery. WB Saunders, Philadelphia, Vol. 2, pp 465-474
27. Peters RM (1989) Postpneumonectomy pulmonary edema. In: Grillo HC, Eschapasse H (eds) International trends in general thoracic surgery. WB Saunders, Philadelphia, Vol. 2, pp 460-464
28. Van der Werff YD, van der Houwen HK, Heijmans PJ, Duurkens VA, Leusink HA, van Heesewijk HP, de Boer A (1997) Postpneumonectomy pulmonary edema. Chest 111:1278-1284
29. Ramsey G (1994) The pathophysiology and organ-specific consequences of severe transfusion reactions. New Horiz 2:575-581
30. Ghosh P, Pakrashi BC (1972) Cardiac dysrhythmias after thoracotomy. Br J Heart 34: 374-376
31. Krowka MJ, Pairolero PC, Trastek VF, Payne WS, Bernatz PE (1987) Cardiac dysrhythmia following pneumonectomy: clinical correlates and prognostic significance. Chest 91:490-495
32. Asamura H, Naruke T, Tsuchiya R, Goya T, Kondo H, Suemasu K (1993) What are the risk factors for arrhythmias after thoracic operations? A retrospective multivariate analysis of 267 consecutive thoracic operations. J Thorac Cardiovasc Surg 106:1104-1110
33. Dippel WF, Eherenhaft JL (1973) Herniation of the heart after pneumonectomy. J Thorac Cardiovasc Surg 65:207-212
34. Carlsson CA, Persson K, Pelletieri L (1985) Painful scars after thoracic and abdominal surgery. Acta Chir Scand 151:309-314

Capitolo 21

Monitoraggio del periodo perioperatorio nella chirurgia dell'aorta

B. Allaria, M. Dei Poli, M. Favaro

Le informazioni sullo stato dell'apparato cardiocircolatorio di un paziente da sottoporre a chirurgia aortica non sono mai troppe. Molte di queste informazioni, atte a definire nel modo più completo possibile la situazione cardiovascolare di base del paziente, vengono acquisite in fase preoperatoria per lo più una sola volta (ecocardiogramma, scintigrafia miocardica, coronarografia se necessario, etc); altre informazioni è utile ottenerle in modo continuativo e dinamico per tutto il periodo perioperatorio. Si tratta delle informazioni che consentono una valutazione del riempimento di circolo, dell'ossigenazione miocardica, dell'inotropismo cardiaco, del trasporto e dell'utilizzazione dell'O_2.

Solo alcuni segnali biologici possono essere monitorizzati in continuo per tutto il periodo perioperatorio e sono: l'ECG, la pressione arteriosa radiale, la pressione venosa centrale (CVP), le pressioni in arteria polmonare (PAP e WP) e la temperatura del sangue in arteria polmonare. La disponibilità di questi segnali biologici consente la determinazione di una larga serie di parametri emodinamici derivati: la gittata cardiaca (CO) misurata con la termodiluizione, il lavoro cardiaco, le resistenze vascolari polmonari e periferiche, la saturazione venosa mista dell'ossigeno (SvO_2), lo slivellamento del tratto ST dell'elettrocardiogramma, i tempi sistolici dei ventricoli destro e sinistro, il doppio prodotto (RPP, "rate pressure product"; freguenza cardiaca pressione arteriosa media) come indicatore indiretto del consumo miocardico di ossigeno (MVO_2). Solo due metodiche di monitoraggio consentono un controllo continuo in tutte le fasi della chirurgia aortica (fase preoperatoria, fase intra- e postoperatoria): il cateterismo dell'arteria polmonare con catetere di Swan Ganz e il monitoraggio a bassa invasività con tempi sistolici (LICaM, low invasivity cardiovascular monitoring).

Catetere di Swan Ganz

Rimane un presidio di assoluto valore nella sorveglianza dei pazienti di questo tipo. Nonostante le osservazioni fatte dall'ormai famoso lavoro di Connors del 1996 che tendeva a svalutare l'utilità di questo presidio definendolo addirittura pericoloso (la mortalità nel gruppo di pazienti sottoposti a cateterismo dell'arteria polmonare secondo Swan Ganz era maggiore rispetto al gruppo dei pazienti gestiti in modo tradizionale), l'uso di questo catetere è rimasto molto diffuso e la convinzione corrente è che esso sia utile ma che, per essere tale, deve essere usato da medici esperti che impieghino con sufficiente cultura le informazioni ottenute.

Lo studio del paziente sottoposto a monitoraggio emodinamico con catetere di Swan Ganz andrebbe iniziato nel pomeriggio precedente l'intervento. Sarebbe infatti utile scoprire per tempo alterazioni di circolo ed avere il tempo di correggerle quando possibile. Una delle "sorprese" più frequenti è l'assetto di tipo ipovolemico, spesso legato all'uso cronico di diuretici a scopo antipertensivo. Questa evenienza è tutt'altro che rara: coglierla tempestivamente consente un riequilibrio idrico prima dell'intervento ed una prevenzione di quelle ipotensioni all'induzione dell'anestesia che giocano un ruolo importante nel determinismo dell'ischemia miocardica perioperatoria. Se il dato emodinamico è incerto, può essere utile fare un "test del riempimento": nel paziente ipovolemico la somministrazione rapida di 250 ml di cristalloidi o di colloidi determina un significativo aumento di volume sistolico (SV, "stroke volume"), senza importanti incrementi di pressione di incuneamento (WP, "wedge pressure") (Figg. 1, 2). Il controllo emodinamico consente anche di scoprire insufficienze cardiache insospettate ma, mentre i mezzi diagnostici usati in fase preoperatoria - soprattutto l'ecocardiogramma 2D - sono in grado di cogliere con precisione una eventuale insufficienza cardiaca, l'iporeplezione del circolo passa inosservata perché la risposta adrenergica la maschera, mantenendo normali (o anche elevati) i valori pressori. Naturalmente la risposta adrenergica compensatoria è destinata a crollare bruscamente con l'inizio di azione degli anestetici.

Lo studio emodinamico del paziente diviene ovviamente prezioso nel guidare il ripristino volemico durante l'intervento. Anche da questo punto di vista è il binomio SV e WP che guida la reinfusione di massa. La gittata cardiaca (CO, cardiac output) può infatti essere buona, nonostante l'iporeplezione, grazie ad un aumento di frequenza, mentre il volume sistolico resta inevitabilmente basso. L'obiettivo è quello di tornare al volume sistolico e alla frequenza di base, utilizzando come WP di riferimento quella misurata nella fase di steady state anestesiologico, prima

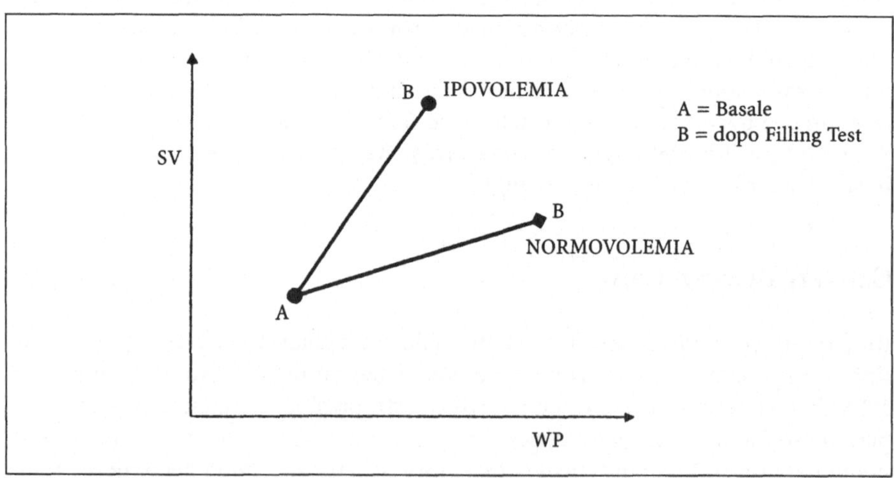

Fig. 1. Risposta di "stroke volume" (SV) e di "wedge pressure" (WP) alla somministrazione rapida di 250 ml di soluzione colloidale. Ipovolemia: deciso incremento di SV con modesto aumento di WP

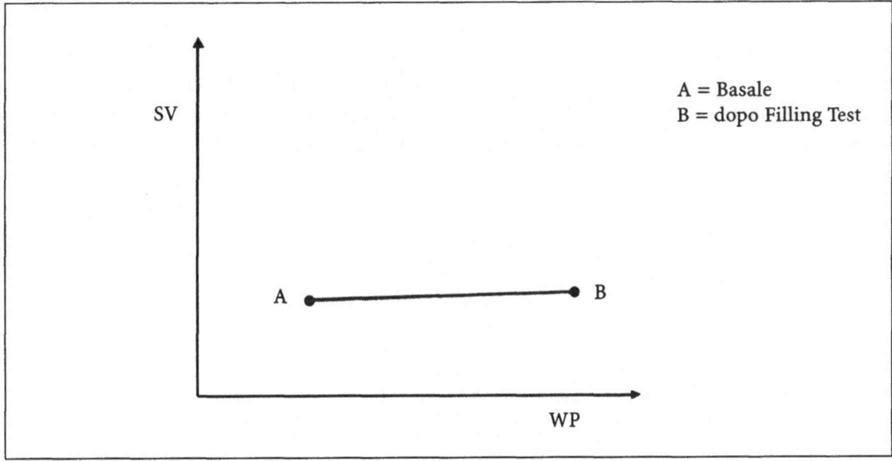

Fig. 2. Filling test: in presenza di insufficienza cardiaca latente il riempimento rapido determina un deciso aumento di WP con o senza lieve incremento

del clamp aortico e prima di eventuale perdita di massa in ventilazione artificiale. La WP di base (preoperatoria) - in respiro spontaneo - non può essere utilizzata come valore di riferimento, poiché in ventilazione artificiale essa è più elevata per un errore di misurazione che comunque è costante nelle determinazioni correnti. Non viene infatti abitualmente misurata, nella pratica clinica, la pressione transmurale (data da WP - pressione esofagea) che costituirebbe un valore più attendibile di WP in ventilazione artificiale.

Un aspetto particolare del monitoraggio del paziente sottoposto a chirurgia aortica è quello metabolico. Nella fase di clamp aortico, nella quale vi è l'esclusione del circolo di una percentuale di rilievo della massa corporea, esiste una riduzione del consumo di O_2 (VO_2) e, in linea di massima, una disponibilità di O_2 (DO_2) di lusso - salvo i momenti nei quali perdite ematiche molto importanti non sono rimpiazzate in modo pronto e adeguato. Al declampaggio aortico, invece, l'improvvisa apertura di una parte importante del letto circolatorio può provocare una sproporzione fra letto e massa circolante, la DO_2 può non essere sufficiente e, nonostante un aumento di estrazione tessutale di O_2, l'ossigenazione tessutale può non essere ottimale. Ciò è evidenziato da un incremento insufficiente di VO_2, da una riduzione della saturazione in O_2 del sangue venoso misto (SvO_2), da un aumento dei lattati e da una riduzione del BE. In questa fase della chirurgia aortica, quindi, il monitoraggio emodinamico non è più sufficiente e deve essere integrato da un controllo frequente della situazione metabolica (VO_2, O_2ER, DO_2, BE, lattati, SvO_2).

Un altro momento chiave del monitoraggio di questi pazienti è quello relativo alle prime ore della fase postoperatoria. In queste ore la temperatura del paziente, scesa durante l'intervento anche al di sotto dei 35°C, risale: si verifica quindi un rilasciamento della vasocostrizione che poteva mascherare una ipovolemia. In questa fase si possono infatti verificare ipotensioni anche importanti, tali a volte da far sospettare una perdita ematica.

Poiché queste ipotensioni possono innescare pericolosi eventi ischemici sia coronarici che mesenterici, è fondamentale che nelle prime ore della fase postoperatoria sia continuato un monitoraggio attento sia emodinamico che metabolico. Tale monitoraggio andrà continuato per almeno 24 ore. In questa fase ha un ruolo il monitoraggio di un parametro infrequentemente calcolato: la pressione di perfusione coronarica (CPP, "coronary perfusion pressure"). Naturalmente non è possibile la misurazione diretta di tale pressione nella pratica clinica quotidiana, ma è possibile calcolarla con buona approssimazione con la formula:

$$CPP = PAd - WP$$

dove PAd è la pressione diastolica sistemica.

È intuitivo che in pazienti come questi un dato del genere possa avere un ruolo importante fra gli altri. In caso infatti di stenosi coronariche critiche, quando la dilatazione compensatoria post-stenotica (meccanismo abituale per mantenere un gradiente pressorio sufficiente ad assicurare il flusso) abbia già raggiunto il massimo, la pressione di perfusione coronarica è fondamentale per la conservazione del flusso e quindi dell'irrorazione miocardica.

Monitoraggio cardiovascolare a bassa invasività

È un sistema di monitoraggio che, come dice il suo nome, è a bassa invasività, e prevede la gestione contemporanea di 3 segnali: ECG, onda di pressione arteriosa radiale, onda di pressione venosa centrale (CVP). Lo strumento analizza battito/battito i tempi sistolici del ventricolo sinistro, la CVP a fine diastole (sovrapponibile alla pressione telediastolica del ventricolo destro; RVEDP, "right ventricular end diastolic pressure"), il doppio prodotto (utile spia del consumo miocardico di ossigeno; MVO_2, "myocardial oxigen consumption"), lo slivellamento di ST in D2 e V5 (miglior modo attualmente possibile per avere una sorveglianza continua dell'ossigenazione miocardica) e il PSA/PEP (PSA, "pressure surface area"; PEP, "prejection period"), parametro correlato con il lavoro sistolico del ventricolo sinistro (LVSW, "left ventricular systolic work") (Fig. 3). In particolare i

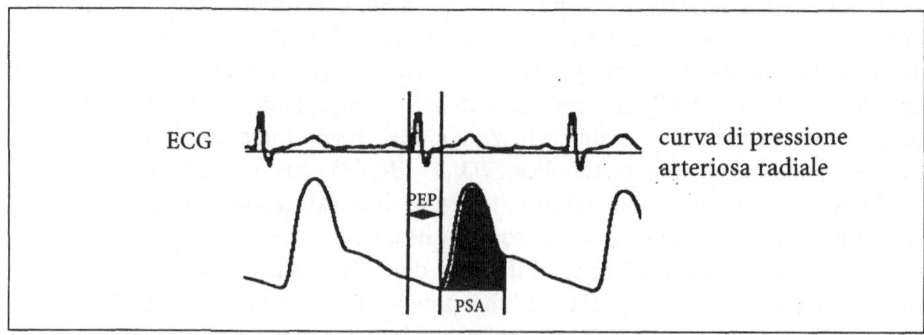

Fig. 3. Rappresentazione grafica della modalità di misura del PSA/PEP

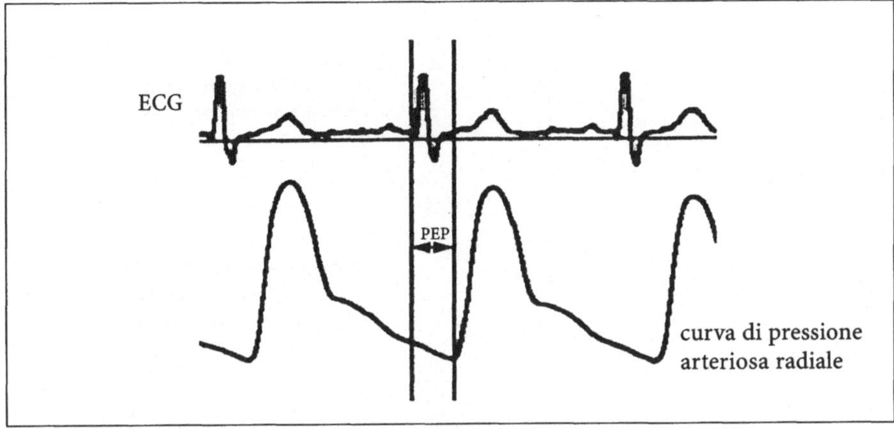

Fig. 4 Rappresentazione grafica della modalità di misura del PEP

tempi sistolici sono di straordinario interesse nel monitoraggio del paziente: il PEP è inversamente correlato con il riempimento del circolo (Fig. 4), ed il rapporto tempo di preiezione/tempo di eiezione (PEP/ET) è inversamente correlato con la contrattilità del ventricolo sinistro (Fig. 5).

Con questo strumento è quindi possibile avere informazioni continue, non fastidiose per il paziente, in tutto il periodo perioperatorio, su: riempimento del circolo, inotropismo del ventricolo sinistro, prestazione del ventricolo sinistro, consumo di ossigeno miocardico e ossigenazione miocardica. Questo mezzo di monitoraggio

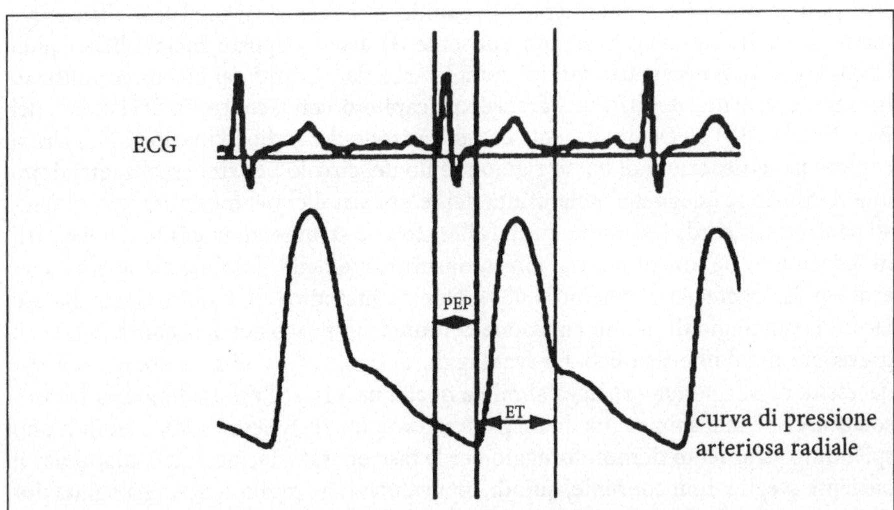

Fig. 5. Rappresentazione grafica della modalità di misura a del PEP/ET

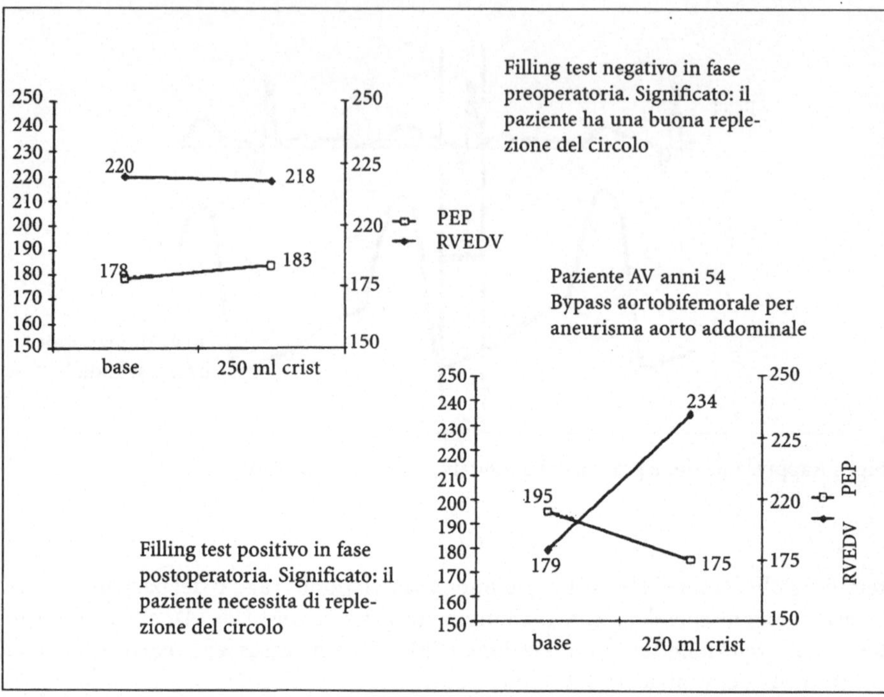

Fig. 6. Esempio clinico di impiego del PEP

è per alcuni versi più "continuo" ed immediato del catetere di Swan Ganz e, in alcuni casi, anche più sensibile. La risposta del PEP alle perdite di sangue ed al successivo riempimento è assolutamente più rapida ed evidente di qualsiasi altro parametro (Fig. 6). Tuttavia, esso non consente di avere risposte metaboliche quali l'SvO_2 e il VO_2. È necessario quindi completare i dati forniti dal Licam, soprattutto nei momenti critici descritti nel precedente capitolo, con il controllo dei lattati e del Base Excess (BE) ed eventualmente con il controllo del sodio urinario (UNa) che si contrae nelle situazioni di basso riempimento del circolo per rinormalizzarsi dopo una reinfusione adeguata. Sulla utilità dei tempi sistolici nel monitoraggio di questi pazienti concorda Muchada, che ha allestito uno strumento in grado di misurarli in "continuo", in concomitanza con la misurazione della flussimetria aortica con ecoDoppler esofageo (Dynemo 3.000). Questa metodica di monitoraggio ha sul Licam il vantaggio di un'informazione continua sul flusso aortico, consentendo di prevedere il volume sistolico. Lo svantaggio di questo tipo di monitoraggio è che necessita di una sonda esofagea simile a quella usata per l'ecocardiografia transesofagea, che è mal sopportata da un paziente sveglio. Il Dynemo 3.000 è quindi uno splendido strumento di monitoraggio per la fase operatoria, ma non è adatto per il paziente sveglio: non consente, quindi, una valutazione preliminare, una valutazione postoperatoria dopo il risveglio e neppure la valutazione di una fase molto delicata dell'anestesia di un vasculopatico, l'induzione.

Altri importanti aspetti del monitoraggio

Come è ben noto i pazienti vasculopatici sono nella stragrande maggioranza dei casi anche dei coronaropatici. Le complicanze ischemiche del miocardio sono infatti di grande frequenza in questo tipo di chirurgia. L'elettrocardiogramma (ECG) rimane il mezzo fondamentale per la sorveglianza dell'ossigenazione miocardica. È tuttavia importante abbandonare le derivazioni di monitoraggio a tre cavi, del tutto acritiche, ed assolutamente inidonee a dare informazioni sull'irrorazione coronarica. Occorre invece monitorizzare le due derivazioni D2 e V5 contemporaneamente, eventualmente con uno strumento in grado di sorvegliare lo slivellamento di ST in ambedue le derivazioni, cosa ormai possibile con numerosi monitors in commercio.

Nella fase postoperatoria il monitoraggio ECG va continuato e completato con un ECG completo a 12 derivazioni effettuato circa 3 ore dopo l'intervento, a riscaldamento avvenuto, in quella fase dove, come si è detto, più frequenti sono gli episodi di ipotensione e tachicardia - con riduzione di perfusione coronarica, o di ipertensione e tachicardia - con aumento di MVO_2.

Un altro elemento di monitoraggio di estrema utilità, ma utilizzabile solo nella fase di ventilazione artificiale, è l'$EtCO_2$, un parametro strettamente correlato con la gettata cardiaca ed il consumo di O_2 in costanza di ventilazione e di temperatura. Anche l'$EtCO_2$ è quindi molto utile nella valutazione delle condizioni di circolo, quando se ne osservino brusche riduzioni. Naturalmente un calo graduale è la regola ed è legato alla riduzione della temperatura ed al rallentamento degli scambi metabolici in anestesia generale; una ulteriore riduzione si verifica al clamp aortico, con l'esclusione dal circolo di una larga parte del corpo. In situazioni di stabilità, invece, bruschi cali di $EtCO_2$ hanno il significato di riduzioni di portata, a sua volta secondaria a riempimento di circolo insufficiente o a depressione cardiaca da anestetici. In steady state anestesiologico, in assenza di perdite ematiche, un rapido calo di $EtCO_2$ deve sempre far pensare all'effetto di un anestetico (ad esempio di un alogenato come il Forane); questo perché l'anestetico può determinare un calo di pressione con 3 meccanismi: 1) vasodilatazione arteriolare con buon mantenimento di portata; 2) venodilatazione con calo di riempimento cardiaco; 3) depressione cardiaca. Si comprende come l' $EtCO_2$ possa giocare un ruolo determinante nell'interpretazione di un'ipotensione:

- ipotensione con $EtCO_2$ normale: dilatazione arteriolare;
- ipotensione con $EtCO_2$ ridotta, che risponde ad un test di riempimento rapido: venodilatazione;
- ipotensione con $EtCO_2$ ridotta, che non risponde al riempimento rapido: depressione cardiaca.

Come si vede, quindi, un utilizzo "colto" di un parametro semplice come l'$EtCO_2$ può essere di straordinaria utilità in Sala Operatoria.

Non possiamo chiudere questa rassegna senza fare un cenno all'ecocardiografia transesofagea (TEE, "transesophageol echocardiography") che sta assumendo un ruolo sempre più importante nella sorveglianza del cuore in chirurgia dell'aorta. L'interesse che sta suscitando la TEE è già stato paragonato all'entusiasmo precedentemente generato dal catetere di Swan Ganz, rispetto al quale la TEE fornisce indicazioni più numerose che sono tuttavia complementari e non alternative al monitoraggio emodinamico invasivo. La TEE, rispetto al catetere di Swan Ganz, è più efficace nel riconoscere una disfunzione ventricolare sinistra, una ischemia miocardica o una condizione di ipovolemia; lo studio emodinamico invasivo è in grado di valutare meglio lo stress parietale del ventricolo sinistro e le condizioni pressorie a rischio di edema polmonare [1, 2].

La gittata cardiaca può essere valutata con la TEE, ma questo tipo di approccio richiede dei tempi di studio eccessivi, impone finestre ecocardiografiche dedicate e distoglie dalle valutazioni morfologiche e funzionali per le quali la TEE trova le sue specifiche indicazioni. La TEE rappresenta l'unico monitoraggio seminvasivo in grado di fornire in continuo e in tempo reale una valutazione della funzionalità cardiaca. La funzione ventricolare sinistra viene meglio monitorata nella proiezione transgastrica in asse corto a livello dei muscoli papillari. È qui infatti che nei diversi segmenti della parete miocardica - inferiore, laterale, anteriore e settale - vengono rappresentate le tre coronarie e questo ottimizza la possibilità di monitorizzare la cinesi segmentaria (RWM,"regional wall motion"; mobilità regionale della parete) del ventricolo sinistro [3]. La RWM può essere definita in modo quantitativo, definendo il profilo epicardico, oltre che quello endocardico, della parete ventricolare sinistra, misurando così la percentuale di ispessimento sistolico (SWT, "systolic wall thickening"):

$$SWT=ESWT-EDWT/EDWT*100$$

dove: EDWT ("end diastolic wall thickening") è lo spessore telediastolico ed ESWT ("end systolic thickening") lo spessore telesistolico della parete ventricolare sinistra [4].

La TEE consente una precoce identificazione dell'ischemia miocardica intraoperatoria, dal momento che la più precoce manifestazione della insufficiente irrorazione coronarica è rappresentata dalla comparsa di anomalie della cinesi parietale segmentaria e dal decremento dell'ispessimento parietale sistolico. Queste manifestazioni precedono nel tempo le modificazioni elettrocardiografiche ed emodinamiche. L'ipocinesia compare inoltre ad una riduzione del 50% della perfusione coronarica, mentre le alterazioni ECG non si verificano prima di una riduzione del 75% del flusso [5]. La TEE è inoltre l'unica metodica non invasiva affidabile e ad elevata sensibilità per il monitoraggio "in continuo" del vero precarico ventricolare sinistro.

L'area telediastolica (EDA, end diastolic area) corrisponde al precarico ventricolare sinistro [6]. L'area telesistolica (ESA, end systolic area) corrisponde al volume telesistolico ventricolare. Utilizzando questi due parametri nella formula seguente:

$$EDA-ESA/EDA*100$$

si ottiene la modificazione frazionale dell'area (FAC, fractional area change) che ha una elevata correlazione con la frazione di eiezione misurata con i radionuclidi e fornisce un indice della funzione ventricolare sinistra [7].

Unica nel suo genere è la possibilità offerta dalla TEE nella valutazione della funzione diastolica. Un quadro di ipotensione sistemica può essere la conseguenza di un ostacolato riempimento del ventricolo sinistro per una compromissione della fase diastolica. In corso di una patologia della diastole indotta da modificazioni ischemiche, il dato di più immediata evidenza risiede in un alterato rapporto tra il flusso transmitralico proto- e telediastolico, con un incremento progressivo di quest'ultimo (onda A) che diviene preponderante rispetto al primo, dovuto al riempimento passivo del ventricolo (onda E). Il riscontro all'indagine Doppler di una inversione del rapporto E/A (valore normale 1.5) suggerisce un alterato rilasciamento diastolico del ventricolo sinistro che esprime una ridotta compliance dello stesso [8].

Sulla TEE si potrebbe parlare molto più a lungo ma si entrerebbe in dettagli specialistici di interesse meno specifico per l'anestesista. Vale comunque anche per la TEE la limitazione descritta per la flussimetria aortica di Muchada: non si presta per determinazioni a paziente sveglio ed è quindi un ottimo metodo di monitoraggio solo in sala Operatoria. Occorre aggiungere che un moderno Ecocolor-Doppler è molto costoso e che occorre molta esperienza per farne un uso corretto.

Bibliografia

1. Leung JM, Chan FW, Mangano DT (1990) Transesophageal echocardiography: prediction of intraoperative hypovolemia. Anesth Analg 70:S236
2. Kaplan JA, Wells PH (1981) Early diagnosis of myocardial ischemia using the pulmonary artery catheter. Anesth Analg 60:789
3. Wyatt HL, Meer Baums S, Heng MK (1981) Experimental evaluations of the extent of myicardial dyssinergy and infarct size by two dimensional echocardiography. Circulation 63:607
4. Lieberman AN, Weiss JL, Juogdutt BI (1981) Two dimensional echocardiography and infarct size: relationship of regional wall motion and thickening to the extent of myocardial infarction. Circulation 63:739
5. Smith JS, Cahalon MK, Benefiel DJ (1985) Intraoperative detection of myocardial ischemia in high risk patients: electrocardiography versus two dimensional TEE. Circulation 75:1015
6. Schluter M, Langenstein BA, Polster T (1982) Transesophageal cross-sectional echocardiography with a phased array transducer system: technique and initial clinical results. Br Heart J 48:67
7. Clements FM, Harpole DH, Quill T (1990) Estimation of left ventricular volume and ejection fraction by two dimensional TE: comparison of short axis imaging and simultaneous radionuclide angiography. Brit J Anesth 64:331
8. Thys D, Hillel Z, Konstadt S (1986) The intraoperative evaluation of left ventricular filling by esophageal Doppler echocardiography. Atti del Congresso dell'American Society of Cardiac Anesthesia A80

Capitolo 22

Trattamento anestesiologico nella chirurgia dell'aorta addominale

A. Tripepi, G. Gritti, G. Mellone, T. de Francesco

La chirurgia dell'aorta addominale comporta modificazioni fisiopatologiche rilevanti. Essa deve essere affrontata con un'attenta valutazione preoperatoria del paziente, in particolare della funzione cardiaca, che più di frequente è alterata nella malattia arteriosclerotica dei grossi vasi, e con una approfondita conoscenza degli effetti intraoperatori dell'occlusione acuta dell'aorta, della sua rimozione e delle perdite ematiche. È sembrato, pertanto, utile delineare gli aspetti più rilevanti del comportamento che è opportuno seguire nelle diverse fasi, traendo lo spunto, oltreché dall'esperienza personale, dall'indirizzo riportato nelle più recenti pubblicazioni in materia.

Nel periodo compreso tra il 1 Gennaio 1996 e il 31 Dicembre 1997, 197 pazienti consecutivi sono stati sottoposti a chirurgia aortica ricostruttiva presso la Clinica di Chirurgia Vascolare dell'Università di Padova. Gli interventi per aneurisma dell'aorta addominale (AAA) sono stati 160 (131 in elezione e 29 in urgenza); gli interventi per arteriopatia obliterante periferica (AOP) sono stati 37 (34 in elezione e 3 in urgenza). Le caratteristiche demografiche, le indicazioni all'intervento e alcuni dati intraoperatori di rilievo sono riportati nelle Tabelle 1-3.

Epidemiologia ed eziopatogenesi

Le lesioni arteriosclerotiche dell'aorta addominale si manifestano essenzialmente come:
- dilatazione;
- lesioni steno-obliterative del tratto aorto-iliaco.

Sicuramente più frequenti, gli aneurismi dell'aorta addominale (AAA) presentano indici epidemiologici ancora non sufficientemente chiariti, soprattutto per quanto riguarda la reale prevalenza ed i fattori prognostici. L'incidenza dell'AAA è sicuramente in crescita, soprattutto nella popolazione anziana, tendenza osservata ormai in tutti i Paesi occidentali e in quelli cosiddetti industrializzati. Questo fenomeno riconosce diversi motivi, tra cui il miglioramento della qualità di vita, l'aumento della percentuale di popolazione nella terza età ed infine, ma certamente di rilevanza non trascurabile, il miglioramento delle metodiche di screening diagnostico non invasivo. In effetti, la maggior parte degli aneurismi dell'aorta addominale sono diagnosticati tra la sesta e la settima decade di vita, spesso accidentalmente in occasione di un esame ecografico eseguito per altra causa.

Tabella 1. Pazienti

	n.	%
Pazienti	197	
Interventi	197	
• AAA	160	
• AOP	37	
Maschi	175	(88.8%)
Femmine	22	(11.2%)
Età media (anni)	68.8	
– M	68.4	(DS± -7.5)
– F	71.7	(DS± -5.8)

Nella nostra casistica l'età media nei due sessi era 68.8 anni (Tab. 1).

In realtà, tutti questi elementi non sembrano giustificare da soli il rilevante aumento di incidenza degli AAA. Diversi studi, più o meno recenti, dimostrano una prevalenza di AAA che varia dal 2 al 4.3% nella popolazione maschile di età superiore ai 50 anni, ma che raggiunge il 10% nella popolazione di età superiore ai 75 anni. Bengtsson et al. [1] hanno condotto uno studio necroscopico su una casistica molto numerosa, oltre 45.000 autopsie in soggetti di età superiore ai 50 anni. Questi Autori hanno rilevato una dilatazione aneurismatica dell'aorta addominale di diametro superiore ai 40 mm in circa il 4.3% dei soggetti di sesso maschile, e nel 2.1% di quelli di sesso femminile.

Benché la parola derivi dal greco *aneurysma* (dilatazione), il concetto patologico va distinto dalla semplice ectasia. Recenti studi propongono un modello patogenetico coinvolgente un'esagerata attività elastasica parietale, che avrebbe come diretta conseguenza un "remodelling"qualitativo e quantitativo del collagene [2], con conseguente notevole indebolimento parietale. La Society of Cardiovascular Surgery ha proposto come criterio di definizione di AAA un diametro maggiore di 30 mm, in altre parole eccedente del 50% rispetto al teorico normale [3]. L'allargamento è clinicamente evidente quando raggiunge il doppio del vaso normale.

In realtà non esiste parere univoco per definire una dilatazione come aneurismatica e nel porre indicazione ad intervento chirurgico in quanto, se da un lato il diametro dell'AAA non sembra essere in diretta correlazione al grado di "ageing" di parete e quindi predittivo del rischio di rottura, dall'altro non esiste, al momento, esame diagnostico in grado di determinare il reale spessore della parete arteriosa. A tal proposito abbiamo direttamente osservato alcuni casi di rottura di AAA con diametro prossimo ai 30 mm e pertanto, in accordo con il gruppo di Kieffer [4], riteniamo che la sola presenza di un AAA asintomatico in un paziente in buone condizioni generali, sia motivo sufficiente a porre indicazione chirurgica. In conformità a dati disponibili in letteratura, è generalmente accettato che il tasso di rottura degli AAA entro 5 anni supera il 75% se con diametro maggiore a 7 cm, del 35% se con diametro >6 cm e del 25% per dimensioni di 5 cm [5, 6]. Per gli aneurismi di diametro inferiore, i cosiddetti piccoli aneurismi, non esistono al momento risultati definitivi, ma su quest'argomento è in corso uno studio avviato dal Department of Veteran Affair nel 1992.

Tabella 2. Indicazioni all'intervento

	Elezione	Urgenza	Totale
Aneurisma aorta addominale	131	29	160 (81.2%)
Arteriopatia obliterante	34	3	37 (17.8%)
Totale	165 (83.8%)	32 (16.2%)	197

Tabella 3. Dati intraoperatori

	Elezione	D'urgenza
Numero di pazienti	165	32
Età media	68.8 (±7.21)	74.1 (±7.39)
Durata totale del clampaggio	48 min	56.5 min
Entità dell'emorragia	685 ml	1.550 ml
Unità EC trasfuse	2 unità	4 unità
Autorecupero	285 ml	650 ml
Terapia intensiva postoperatoria	37 pz. (22.4%)	32 pz. (100%)

Quando si pone l'indicazione a un intervento per aneurisma dell'aorta addominale bisogna sempre tenere presente che la mortalità in fase di rottura è superiore al 50%, invece la mortalità negli interventi effettuati in elezione oscilla intorno al 2-4%. Pur tuttavia, questi pazienti spesso presentano manifestazioni di malattia arteriosclerotica anche a carico di altri organi e sistemi (coronaropatia, insufficienza cerebro-vascolare), sono spesso ipertesi e con alterazioni della funzionalità epatica e renale. Pertanto, la scelta chirurgica e la valutazione preoperatoria di cui si fa carico l'anestesista, non possono non tenere conto delle condizioni generali del malato, della sua età e della sua spettanza di vita. Un comportamento attendistico è giustificato solo quando il rischio operatorio, a causa delle patologie concomitanti (es. angina pectoris a riposo, infarto miocardico recente, insufficienza renale acuta, ecc) appare superiore al rischio compatibile con un intervento eseguito in elezione.

Materiale protesico

Le principali caratteristiche e i requisiti delle protesi sintetiche utilizzate nella chirurgia aortica ricostruttiva sono riassunti in Tabella 4. Schematicamente, si opera una distinzione tra materiali sintetici tessuti e materiali sintetici non tessuti (PTFEe). I primi si identificano con il Dacron, introdotto agli inizi degli anni '60, con tessitura a maglia (protesi Knitted), buona maneggevolezza, alta porosità e resistenza minore, o con tessitura a rete (protesi Woven) con resistenza maggiore, bassa porosità ma scarsa "compliance". In entrambi i casi, una speciale lavorazione (protesi Velour) migliora la maneggevolezza, ma soprattutto riduce il sanguinamento, a parità di porosità, per aumentato "intrappolamento" eritrocitario nelle maglie.
Negli ultimi anni un sostanziale miglioramento delle caratteristiche generali del materiale protesico è stato ottenuto mediante impregnazione delle protesi con

Tabella 4. Caratteristiche e requisiti delle protesi vascolari

- Biocompatibilità
- Healing (incorporamento)
- Maneggevolezza ed adattabilità
- Durata
- Resistenza alle infezioni

sostanze organiche, quali collagene, gelatina, albumina e, ancora più recentemente, operando un rivestimento con un sottile film di carbone monolitico. In termini operativi è bene che l'anestesista conosca che, in linea di massima, le protesi tipo Woven e molte altre sottoposte a "pretrattamento" non richiedono il "preclotting" con sangue venoso. Ovviamente, le protesi Knitted richiederanno una fase di preclottaggio con sangue venoso cavale, per questo è buona norma somministrare l'eparina solo dopo che il chirurgo ha prelevato dalla vena cava inferiore il volume di sangue necessario al "preclotting".

Vie di accesso

L'isolamento chirurgico dell'aorta addominale ha due possibili vie di accesso:
- transperitoneale, con paziente in posizione supina;
- retroperitoneale (o extraperitoneale), con paziente in decubito laterale destro.

Sicuramente più impiegata, la via transperitoneale prevede una laparotomia mediana (xifo-pubica), meno frequentemente trasversale bilaterale. Tale accesso presenta numerosi vantaggi, legati ad un buon controllo ed esposizione degli organi endoaddominali, esposizione adeguata del carrefour aortico e di entrambe le arterie iliache, esposizione molto ampia dell'aorta pararenale con possibilità di poter effettuare agevolmente la tecnica chirurgica ricostruttiva più opportuna, soprattutto se emerge la necessità di rivascolarizzazioni associate dei vasi splancnici [7].

I vantaggi di un accesso extraperitoneale secondo Rob [8] consistono nell'evitare aderenze endoperitoneali, nel ridurre i tempi di canalizzazione intestinale postoperatoria e nella minore incidenza di complicanze respiratorie [9]; per contro, la via retroperitoneale è più indaginosa, presenta un rischio maggiore di lesioni (soprattutto all'uretere sinistro) e non consente un isolamento adeguato della arteria renale destra e dell'asse arterioso iliaco destro.

Reimpianto di vasi viscerali

Si tratta di procedure addizionali, che aumentano la durata e il rischio complessivo connesso all'atto chirurgico [10]. Quando le arterie viscerali addominali hanno origine nella sacca aneurismatica, può essere necessario reimpiantarle sulla protesi aortica. Qualora un processo arteriosclerotico estensivo coinvolga le arterie viscerali, può essere indicato un bypass [10].

Il rischio cardiologico nella chirurgia dell'aorta addominale

Molti studi hanno dimostrato che la morbilità perioperatoria per cause cardiache è molto elevata tra i pazienti sottoposti ad interventi di chirurgia toracica maggiore, addominale o vascolare, in particolare modo quando essi hanno un'età superiore ai 70 anni [11-14]. Nello studio prospettico condotto da Ashton et al. [12] su 1.487 pazienti di sesso maschile e di età superiore a 40 anni, la semplice necessità di chirurgia vascolare era un fattore di rischio significativo e indipendente di infarto del miocardio perioperatorio, anche se non vi erano sospetti né tantomeno certezze di coronaropatia (CAD) al momento dell'intervento.

I pazienti candidati ad interventi di chirurgia dell'aorta addominale, sia per malattia aortica aneurismatica, sia per malattia aortica occlusiva, presentano un aumentato rischio di complicanze cardiache ischemiche [12,14], per le seguenti ragioni:

- la presenza di malattia arteriosclerotica e coronaropatia che hanno in comune molti fattori di rischio (diabete mellito, tabagismo, iperlipidemia) (Tab. 5);
- l'apparente assenza di sintomi anginosi che possono non comparire per le limitazioni funzionali imposte dall'età avanzata o dalla *claudicatio intermittens*, o da entrambe;
- la durata spesso protratta degli interventi sull'aorta addominale e l'importanza di marcate fluttuazioni dei fluidi intra- ed extravascolari e dei fattori che determinano la performance cardiaca (preload, contrattilità miocardica, frequenza cardiaca, afterload). Tali interventi, inoltre, presentano un rischio elevato di trombogenicità [11].

Nel 1993 Krupsky e il Perioperative Ischemia Research Group [15] pubblicarono uno studio prospettico che si prefiggeva di stratificare l'incidenza perioperatoria e a medio termine (2 anni) di infarto miocardico (MI) (fatale/non fatale), in relazione al tipo di chirurgia vascolare effettuato (53 innesti di protesi per aneurisma dell'aorta addominale, 87 bypass sottoinguinali per arteriopatia obliterante degli arti inferiori). I risultati dello studio furono i seguenti: l'incidenza di MI nel periodo perioperatorio fu identica nei due tipi di chirurgia (9% vs. 7%); invece, entro i 2 anni, nei pazienti sottoposti a bypass sottoinguinale l'incidenza di MI fu 3,5 volte più alta che negli operati per aneurisma dell'aorta addominale (21% vs. 6%).

Probabilmente questa differenza era dovuta al fatto che diabete mellito e anamnesi positiva per cardiopatia ischemica e/o precedente insufficienza cardiaca congestizia, erano significativamente prevalenti nel gruppo dei pazienti sottoposti a bypass sottoinguinale.

In uno studio simile al precedente, da cui però si differenziava perché comprendeva anche interventi di chirurgia carotidea e perché il periodo di follow-up era stato più lungo, L' Italien et al. [16] giunsero a conclusioni del tutto sovrapponibili. In questo studio l'incidenza di MI perioperatoria e a medio-lungo termine (4 anni) non differiva significativamente. I due studi sopracitati [15, 16] hanno confermato quanto era stato precedentemente riportato da Roger [17]: l'evidenza clinica di CAD in un paziente con vasculopatia sembra essere un predittore clinico di eventi cardiaci successivi più affidabile di quanto non lo sia il tipo di chirurgia effettuato.

Nel 1987, Hertzer [18] pubblicò una revisione su casistiche di migliaia di interventi di chirurgia vascolare (endoarteriectomia carotidea, resezione di aneurisma aortico, rivascolarizzazione degli arti inferiori) pubblicate dal 1970 al 1987. Le complicazioni di origine cardiaca potevano essere ritenute responsabili di circa la metà di tutti i decessi avvenuti nel periodo perioperatorio (entro 30 gg) e, se c'era una diagnosi preoperatoria di CAD, la probabilità che si verificassero eventi fatali aumentava di ca. 5 volte. Inoltre, la mortalità tardiva (5 anni) per i pazienti con CAD sospettata al momento dell'intervento era due volte maggiore di quella relativa ai pazienti sui quali questo sospetto non c'era (circa il 20% vs. il 40%). In questo stesso importantissimo studio fu fatta un'osservazione degna della massima attenzione. Piccoli gruppi di pazienti erano stati sottoposti ad interventi di rivascolarizzazione coronarica: orbene, in questi pazienti la mortalità perioperatoria e quella tardiva erano sovrapponibili a quelle di una ben più numerosa serie di pazienti che non presentavano alcun segno clinico di CAD al momento dell'intervento di chirurgica vascolare [18].

Anche nella nostra casistica l'incidenza di cardiopatia ischemica è considerevole. Nella Tabella 5 sono state raffrontate l'incidenza di fattori di rischio e patologie preesistenti con i medesimi parametri riportati in due importanti rassegne bibliografiche pubblicate alla fine degli anni '80 [19-21]. Un pregresso infarto del miocardio o una condizione di angina erano presenti nel 35.8% dei casi osservati. I nostri dati non erano molto discordanti da quelli di Cunningham [19, 20] e Hessel [21], i quali però distinguevano l'incidenza d'infarto pregresso da quella di angina pectoris intesa come problema attivo e indipendente da un'eventuale pregressa necrosi miocardica (Tab. 5).

Nell'interpretazione del rischio chirurgico globale correlato alla chirurgia vascolare e, di conseguenza, del rischio cardiologico che ne costituisce una rile-

Tabella 5. Fattori di rischio e patologie coesistenti nella chirurgia dell'aorta addominale

	Cunningham [19, 20]	**Hessel [21]**	**N. casistica 197 pazienti ('96-'97)**
Periodo uscita riferimenti bibliografici	'70-'86	'75-'88	–
Cardiopatie			?
• Infarto miocardico pregresso	40-50	19-47 (29)	?
• Angina	10-20	7-27 (20)	35.8*
• Insufficienza cardiaca congestizia	10-15	6-26 (13)	?
Ipertensione	50-60	28-64 (46)	51.6
Pneumopatia cronica ostruttiva	25-50	7-49 (28)	12.4
Diabete mellito	9-12	6-11 (8)	14.2
Insufficienza renale	5-17	3-39 (13)	2.2
Malattia cerebrovascolare	–	3-39 (13)	23.3
Malattia vascolare periferica	–	3-40 (13)	?
Fumo	–	63-98 (80)	53.3
Dislipidemia	–	–	25.0

*Il dato comprende sia i pazienti con pregresso infarto e non più sintomatici, che quelli in trattamento per angina ma con anamnesi negativa per IMA

vante componente, bisogna tener presente anche il numero dei casi trattati dalla medesima équipe chirurgica. In effetti, l'incidenza di morbilità e mortalità osservata in reparti di chirurgia vascolare, può non collimare con i risultati conseguiti in reparti nei quali gli interventi di chirurgia vascolare sono eseguiti raramente. La mortalità perioperatoria varia in rapporto inverso rispetto al numero dei casi trattati, sia per quanto riguarda la chirurgia della carotide, che per quanto riguarda la chirurgia dell'aorta addominale. Hannah et al. [22] hanno eseguito uno studio retrospettivo su 3.570 resezioni elettive di aneurisma aortico addominale eseguite nello Stato di New York. Gli Autori hanno riscontrato l'esistenza di una correlazione inversa tra il numero dei casi e l'incidenza di mortalità per chirurghi che effettuavano fino a 2 interventi l'anno (11% di mortalità), da 3 a 9 interventi (7,3% di mortalità) o infine 10 o più interventi (5,6% di mortalità).

Non vi sono in letteratura studi che rilevino se questi trend (alto volume di attività/basso rischio, basso volume di attività/alto rischio) siano o no influenzati anche dall'esperienza dell'anestesista e dalla sua personale consuetudine con interventi di chirurgia vascolare maggiore.

La valutazione cardiovascolare preoperatoria è pertanto un aspetto rilevante di questa chirurgia. Essa ha l'obiettivo di:

- valutare le capacità funzionali cardiocircolatorie e la riserva coronarica;
- stabilire quali sono le indagini da fare;
- effettuare il trattamento preoperatorio opportuno;
- programmare la conduzione dell'anestesia e scegliere gli strumenti di monitoraggio adeguati.

Ovviamente, prima d'ogni altro iter diagnostico, è importante che l'approccio al paziente avvenga nel modo più corretto, considerando con attenzione le notizie anamnestiche e tutta la documentazione preesistente, ed eventualmente programmando indagini diagnostiche indicizzate ad una più approfondita valutazione.

Anamnesi

L'anamnesi ha lo scopo di identificare le cardiopatie e i processi morbosi coesistenti. Le cardiopatie da identificare sono:

- angina pregressa o instabile;
- recente o pregresso infarto del miocardio (MI);
- recente o pregressa insufficienza cardiaca congestizia (CHF);
- aritmie sintomatiche.

Le malattie associate da ricercare sono: l'arteriopatia periferica, la malattia cerebrovascolare, il diabete mellito, l'insufficienza renale, la broncopneumopatia cronica ostruttiva. Se la cardiopatia è nota, bisogna chiarire ogni recente modificazione della sintomatologia e prendere nota con molta cura delle terapie eseguite e dei dosaggi dei farmaci prescritti.

L'indagine anamnestica dovrebbe inoltre tentare di determinare la capacità funzionale del paziente (Tab. 6). È stato dimostrato che una stima della capacità individuale di eseguire uno spettro di comuni incombenze giornaliere, si correla bene

Tabella 6. Fabbisogno energetico stimato per varie attività. La capacità funzionale può essere espressa in MET; il consumo di ossigeno (VO_2) di un soggetto maschile, del peso di 70 kg e dell'età di 40 anni, a riposo, è di 3.5 ml/kg/min ovvero 1 MET (Adattato dal Duke Activity Status Index e dall'AHA Exercise Standards [23]

1 MET	4 METs	>10 METs
Sei in grado di prenderti cura di te stesso? Mangiare, vestirti, usare la toilette? Muoverti all'interno della tua abitazione? Camminare per 1h con al massimo una sosta in pianura a 3.2-4.8 km/h? Eseguire lavori leggeri in casa come spolverare o lavare le stoviglie?	Salire una scalinata o risalireuna collina? Camminare per 1h in pianura 6.4 km/h? Correre per un breve tratto? Eseguire lavori casalinghi pesanti come lavare i pavimenti o sollevare o spostare mobilipesanti? Partecipare ad attività ricreative moderate come il golf, il bowling, il ballo, il tennis (doppio), lanciare una palla da baseball o da football?	Esercitare sport pesanti, quali il nuoto, il tennis (singolo), il football o lo sci?

MET, equivalente metabolico

con il consumo massimale di ossigeno misurato per mezzo di test da sforzo [23,24]. Pertanto, la capacità funzionale è un valido predittore di eventi cardiaci futuri.

La capacità funzionale può essere espressa in livelli di equivalente metabolico (MET) [23].

Il consumo di ossigeno (VO_2) di un soggetto di sesso maschile, che abbia un'età di 40 anni, che pesi 70 kg, e che sia a riposo, è di 3.5 ml/kg/min ovvero 1 MET. La capacità funzionale può essere classificata come "eccellente" (maggiore di 7 MET), "moderata" (da 4 a 7 MET), "mediocre" (inferiore a 4 MET), oppure non nota. Il rischio cardiologico perioperatorio ed a lungo termine è aumentato nei pazienti che non sono in grado di raggiungere i 4 MET.

Esame fisico

Dovrebbe includere l'esame obiettivo generale, la valutazione dei segni vitali (non esclusa la misurazione della pressione arteriosa in entrambi gli arti!), la palpazione e l'auscultazione dei polsi carotidei, l'ispezione e la palpazione dei grossi vasi venosi del collo, l'esame fisico completo del torace (polmoni e aia cardiaca), la palpazione dell'addome (eventuale ricerca del reflusso epato-giugulare), la palpazione dei polsi periferici e la ricerca d'edemi periferici.

Vale la pena porre l'accento sull'importanza dell'esame obiettivo generale, perché esso fornisce utilissime informazioni riguardo alla capacità funzionale del paziente. Anche l'esame dei polsi arteriosi centrali e periferici è essenziale, dal momento che la presenza di una vasculopatia induce a sospettare la coesistenza di una coronaropatia occulta. Un terzo tono cardiaco è suggestivo d'insufficienza ventricolare sinistra; tuttavia, l'assenza di toni cardiaci aggiunti non è un sicuro indice di buona funzione ventricolare [25]. È noto che in pazienti con insufficienza cardiaca acuta il reperto auscultatorio del torace (rantoli polmonari) e l'immagine radiologica sono di solito ben correlati. In pazienti con insufficienza cardiaca cronica, invece, questi rilievi possono essere insufficienti o addirittura assenti. Secondo Butman [25] in questi pazienti l'ipertensione venosa giugulare, a riposo ed in posizione declive, ed un reflusso epato-giugulare positivo, sarebbero segni di sovraccarico ben più affidabili. In assenza di tali segni, l'edema periferico da solo non è un affidabile indicatore d'insufficienza cardiaca cronica [25].

Se sono presenti soffi cardiaci, ogni sforzo deve essere fatto per stabilire se essi siano o no espressione di una valvulopatia severa. Il rilievo di una stenosi aortica significativa è molto importante, poiché questo tipo di valvulopatia aumenta in maniera considerevole il rischio in tutta la chirurgia non cardiaca e in particolare modo in quella vascolare addominale [26]. Stenosi ed insufficienza mitralica aumentano il rischio di insufficienza cardiaca congestizia.

Le insufficienze valvolari, anche se minime, predispongono all'insorgenza di endocarditi batteriche nel periodo postoperatorio [27].

L'anestesista non dovrebbe esimersi dall'accertare che sia stata posta l'indicazione alla profilassi dell'endocardite e che la profilassi stessa sia stata eseguita. Per quanto riguarda la conduzione dell'anestesia ed in particolare modo la gestione delle fasi di clampaggio e declampaggio dell'aorta, l'anestesista può fare riferimento alla distinzione tra valvulopatie preload dipendenti e valvulopatie afterload-dipendenti.

Le stenosi valvolari, soprattutto l'aortica, devono essere considerate come valvulopatie preload dipendenti, dal momento che la riduzione del preload amplifica l'alterazione emodinamica fondamentale dovuta alla valvulopatia, cioè la riduzione del volume sistolico. In questi casi, bisogna adoperarsi al massimo per mantenere un preload adeguato.

Le insufficienze valvolari, soprattutto la mitralica, sono, al contrario, valvulopatie correlate al postcarico: un incremento del postcarico avrà come conseguenza un aumento della frazione rigurgitata. Sarà pertanto opportuno controllare bene l'afterload in ogni fase dell'intervento.

Approccio graduale alla valutazione cardiologica preoperatoria

Recentemente, l'American College of Cardiology e l'American Heart Association hanno pubblicato un documento che razionalizza gli strumenti attraverso i quali eseguire la valutazione cardiologica preoperatoria [28]. Partendo dalle circostanze in cui è proposto l'intervento, e secondo determinati parametri (anamnestici e/o semeiologici) presentati dal paziente, sono stati proposti alcuni algoritmi, di cui vengono riportate solo alcune tappe necessarie per la valutazione cardiovascolare preoperatoria (Fig. 1).

- Step 1. Nell'emergenza non è possibile nessuna ulteriore valutazione o trattamento cardiovascolare. Il paziente deve essere portato al letto operatorio senza indugi.

- Step 2. Se il paziente è stato sottoposto ad un intervento di rivascolarizzazione chirurgica completa nel corso degli ultimi 5 anni, o se è stata eseguita un'angioplastica coronarica da non meno di 6 mesi e da non più di 5 anni, e se in seguito il paziente non ha più presentato sintomi o segni di ischemia miocardica, può essere operato senza procedere ad ulteriori accertamenti.
- Step 3. Se nel corso degli ultimi 2 anni il paziente è stato sottoposto ad un'adeguata valutazione coronarica con esito favorevole, non importa se con tecniche invasive o non, e se non sono insorti sintomi di ischemia successivi alla valutazione, il paziente può essere operato senza ripetere i test.
- Step 4. Se il paziente presenta un predittore clinico maggiore (Fig. 1), l'intervento chirurgico elettivo deve essere rinviato per un approfondimento diagnostico e per l'eventuale trattamento.

  I predittori clinici maggiori sono:
  - le sindromi coronariche instabili:
    - MI recente con sintomi o segni clinici e strumentali di insufficienza coronarica;
    - angina instabile (Classe Canadese III o IV);
  - l'insufficienza cardiaca congestizia scompensata;
  - aritmie importanti;
  - BAV di 2 e 3 grado;
  - aritmie ventricolari sintomatiche in presenza di cardiopatia sottostante;
  - le valvulopatie severe.

  In tali circostanze spesso sono indicati l'angiografia coronarica e il cateterismo cardiaco.
- Step 5. È il principale momento di valutazione clinica. Se il paziente non presenta nessun predittore clinico intermedio si può passare direttamente allo step 7.
- Step 6. Se il paziente presenta uno o più predittori clinici intermedi (Fig. 1), indipendentemente dalla sua capacità funzionale, dovrebbe essere sottoposto a test non invasivi (Step 8).

  I predittori clinici intermedi sono:
  - angina pectoris mite o moderata (Classe Canadese I o II);
  - pregresso MI transmurale (evidenza di onde Q probanti per necrosi);
  - insufficienza cardiaca compensata o pregressa;
  - diabete mellito.
- Step 7. Se il paziente presenta uno o più predittori clinici minori (Fig. 1), dovrebbe essere sottoposto a test non invasivi (Step 8) solo se la sua capacità funzionale è mediocre. Ad esempio, se si valuta la capacità funzionale in equivalenti metabolici (MET), viene considerata mediocre la capacità funzionale di un paziente che non riesce a raggiungere almeno 4 MET [28] (Tab. 6).

  I predittori clinici minori sono:
  - età avanzata;
  - ECG anormale (es. ipertrofia ventricolare sinistra, blocco completo di branca sinistra, anormalità ST-T);
  - ritmo non sinusale (es. fibrillazione atriale);
  - bassa capacità funzionale (es. incapacità di salire una rampa di scale con la borsa della spesa);

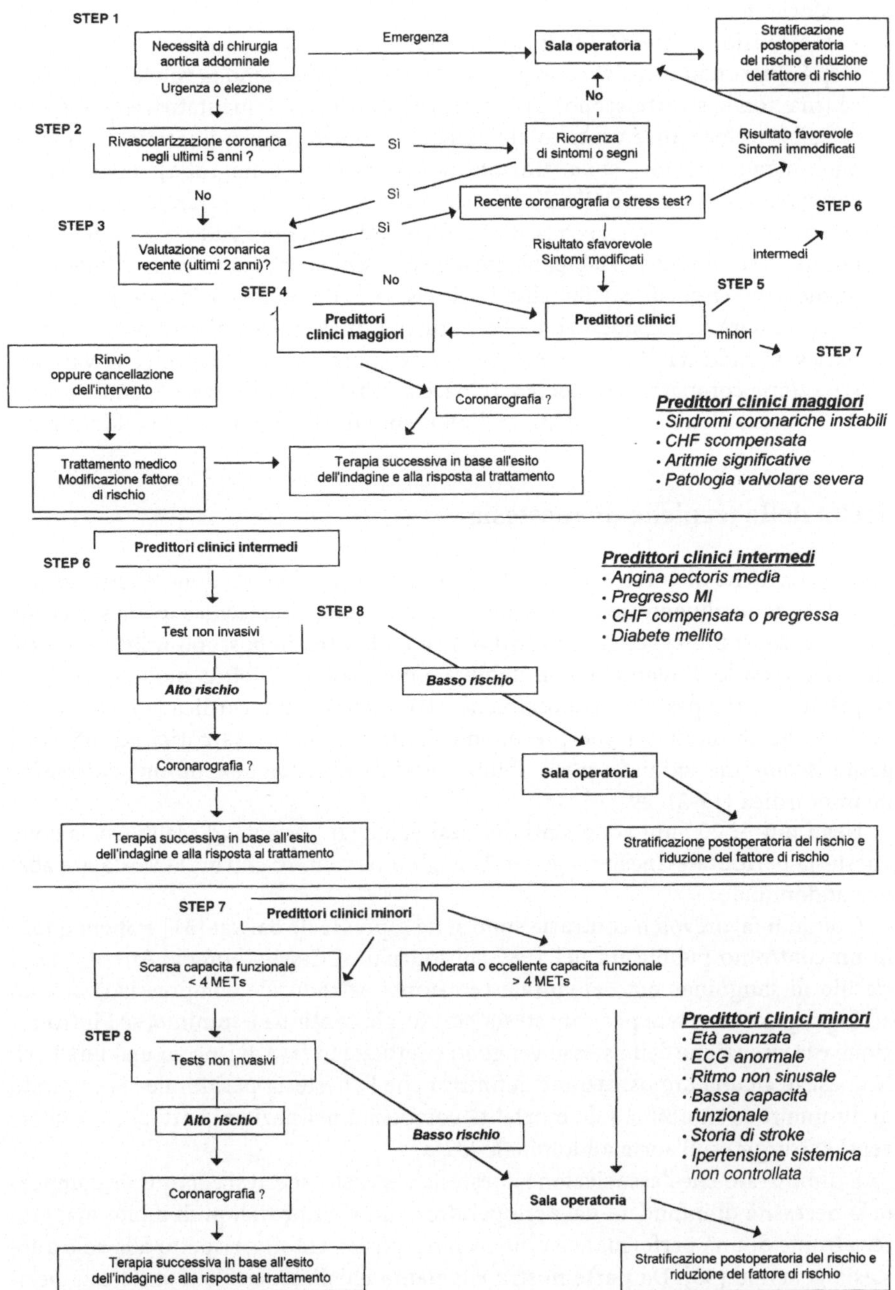

Fig. 1. Approccio graduale ragionato alla valutazione cardiologica preoperatoria. I vari "step" sono discussi nel testo (modificata da [28])

  - storia di stroke;
  - ipertensione sistemica non controllata.
- Step 8. I test non invasivi sono gli strumenti che affiancano la valutazione clinica (ma non la sostituiscono) per ottenere informazioni qualitative e quantitative sulla performance ventricolare sinistra a riposo (ecocardiografia, angiografia con radionuclidi), sulla funzione valvolare (ecocardiografia), sulla riserva coronarica sotto sforzo (ECG sotto sforzo) o a riposo (scintigrafia miocardica con tallio-dipiridamolo, ecocardiografia + dobutamina). Sulla scorta dei risultati dei test non invasivi, il paziente a basso rischio sarà ammesso all'intervento, mentre per quello ad alto rischio si cercherà di migliorare la terapia medica, e si prenderà in considerazione l'eventualità di eseguire un'arteriografia coronarica, se indicata. Il trattamento successivo potrà essere chirurgico (rivascolarizzazione coronarica) o medico. In base ai risultati di tale trattamento si deciderà se cancellare o procrastinare l'intervento di chirurgia aortica addominale.

Scelta delle tecniche di anestesia

Tutte le tecniche di anestesia e tutti gli agenti anestetici possiedono effetti cardiovascolari, generalmente ben conosciuti. Non esiste nessuna tecnica di anestesia che sia in grado di proteggere il miocardio meglio di altre. Si possono utilizzare varie strategie, a patto di mantenere la stabilità emodinamica. Inoltre, molta attenzione va prestata al tempestivo riconoscimento dell'ischemia miocardica [19-21, 28-30]. Le tecniche di anestesia che prevedono l'utilizzazione di narcotici ad alte dosi garantiscono una soddisfacente stabilità emodinamica con una minima depressione miocardica [19-21, 29, 30].

Negli ultimi 20 anni sono stati discussi vantaggi e svantaggi dell'associazione anestesia peridurale-anestesia generale negli interventi di chirurgia vascolare aortica addominale.

Opinioni favorevoli o contrarie sono state espresse da Safwat [31] e Shenaq [32] in un confronto pubblicato nel 1989 sul Journal of Cardiothoracic Anesthesia. Il rischio di sanguinamento epidurale (ematoma extradurale compressivo) dovuto all'impiego del catetere per l'anestesia peridurale continua è minimo, se l'introduzione e la rimozione dello stesso vengono effettuate in fase di isocoagulabilità [31]. Non esiste alcuna dimostrazione definitiva che l'anestesia peridurale sia in grado di diminuire la morbilità e la mortalità composita nei pazienti sottoposti a interventi chirurgici sull'aorta addominale [32].

È dimostrato che l'associazione anestesia generale-anestesia epidurale comporta la necessità di infondere nel perioperatorio un volume di liquidi molto maggiore, a fronte di una performance ventricolare sinistra ridotta, rispetto alla sola anestesia generale [33]. Da parte nostra riteniamo che l'associazione anestesia peridurale-anestesia generale in pazienti sottoposti a chirurgia vascolare maggiore sia da evitare.

L'anestesia peridurale è sempre causa di simpaticoplegia e i pazienti operati per malattia aortica presentano un rischio emorragico elevato. L'associazione anestesia generale-anestesia peridurale appare in evidente contraddizione con gli sforzi che vengono fatti per mantenere uno status emodinamico ottimale durante tutto l'intervento e per migliorare, talvolta per mezzo di monitoraggio invasivo e costoso, le possibilità di controllo immediato del preload e della afterload durante le fasi critiche di clampaggio e di declampaggio dell'aorta.

Molti Autori hanno preconizzato l'uso profilattico di un'infusione di nitroglicerina in pazienti ad alto rischio coronarico, partendo dalla constatazione che questo farmaco è in grado di "invertire" l'ischemia miocardica intraoperatoria. L'infusione continua di nitroglicerina alla dose di 0.5-1.0 γ/kg/min è stata raccomandata nei pazienti ad alto rischio che siano già in terapia con questo farmaco e che presentino segni reali di ischemia miocardica in assenza di ipotensione [28]. Al contrario, non esistono prove certe che l'infusione profilattica di nitroglicerina riduca l'incidenza di MI o di morte cardiaca. Inoltre, questo farmaco può determinare un' instabilità cardiovascolare diminuendo il preload che invece deve essere mantenuto, soprattutto nella fase antecedente il declampaggio. Anche in presenza di valvulopatie preload-dipendenti (stenosi aortica, mitralica, tricuspidale) la diminuzione del preload può determinare una pericolosa diminuzione della gittata cardiaca. L'effetto di dilatazione venosa proprio della nitroglicerina può essere mimato e potenziato da alcuni agenti anestetici, provocando ipotensione arteriosa severa fino ad una "paradossale" ischemia miocardica.

Alcuni Autori hanno suggerito la somministrazione di β-bloccanti prima dell'intervento (es. metoprololo 50 mg PO) per ridurre sia l'incidenza d'ischemia miocardica intraoperatoria sia l'incidenza di MI nel perioperatorio. Si tratta di studi preliminari che non sono stati ancora confermati.

In ogni caso, la terapia con β-bloccanti deve essere assolutamente proseguita se il paziente è già in terapia con tali farmaci per controllare l'angina. Inoltre, l'uso di un β-bloccante è altamente consigliato in pazienti che devono affrontare l'intervento con aritmie sintomatiche o ipertensione arteriosa non controllata e sintomatica [28].

Monitoraggio emodinamico

Se si fa riferimento alle linee guida dell'American Society of Anesthesiologists [34], il monitoraggio emodinamico con cateterismo arterioso polmonare (Swan Ganz) è altamente raccomandabile nei pazienti affetti da cardiopatia ischemica in cui sia previsto un clampaggio aortico soprarenale. A maggior ragione l'indicazione sussiste in caso di clampaggio sopraceliaco.

Per quanto riguarda il monitoraggio dell'ischemia, è fondamentale che gli elettrodi dell'elettrocardioscopo siano ben posizionati. La derivazione bipolare modificata CM5 è quella che meglio di altre rileva gli episodi ischemici. Molto sensibile è il monitoraggio del tratto ST (trend dell'analisi on-line), a patto che si ponga attenzione alla calibrazione del segnale e alle eventuali interferenze (elettrobisturi, pace-maker, turbe della conduzione intracardiaca) [19-21, 29, 30].

Anche l'analisi della traccia della PCWP può fornire indicazioni utili: la comparsa d'onde V anomale è un segno precoce d'ischemia.

Conseguenze del clampaggio aortico (AoX)

Non c'è nessun mezzo in grado di prevedere l'effetto dell'AoX in un dato individuo. Le perturbazioni emodinamiche presentano una "magnitudo" crescente a seconda che l'AoX sia infrarenale, soprarenale-infraceliaco, sopraceliaco [19-21, 29, 30, 35, 36]. Dopo un AoX infrarenale, non necessariamente il preload aumenta perché, sotto l'influenza di fattori vascolari e neuro-endocrini, un certo volume di sangue può spostarsi nel letto vascolare splancnico [35] (Figg. 2, 3).

L'AoX a questo livello determina un piccolo aumento del volume di fine diastole ed una lieve riduzione della frazione d'eiezione ventricolare sinistra. Al contrario, in caso di AoX sopraceliaco un certo volume di sangue si sposterà nel letto vascolare prossimale al clamp [35] (Figg. 2, 3). Le conseguenze di questo spostamento sono essenzialmente quattro: a) aumento del volume di sangue e del flusso nella muscolatura prossimale; b) aumento del volume ematico polmonare; c) aumento del volume ematico intracranico; d) aumento del preload [35].

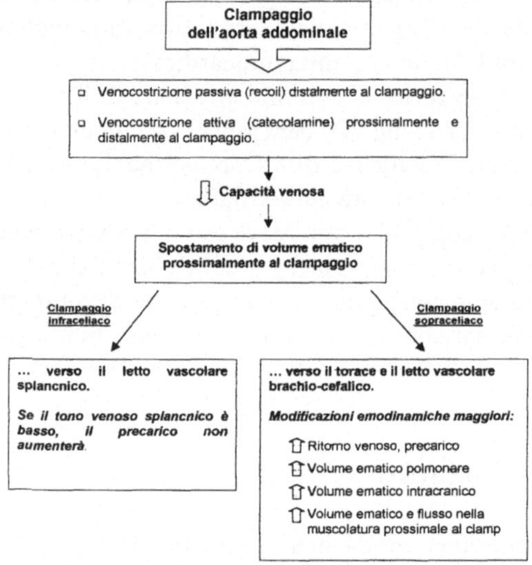

Fig. 2. Lo schema illustra le modalità di ridistribuzione del volume ematico durante il clampaggio aortico. Poiché la capacità venosa si riduce, un certo volume ematico dovrà spostarsi dal letto vascolare distale a quello prossimale al clampaggio. Se l'aorta è clampata al di sotto del tripode celiaco il volume di sangue si sposta all'interno del letto vascolare splancnico e all'interno di altri letti vascolari prossimali rispetto al clampaggio; se il tono venoso del letto vascolare splancnico è basso il precario non aumenterà e non saranno osservate alterazioni emodinamiche di rilievo. Invece, se l'aorta è clampata al di sopra del tripode celiaco, il volume ematico si sposta verso il cuore, con conseguente aumento del precario e del volume ematico dei polmoni e del cervello; in questo caso si potranno osservare importanti modificazioni emodinamiche, anche se le risposte possono essere di vario grado. Pertanto, la distribuzione del volume ematico tra il letto vascolare splancnico e quello non splancnico sembra in grado di determinare le modificazioni del precario. (modificata da [35])

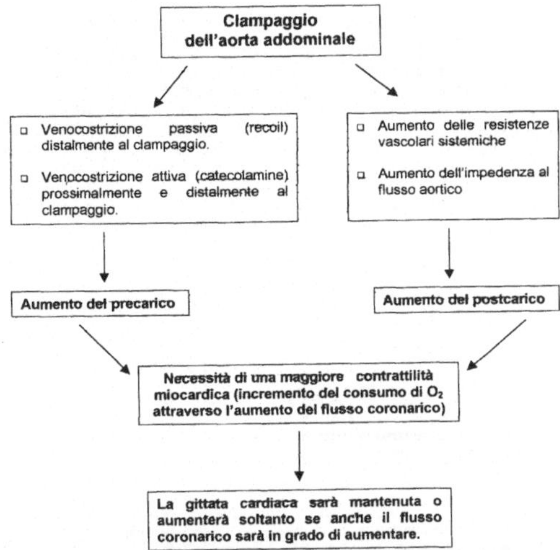

Fig. 3. La figura illustra la risposta emodinamica sistemica al clampaggio dell'aorta e le possibili alterazioni dei fattori determinanti la gittata cardiaca (precarico, postcarico, contrattilità miocardica). Come spiegato nel testo non sempre il precarico aumenta. Infatti, quando il clampaggio aortico è infrarenale o comunque infraceliaco, se il volume ematico si sposta all'interno del letto vascolare splancnico il precarico non aumenterà (vedi Fig. 2). I pazienti che presentano una riserva coronarica ridotta possono andare incontro ad alterazioni emodinamiche severe, con diminuzione dell'indice cardiaco (modificata da [35])

L'aumento del precarico e del postcarico sono controllabili per mezzo di farmaci vasodilatatori (rispettivamente nitroglicerina e nitroprussiato sodico). La potenza di questi farmaci presuppone un monitoraggio emodinamico (catetere in arteria polmonare, ecocardiografia transesofagea) in grado di rilevarne tempestivamente i potenziali effetti avversi. In molte circostanze è preferibile l'utilizzazione combinata dei vasodilatatori piuttosto che di uno solo di essi, soprattutto in presenza di valvulopatie preload dipendenti.

Conseguenze del declampaggio dell'aorta

Il declampaggio dell'aorta è un evento inevitabilmente seguito da ipotensione. In mancanza di adeguata preparazione, l'ipotensione può essere molto severa con un reale pericolo di accidenti ischemici cardiaci o cerebrali gravi e fatali. L'ipotensione è dovuta all'improvvisa diminuzione delle resistenze sistemiche, con contestuale aumento della capacitanza venosa, dovuta alla vasodilatazione distale e all'aumento della permeabilità vascolare che possono instaurarsi nel periodo del clampaggio. In pratica, si realizza una condizione di ipovolemia centrale [35] (Fig. 4), con diminuzione di preload. La gittata cardiaca diminuisce, anche se la frazione di eiezione del ventricolo sinistro può essere transitoriamente aumentata. Il

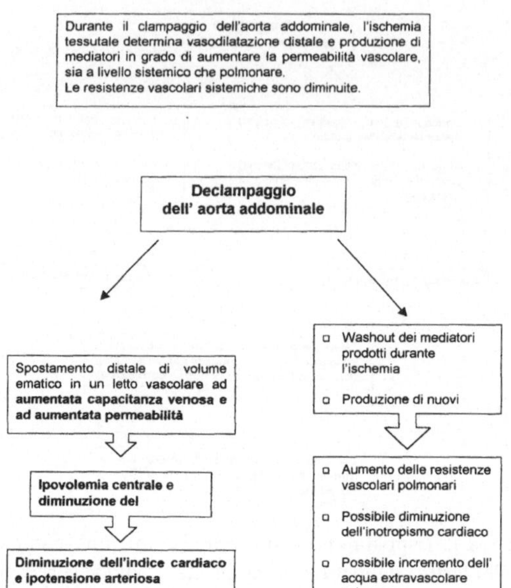

Fig. 4. Schema della risposta emodinamica sistemica e polmonare al declampaggio dell'aorta. Il principale fattore determinante la diminuzione dell'indice cardiaco è costituito dall'ipovolemia centrale (modificata da [35])

"washout" di prodotti del catabolismo anaerobio può essere causa di depressione miocardica e di aumento delle resistenze vascolari polmonari.

Come si è detto la preparazione al declampaggio deve iniziare già nel periodo antecedente il clampaggio e nella fase di AoX. Le indicazioni più ricorrenti in letteratura suggeriscono di mantenere una PCWP di 10-15 mmHg ed una diuresi oraria di almeno 60 ml durante il periodo di AoX [28-30]. Alcuni Autori raccomandano di infondere fluidi in quantità tale da giungere al momento del declampaggio con una PCWP di 3-5 mmHg al di sopra dei valori preoperatori; questo allo scopo di minimizzare l'ipotensione e la riduzione del CI conseguente al declampaggio [28-30]. Tuttavia quando la PCWP preoperatoria o basale è già intorno a 15 mmHg o un po' superiore a questo valore, il paziente potrebbe non avere una sufficiente volemia ed una valutazione di questo parametro può essere tratta dall'analisi delle curve di CVP, di PCWP e AP; per quest'ultima sono molto interessanti sia la morfologia dell'onda, sia l'ampiezza e le oscillazioni della traccia in relazione al ciclo ventilatorio.

La somministrazione di vasodilatatori deve essere interrotta tempestivamente, ma è bene interrompere anche l'erogazione di vapori anestetici alcuni minuti prima del declampaggio. L'infusione rapida di sangue e colloidi aiutano a minimizzare l'entità del calo pressorio, tuttavia l'elemento più importante è sempre il graduale rilasciamento del clamp da parte del chirurgo, il quale deve essere pronto a riclampare l'aorta, o una sua branca, se il tono circolatorio non si ristabilisce prontamente.

Prevenzione della disfunzione renale

Indipendentemente dal livello dell'AoX si può osservare una riduzione del flusso urinario. Se l'AoX è soprarenale, il flusso ematico renale (RBF) diminuisce notevolmente fino ad annullarsi. In condizioni di normotermia sembra ragionevole limitare il periodo di ischemia renale a 30 min. Generalmente, l'insulto ischemico lesivo si esprime come necrosi tubulare acuta.

Non del tutto chiarito è, invece, il perché della diminuzione dell'RBF (ca. il 30%) quando l'AoX è infrarenale. È certo che l'AoX infrarenale determina un netto aumento delle resistenze del letto vascolare renale ed una ridistribuzione del flusso all'interno del rene. La conseguente diminuzione della velocità di filtrazione glomerulare (GFR) non è correlabile alle turbe emodinamiche fondamentali (diminuzione del CI e della MAP); d'altra parte, neppure il flusso urinario è correlato alla GFR e, pertanto, esso non può essere utilizzato come indice predittivo dell'insufficienza renale postoperatoria. Tali modificazioni dell'emodinamica renale possono persistere nella fase postoperatoria, pertanto anche in caso di AoX infrarenale bisognerebbe cercare di attenuare questi disturbi preservando l'RBF [29].

Il mannitolo alla dose di 0.5 gr/kg, somministrato immediatamente prima dell'AoX contribuirebbe a preservare il flusso ematico renale corticale [29]. La somministrazione di mannitolo è altamente raccomandabile quando è previsto un AoX soprarenale.

I calcio-antagonisti (verapamil, nicardipina) somministrati nel preoperatorio e il forano sarebbero in grado di preservare l'RBF agendo a livello dei vasi di resistenza preglomerulari.

L'infusione di dopamina, alla dose di 2-3 γ/kg/min, produrrebbe un aumento dell'RBF, del GFR, del flusso urinario e dell'escrezione di sodio [19-21, 29, 35], ma non è mai stato che abbia capacità di limitare eventuali danni renali.

Pertanto, la stabilità emodinamica sistemica e un "corretto" reintegro del volume di sangue circolante rappresentano ancora una volta il più efficace e convincente mezzo di protezione renale dall'insulto lesivo indotto dall'ischemia.

Ischemia mesenterica, infarto intestinale e colite ischemica

L'ischemia mesenterica con infarto intestinale complica la chirurgia d'elezione dell'aorta addominale in una percentuale compresa tra 0.6% e 2.2% degli interventi [37-39]. Studi prospettici hanno inoltre evidenziato che la chirurgia aortica ricostruttiva è complicata da colite ischemica, senza danno *transmurale* della mucosa, con incidenza prossima al 10% [40].

Nella nostra esperienza relativa agli interventi eseguiti in elezione, 2 pazienti (1.2%) manifestarono segni di colite ischemica e altri 2 pazienti (1.2%) andarono incontro a infarto intestinale (Tab. 7). Per quanto riguarda i pazienti operati d'urgenza, l'incidenza di colite ischemica nei sopravvissuti è stata del 7.4% (2 pazienti su 22).

Tabella 7. Incidenza (%) della morbilità perioperatoria (a 30 gg) nella chirurgia elettiva sull'aorta addominale

Patologie	Hessel [21]	Ns. casistica 165 paziente('96-'97)
Periodo di uscita dei riferimenti bibliografici	'75-'88	-
Cardiopatie	5-17 (17)	5,4
Infarto miocardico	1-8 (5)	0,6
Insufficienza cardiaca congestizia	3-7 (5)	3,6
Aritmie	1-10 (3)	1,2
Pneumopatie acute	3-23 (8)	12
Insufficienza renale	2-27 (7)	1,2
Emorragia	1-7 (3)	0,6
Sanguinamento gastroenterico	0-4 (1)	0,6
Colite ischemica	-	1,2
Infarto intestinale	-	1,2
Accidenti cerebrovascolari	0-1(0.5)	0
Ischemia acuta arti inferiori	-	1,8

Le ragioni per cui il circolo mesenterico si scompensa, possono essere di natura:
- tromboembolica;
- emodinamica.

La prima evenienza può essere in relazione alla stessa manipolazione di un aneurisma aortico, quasi invariabilmente sede di trombosi parietale; molto più frequente sembra essere il meccanismo emodinamico, alla base del quale si riconoscono pregresse lesioni arteriosclerotiche di rami viscerali, o frequenti anomalie anatomiche dell'arteria colica media o dell'arteria colica sinistra (atresie, ipoplasie, assenza dell'arcata di Riolano), peraltro difficilmente documentabili con le attuali metodiche di diagnostica per immagini.

Una dilatazione aneurismatica dell'aorta addominale coinvolge invariabilmente il tratto di aorta adiacente l'origine della arteria mesenterica inferiore (AMI), interessata da lesioni steno-obliterative in circa il 75% dei pazienti [41]. Inoltre, in diversi studi si è evidenziata una malattia steno-obliterativa del tripode celiaco o dell'arteria mesenterica superiore (AMS), in associazione ad AAA, con prevalenza del 13% circa.

Nonostante queste evidenze, raramente pazienti affetti da AAA o da trombosi aortica riferiscono sintomatologia ascrivibile ad insufficienza celiaco-mesenterica, e pazienti asintomatici possono essere portatori di lesioni steno-obliterative di arterie splancniche, responsabili di un elevato rischio di ischemia mesenterica peri- e postoperatoria.

Da quanto esposto è evidente l'importanza di una valutazione preoperatoria ed intraoperatoria per quanto concerne la necessità di una rivascolarizzazione mesenterica. La diagnostica per immagini si avvale di metodiche sempre più sensibili e specifiche per lo studio dei rami viscerali dell'aorta. In particolare la TAC spirale e la RMN, con o senza elaborazione tridimensionale delle immagini, consentono una buona visualizzazione delle arterie renali, del tripode celiaco e delle arterie mesenteriche, riservando lo studio angiografico nei casi di dubbio sulla pervietà delle arterie ipogastriche e/o della mesenterica inferiore. La valutazione intraoperatoria, effettuabile con ricerca della pulsatilità e di placche all'ostio di origine delle arterie viscerali, consente infine di porre l'indicazione ad una rivascolarizzazione mesenterica. È stato inoltre suggerito l'impiego di metodiche strumentali per la valutazione intraoperatoria della qualità e direzione di flusso nei circoli di compenso (ultrasonografia doppler) o più recentemente del grado di perfusione della mucosa del colon (flussimetria laser doppler) [42].

Emergenza

La maggior parte dei pazienti proposti per intervento di ricostruzione aortica urgente o emergente, soffrono di una malattia aortica aneurismatica. È molto più raro, ma non eccezionale, che l'intervento urgente (bypass aorto-bifemorale) sia prospettato per malattia aortica occlusiva. In oltre il 70% dei casi, la rottura dell'aneurisma avviene nello spazio retroperitoneale. Nel 25% dei casi la rottura è intraperitoneale. Più raramente l'aneurisma può rompersi entro strutture adiacenti: fistola aorto-enterica, fistola aorto-cavale.

La mortalità composita relativa agli interventi elettivi di chirurgia aortica addominale si è notevolmente ridotta nel corso degli ultimi 30 anni, attestandosi intorno allo 1-5% [19-21, 29, 30, 43] (Tab. 8). Nonostante questi incontestabili progressi, la mortalità rimane ancora molto alta, tra il 15 e il 90%, quando gli interventi sono eseguiti in urgenza a causa della rottura dell'aneurisma, soprattutto se il paziente è in shock al momento in cui ha inizio l'intervento [19-21, 29, 30, 43-46]. Secondo Hessel [21] circa 1/3 dei decessi accade in sala operatoria, spesso prima che il chirurgo sia riuscito a completare le anastomosi. L'*exitus in tabula* è generalmente attribuito all'impossibilità di controllare l'emorragia o a cause cardiache. L'emorragia intraoperatoria può essere aggravata da una coagulopatia concomitante [44].

Nel postoperatorio, l'infarto del miocardio è causa della morte nel 9-50% dei casi, ma la causa di morte preminente è l'insufficienza multi-organo, dovuta alle conseguenze dell'ipoperfusione pre- e/o intraoperatoria sul cuore, sui polmoni, sui reni, e sul resto dell'organismo [47]. Sepsi, insufficienza epatica, coagulopatie, emorragia gastrointestinale in letteratura, ischemia del colon, gangrena periferica, embolia polmonare sono spesso riportate come cause principali o secondarie di morte [21, 47].

Tabella 8. Mortalità perioperatoria per resezione elettiva di aneurisma dell'aorta addominale

Anni	%, a 30 giorni
1960 - 1969	9 -18
1970 - 1975	4 - 9
1976 - 1986	1 - 6
1987 - 1997	1 - 4

Tabella 9. Cause di morte (%) nella chirurgia elettiva per aneurisma dell'aorta addominale. Nella nostra casistica la mortalità globale è stata del 2.3% (3 pazienti)

Cause di morte	**Hessel 2987 pazienti [21]**	**N. casistica 131 pazienti ('96-'97)**
Periodo di uscita dei riferimenti bibliografici	'75-'88	–
Cause cardiache	56	–
Infarto miocardico	48	0.76
Insufficienza renale	10-18	–
Cause respiratorie	7	–
Embolia polmonare	3	–
Emorragia	3	0.76
Infarto intestinale	–	0.76
Accidente cerebrovascolare	3	–
Altro	–	–

Nella nostra casistica gli interventi eseguiti d'urgenza sono stati in totale 32. Ventinove pazienti sono stati operati per rottura vera e propria o fissurazione di aneurisma dell'aorta addominale, rotto o in fase di rottura, 3 pazienti sono stati sottoposti a bypass aortobifemorale urgente per arteriopatia occlusiva periferica in fase di ischemia acuta. Nei 29 pazienti operati d'urgenza per AAA la mortalità perioperatoria globale è stata del 20.6% (7 pazienti deceduti); 5 pazienti morirono per shock emorragico e 2 morirono per infarto intestinale (Tab. 9). Tutti i pazienti operati d'urgenza per arteriopatia occlusiva periferica sono sopravvissuti.

È degno di nota il fatto che è relativamente alta, circa il 19%, la mortalità relativa agli interventi in cui il paziente, sintomatico, viene operato con procedura d'urgenza pur essendo l'aneurisma intatto [43]. In questi casi, le perdite emorragiche sono sovrapponibili a quelle che avvengono nei casi elettivi e gli episodi ipotensivi non sono né più frequenti né più severi. Si può ipotizzare che la mortalità più alta sia dovuta all'impossibilità di una valutazione preoperatoria completa e che il rischio cardiologico non sia considerato con la stessa accuratezza adottata nei casi di interventi di elezione.

Posta la diagnosi, il paziente deve essere operato al più presto. È opportuno evitare un riempimento volemico eccessivo e limitare al massimo l'utilizzazione di farmaci vasopressori prima di avere ottenuto il controllo chirurgico dell'aneurisma [47-49]. Procurato un accesso venoso sicuro, si deve eseguire il prelievo per il gruppo sanguigno e le prove crociate, e richiedere almeno 10 unità di sangue. Si può istituire il monitoraggio di minima (ECG, pressione arteriosa, ossimetria, catetere vescicale) contestualmente alla preparazione del campo chirurgico. Il cateterismo percutaneo di una vena centrale e l'inserzione di una linea arteriosa non devono far ritardare l'inizio dell'operazione. Non è giustificato aspettare l'arrivo del sangue di banca per iniziare ad operare, anche perché i sistemi per il recupero automatico intraoperatorio del sangue, e in particolare modo quelli a flusso continuo, consentono di ottenere GRC in tempi ragionevoli. L'anestesista dovrebbe indurre l'anestesia solo quando il campo chirurgico è stato preparato ed il chirurgo è pronto ad incidere. Piccole dosi di TPS (0.5-2 mg/kg) o di midazolam (0.01-

0.02 mg/kg) sono spesso sufficienti. Le manovre d'intubazione dovranno essere eseguite con rapidità, ponendo la massima cura ad evitare turbe pressorie ed ipossia. È preferibile rinunciare, se possibile, alla somministrazione di curarici prima del controllo chirurgico dell'aorta, perché la perdita del tono muscolare può determinare un aumento esplosivo dell'emorragia. Poiché l'AoX nella maggior parte dei casi sarà effettuato a livello soprarenale-infraceliaco o sopraceliaco, è opportuno somministrare 0.25 g/kg di mannitolo per proteggere il rene [21].

Una volta ottenuto il controllo dell'aorta, si deve somministrare la dose necessaria di miorilassanti ed approfondire l'anestesia compatibilmente con lo stato cardiocircolatorio. È necessario completare il monitoraggio e dedicarsi al reintegro del volume intravascolare ed alla rianimazione cardiocircolatoria, infondendo secondo le necessità sangue, plasma fresco congelato, colloidi e cristalloidi [44, 48].

Un aspetto rilevante della terapia di recupero volemico consiste nell'attenta valutazione delle perdite emorragiche intraoperatorie, spesso davvero cospicue. Alcuni Autori riportano perdite emorragiche e di volumi trasfusi compresi tra 4.500 ml e 6.250 ml [47, 50, 51]. È molto importante seguire uno screening completo della coagulazione, correggere le eventuali alterazioni dell'equilibrio acido-base sulla scorta del pH e dell'emogasometria, ricercare e correggere le alterazioni elettrolitiche. Se non si è ottenuta una soddisfacente stabilità emodinamica, non bisogna differire la somministrazione d'inotropi maggiori o vasodilatatori, o di entrambi se il caso lo richiede ed è importante adottare le misure atte a prevenire l'ipotermia.

Conclusioni

I pazienti affetti da malattia aortica aneurismatica o occlusiva presentano spesso patologie concomitanti che limitano la riserva funzionale dei sistemi cardiocircolartorio, polmonare, renale e cerebro-vascolare. Nel periodo preoperatorio la valutazione e la preparazione del paziente debbono, pertanto, prefiggersi di valutare e migliorare la riserva funzionale di tali sistemi e di quello cardiovascolare in particolare modo.

Il trattamento anestesiologico intraoperatorio è diretto soprattutto al mantenimento della stabilità emodinamica prima, durante e dopo il clampaggio dell'aorta addominale. L'importanza delle alterazioni emodinamiche è in relazione con il livello del clampaggio. Diversamente dal clampaggio infrarenale, il clampaggio sopraceliaco comporta sempre un aumento del precarico. Poiché in questi casi si verifica un notevole aumento dell'impedenza aortica e, di conseguenza, dell'afterload, non sempre il cuore è in grado di far fronte all'aumento del precarico. All'iniziale incremento di gittata cardiaca e di flusso coronarico, può far seguito la diminuzione dell'indice cardiaco e della perfusione coronarica. In questi casi il monitoraggio intraoperatorio può prevedere l'impiego di un catetere di Swan-Ganz e delle tecniche che consentanto il precoce riconoscimento dell'ischemia miocardica.

Gli interventi sull'aorta addominale sono spesso lunghi e comportano fluttuazioni rilevanti dei fluidi intra- ed extravascolari. Nelle prime fasi del periodo postoperatorio i pazienti operati vanno incontro ad alterazioni volemiche, emodinamiche, metaboliche. Inoltre essi sono particolarmente predisposti all'ipotermia. Tutti questi fattori agiscono sfavorevolmente sul rischio coronarico.

Per queste ragioni il risveglio dall'anestesia deve essere graduale e l'estubazione deve essere effettuata quando il paziente è emodinamicamente stabile e normotermico, in assenza di alterazioni metaboliche ed idro-elettrolitiche, in un ambiente intensivistico che consenta di proseguire il monitoraggio cardiovascolare, respiratorio e metabolico e di adeguare prontamente le terapie alla dinamica evoluzione che caratterizza le prime ore dopo l'intervento.

Bibliografia

1. Bengtsson H, Bergqvist D, Sternby NH (1992) Increasing of abdominal aortic aneurysm. A necropsy study. Eur J Surg 158:19-23
2. Mac Sweeney STR, Powell JT, Greenhalgh RM (1994) Pathogenesis of abdominal aortic aneurysm. Br J Surg 81:935-941
3. Johnston KW, Rutherford RB, Tilson MD et al (1991) Suggested standard for reporting an arterial aneurysm. J Vasc Surg 13:452-458
4. Cacoub P, Tazi Z, Gatel A, Koskas F, Kieffer E, Godeau P (1996) Traitement medical des aneurismes de l'aorte abdominale. Questions en suspens. Press Med 25:683-685
5. Darling RC, Messina CR, Brewster DC (1977) Autopsy study of unoperated abdominal aortic aneurysm. Circulation 56 (Suppl 2):161-166
6. Glimaker H, Holmberg L, Elvin A (1991) Natural history of patients with abdominal aortic aneurysm. Eur J Vasc Surg 5:125-132
7. Deriu GP, Grego F (1996) Aneurismi dell'aorta addominale e patologia addominale associata. In: Chiesa R, Melisano G (ed) Gli aneurismi dell'aorta addominale. Europa Scienze Umane Ed, Milano, pp 227-231
8. Rob C (1963) Extraperitoneal end of extensive atherosclerosis of the aorta and renal vessels. Surgery 53:87-89
9. Tisi GM (1987) Preoperative identification and evaluation of the patient with lung disease. Med Clin North Am 71:399
10. Zarins CK, Bech FR (1993) Aneurysms. In: Levine BA, Copeland EM III, Howard RJ, et al (eds) Current Practice of Surgery. Churchill Livingstone, New York, Vol 2, p 3
11. Mangano DT (1990) Perioperative cardiac morbidity. Anesthesiology 72:153-184
12. Ashton CM, Petersen NJ, Wray NP et al (1993) The incidence of perioperative myocardial infarction in men undergoing noncardiac surgery. Ann Intern Med 118:504-510
13. Goldman L (1983) Cardiac risks and complications of noncardiac surgery. Ann Intern Med 98:504-513
14. Plecha FR, Bertin VJ, Plecha EJ et al (1985) The early results of vascular surgery in patients 75 years of age and older: an analysis of 3259 cases. J Vasc Surg 2:769:774
15. Krupsky WC, Layug EL, Reilly LM, App JH, Mangano DT (1993) Comparison of cardiac morbidity rates between aortic and infrainguinal operations: two-year follow-up. Study of Perioperative Ischemia Research Group. J Vasc Surg 18:609-615
16. L'Italien GJ, Cambria RP, Cutler BS et al (1995) Comparative early and late cardiac morbidity among patients requiring different vascular surgery procedures. J Vasc Surg 21:935-944

17. Roger VL, Ballard DJ, Hallet JW Jr, Osmundson PJ, Puetz PA, Gersh BJ (1989) Influence of coronary artery disease on morbidity and mortality after abdominal aortic aneurysmectomy: a population-based study, 1971-1987. J Am Coll Cardiol 14:1245-1252
18. Hertzer NR (1987) Base data concerning associated coronary disease in peripheral vascular patients. Ann Vasc Surg 1:616-620
19. Cunningham AJ (1989) Anaesthesia for abdominal aortic surgery-a review (Part I). Ca J Anaesth 36:426-444
20. Cunningham AJ (1989) Anaesthesia for abdominal aortic surgery-a review (Part II). Can J Anaesth 36:568-577
21. Hessel EA II (1989) Intraoperative management of abdominal aortic aneurysms. The anesthesiologist's viewpoint. Surgical Clinics of North America 69:775-793
22. Hannan EL, Kilburn H Jr, O'Donnel JF et al (1992) A longitudinal analysis of the relationships between in-hospital mortality in New York State and the volume of abdominal aortic aneurysm surgeries performed. Healt Serv Res 27:517-542
23. Hlatky MA, Boineau RE, Higginbotham MB et al (1989) A brief self-administered questionnaire to determine functional capacity (the Duke Activitity Status Index). Am J Cardiol 64:651-654
24. Fletcher GF, Balady G, Froelicher VF, Hartley LH, Haskell WL, Pollock ML (1995) Exercise standards: a statement for healthcare professionals from the American Hearth Association: Writing Group. Circulation 91:580-615
25. Butman SM, Ewy Ga, Standen JR, Kern KB, Hahn E (1993) Bedside cardiovascular examination in patients with severe chronic heart failure: importance of rest or inducible jugular venous distension. J Am Coll Cardiol 22:968-974
26. Goldman L, Caldera DL, Nussbaum SR et al (1977) Multifactorial index of cardiac risk in non cardiac surgical procedures. N Engl J Med 297:845-850
27. Dajani As, Bisno AL, Chung KJ et al (1990) Prevention of bacterial endocarditis: recommendations by the American Hearth Association. JAMA 264:2919-2922
28. Eagle KA et al (1996) (ACC/AHA TASK FORCE) Guidelines on Perioperative Cardiovascular Evaluation for Noncardiac Surgery. JACC 27:910-948
29. Hartman GS, Bruefach III M (1997) Anesthesia for abdominal aortic reconstruction. Anesthesiology Clinics of North America 15:139-157
30. Davis DW, Isaacson IJ (1995) Anesthetic management of patients undergoing abdominal aortic reconstruction. Anesthesiology Clinics of North America 13:131-145
31. Safwat AM (1989) Pro: epidural anesthesia is a valuable adjunct to general anesthesia or abdominal vascular surgery. J Cardiothor Anest 3:505-508
32. Shenaq SA (1989) Con: epidural anesthesia is not a valuable adjunct to general anesthesia for abdominal vascular surgery. J Cardiothor Anest 3:509-512
33. Baron GF, Bertrand M, Barré E et al (1991) Combined Epidural and General Anesthesia versus General Anesthesia for Abdominal Aortic Surgery. Anesthesiology 75:611:618
34. Practice guidelines on pulmonary artery catheterization: a report by the American Society of Anesthesiologists Task Force on Pulmonary Artery Catheterization (1993). Anesthesiology 78:380-394
35. Gelman S (1995) The Pathophysiology of Aortic Cross-clamping and Unclamping. Anesthesiology 82:1026-1060
36. Roizen MF, Beaupre PN, Alpert RA et al (1984) Monitoring with two-dimensional transesophageal echocardiography. J Vasc Surg 1:300-305
37. Brewster DC, Franklin DP, Cambria RP et al (1991) Intestinal ischemia complicating abdominal aortic surgery. Surgery 109:447
38. Ernst CB (1995) Colon ischemia following aortic reconstruction. In: Rotherford RB (ed) Vascular Surgery, 4th Ed. WB Saunders, Philadelphia, p 1312

39. Johnston KW (1989) Multicentric prospective study of non ruptured abdominal aortic aneurysm. Part II. Variables predicting morbidity and mortality. J Vasc Surg 9:18
40. Ernst CB, Hagihara PF, Daugherty ME et al (1976) Ischemic colitis incidence following abdominal aortic reconstruction: A prospective study. Surgery 80:417
41. Zelenock GB, Strodel WE, Knol JA et al (1989) A prospective study of clinically and endoscopically documented colonic ischemia and direct pelvic revascularization, compared with historic controls. Surgery 106:771
42. Sakakibara Y et al (1997) Does laser doppler flowmetry aid the prevention of ischemic colitis in abdominal aortic aneurysm surgery? Thor Cardiovasc Surg 45(1):32-34
43. Taylor LM Jr, Porter JM (1987) Basic data related to clinical decision-making in abdominal aortic aneurysm. Ann Vasc Surg 1:502-504
44. Lambert ME, Baguley P, Charlesworth D (1986) Roptured abdominal aortic aneurysm. J Cardiovasc Surg 27:256-261
45. Orkin FK (1990) Morbidity following anesthetic procedures in the perioperative period. In: Roizen MF (ed) Anesthesia for Vascular Surgery. Churchill Livingstone, New York, pp 391-404
46. Roizen MF (1990) Anesthesia for emergency surgery for abdominal aortic reconstruction. In: Roizen MF (ed) Anesthesia for Vascular Surgery. Churchill Livingstone, New York, pp 311-316
47. Lawrie GM, Morris GC, Crawford CS, et al (1979) Improved results of operation for roptured abdominal aortic aneurysm. Surgery 85:483-488
48. Auler JO, Puech-Leao P (1998) Management of Emergency Aortic Aneurysmectomy. In: A. Gullo (ed) APICE. Springer-Verlag, Milano, pp 669-679
49. Gaylis H, Kessler E (1980) Roptured aortic aneurysm. Surgery 87:300-304
50. Richardson JV, Allen WB, McDowell HA Jr (1980) Surgical management of roptured abdominal aortic aneurysms. Am Surg 46:289-294
51. Wakefield TW, Whitehouse WM Jr, Shu-Chen W et al (1982) Abdominal aortic aneurysm rupture: Statistical analysis of factors affecting outcome and surgical treatment. Surgery 91:586-596

Capitolo 23

Il decorso postoperatorio nella chirurgia dell'aorta addominale

M. Capuzzo, M. Verri, R. Alvisi, G. Gritti

Un intervento chirurgico sull'aorta addominale comporta una serie di modificazioni a carico degli apparati cardiocircolatorio, respiratorio e della termoregolazione ed uno spostamento intercompartimentale di liquidi che non si esauriscono con la fine dell'intervento chirurgico. Sembra quindi corretto distinguere, nell'ambito del decorso postoperatorio, una fase iniziale, della durata approssimativa di 8 ore, da quella successiva, in cui complicanze e mortalità testimoniano capacità ed esperienza dell'intera équipe chirurgico-anestesiologica-rianimativa.

Fase postoperatoria immediata

Al termine dell'intervento, la necessità di recuperare la temperatura corporea e l'affievolirsi dell'analgesia si accompagnano ad un aumento del consumo globale di ossigeno dell'organismo, che può raggiungere anche il 53% del consumo massimale di ossigeno misurato prima dell'intervento [1]. In tale situazione si verificano un aumento delle resistenze vascolari sistemiche (postcarico), che causa ipertensione sistolica, ed un aumento della frequenza cardiaca, che a sua volta aumenta la contrattilità e dunque le richieste in ossigeno del miocardio. Nel contempo può accadere che, consensualmente all'incremento delle richieste in ossigeno del miocardio, si verifichi una diminuzione degli apporti allo stesso. Questa può essere legata, da un lato, ad un ridotto contenuto arterioso in ossigeno (da anemia o ipossiemia) e dall'altro ad una diminuita perfusione coronarica, da tachicardia, che riduce la durata della diastole durante la quale viene perfuso il miocardio ventricolare sinistro [2]. Non stupisce dunque che l'ischemia miocardica compaia con maggiore frequenza nella fase di risveglio, rispetto a quelle pre- ed intraoperatoria [3].

I cardini della prevenzione in questo delicato momento sono rappresentati da: *correzione dell'anemia, ventilazione artificiale*, per impedire l'insorgenza di ipossiemia, ipercapnia ed acidosi, e *buona analgesia*. Tuttavia, pur mettendo in atto tutti questi mezzi, si osserva spesso un quadro ben rappresentato dal seguente caso clinico: un paziente di 65 anni, peso corporeo kg 79, altezza cm 170, iperteso in trattamento con ACE-inibitori e diuretico, giunge in Unità di Cure Intensive (ICU) dopo intervento di innesto aortobisiliaco, della durata di 270 minuti, durante il quale erano stati somministrati 2,2 mg di fentanile. All'arrivo in ICU la pressione arteriosa è di 210/115 mmHg con frequenza cardiaca 93 bpm. Il paziente è ventilato artificialmente con FiO_2 0.5 e Volume minuto 12 L; la end-tidal CO_2 ($EtCO_2$) è 25 e la temperatura ascellare 36.6°C. Successivamente, nel giro di 2 ore, la pressione arteriosa si normalizza e la frequenza cardiaca scende a 77 bpm, mentre $EtCO_2$ e temperatura salgono rispettivamente a 32 mmHg e 38°C. Dopo circa 4 ore dall'ingresso, si rende evidente la vasodilatazione cutanea, testimonianza del raggiunto equilibrio termico e metabolico; la pressione arteriosa scende a 110/60 con frequenza cardiaca 85, svelando così una lieve ipovolemia relativa e la rigidità dell'apparato cardiovascolare. Solo dopo 8 ore dal ricovero in ICU, il paziente dimostra di aver recuperato la stabilità emodinamica con pressione arteriosa 115/75 e frequenza cardiaca 80 e normalizzato gli altri parametri vitali ($EtCO_2$ 27 e temperatura ascellare 37.5°C).

Questo caso clinico testimonia in maniera emblematica le modificazioni che intervengono nella fase di risveglio dopo chirurgia dell'aorta addominale; le perturbazioni osservate sono abbastanza contenute poiché erano stati messi in atto tutti i presidi necessari a prevenirle o quanto meno a limitarle. È evidente che la mancanza di adeguata attenzione, e dunque prevenzione, nei confronti di queste modificazioni può mettere il paziente in condizioni di maggior rischio.

La dimostrazione dell'impossibilità di impedire il manifestarsi di gravi complicanze malgrado l'adozione delle misure precauzionali succitate è testimoniata da un altro caso clinico. Il paziente, di 65 anni, peso corporeo kg 70, altezza cm 170, al quale era stata diagnosticata una malattia coronarica monovasale con lieve alterazione della frazione di eiezione ventricolare (61%) all'ecocardiografia, era stato sottoposto a tromboendoarteriectomia della carotide interna destra e innesto aortobisiliaco con tromboendoarteriectomia dell'aorta soprarenale, della durata totale di 420 minuti. All'arrivo in ICU il paziente presentava pressione arteriosa 150/60 mmHg, frequenza cardiaca 80 bpm e temperatura 36,2°C (Hb 10,4 g/100 ml); dopo 15 minuti, compariva una improvvisa ipotensione, seguita da arresto cardiaco e, successivamente, da 2 episodi di fibrillazione ventricolare, risolti con terapia appropriata. La sequenza elettrocardiografica e l'andamento enzimatico (CKMB 99 al picco, con CK totale 3.969 U alle 24h dall'evento) successivi indicavano una sofferenza ischemica in sede anteriore, in assenza di segni certi di necrosi. Il paziente veniva dimesso dall'ICU in sesta giornata e dall'ospedale in quattordicesima giornata dall'evento, senza reliquati.

Alcuni dei fattori che favoriscono l'insorgenza di complicanze postoperatorie immediate, evidenti anche nei casi clinici descritti sono: la presenza di una cardiopatia ischemica di base, la durata dell'intervento chirurgico, l'entità delle perdite ematiche intraoperatorie e l'ipotermia.

Decorso postoperatorio successivo

La nostra casistica relativa a tutte le degenze in ICU nel periodo 1986-1996 è costituita da 4.557 ricoveri, 403 dei quali successivi a chirurgia dell'aorta addominale. Poiché nel tempo intervengono naturalmente delle modificazioni nei comportamenti e nelle tecniche, sia chirurgiche che anestesiologico-intensivistiche, si è preferito prendere in considerazione soltanto i ricoveri del periodo 1993-1996. In questo lasso di tempo sono entrati in ICU 224 pazienti sottoposti ad intervento in elezione e 30 operati per aneurisma dell'aorta addominale in rottura. Essendo queste due situazioni assolutamente diverse, si ritiene opportuno trattarle separatamente.

Chirurgia aortica di elezione

In questo gruppo la mortalità ospedaliera è stata di 13 (5,8%) pazienti su 224. Dal confronto tra sopravvissuti e deceduti (Tab. 1) non emergono differenze significative per quanto concerne età ed incidenza di antecedenti cardiaci (pregresso infarto, angina, disturbi del ritmo), vascolari (ipertensione, pregresso ictus) e respiratori (asma bronchiale, cifoscoliosi, grave broncopneumopatia cronica ostruttiva). Per contro, le diversità emergono quando si considerino gravità all'ingresso dell'ICU e durata della degenza; 3 pazienti avevano avuto un decorso regolare e hanno sviluppato una complicanza in reparto, dopo la dimissione dall'ICU, per cui sono rientrati e successivamente deceduti.

Le complicanze osservate sono riportate in Tabella 1; le piu frequenti nei sopravvissuti sono state quelle cardiache, rappresentate da disturbi del ritmo cardiaco in ben 15 casi, seguite dai disturbi neurologici, da noi classificati come encefalopatia, e infine da insufficienza renale funzionale (valori di creatininemia maggiori di 2 mg/100 ml, in almeno due determinazioni successive).

La elevata incidenza di complicanze cardiache nel decorso postoperatorio è fenomeno noto [5] e richiede una scrupolosa prevenzione, basata sul manteni-

Tabella 1. Caratteristiche dei pazienti sottoposti a chirurgia dell'aorta addominale di elezione ed incidenza di complicanze in funzione della mortalità ospedaliera

	Sopravvissuti	Deceduti
No. pazienti	211	13 (5,8%)
Età media (anni)	68.2 ± 7.8	71.2 ± 9.0
SAPS II all'ingresso	26.5 ± 9.9	36.6 ± 16.6**
No. rientri	2 (1%)	3 (23%)**
Antecedenti		
• cardiaci	95 (45%)	7 (54%)
• vascolari	139 (66%)	9 (69%)
• respiratori	49 (23%)	1 (8%)
Durata degenza ICU (gg)	3.5 ± 3.9	13.6 ± 24.1**
Complicanze		
• cardiache	28 (13%)	3 (23%)
• encefalopatia	19 (9%)	3 (23%)
• renali	16 (8%)	4 (31%)*
• respiratorie	10 (5%)	4 (31%)*
• ischemia arti inf.	6 (3%)	3 (23%)*
• ischemia intestinale	2 (1%)	2 (15%)*
• emorragia/coagulop.	4 (2%)	2 (15%)
• altre	12 (6%)	2 (15%)

*p<0.05

**p<0.01

mento di: *buona volemia,* che tenga conto tuttavia del rischio di edema polmonare da sovraccarico al momento del riassorbimento del terzo settore, *valori di ematocrito non inferiori a 28-29%,* in quanto l'incidenza di ischemia o complicanze cardiache nella chirurgia non cardiaca è aumentata in presenza di anemia [6] e *SpO_2 almeno maggiore del 90%,* per garantire un adeguato apporto di ossigeno al miocardio.

L'encefalopatia non è tradizionalmente presa in considerazione nella letteratura scientifica; essa è caratterizzata dalla comparsa di agitazione, confusione mentale o delirio ed è di gestione quanto mai difficile. Questa complicanza può essere ascritta in parte alla patologia aterosclerotica di base di questi pazienti ed in parte all'età mediamente avanzata dei nostri malati, poiché si osserva anche dopo altri tipi di chirurgia. Per quanto concerne il suo trattamento, se da un lato non è indicato il ricorso alle benzodiazepine, dall'altro l'estrema agitazione dei pazienti può rendere necessario il ricorso ai neurolettici, che peraltro sono relativamente poco efficaci.

Quanto alla morbilità renale e respiratoria, va sottolineato come l'insufficienza renale acuta sia stata quasi sempre di tipo funzionale nel gruppo dei sopravvissuti ed organico in quello dei deceduti; analogamente, le complicanze respiratorie più frequenti sono state l'ingombro tracheobronchiale nei sopravvissuti ed edema lesionale e infezione in egual misura nei deceduti. A tale riguardo, è doveroso segnalare che, nei pazienti deceduti, sia l'insufficenza renale che quella respiratoria sono state spesso secondarie ad un evento strettamente correlato all'intervento chirurgico, quali infarto intestinale ed ischemia degli arti inferiori. Questi hanno scatenato una sindrome da reazione infiammatoria sistemica, cosiddetta SIRS [7], che solo un tempestivo approccio chirurgico può tentare di spegnere.

Chirurgia aortica d'urgenza per rottura di aneurisma

Dei 30 pazienti operati per aneurisma dell'aorta addominale in rottura, 14 (47%) sono deceduti. In questo gruppo (Tab. 2) i sopravvissuti erano significativamente più giovani ed avevano un SAPS II all'ingresso in ICU minore rispetto ai deceduti. Inoltre l'intervallo di tempo tra l'arrivo in Pronto Soccorso e l'entrata in sala operatoria era significativamente minore nei deceduti. Ciò, unitamente alla maggior frequenza di ipotensione all'arrivo in sala operatoria e al maggior apporto volemico intraoperatorio, testimonia la loro maggior gravità già all'ingresso in ospedale.

La complicanza riscontrata con maggiore frequenza in assoluto è stata il sanguinamento (Tab. 2). Insufficienza renale, infarto intestinale ed infarto miocardico sono state complicanze frequenti e sono strettamente correlate, poiché dovute alla grave ipoperfusione tessutale secondaria all'emorragia che ha portato il paziente all'intervento.

La riduzione della mortalità in questi casi passa attraverso un *raccorciamento del tempo preoperatorio*, condizione dalla quale è impossibile prescindere e che apre problematiche di tipo gestionale, da valutare in ciascuna struttura ospedaliera mediante l'identificazione di specifici percorsi diagnostico terapeutici.

Tabella 2. Caratteristiche dei pazienti sottoposti a chirurgia aortica d'urgenza per aneurisma in rottura ed incidenza di complicanze in funzione della mortalità ospedaliera

	Sopravvissuti	**Deceduti**
No. pazienti	16	14 (47%)
Età media (anni)	71.9 ± 8.5	77.1 ± 7.1*
Intervallo PS-SO (min)	276 ± 313	103 ± 97*
Ipotensione all'arrivo in SO	6 (38%)	11 (79%)*
Apporti volemici in SO (ml/kg)	64 ± 32	99 ± 61*
SAPS II all'ingresso	40.8 ± 11.6	57.2 ± 14.9**
Durata degenza ICU (gg)	4.4 ± 3.1	6.6 ± 8.4
Complicanze		
• sanguinamento	4	11
• ischemia-infarto		
– intestino	–	7
– miocardio	–	5
– arti inferiori	1	4
• imbibizione polmonare	4	4
• insufficienza renale	2	11
• encefalopatia	3	3

PS, Pronto Soccorso; *SO*, sala operatoria

*p<0.05

**p<0.01

Bibliografia

1. Viale JP, Annat G, Lehot JJ, Quard S, Quintin L, Parlow J, Durand PG, Zabot JM, Villard J, Estanove S (1994) Relationship between oxygen uptake and mixed venous oxygen saturation in the immediate postoperative period. Anesthesiology 80:278-283
2. Lehot JJ, Arvieux CC, Viale JP, Foex P (1995) Ischemie myocardique et anesthésie. Ann Fr Anesth Réanim 14:176-197
3. Landesberg G, Luria MH, Cotev S, Eidelman L, Anner H, Mosseri M, Schechter D, Assaf J, Erel J, Berlatzky Y (1993) Importance of long-duration postoperative ST-segment depression in cardiac morbidity after vascular surgery. Lancet 341:715-719
4. Le Gall JR, Lemeshow S, Saulnier F (1993) A new simplified acute physiology score (SAPS II) based on a European/North American multicenter study. JAMA 270:2957-2963
5. Mangano DT (1990) Perioperative cardiac morbidity. Anesthesiology 72:153-184
6. Nelson AH, Fleisher LA, Rosenbaum SH (1993) Relationship between postoperative anemia and cardiac morbidity in high-risk vascular patients in the intensive care unit. Crit Care Med 21:860-866
7. Bone RC, Fisher C jr, Clemmer TP, Slotman GJ, Metz CA, Balk R (1989) Sepsis syndrome: a valid clinical entity. Crit Care Med 17:389-393

Capitolo 24

Conduzione anestesiologica della chirurgia dell'aorta toracica

G.F. Di Nino, S. Cavicchi

Gli interventi per aneurisma dell'aorta toracica discendente e toraco-addominale (ATA) (secondo la classificazione di Crawford) pongono l'anestesista di fronte ad alcune problematiche particolari, oltre a quelle tipiche del cosiddetto paziente vascolare. Quest'ultimo presenta delle patologie sistemiche associate tipiche da ricercare e valutare: cardiopatie (50-70%), in particolare coronaropatie, cardiopatie ischemiche, infarti miocardici (specie entro 6 mesi), insufficienza cardiaca congestizia; ipertensione arteriosa (40-60%); COPD (25-50%); patologie vascolari periferiche (22%); insufficienza renale (5-25%); patologie cerebrovascolari (TIA) (12%); diabete (8-12%). Tali patologie aumentano notevolmente l'incidenza di complicanze postoperatorie; pertanto, la valutazione preoperatoria deve comprendere oltre ad un'attenta raccolta della storia clinica, all'esame fisico e agli esami di laboratorio di routine, anche uno studio approfondito degli organi ed apparati a "rischio".

La valutazione della funzione cardiaca deve comprendere una visita cardiologica con ECG; l'ecocardiografia per la determinazione della frazione di eiezione (valori >55% non presentano aumentato rischio) e di eventuali patologie valvolari o shunt intracardiaci e per la valutazione della "wall motion" ventricolare sinistra; in pazienti con COPD è utile anche un'ecocardiografia bidimensionale transesofagea (2D TEE) per valutare la funzione ventricolare destra; il test da sforzo, non sempre eseguibile, può dare falsi positivi; il test di Holter, indicato per individuare casi d'ischemia silente; la coronarografia, che data la sua invasività andrebbe riservata solo ai pazienti con severa CAD; la scintigrafia al tallio (tecnezio)/dipiridamolo, sensibile per valutare e svelare patologie coronariche anche silenti [1]. Se da tali indagini risulta che il paziente non è in grado di sostenere il clampaggio aortico, allora è indicato procedere solo se si hanno a disposizione strumenti idonei di supporto (es., Bio-Pump o CEC) [2].

Poiché l'intervento viene eseguito in ventilazione monopolmonare e l'insufficienza respiratoria è una delle cause più frequenti di mortalità nel postoperatorio, è necessario effettuare, oltre all'Rx torace di routine, anche le seguenti indagini: prove di funzionalità respiratoria con EGA ed eventuale visita specialistica; TAC, per visualizzare compressioni di strutture mediastiniche, quali quella del bronco principale di sinistra che può rendere pericolosa l'intubazione selettiva sinistra. La valutazione della funzione renale comprende gli esami di laboratorio (BUN, creatininemia, elettroliti plasmatici, clearence della creatinina, esame urine) ed è consigliata una consulenza specialistica nefrologica [1]. Spesso questi pazienti si presentano all'intervento in uno stato di disidratazione legato anche alle indagini angiografiche eseguite e alla toilette intestinale preoperatoria: è quindi necessario provvedere ad un'adeguata idratazione prima dell'intervento. Devono essere effettuati anche un assetto coagulativo completo ed una visita neurologica per stabilire le condizioni di base del midollo e la presenza di pregressi TIA o ictus.

La premedicazione non presenta necessità particolari e può essere effettuata come di consueto, avendo cura di fornire al paziente una buona ansiolisi.

Il trattamento chirurgico di un ATA prevede un accesso tramite toracofrenolaparotomia sinistra con paziente in decubito laterale destro; quindi, dopo aver mobilizzata ed isolata l'aorta, viene effettuato un primo clampaggio prossimale sotto l'origine dell'arteria succlavia sinistra ed un secondo distale oltre la zona lesa; il chirurgo posiziona la protesi ed esegue le anastromosi richieste (aa. intercostali, lombari, tronco celiaco ed aa. renali - cosiddetta pastiglia viscerale -) associando un clampaggio sequenziale [2].

All'arrivo del paziente in sala operatoria si procede al reperimento di una via venosa periferica che servirà per l'induzione. Questa deve risultare molto profonda per evitare picchi ipertensivi; allo stesso modo il mantenimento deve assicurare un piano anestesiologico altrettanto profondo per avere la maggiore stabilità cardiovascolare possibile (in genere si preferisce un'anestesia bilanciata mista con utilizzo generoso di analgesici oppiacei e parsimonia nell'uso di agenti inalatori quali l'isoforane). Si procede quindi ad intubazione con tubo da polmone selettivo sinistro: in caso di compressione del bronco principale sinistro procedere ad intubazione selettiva destra (utile il controllo del corretto posizionamento tramite fibroscopio).

Il monitoraggio intraoperatorio è necessariamente complesso ed invasivo. Fondamentale in questi pazienti è assicurarsi adeguati accessi venosi sia per il monitoraggio che per l'infusione rapida di grosse quantità di liquidi ed emoderivati. In genere si procede all'inserimento di n° 2 CVP di grosso calibro (almeno 16G); di n° 2 CVC: giugulare interna destra con introduttore 8 Fr per il catetere di Swan Ganz, utilizzabile anche come grossa via d'infusione, succlavia sinistra con catetere trilume per l'infusione di farmaci in pompa (conviene se possibile evitare di occupare con CVC entrambe le giugulari in modo da permettere un adeguato ritorno venoso dal distretto cefalico); di un catetere in arteria radiale destra (prima dell'induzione) per la misurazione della PA cruenta (potrebbe essere clampata la succlavia sinistra); di un catetere in arteria femorale per monitorizzare la pressione distale; di un catetere vescicale con urinometro [4]. Quindi si posiziona il catetere subaracnoideo a livello L4-L5 per il monitoraggio della pressione liquorale e per il drenaggio liquorale.

Il monitoraggio intraoperatorio prevede quindi, in modo schematico, un monitoraggio standard: ECG (derivazioni II e V5 che meglio evidenziano le ischemie delle sezioni sinistre del cuore), NIBP (al braccio sinistro), $ETCO_2$ e $SatO_2$.

Un monitoraggio emodinamico: PA cruenta; PA distale al clampaggio via arteria femorale (per valutare la pressione di perfusione midollare); PVC, che se è un valido indice dello stato di riempimento del paziente con buona funzionalità cardiaca, può però essere inficiata dal decubito laterale, dall'OLV e da cardiopatie e pneumopatie preesistenti; dal catetere in arteria polmonare la monitorizzazione di PAP, PCWP, CO e SvO_2 permette di evidenziare precocemente fenomeni di bassa portata e disfunzione cardiaca, specie in pazienti con FE <50% o con alterata funzionalità ventricolare sinistra con compromissione del compenso cardiaco.

Un monitoraggio midollare: pressione liquorale tramite catetere subaracnoideo (utilizzato anche per il drenaggio); potenziali evocati somatosensoriali tramite catetere peridurale e stimolo ulnare; potenziali evocati motori (alcuni Autori dicono che sono i più importanti, ma anche i più rischiosi ed indaginosi: pericolo di convulsioni, posizionamento degli elettrodi peridurali sulle colonne anteriori).

Inoltre, il monitoraggio respiratorio (VM, VT; P picco, FR, FiO_2); della temperatura tramite Swan Ganz o stetoscopio esofageo; della diuresi. Infine, devono essere eseguiti controlli seriali tramite EGA per controllare la respirazione, il valore di Hb e degli elettroliti (all'inizio dell'intervento, prima del clampaggio, prima del declampaggio, 30' dopo il declampaggio).

Il clampaggio ed il declampaggio aortico rappresentano i due momenti cruciali dell'atto chirurgico di grande impegno anestesiologico. Durante il clampaggio si assiste ad un improvviso aumento della PA e del postcarico ventricolare sinistro con possibile sviluppo di deficit di pompa (bassa portata) e a un deficit di perfusione degli organi a valle (reni, visceri, midollo spinale) con sviluppo di metabilismo anaerobio, vasoplegia, vasodilatazione e al declampaggio iperemia reattiva con possibile danno da riperfusione e liberazione in circolo di metaboliti acidi tossici. Per ridurre il carico del ventricolo sinistro e per perfondere l'aorta distale durante il clampaggio si possono utilizzare differenti tipi di shunt e bypass con pompa centrifuga [2]; tali dispositivi non sono attualmente in uso presso il nostro servizio di chirurgia vascolare. Molto importante risulta essere il tempo di clampaggio che deve restare al di sotto dei 30' per avere un rischio di danno ischemico viscerale contenuto [2].

Al clampaggio si assiste ad un improvviso e marcato aumento della pressione arteriosa sistemica e quindi del postcarico; l'aumentato lavoro ventricolare sinistro si traduce in un aumento della PAOP e della PVC: tale effetto può essere controllato con l'uso di farmaci inotropi (dobutamina, amrinone, digitale). L'aumento della pressione arteriosa può essere tale da superare l'autoregolazione cerebrale con il rischio di possibili emorragie cerebrali o indesiderati aumenti della pressione intracranica: deve perciò essere contenuto entro il 20% del valore basale; allo scopo si possono utilizzare farmaci vasodilatatori: nitroprussiato, nitroglicerina, PGE1. L'uso di tali farmaci deve essere cauto in modo da mantenere un adeguato flusso nei circoli collaterali.

Al declampaggio si ha la riapertura di un letto vascolare ischemico e quindi vasodilatato con alterazioni della permeabilità capillare (edema) e messa in circolo di metaboliti acidi (effetto inotropo negativo, vasocostrizione del circolo polmonare, liberazione di trombossani, ecc) e di radicali liberi; la diminuzione delle resistenze vascolari periferiche induce iperemia reattiva con riduzione del ritorno venoso e quindi della CO con ipotensione spiccata (shock da declampaggio). Allo scopo di prevenire l'ipotensione da declampaggio si deve assicurare un adeguato riempimento volemico sulla base della CO e della PAOP (PAOP 4-6 mmHg > del valore basale) prima del rilascio della clamp, che deve essere effettuato in modo graduale; si corregge l'acidosi con l'impiego di alcalinizzanti (THAM, $NaHCO_3$) preferibilmente in drip lento prima del declampaggio e con l'iperventilazione (ipocapnia); se l'ipotensione si mantiene importante per più di 5' si possono utilizzare anche agenti vasocostrittori (es. efedrina). In questa chirurgia, oltre all'apparato cardiovascolare, rivestono un particolare interesse il distretto renale, il midollo spinale e l'assetto coagulativo.

Di seguito verrà descritto il protocollo in uso presso il nostro ospedale per fornire una descrizione schematica della condotta anestesiologica intra operatoria.

- All'inizio dell'intervento si comincia subito con l'infusione di dopamina a dosaggio renale e, circa un'ora prima del clampaggio, quella di PGE1 a basso dosaggio, che verrà gradualmente aumentato in base alla risposta del paziente; si somministra la prima dose di metilprednisolone (per l'effetto "scavenger", di stabilizzazione di membrane e di riduzione dell'edema cerebrale), mentre una seconda verrà iniettata dopo il clampaggio. In contemporanea vengono preparate le linee di infusione degli emoderivati e si inizia l'infusione lenta di plasma. Si monitorizza la pressione liquorale (PL) e si sottrae, se necessario, del liquor.
- Prima del clampaggio si somministra furosemide in dose variabile a seconda del paziente, si porta l'infusione di PGE1 al massimo (0.05 gamma/Kg/min) e si sottraggono 2-5 ml di liquor.
- Al clampaggio, se necessario, si procede alla somministrazione di dobutamina in pompa siringa per il controllo dell'attività cardiaca e di nitroglicerina in boli per il controllo della PA (cautela per non ridurre eccessivamente la PA). In questa fase si procede alla trasfusione di sangue (le perdite ematiche possono essere molto copiose, utile il recupero intraoperatorio di sangue) e di plasma (per prevenire i problemi coagulativi) e all'infusione lenta di sostanze tampone per ridurre l'acidosi al declampaggio.
- Al declampaggio si deve cercare di arrivare con il paziente "pieno", senza deficit coagulativi e con una blanda alcalosi. Si riduce, o si arresta, l'infusione di PGE1, si somministra un bolo di furosemide e ci si prepara ad infondere velocemente gli emoderivati (comprese le piastrine). In caso di alterazioni della coagulazione (perdite, consumo, acidosi, ecc), si possono utilizzare l'antitrombina III, gli inibitori delle proteasi ed eventualmente crioprecipitati, in accordo con il consulente angiologo. Altri farmaci utilizzati: mannitolo, (protezione renale, effetto "scavenger") e calcio (mantenimento dello stato coagulativo, effetto inotropo). Durante tutto l'intervento si deve cercare di mantenere una diuresi di almeno 0.5 ml/kg o 60 m/ora. Infine, ulteriori provvedimenti descritti per la protezione renale sono la nefroplegia (infusione a livello delle arterie renali di soluzione fisiologica fredda + PGE4) e l'uso di calcio antagonisti [3].
- Al termine dell'intervento si procede con estrema cautela alla sostituzione del tubo bilume con un tubo orotracheale (se è presente un imponente edema del capo e dei tessuti faringolaringei, si consiglia di posticipare tale manovra) e si effettua il trasporto del paziente in TIPO.

Un discorso a parte merita la prevenzione dell'ischemia midollare per la sua complessità ed importanza (danni da ischemia midollare possono presentarsi dallo 0.5 fino al 38% dei casi). I fattori determinanti il danno midollare sono il tempo di clampaggio aortico (max 30'), lo stato dei circoli collaterali e la variazione anatomica individuale della vascolarizzazione midollare (arteria di Adamkiewic), il tipo e l'estensione dell'aneurisma, i valori di pressione arteriosa sistemica e liquorale pre e postoperatori, l'uso intraoperatorio di vasodilatatori (specialmente il nitroprussiato). L'ischemia si realizza principalmente perché durante il clampaggio si riduce la pressione di perfusione midollare che è data dalla differenza fra pressione dell'aorta distale e pressione del liquor: il drenaggio liquorale, effettuato in modo da mantenere la PL al di sotto di 10-12 mmHg, ha quindi lo scopo di consentire una adeguata pressione di perfusione midollare. Esso può essere eseguito tramite aspirazione con siringa o con sistema a caduta controllata dall'altezza del reservoir di raccolta. Per la prevenzione del danno midollare ci si può avvalere anche dell'uso di farmaci quali: cortisonici (effetto stabilizzante le membrane), barbiturici (riduzione del metabolismo cerebrale), vasodilatatori che rispettino il microcircolo (PGE1) [5], "scavenger" dei radicali liberi, calcio antagonisti (riduzione dell'accumulo intracellulare di calcio). Utili anche l'ipotermia, generalizzata o locale, l'iniezione intratecale di Mg o papaverina (effetto vasodilatante), il mantenimento della glicemia al di sotto di 150 mg/dl (evitare l'apporto esogeno di glucosio).

Infine, esistono tecniche di protezione midollare chirurgica: identificazione delle arterie a rischio (tramite SEPs, MEP, angiografia, registrazione di corrente idogeno indotta) e loro reimpianto; perfusione distale tramite shunt o bypass temporanei o bypass cardiopolmonari. Il monitoraggio della PL deve essere continuato per 24 ore [3, 4].

Le complicanze postoperatorie più importanti sono [4]: cardiache (IM, aritmie), dal 5 al 21%, più frequenti nei pazienti portatori di coronaropatie; respiratorie (insufficienza) fino al 47%; renali (IRA fino alla dialisi) tra il 15 e il 50%; neurologiche (paraparesi, paraplegie) tra lo 0,5 e il 38%; coagulative (sanguinamento, CID).

L'incidenza di mortalità varia, a seconda delle casistiche, dal 5 al 42% (tale variabilità è legata al fatto che non vengono discinti gli interventi d'urgenza da quelli di elezione) ed è legata soprattutto a cause cardiache (74%), renali (18%) e respiratorie (18%), a sepsi (10%) e rottura dell'aneurisma (5%) [1].

Bibliografia

1 Sisillo E (1997) Valutazione preoperatoria. Minerva Anestesiol 63 (Suppl 1), 9:199-201
2. Coselli JS (1996) The recent advances in the surgical treatment of thoracoabdominal aortic aneurysm. Seminari estensi di aggiornamento. Ed. Università degli Studi, Ferrara, pp 3-16
3. Di Nino GF, Cavicchi L (1996) La protezione renale e del midollo spinale nella chirurgia dell'aorta toracica e toraco-addominale. Seminari estensi di aggiornamento. Ed. Università degli Studi, Ferrara, pp 39-40
4. Wenker OC (1996) Anesthesia for surgical treatment of thoracoabdominal aortic aneurysm. Seminari estensi di aggiornamento. Ed. Università degli Studi, Ferrara, pp 18-37
5. Grabitz K et al (1990) Does prostaglandin E1 and superoxide dismutase prevent ischaemic spinal cord injury after thoracic aortic cross-clamping? Eur J Vasc Surg 4:19-24

Capitolo 25

Induzione e mantenimento dell'anestesia nella chirurgia coronarica

G.Grillone, I. Cattabriga, S. Pastore, R. Piccione

La gestione anestesiologica del paziente che si sottopone ad intervento chirurgico di rivascolarizzazione miocardica in circolazione extracorporea deve tener conto sia della tecnica anestesiologica vera e propria sia delle problematiche inerenti i molteplici aspetti del management intraoperatorio. La tecnica anestesiologica non si discosta di gran lunga da quella impiegata per altra tipologia di interventi chirurgici; si differenzia principalmente per la diversa modulazione dei vari agenti farmacologici e per l'interazione con farmaci e procedure cardio-vasoattive [1]. Il management intraoperatorio comprende, oltre all'induzione e al mantenimento dell'anestesia, la preparazione degli accessi venosi centrali e arterioso periferico per il monitoraggio emodinamico, l'infusione di precisione di farmaci cardiocinetici e vasodilatatori per la sorveglianza delle condizioni cardiocircolatorie sia durante che al di fuori del bypass cardiopolmonare e l'eventuale applicazione di tecniche di supporto circolatorio.

Anche in questo tipo di chirurgia l'iter anestesiologico si svolge attraverso le fasi classiche dell'anestesia moderna, ossia: 1) valutazione preoperatoria; 2) induzione e mantenimento dell'anestesia; 3) monitoraggio; 4) sorveglianza postoperatoria.

Valutazione preoperatoria

L'esame clinico del paziente e della sua documentazione laboratoristica e strumentale si prefigge i seguenti tre scopi.

a. Stima della gravità della cardiopatia in base ai dati anamnestici (definizione delle caratteristiche della sindrome anginosa), alla valutazione della funzione ventricolare e alla riserva miocardica. Nella raccolta delle notizie anamnestiche, l'attacco di angina pectoris viene descritto come una profonda, dolorosa costrizione precordiale, irradiantesi a collo, braccia, addome. Non sempre, però, tale sintomatologia è in grado di fornire informazioni esatte sull'estensione dell'ischemia miocardica; occorre, per tale scopo, definire con esattezza i rapporti dell'angina con l'attività fisica, con la progressione dei sintomi e l'esecuzione di test appropriati. Alla luce di quanto sopra, sono stati definiti diversi tipi di angina (asintomatica, stabile, instabile) in rapporto alla sua comparsa sotto sforzo, a riposo, al carattere di stabilità o instabilità nel tempo. Una serie appropriata di parametri clinici e strumentali non invasivi può fornire una stratificazione prognostica dei pazienti al fine della valutazione del rischio perioperatorio. Il rischio aumenta con l'aumentare della classe CCS, se compaiono segni di deficit ventricolare sinistro o sincopi durante l'attacco ischemico; un ECG di base alterato o un ecocardiogramma a riposo con compromissione importante della cinetica ventricolare sono indici prognostici sfavorevoli. La risposta ai test da sforzo tradizionali e a quelli di "imaging" dopo stimolo farmacologico o fisico fornisce ulteriori e più precise informazioni prognostiche. Tra gli studi invasivi, la coronarografia permette da un lato la visualizzazione anatomica delle coronarie, con l'identificazione della localizzazione e della gravità delle lesioni ostruttive, dall'altro fornisce importanti informazioni sui movimenti parietali del ventricolo sinistro, sulla sua funzione globale e sulla frazione di eiezione.

b. Valutazione di patologie concomitanti. È frequente l'associazione di patologie respiratorie croniche ostruttive (COPD), vasculopatie cerebrali, insufficienza renale, diabete mellito e ipertensione arteriosa. Tutte le situazioni potenzialmente reversibili, come broncospasmo o infezione, devono essere trattate prima dell'intervento chirurgico; quelle irreversibili devono essere controllate possibilmente ottimizzando il trattamento farmacologico.
c. Opportunità di ridurre l'ansia e lo stress preoperatorio. Il paziente deve avere un'informazione esauriente e pacata su ciò che è stato programmato per il giorno dell'intervento, comprese le modalità di trasporto fino in sala operatoria, l'incannulazione vascolare e la tecnica anestesiologica. È importante, inoltre, che egli sia messo a conoscenza delle caratteristiche dell'ambiente dell'unità di Terapia Intensiva e delle modalità del risveglio, con riferimento, in particolare, alla presenza del tubo tracheale.

La visita preoperatoria culmina nella scelta della premedicazione anestetica, che deve essere rivolta alla prevenzione di fenomeni ipertensivi e di tachicardia, fattori ormai noti che possono indurre vasospasmo coronarico. La premedicazione più utilizzata è costituita dalla somministrazione di un oppioide (morfina 0.1-0.15 mg/kg) associato alle benzodiazepine (diazepam 0.5-1 mg/kg).

Induzione e mantenimento dell'anestesia

La tecnica anestesiologica più comune per gli interventi di rivascolarizzazione miocardica è costituita da una anestesia totalmente endovenosa, caratterizzata da un'alta componente analgesica. I dati della letteratura [3] e l'esperienza della nostra scuola non hanno confermato la superiorità di una tecnica rispetto ad un'altra; i criteri di scelta devono essere guidati da motivazioni inerenti il grado di disfunzione ventricolare indotto dalla cardiopatia ischemica e da problematiche più generali, quali la durata dell'intervento, la programmazione dell'estubazione e la coesistenza di patologie extracardiache.

Per l'induzione possono essere impiegati benzodiazepine (diazepam 0.25-0.5 mg/kg; midazolam 0.1-0.3 mg/kg) in combinazione con barbiturici ed oppiodi (fentanil 50-70 mcg/kg). L'intubazione orotracheale e la ventilazione controllata vengono applicate previa miorisoluzione con vecuronio (0.1-0.15 mg/kg); la miscela inalatoria (ossigeno e aria al 50%) non prevede l'aggiunta di protossido d'azoto a causa del suo effetto miocardiodepressivo.

Il mantenimento dell'anestesia viene effettuato mediante somministrazione frazionata di oppioidi, associata a benzodiazepine al fine di potenziare l'effetto amnesico; l'aggiunta di un anestetico inalatorio (isoflurane, sevoflurane a basse concentrazioni) costituisce un valido ausilio per un rapido approfondimento del piano anestetico e per un maggior controllo di episodi ipertensivi (Tabb. 1-3). A tale proposito la nostra scuola, al fine di garantire un regime pressorio il più possibile costante e di prevenire bruschi innalzamenti della pressione arteriosa, utilizza l'infusione in continuo di un farmaco vasodilatatore (nitroprussiato di sodio) ad elevata potenza d'azione e a pronta reversibilità. Al nitroprussiato di sodio, già fin dalle prime fasi dell'anestesia, viene associata la somministrazione a basse concentrazioni di un farmaco vasodilatatore coronarico (nitroglicerina).

Tabella 1. Farmaci per l'induzione

Farmaco	**Dosaggio (mg/kg)**	**FC**	**Effetti cardiovascolari**		
			PA	*RVS*	*GC*
Tiopentone	2-5	0	- -	-	-
Propofol	0.1-2.5	0	- - -	- - -	-
Midazolam	0.1-0.3	+	-	-	0
Diazepam	0.25-0.5	0	-	-	0

\+ leggero aumento; - leggera diminuzione; - - moderata diminuzione, - - - marcata diminuzione; 0 senza sostanziali diminuzioni; *FC*, frequenza cardiaca; *PA*, pressione arteriosa; *RVS*, resistenze vascolari sistemiche; *GC*, gittata cardiaca

Tabella 2. Anestetici volatili

Farmaco	**Contrattilità miocardica**	**RVS**	**FC**	**Sensibilizzazione alle catecolamine**
Alotano	- -	-	- -	+ +
Isoflurano	-	- - -	+ +	+
Desflurano	-	- -	+ +	

\- leggera diminuzione; - - moderata diminuzione; - - - marcata diminuzione; + leggero aumento; + + moderato aumento; *FC*, frequenza cardiaca; *RVS*, resistenze vascolari sistemiche

Tabella 3. Analgesici oppioidi

Farmaco	**Dosaggio (mg/kg)**	**Effetti cardiovascolari**			
		FC	*PA*	*RVS*	*GC*
Morfina	1-3	0	- - -	- - -	-
Fentanil	0.05-0.2	- -	-	0	0
Alfentanil	0.03-0.05	- -	-	0	0
Sufentanil	0.01-0.03	- -	-	0	0

\- leggera diminuzione; - - moderata diminuzione; - - - marcata diminuzione; 0, senza sostanziali modificazioni; *FC*, frequenza cardiaca; *PA*, pressione arteriosa; *RVS*, resistenze vascolari sistemiche; *GC*, gittata cardiaca

Monitoraggio

Il monitoraggio non invasivo routinario consiste nella rilevazione in continuo dell'ECG, su derivazioni standard, della pulsossimetria, della temperatura centrale. La D2 è la migliore derivazione ECG per l'individuazione di aritmie, mentre con la V5 e con l'analisi automatizzata del tratto ST (che i sistemi di monitoraggio moderni sono in grado di rilevare) si riescono a identificare la maggior parte dei fenomeni ischemici. La temperatura centrale si misura mediante una sonda esofagea o timpanica; accanto a queste vengono monitorate anche la temperatura rettale e quella cutanea, tutte insieme indispensabili nell'induzione ipotermica del bypass cardiopolmonare e nella successiva fase di riscaldamento.

Il monitoraggio invasivo è costituito dalla rilevazione della pressione arteriosa sistemica, mediante incannulazione di un'arteria radiale, e dalla pressione venosa centrale mediante l'incannulazione, preferibilmente della vena giugulare interna, attraverso la quale siamo soliti posizionare una seconda cannula a doppio lume a garanzia dell'infusione di precisione dei farmaci cardiovasoattivi o di un tempestivo rimpiazzo volemico.

Nei pazienti a rischio elevato, con alterazione della funzione ventricolare, il monitoraggio della pressione polmonare mediante il posizionamento del catetere di Swan Ganz fornisce preziose informazioni sulla portata cardiaca, sulle pressioni di precarico e postcarico. Tali dati si mostrano particolarmente utili non solo per la conduzione emodinamica pre-CEC, ma anche, e soprattutto, al distacco dal bypass, al fine di ottimizzare l'autonomia cardiocircolatoria.

Oltre al monitoraggio emodinamico, è di competenza dell'anestesista il controllo delle condizioni coagulative del paziente; infatti, perché si possa attuare il bypass cardiopolmonare è necessario effettuare una completa scoagulazione del paziente mediante la somministrazione di eparina alla dose di 3 mg/kg; il grado di scoagulazione raggiunto viene testato a intervalli regolari dalla misurazione del tempo di coagulazione attivato (TAC) che deve essere superiore a 400 sec. Alla fine del bypass cardiopolmonare l'eparina viene neutralizzata dalla somministrazione di solfato di protamina.

Pratica ormai consolidata anche nel nostro Centro è l'impiego della aprotinina, la cui azione si esplica su due livelli: 1) protegge la funzionalità piastrinica inibendone l'attivazione durante il bypass cardiopolmonare, e 2) inibisce la fibrinolisi a causa del suo potente effetto antiproteolitico. Abbiamo iniziato ad usare la aprotinina nel 1991 ed abbiamo applicato il protocollo di Royston in un gruppo di 50 pazienti. I risultati di questi lavori hanno dimostrato una significativa efficacia della aprotinina nel ridurre il sanguinamento postoperatorio [4].

Del tutto recentemente abbiamo paragonato il classico protocollo di Royston con dosi dimezzate di aprotinina, mettendo in evidenza un comportamento sovrapponibile tra i due gruppi di pazienti [5] (Tabb. 4, 5).

Tabella 4. Controlli da eseguire prima di iniziare una CEC

- **Esami di laboratorio**
  - ACT (Tempo di coagulazione attivato)
  - Ematocrito
- **Anestesia/apparecchio di anestesia**
  - Controllo del piano di anestesia e del grado di miorisoluzione
  - Sospendere l'erogazione di protossido d'azoto (nel caso fosse stato impiegato)
- **Monitor**
  - Pressione arteriosa: ipotensione iniziale e poi normalizzazione
  - CVP: indice di inadeguato drenaggio venoso, dovrebbe essere misurata sopra l'atrio destro
- **Paziente/campo operatorio**
  - Cannule in sede: non presenza di aria, clamps o inginocchiamenti; non presenza di bolle nella cannula arteriosa
  - Aspetto del paziente
  - Suffusione (inadeguato drenaggio VCS)
  - Cuore-distensione (specialmente in AI, ischemia)

ACT, tempo di coagulazione attivato; *CVP*, pressione venosa centrale; *AI*, insufficienza aortica; *VCS*, vena cava superiore

Tabella 5. Controlli da eseguire prima di uscire dalla CEC

- **Esami di laboratorio**
  - Ematocrito, potassio
  - Glicemia, calcio ionizzato
  - Emogasanalisi
  - Magnesio
- **Anestesia/apparecchio di anestesia**
  - 100% ossigeno; sospendere l'erogazione di agenti volatili
  - Cominciare la ventilazione e valutare la compliance polmonare, osservare la piena riespansione dei polmoni, aspirare se necessario all'interno delle vie aeree
- **Monitor**
  - Completare il riscaldamento (37°C a livello nasofaringeo o esofageo; o 35°C a livello rettale)
  - Frequenza dell' ECG, ritmo. Controllare tutte le sette derivazioni per individuare alterazioni del segmento ST
  - Lavare, azzerare e calibrare tutti i trasduttori di ressione-misurare tutte le pressioni di riempimento arteriose e ventricolari
  - Riaccendere il pulso-ossimetro e il capnografo
- **Paziente/campo operatorio**
  - Eliminare l'aria-aspirazione dal cuore
  - Nessuna fonte importante di emorragia; innesti, linee di sutura, sito della sonda di aspirazione nel ventricolo sinistro
  - Osservare il cuore; valutare la capacità contrattile, le dimensioni cardiache e il ritmo
  - Controllare la pervietà di tutte le linee endovenose
- **Supporto**
  - Se è necessario, utilizzare farmaci vasoattivi e cardioattivi

Separazione dal bypass cardiopolmonare e sorveglianza postoperatoria

Dopo essere riusciti a separare con successo il paziente dal bypass ci si prepara a rimuovere le cannule, ad antagonizzare l'effetto dell'eparina e a chiudere il torace. La decannulazione dell'atrio si accompagna spesso ad aritmie e a perdite di volume; queste alterazioni sono in genere transitorie. Il trasporto del paziente in terapia intensiva dovrebbe essere seguito con la stessa attenzione e cura prestate in sala operatoria. Questo è un momento particolarmente delicato da un punto di vista emodinamico perché il paziente viene mosso, vengono cambiate le vie di infusione e vengono trasferiti i monitor. Qualora sia stata programmata una estubazione precoce il paziente in terapia intensiva deve essere controllato attentamente mediante ripetuti esami emogasanalitici e osservazione clinica fino alla ripresa dell'autonomia respiratoria [6, 7].

Bibliografia

1. Amado WJ, Thomas SJ (1996)Cardiac surgery: intraoperative management. In: Thomas SJ (ed) Manual of Cardiac Anesthesia. Churchil Livingstone, New York, pp 85-90
2. Cosgrove DM (1990) Evaluation of perioperative risk factors. J. Cardiac Surg S227
3. Priebe HJ (1989) Isoflurane and coronary hemodynamics. Anesthesiology 10:960-964
4. Bidstrup BP, Royston D et al (1997) Reduction in blood loss and blood use after cardiopulmonary bypass with high dose aprotinin (trasylol). J Thorac Cardiovasc Surg 364-372
5. Pastore S, Cattabriga I et al (1997) Aprotinina ad alte dosi vs aprotinina a basse dosi in pazienti sottoposti a intervento di rivascolarizzazione miocardica. Atti Caract '97, Azienda Ospedaliera, Bologna, p 88
6. Klineberg PL, Geer RT, Hirsh RA, Aukburg SJ (1977) Early extubation after coronary artery bypass grafting surgery. Crit Care Med 5:272-274
7. Davy CH, Cheng DCH (1998) Fast Track Cardiac Surgery: Economic implications in Postoperative care. J Cardiothor Vasc Anesth 12(1):72-79

Capitolo 26

Svezzamento emodinamico e respiratorio nella chirurgia cardiaca

C. SORBARA, D. PITTARELLO

Lo svezzamento respiratorio ed emodinamico dopo chirurgia cardiaca dipendono da molteplici fattori tra cui la funzione polmonare e cardiaca preoperatoria, gli eventi intraoperatori, legati all'intervento chirurgico ed alle conseguenti variazioni emodinamiche e lo stato emodinamico postoperatorio. Recentemente un numero crescente di procedure chirurgiche viene effettuato in pazienti sempre più anziani, portatori di cardiopatie con emodinamica sempre più compromessa e spesso affetti da invalidanti broncopneumopatie cronico-ostruttive; spesso inoltre coesistono cronici problemi di ipertensione sistemica, diabete mellito e insufficienza renale cronica, tutti fattori che possono complicare il decorso postoperatorio. Il trattamento respiratorio ed emodinamico postoperatori non possono essere trattati separatamente in quanto il sistema respiratorio e cardiocircolatorio sono non solo anatomicamente connessi, ma strettamente interdipendenti da un punto di vista fisiopatologico.

Trattamento respiratorio

L'anestesia generale determina una diminuzione della capacità residua funzionale (FRC) di circa il 20%, essenzialmente per effetto della perdita del tono della parete toracica e del diaframma e dello spostamento di quest'ultimo in senso cefalico, soprattutto per quanto riguarda le parti dipendenti [1]. Gli anestetici inalatori inibiscono il riflesso di vasocostrizione ipossica polmonare e gli oppiacei endovenosi riducono il "drive" respiratorio ipossico ed ipercapnico; eventuali farmaci vasodilatatori (nitroprussiato di sodio, nitroglicerina) aumentano lo shunt intrapolmonare.

La sternotomia mediana e le manipolazioni intratoraciche inducono una transitoria riduzione della capacità vitale (VC); inoltre, nei pazienti in cui viene scheletrizzata l'arteria mammaria interna sinistra e/o destra per il bypass aortocoronarico si possono sviluppare versamenti pleurici postoperatori ed atelettasie localizzate al lobo polmonare inferiore sinistro. Spesso, infine, una disfunzione del nervo frenico è associata all'uso di ghiaccio tritato per il raffreddamento topico del cuore. Lo stesso bypass cardiopolmonare (CPB) è responsabile dell'alterazione della funzione polmonare nel periodo postoperatorio [2, 3].

Una risposta infiammatoria sistemica e polmonare [4], con leucocitosi, febbre, rilascio di mediatori chimici, attivazione del complemento, aggregazione piastrinica e "capillary leak" (edema polmonare non cardiogeno) si scatena durante il CPB per effetto dell'esposizione del sangue alle superfici non endoteliali del circuito extracorporeo [5]. L'inadeguato flusso polmonare durante il CPB e la stessa ipotermia determinano una ridotta produzione di surfattante da parte delle cellule epiteliali alveolari di tipo 2 [6]. Ne conseguono, nell'immediato postoperatorio [7] una riduzione della FRC, un aumento delle zone atelettasiche, una riduzione della compliance polmonare, un aumento delle resistenze delle vie aeree, un aumento del gradiente alveolo-arterioso di O_2 e un inadeguato rapporto tra ventilazione e perfusione (V/Q basso) con due importanti manifestazioni cliniche: una ipossiemia arteriosa ed un aumento del lavoro respiratorio (WOB) in un paziente cardiaco in cui è prioritario evitare una diminuzione dell'apporto e un aumento del consumo miocardico di O_2. Pertanto, l'assistenza respiratoria postoperatoria si impone non solo per l'alterata funzione polmonare presente nell'immediato postoperatorio ma anche per altri fattori extrapolmonari, quali il tipo di anestesia, l'ipotermia sistemica indotta durante CPB, l'alterazione dell'emostasi, l'instabilità emodinamica e le notevoli variazioni volemiche ed ematiche perioperatorie.

Nel passato i pazienti cardiochirurgici venivano sottoposti ad anestesia con grandi quantità di oppioidi (fenatnil fino a 100 mcg/kg), tali da richiedere una ventilazione prolungata nel periodo postoperatorio. Attualmente, per motivi in parte fisiopatologici e in parte economici, si preferisce un'anestesia multifarmacologica e con anestetici a rapida cinetica, o totalmente endovenosa (propofol e fenatnil o remifentanil) o parzialmente inalatoria (isoflurane o sevoflurane e fenatnil o remifentanil) allo scopo di ridurre notevolmente la quantità di oppioidi somministrati (fenatnil fino a 25-30 mcg/kg) e di svezzare il paziente nelle prime ore postoperatorie (generalmente 4-6 ore). Sebbene il paziente venga riscaldato durante il CPB, frequentemente arriva in terapia intensiva (TIPO) con una temperatura rettale di 34°-35°C per effetto del gradiente termico fra la temperatura centrale (nella norma) e la temperatura periferica (ipotermico) [8]; il riscaldamento si completa in 6-8 ore, anche se una prima fase rapida avviene durante le prime 2-4 ore dopo l'intervento, richiedendo assistenza ventilatoria, con sedazione ed eventuale miorisoluzione, per evitare episodi di acidosi respiratoria acuta (brivido).

L'immediato periodo postoperatorio

Il trasporto del paziente in TIPO rappresenta il primo momento critico del trattamento respiratorio per l'elevato gradiente alveolo-arterioso di O_2 presente in questa fase per effetto del CPB appena terminato, degli anestestici inalatori eventualmente ancora presenti e di eventuali farmaci vasodilatatori (nitroprussiato di sodio, nitroglicerina) (Tab. 1).

Adeguati FiO_2, volume corrente (TV) e PEEP ("positive end-expiratory pressure"), se necessaria durante l'intervento, devono essere garantiti durante il trasporto. In TIPO il paziente deve essere connesso in modo sequenziale al monitoraggio di routine, compreso il saturimetro transcutaneo; i parametri respiratori usualmente utilizzati sono FiO_2 60%, TV 12-15 ml/kg, I:E ratio 1:2, frequenza respiratoria in SIMV (synchronized intermittent mandatory ventilation) 10-12 atti/min, PEEP 5 cmH_2O, pressione di supporto 10 cmH_2O e flusso inspiratorio 30 l/min. TV

Tabella 1. Trattamento respiratorio nell'immediato periodo postoperatorio

- Trasporto con adeguati FiO_2, TV e PEEP (ipossia!)
- Connessione sequenziale al monitor
- Parametri ventilatori:
  - FiO_2 60%
  - Volume corrente 12-15 ml/kg
  - Rapporto I:E 1:2
  - Frequenza SIMV 10-12 atti/min
  - PEEP 5 cmH_2O
  - Pressione di supporto 10 cmH_2O
  - Flusso inspiratorio 30 l/min
- Auscultazione del torace
- Radiografia del torace
- Controllo
  - Emodinamica
  - Livello di coscienza
  - Tubi di drenaggio
  - Diuresi
  - Temperatura rettale
  - Temperatura periferica
- Farmaci sedativi ed analgesici postoperatori (morfina, propofol)

TV, volume corrente; *PEEP*, pressione positiva a fine espirazione; *SIMV*, ventilazione obbligatoria intermittente sincronizzata

elevati e frequenze respiratorie basse [9, 10] riducono lo spazio morto e l'entità di aree atelettasiche, permettendo inoltre un tempo espiratorio più lungo col doppio vantaggio di migliorare la ventilazione nei pazienti con aumentate resistenze respiratorie (pazienti con patologie ostruttive polmonari) e di ridurre la pressione media intratoracica a favore dell'emodinamica, migliorando il ritorno venoso. Poiché il riscaldamento in TIPO provoca un aumento della produzione di CO_2, è preferibile "eccedere" nella ventilazone verso una moderata alcalosi respiratoria nell'immediato postoperatorio. La FiO_2 del 60% protegge contro un moderato grado di shunt intrapolmonare; il flusso inspiratorio lento di 30 l/min diminuisce la turbolenza dell'aria e la pressione di picco e determina una miglior distribuzione dei flussi gassosi. L'auscultazione del torace dopo aver impostato il ventilatore è importante perché non è raro assistere alla formazione di tappi di muco, atelettasie o intubazioni endobronchiali durante il trasporto. Ugualmente, una radiografia del torace permette il riscontro di versamenti pleurici e pneumotorace, oltre alla verifica della posizione del catetere venoso centrale (CVC).

Modalità di ventilazione

Lo scopo delle diverse modalità di ventilazione (Tab. 2) è quello di ridurre il lavoro respiratorio e l'entità della atrofia dei muscoli respiratori durante ventilazione meccanica, di migliorare gli scambi gassosi e di facilitare lo svezzamento respiratorio.

Tabella 2. Normali modalità di ventilazione postoperatoria

SIMV	Ventilazione obbligatoria intermittente sincronizzata
PSV	Ventilazione con pressione di supporto
PEEP	Pressione positiva a fine espirazione
CPAP	Pressione positiva continua delle vie aeree
T-piece	Tubo a T

Il supporto ventilatorio "parziale" (definito come la circostanza clinica in cui sia il paziente che il ventilatore contribuiscono significativamente alla spesa energetica per mantenere l'omeostasi respiratoria, cioè il paziente viene coinvolto a spendere energia per la respirazione) rappresenta la tecnica ideale del trattamento respiratorio del paziente cardiochirurgico. Primo, con una normale funzione ventricolare sinistra, la diminuzione della pressione intrapleurica che accompagna la ventilazione spontanea aumenta la portata cardiaca (CO) rispetto al supporto ventilatorio "totale" [11]; secondo, un'accettabile $PaCO_2$ può essere mantenuta con minor necessità di sedazione: terzo, il supporto ventilatorio "totale" determina una più significativa diminuzione della diuresi e del flusso renale rispetto a quello "parziale" [12]; quarto, il mantenimento della ventilazione spontanea permette ai muscoli respiratori di mantenersi eutrofici e coordinati.

La SIMV ("synchronized intermittent mandatory ventilation") è essenzialmente una modalità assistita/controllata dotata di un circuito che permette contemporaneamente una ventilazione spontanea attraverso un sistema a domanda di flusso. L'atto respiratorio a pressione positiva è sempre sincrono con la ventilazione del paziente, impedendo un "accumulo" di un atto del respiratore con un atto del paziente, con sovradistensione polmonare. La frequenza respiratoria impostata determina l'intervallo di tempo "trigger period" al quale la macchina attiva l'atto respiratorio assistito (a domanda di flusso) o ritorna all'atto controllato (secondo parametri preimpostati). Un sensore di pressione rileva una pressione di "trigger" negativa, o sotto il livello di base, e attiva o il ciclo a pressione positiva oppure il sistema a domanda di flusso. Il maggiore svantaggio di questa ventilazione è rappresentato dal tempo necessario ai flussi gassosi per attraversare il circuito ed arrivare alle vie respiratorie; questo ritardo determina un aumento del WOB durante l'inspirazione, maggiore rispetto al sistema a flusso continuo. La SIMV evita fenomeni di disadattamento al respiratore, facilita l'attività dei muscoli respiratori e al tempo stesso riduce le pressioni medie del sistema respiratorio migliorando la performance cardiaca.

La ventilazione a supporto di pressione (PSV, "pressure support ventilation") viene iniziata da una pressione negativa, o sotto il livello di base, triggerata dal paziente e limitata da una pressione massima preimpostata. Il ventilatore fornisce un flusso continuo fino al valore di pressione positiva impostata finché la velocità del flusso gassoso non diminuisce ad un predeterminato livello. In questo caso la frequenza respiratoria viene stabilita dal paziente così come il rapporto I:E. Ne consegue un minor WOB, un minor senso di affaticamento e uno svezzamento più confortevole.

La SIMV+PSV riduce l'inerzia del sistema a domanda di flusso della SIMV durante l'inspirazione [13]; una PSV da 5 a 10 cmH_2O è paragonabile a un sistema a flusso continuo in riferimento al WOB richiesto durante ventilazione spontanea [14, 15]. Una PSV di 5 cmH_2O raramente fornisce un'assistenza significativa al WOB, ma permette ad un sistema a domanda di flusso durante SIMV di funzionare senza aumentare il WOB inspiratorio [16, 17].

La PEEP ("positive end-expiratory pressure") ristabilisce il rapporto fra FRC e volume di chiusura alveolare, reclutando alveoli prima collassati soprattutto nelle regioni polmonari più dipendenti e ridistribuendo l'acqua extravascolare polmonare, aumentata dopo CPB, da spazi interstiziali meno complianti (fra l'epitelio alveolare e l'endotelio capillare polmonare), dove avviene lo scambio gassoso, a spazi interstiziali più complianti (regioni ilari e peribronchiali) (Tab. 3).

La PEEP, d'altronde, ha effetti complessi sulla funzione cardiovascolare [18]. Generalmente è associata a una diminuzione della portata cardiaca per un'azione negativa sul ritorno venoso e un aumento delle resistenze vascolari polmonari in modo proporzionale all'aumento dei livelli impostati. Dal momento che alti livelli di PEEP (> di 10 cmH_2O) possono interferire con la portata cardiaca e quindi con la disponibilità di O_2, è buona norma partire con una PEEP di 5 cmH_2O e in caso di necessità aumentarla gradualmente con incrementi di 3 cmH_2O, valutando a brevi intervalli di circa 20 minuti la risposta respiratoria e cardiocircolatoria (SaO_2, PaO_2, portata cardiaca, saturazione venosa mista di O_2).

Nella CPAP ("continuous positive airway pressure") la pressione delle vie aeree rimane sopra la pressione atmosferica (generalmente 5 cmH_2O) durante tutte le fasi della respirazione spontanea. La PSV può essere usata contemporaneamente (5 cmH_2O) per evitare l'inerzia del sistema a domanda di flusso e diminuire il WOB. Gli effetti fisiologici della CPAP sono gli stessi della PEEP.

Il tubo a T permette al paziente di respirare spontaneamente attraverso il tubo orotracheale, anche se con un aumento del WOB, in parte dipendente anche dal diametro del tubo, maggiore del 27% rispetto alla ventilazione spontanea [19-21]. L'uso del tubo a T è perciò accettabile, per motivi di semplicità, solo nei paziente sani a rapida estubazione e in cui l'aumento del WOB non è clinicamente determinante.

Tabella 3. Effetti respiratori e cardiocircolatori della PEEP

Effetti respiratori	• Reclutamento alveolare • Aumento della capacità residua funzionale • Ridistribuzione dell'acqua extravascolare polmonare • Aumento del rapporto ventilazione/perfusione • Aumento della compliance polmonare
Effetti cardiocircolatori	• Ridotto ritorno venoso • Aumento delle resistenze vascolari polmonari • Diminuzione della portata cardiaca
Modalità di somministrazione	• 5 cmH_2O di base • Valori incrementali di 3 cmH_2O • CPAP (5 cmH_2O) prima dell'estubazione

PEEP, pressione positiva a fine espirazione; *CPAP*, pressione positiva continua delle vie aeree

Svezzamento respiratorio

Dal momento che la ventilazione meccanica non è scevra da complicanze (barotrauma, volutrauma [22], tossicità da O_2, effetti emodinamici negativi, insufficienza renale [23], sanguinamento gastrointestinale, ileo), il recupero della autonomia respiratoria va fatto il prima possibile, non appena le condizioni cliniche lo consentono. Le controindicazioni allo svezzamento sono riportate nella Tabella 4.

Uno stato di grave shunt intrapolmonare (incapacità di mantenere una PaO_2>80 mmHg con una FiO_2<50%) richiede livelli di PEEP elevati ed il trattamento delle condizioni che determinano lo shunt (edema polmonare, atelettasia). Nell'instabilità emodinamica (aritmie sopraventricolari e ventricolari, bassa CO in infusione di elevate quantità di inotropi e/o con supporto di contropulsatore aortico (IABP), ipertensione severa in infusione di elevate quantità di farmaci vasodilatatori) il supporto respiratorio è necessario a diminuire il WOB ed il consumo di O_2. In caso di sanguinamento lo svezzamento non può essere intrapreso se c'è la possibilità di una revisione chirurgica in tempi brevi. Il riscaldamento rapido ed il brivido determinano un rapido aumento della produzione di CO_2 e del consumo di O_2 con possibilità di una severa acidosi respiratoria.

Il "timing" preciso dell'estubazione dopo chirurgia cardiaca è molto controverso e dipende da centro a centro, non tanto per problemi di ordine clinico e/o anestesiologico [24-26], ma organizzativo. Nel nostro Centro i pazienti con interventi di routine senza complicanze vengono estubati dopo circa 4-6 ore. Fattori che contribuiscono ad una estubazione più precoce sono: tempi brevi di CPB, normo- o moderata ipotermia, uso di nuovi anestetici a rapida cinetica (sevoflurane, remifentanil).

Sebbene l'adeguata valutazione clinica della riserva cardiopolmonare sia di fondamentale importanza per stabilire il momento più appropriato per il ripristino del completo WOB da parte del paziente, alcuni parametri respiratori di svezzamento

Tabella 4. Svezzamento respiratorio: controindicazioni generali all'estubazione

Cervello	• Narcosi residua • Deficit neurologico postoperatorio post-CPB
Cuore	• Instabilità emodinamica (MBP<70 mmHg) • Aritmie
Polmoni	• Ipossiemia arteriosa • Parametri ventilatori non sufficienti • Parametri clinici di riserva cardiorespiratoria non sufficienti
Reni	• Diuresi <0.5 ml/kg/h
Sangue	• Sanguinamento >100 ml/h
Temperatura	• Ipotermia con temperatura rettale <36°C • Gradiente termico (t. rettale vs. t. periferica) e brivido

MBP, pressione arteriosa media; *CPB*, circolazione extracorporea

Tabella 5. Parametri ventilatori adeguati per lo svezzamento respiratorio del paziente. Criteri di estubazione con paziente in CPAP (5 cmH2O)

• Pressione massima inspiratoria	>-25 cmH_2O
• Volume corrente	5-7 ml/kg
• Capacità vitale	15 ml/kg
• Frequenza respiratoria	<25 atti/min
• PaO_2 con FiO_2=40%	>70 mmHg
• $PaCO_2$	<50 mmHg
• pH	7.35-7.45
• Compliance toracica	>25 ml/cmH_2O

CPAP, pressione positiva continua delle vie aeree

(Tab. 5) danno un'idea obiettiva di riferimento sul corretto "timing" dell'estubazione, anche se, un volta misurati prima dell'estubazione, non garantiscono che un paziente sopporti la ventilazione spontanea senza ulteriore assistenza.

La "forza negativa inspiratoria" o "pressione massima inspiratoria" viene tradizionalmente considerata come un buon marker della funzione neuromuscolare [27, 28] e della capacità del paziente di tossire e quindi di eliminare secrezioni nella fase di recupero postestubazione. La capacità vitale riflette la riserva dei muscoli respiratori e fornisce anch'essa una importante indicazione sulla capacità del paziente a tossire dopo un respiro profondo e a eseguire la terapia respiratoria.

La valutazione clinica complessiva, al di là dei test respiratori e dei dati emogasanalitici, rimane tuttavia di vitale importanza per stabilire l'appropriatezza dell'estubazione (Tab. 6). Sta il paziente usando i muscoli accessori? Ha un movimento paradosso dell'addome [29]? Qual è la frequenza respiratoria: è > o < di 25 atti/minuto? Ci sono state variazioni della frequenza cardiaca e della pressione arteriosa superiori al 10-20%? È molto o solo leggermente sudorante ed affaticato? È diventato più agitato o più assopito? E soprattutto qual è la stabilità, il trend, positivo o negativo, dei segni clinici vitali osservati?

Esistono diverse modalità di svezzamento (Tab. 7), in base anche alle condizioni cliniche del paziente.

Tabella 6. Parametri clinici di riserva cardiorespiratoria per lo svezzamento respiratorio

- Sta il paziente usando i muscoli accessori?
- Ha un movimento paradosso dell'addome?
- Qual è la frequenza respiratoria: è maggiore o minore di 25 atti/min?
- Ci sono variazioni della frequenza cardiaca e della pressione arteriosa maggiori del 20%?
- È molto o solo leggermente affaticato e sudorante?
- È più agitato o più assopito?
- Qual è la stabilità dei segni clinici osservati?

Tabella 7. Modalità di svezzamento respiratorio

- Svezzamento della FiO_2 (PaO_2>70 mmHg con FiO_2=40%)
- Passaggio dalla ventilazione SIMV+PSV alla PSV
- Diminuzione graduale dei livelli di pressione di supporto
- Paziente in CPAP
- Somministrazione di farmaci analgesici antinfiammatori non steroidei (FANS)
- Broncoaspirazione
- Estubazione in espirazione con FiO_2 100%
- "Nursing" respiratorio postestubazione
- Posizione seduta

SIMV, ventilazione obbligatoria intermittente sincronizzata; *PSV*, ventilazione con pressione di supporto; *CPAP*, pressione positiva continua delle vie aeree

I supporti ventilatori parziali (SIMV, PSV) hanno il vantaggio di permettere al paziente l'assunzione graduale del WOB. Queste metodiche comportano la diminuzione graduale della frequenza in SIMV (la SIMV a una frequenza inferiore a 4/min non dovrebbe essere usata senza 5 cmH_2O di PSV) ad un punto che il paziente respira senza supporto meccanico (in CPAP o tubo a T), oppure la diminuzione graduale dei livelli di pressione se il paziente è in CPAP con PSV. Al momento dell'estubazione, dopo adeguata broncoaspirazione, il paziente viene messo in O_2 al 100%, informato sulla manovra in atto, invitato a fare un respiro profondo ed estubato durante un colpo di tosse. Un adeguato protocollo di "nursing" respiratorio (igiene bronchiale, ossigenoterapia, esercizi respiratori, posizione seduta) completerà il processo di svezzamento respiratorio.

Sebbene la maggior parte dei pazienti cardiaci recuperino in tempi brevi la normale funzione polmonare, esiste tuttavia un gruppo di malati che richiedono un trattamento respiratorio più o meno prolungato (Tab. 8), soprattutto oggigiorno che si sono ampliati i limiti dell'operabilità. Al di là del trattamento specifico delle singole patologie, il primo e spesso più importante gradino nel trattamento del paziente difficilmente svezzabile, in cui si preveda una intubazione prolungata, è la tracheotomia. Questa è molto più confortevole per il paziente, diminuisce lo spa-

Tabella 8. Complicanze o fattori che prolungano il trattamento respiratorio

- Malattie croniche preesistenti:
  - Malnutrizione
  - Broncopneumopatia cronico-ostruttiva
- Ipotermia profonda (<25°C)
- CPB con arresto di circolo
- Sindrome da bassa portata postoperatoria
- Patologia cerebrovascolare acuta
- Patologia addominale acuta
- Edema polmonare cardiogeno
- Edema polmonare non cardiogeno
- Infezione locale o sepsi
- Disfunzione o lesione del nervo frenico

CPB, circolazione extracorporea

zio morto e le resistenze aeree, previene la contaminazione delle vie aeree inferiori dall'orofaringe, facilita il "nursing" respiratorio e soprattutto agevola notevolmente, anche da un punto di vista psicologico, il processo di svezzamento in quanto permette con maggior semplicità da parte del personale di assistenza il passaggio da fasi di ventilazione assistita a fasi di ventilazione spontanea.

Trattamento emodinamico

Le finalità del trattamento emodinamico postoperatorio del paziente cardiochirurgico sono la prevenzione delle complicanze secondarie al danno ischemico più o meno rilevante conseguente al clampaggio aortico e la gestione dell'emodinamica secondo la modificata fisiopatologia creata dall'intervento (ottimizzazione del precarico, recupero della contrattilità senza effetti negativi sul ritmo e, idealmente, riduzione del consumo miocardico di O_2).

All'arrivo in TIPO, il paziente va valutato sotto tre aspetti: stato fisiopatologico generale prima dell'intervento (cardiaco e non cardiaco), stato emodinamico corrente e qualità dell'intervento (sono utili a questo scopo le informazioni del monitoraggio ecocardiografico transesofageo (TEE) intraoperatorio [30-32] per una valutazione dell'anatomia morfo-funzionale, della contrattilità e delle reali condizioni ottimali di carico volemico da perseguire nel postoperatorio). Concettualmente si possono oggigiorno distinguere 2 categorie di pazienti cardiochirurgici operati: "pazienti non complicati", altrimenti sani, al di fuori della patologia cardiaca, con buona funzione ventricolare, senza disfunzioni d'organo né malattie concomitanti; "pazienti complicati", spesso anziani, con funzione ventricolare compromessa e patologie associate invalidanti (diabete, ipertensione arteriosa, storia di malattie cerebrovascolari, nefrangiosclerosi).

Il paziente "non complicato"

Il monitoraggio emodinamico del paziente "non complicato" è essenzialmente un monitoraggio di perfusione d'organo (Tab. 9); è molto clinico, poco strumentale e scarsamente invasivo.

Le pressioni di riempimento destra (RAP) e sinistra (LAP), integrate con i dati volemici intraoperatori della TEE, si ottengono dal CVC e da un catetere posizionato in atrio sinistro dal chirurgo; la pressione arteriosa media (MBP) è indicativa del postcarico, la pressione arteriosa diastolica (DBP) della perfusione coronarica (CPP) e la pressione arteriosa sistolica (SBP) del consumo miocardico di O_2. La gestione postoperatoria richiede una valutazione attenta del riempimento volemico e un minimo supporto farmacologico inotropo a basso dosaggio (dopamina 3-5 mcg/kg/min, adrenalina 0.015-0.030 mcg/kg/min [effetto β1, β2]) con lo scopo di assistere il miocardio durante le fasi di adattamento alle modificazioni indotte (contrattilità, compliance) dal periodo ischemico (clampaggio aortico) e dalla procedura chirurgica (es. sostituzione valvolare). Dopo il CPB, con il riscaldamento del paziente e per effetto dell'emodiluizione, si assiste ad una riduzione delle resistenze vascolari sistemiche (SVR), che necessita un attento controllo del precarico.

Tabella 9. Monitoraggio emodinamico del paziente cardiochirurgico "non complicato"

Cervello	• Variazioni livello di coscienza
Cuore	• Pressioni di riempimento (RAP), (LAP) • ECG (II, V5) • Pressione arteriosa sistemica (sistolica, diastolica, media) • Ecocardiografia transesofagea intraoperatoria
Perfusione sistemica	• Riempimento capillare • Livello di emoglobina • Temperatura rettale e periferica • Equilibrio acido-base, acidosi metabolica
Polmoni	• Richieste ventilatorie • Saturazione O_2 transcutanea
Reni	• Diuresi, variazioni elettrolitiche

RAP, pressione atriale destra; *LAP*, pressione atriale sinistra

MBP, RAP, LAP e variazioni volemiche riscontrate con la TEE possono aiutare a determinare il riempimento ideale. Non va trascurato un controllo della diuresi e degli elettroliti, per evitare un ulteriore aggravamento della ipovolemia; l'ipopotassiemia è frequente in questa fase e richiede ripetuti compensi per evitare aritmie.

La fisiopatologia della stenosi aortica consiste in una notevole riduzione della compliance ventricolare sinistra per effetto dell'ipertrofia concentrica (sovraccarico di pressione). La portata cardiaca è totalmente dipendente da un adeguato precarico che si raggiunge solo con elevate pressioni di riempimento necessarie a mantenere un normale volume telediastolico ventricolare. La tachicardia impedisce il riempimento ventricolare diastolico. La presenza della contrazione atriale è determinante per il mantenimento della portata cardiaca (il contributo atriale passa dal normale 15-20% al 30%), tanto da poter richiedere un pacemaker temporaneo sequenziale atrioventricolare. La pressione arteriosa diastolica va matenuta elevata per garantire una perfusione coronarica, mentre va evitata una eccessiva pressione arteriosa sistolica per salvaguardare l'aortotomia. La protezione miocardica durante il clampaggio aortico può risultare insufficiente. Il trattamento emodinamico è riassunto nella Tabella 10.

Nell'insufficienza aortica cronica si assiste ad un progressivo decadimento della funzione ventricolare contrattile con aumento della compliance ventricolare (sovraccarico di volume). Dopo la sostituzione valvolare l'impedenza ventricolare aumenta pur senza un contemporaneo aumento dello stress di parete, "wall stress" per la riduzione del volume di rigurgito aortico e quindi del diametro del ventricolo. Un supporto della funzione sistolica può essere necessario con inotropi dotati di scarsa attività vasocostrittrice periferica (dobutamina, adrenalina a basse dosi) e, eventualmente, con vasodilatatori arteriosi (nitroprussiato di sodio) per diminuire il postcarico. Mancando il rigurgito aortico, il mantenimento della sistole atriale è importante per mantenere il riempimento ventricolare. L'aumento della compliance ventricolare, che peraltro persiste per 6-12 mesi dopo la sostituzione valvolare, induce a utilizzare la notevole riserva di precarico per compensare la

Tabella 10. Trattamento emodinamico della chirurgia della stenosi aortica

Frequenza cardiaca	• Mantenere ritmo sinusale (70-100 bpm); se necessario Pacemaker AV sequenziale • Evitare tachicardia; la bradicardia è ben tollerata
Precarico	• Tenere elevato: alte pressioni di riempimento (LAP: 15-20 mmHg) per un normale LVEDV
Contrattilità	• Evitare pressione sistolica elevata: calcioantagonisti, β-bloccanti
Postcarico	• Mantenere la pressione diastolica

AV, atrioventricolare; *LAP*, pressione atriale sinistra; *LVEDV*, volume telediastolico ventricolare sinistro

Tabella 11. Trattamento emodinamico della chirurgia dell'insufficienza aortica

Frequenza cardiaca	• Mantenere ritmo sinusale (70-100 bpm); se necessario pacemaker AV sequenziale
Precarico	• Tenere moderato (LAP: 10-13 mmHg); un elevato LVEDV aumenta eccessivamente la tensione di parete
Contrattilità	• Supporto inotropo: adrenalina 0.015-0.030 mcg/kg/min [β1, β2], dobutamina 5-10 mcg/kg/min
Postcarico lare:	• Mantenere ridotto per diminuire la tensione di parete ventrico- nitroprussiato di sodio: 0.5-1 mcg/kg/min

AV, atrioventricolare; *LAP*, pressione atriale sinistra; *LVEDV*, volume telediastolico ventricolare sinistro

bassa portata postoperatoria; poiché l'impedenza ventricolare è però aumentata, la tensione di parete sarà per un dato volume telediastolico maggiore che nel preoperatorio. Una pressione di riempimento atriale sinistro (LAP) di circa 10-13 mmHg è generalmente adeguata. Il trattamento emodinamico è riassunto nella Tabella 11.

La correzione chirurgica della stenosi mitralica generalmente ha un decorso normale dal momento che la funzione ventricolare sinistra è generalmente preservata; la fibrillazione atriale spesso presente non altera la portata cardiaca.

Comunque, il cronico sovraccarico di pressione nell'atrio sinistro talvolta determina una ipertensione polmonare cronica con elevate resistenze vascolari polmonari (PVR) da cause reversibili (vasocostrizione polmonare reattiva) e irreversibili (variazioni morfologiche vascolari) [33]. Il ventricolo destro può essere insufficiente già nel preoperatorio o nell'immediato postoperatorio. Il trattamento dell'ipertensione polmonare prevede l'eliminazione delle cause che aumentano le PVR, ipercapnia, ipossia, acidosi, ipotermia e la diminuzione del postcarico con nitroglicerina (0.5-3.0 mcg/kg/min); l'insufficienza ventricolare destra richiede un supporto inotropo con catecolamine dotate di prevalente effetto β (adrenalina 0.015-

Tabella 12. Trattamento emodinamico della chirurgia della stenosi mitralica

Frequenza cardiaca	• Mantenere la risposta ventricolare <100 bpm in presenza di FA
Precarico	• Un moderato precarico (LAP: 10-12 mmHg) è sufficiente a garantire una buona portata cardiaca
Ipertensione polmonare	• Evitare ipercapnia, ipossia, acidosi, ipotermia • Nitroglicerina (0.5-3.0 mcg/kg/min)
Insufficienza ventricolare destra	• Limitare il riempimento volemico • Adrenalina 0.015-0.030 mcg/kg/min • Dobutamina 5-10 mcg/kg/min • Enoximone 5-10 mcg/kg/min

FA, fibrillazione atriale; *LAP*, pressione atriale sinistra

0.030 mcg/kg/min, dobutamina 5-10 mcg/kg/min) e/o inibitori delle fosfodiesterasi (enoximone 5-10 mcg/kg/min) (Tab. 12).

Dopo correzione chirurgica dell'insufficienza mitralica cronica la valvola mitrale competente elimina la via di efflusso ventricolare in atrio sinistro a bassa impedenza costringendo il ventricolo ad un efflusso ventricolare solo nel circolo sistemico ad alta impedenza (da sovraccarico di volume preoperatorio a sovraccarico di pressione postoperatorio).

Di conseguenza, la tensione di parete aumenta per l'aumento della pressione intraventricolare nonostante la riduzione del diametro ventricolare e la funzione sistolica è compromessa per una situazione di squilibrio con il postcarico acutamente aumentato. Il tentativo di aumentare il precarico per contenere l'insufficienza ventricolare o l'elevato postcarico peggiora la situazione emodinamica: una pressione di riempimento (LAP) di 10-15 mmHg è solitamente adeguata. I punti di

Tabella 13. Trattamento emodinamico della chirurgia dell'insufficienza mitralica

Frequenza cardiaca	• Mantenere la risposta ventricolare <100 bpm in presenza di FA
Precarico	• Un moderato precarico (LAP: 10-15 mmHg) è sufficiente a garantire una buona portata cardiaca
Postcarico	• Mantenere ridotto per diminuire l'impedenza dell'efflusso ventricolare: nitroprussiato di sodio
Contrattilità	• Supporto inotropo: adrenalina 0.015-0.030 mcg/kg/min [β1, β2], dobutamina 5-10 mcg/kg/min
Ipertensione polmonare	• Evitare ipercapnia, ipossia, acidosi, ipotermia • Nitroglicerina (0.5-3.0 mcg/kg/min)
Insufficienza ventricolare destra	• Limitare il riempimento volemico • Adrenalina 0.015-0.030 mcg/kg/min • Dobutamina 5-10 mcg/kg/min • Enoximone 5-10 mcg/kg/min

FA, fibrillazione atriale; *LAP*, pressione atriale sinistra

Tabella 14. Trattamento emodinamico della rivascolarizzazione coronarica "non complicata"

Obiettivi	• Diminuzione della frequenza cardiaca • Diminuzione del precarico • Mantenimento di una normale pressione arteriosa media • Normalizzazione della contrattilità • PRQ >1
Trattamento	• Riempimento volemico • Supporto farmacologico inotropo a basso dosaggio: – dopamina fino a 5 mcg/kg/min, adrenalina 0.015-0.030 mcg/kg/min

PRQ, Pressure Rate Quotient (pressione arteriosa media/frequenza cardiaca)

forza del trattamento emodinamico sono la riduzione del postcarico (nitroprussiato di sodio) e, se necessario, un supporto inotropo prevalentemente b (adrenalina 0.015-0.030 mcg/kg/min [effetto β1, β2], dobutamina 5-10 mcg/kg/min). Come nella stenosi mitralica può essere necessario trattare una ipertensione polmonare o una insufficienza ventricolare destra (Tab. 13).

Nel paziente ischemico operato di rivascolarizzazione coronarica (CABG) il trattamento emodinamico (Tab. 14) ha lo scopo di ottimizzare il bilancio tra disponibilità e consumo miocardico di O_2, riducendo la frequenza cardiaca (l'aumento del tempo diastolico aumenta la perfusione coronarica), diminuendo il precarico (riduzione del "wall stress") e mantenendo una buona pressione di perfusione coronarica ("cuore piccolo, lento e ben perfuso") [34].

Buffington ha proposto il "Pressure Rate Quotient" (PRQ=MBP/HR) (pressione arteriosa media/frequenza cardiaca) [35]. Sebbene non validato clinicamente, un PRQ >1 è un semplice indicatore clinico di buona perfusione subendocardica, *limitatamente* alle situazioni cliniche (es. ipertensione arteriosa perioperatoria, tachicardia, dolore e brivido postoperatorio) di aumentato consumo di O_2. Il trattamento emodinamico in queste situazioni cliniche è il trattamento dei fattori scatenanti: vasodilatatori (nitroglicerina), analgesici, miorilassanti.

Il paziente ischemico "complicato"

Nel paziente "complicato" la disfunzione cardiocircolatoria è sufficientemente grave da indurre un'alterazione d'organo periferica (edema polmonare, epatopatia congestizia, ipoperfusione sistemica con danno neurologico, splancnico, renale).

Diversamente dal paziente non complicato, più frequentemente la causa dell'ischemia miocardica è primitiva, legata alla diminuzione della disponibilità di O_2. Le cause sono una coesistente o persistente alterazione di un vaso coronarico, una zona ischemica postinfartuale, un embolo coronarico, una attivazione simpatica riflessa o una difettosa protezione miocardica intraoperatoria. In caso di disfunzione ventricolare sinistra due condizioni cliniche devono essere distinte. Il miocardio "stordito" è una forma transitoria di insufficienza contrattile in seguito a un episodio ischemico. In questo caso i farmaci inotropi possono essere normalmente usati senza effetti collaterali negativi sul bilancio energetico del cuore [36-38]. Il miocardio "ibernato" è, invece, una forma cronica di insufficienza contrattile, legata ad un meccanismo di adattamento e di protezione del cuore. La funzione contrattile del miocardio è ridotta per una cronica diminuzione del flusso coronarico (ischemia cronica) [39]. In questo caso il trattamento emodinamico consiste nel garantire un'adeguata perfusione coronarica e nel ridurre il consumo di O_2, mentre i farmaci inotropi hanno il limite di migliorare lo stato contrattile del cuore a spese di un deficit di O_2 secondario alle limitate riserve del flusso coronarico. La diagnosi precoce ed il rapido trattamento, specialmente nelle prime 72 ore dopo il CABG, sono indispensabili per ridurre l'incidenza dell'infarto miocardico perioperatorio. La storia clinica e gli esami strumentali preoperatori, l'alterazione on-line del tratto ST, le variazione degli indici emodinamici, la variazione acuta della LAP o della pressione capillare a catetere occludente (PCWP), se il paziente è stato monitorizzato con catetere polmonare e, infine, le variazioni della cinetica miocardica regionale (RWMA) rilevate con la TEE possono essere indici premonitori di ischemia miocardica e insufficienza cardiocircolatoria.

Il trattamento emodinamico (Tab. 15) deve comunque iniziare con un'attenta valutazione e adeguamento del precarico. La somministrazione di liquidi va tarata sulla risposta emodinamica: un carico volemico di 300-500 ml che risponde con un incremento della LAP o della PCWP>15-18 mmHg senza variazioni positive della portata cardiaca è suggestivo della necessità di un supporto farmacologico.

Il trattamento farmacologico [40], sicuramente più aggressivo che nel paziente non complicato, deve focalizzarsi sul mantenimento di una adeguata pressione di perfusione coronarica, prioritariamente attraverso il controllo della frequenza cardiaca (70-100 bpm), essendo fattori determinanti sia la disponibilità che il consumo di O_2. La nitroglicerina (NTG) è indicata solo in presenza di disfunzione diastolica (aumento della pressione telediastolica ventricolare sinistra [LVEDP]), e/o di alterazioni ECGrafiche del tratto ST. Infatti la diminuzione della LVEDP indotta dalla NTG può avere effetti contrastanti. Nel cuore normale, con normale

Tabella 15. Trattamento emodinamico dell'ischemia miocardica postoperatoria

Stabilità emodinamica	• Controllo del precarico
Perfusione coronarica	• Controllo della frequenza cardiaca (70-100 bpm) • Nitroglicerina (disfunzione diastolica, alterazioni ECGrafiche del tratto ST) • Vasocostrittori (fenilefrina, metaraminolo)
Prevenzione vasospasmo (arteria mammaria interna)	• Calcioantagonisti
Supporto inotropo farmacologico	• Dopamina 5-10 mcg/kg/min (β1, α1) • Adrenalina 0.030-0.150 mcg/kg/min (β1>α1) • Adrenalina 0.150-0.300 mcg/kg/min (β1<α1)
Supporto inotropo meccanico	• Contropulsazione aortica • Assistenza ventricolare con pompa centrifuga

LVEDP, la NTG provoca una marcata diminuzione del volume sistolico ed una tachicardia riflessa. Nel cuore ischemico, con alterazione della compliance ventricolare (disfunzione diastolica) ed elevata LVEDP, la NTG migliora la perfusione coronarica, come conseguenza della diminuzione della LVEDP, con minime ripercussioni sul volume sistolico, agendo su un tratto della curva pressione-volume a elevata pendenza [41-43]. L'efficacia sull'emodinamica coronarica della NTG, come di altri vasodilatatori, dipende molto da un attento dosaggio, personalizzato alla risposta del paziente: la diminuzione della LVEDP e della pressione arteriosa riducono le richieste di O_2, ma una esagerata caduta della pressione di perfusione coronarica può compromettere la disponibilità di O_2, specialmente in presenza di stenosi coronariche severe, mentre la tachicardia riflessa diminuisce la lunghezza della diastole e quindi la perfusione coronarica. In caso di pazienti con ipertrofia ventricolare sinistra o in situazioni di ipotensione arteriosa da vasodilatazione e/o ipovolemia sono necessari vasocostrittori puri (fenilefrina, metaraminolo) anche se aumentano il postcarico ed il consumo di O_2. Peraltro, in assenza di ipotensione, i calcioantagonisti sono ampiamente indicati per prevenire il vasospasmo (soprattutto dell'arteria mammaria interna) e ridurre parzialmente la frequenza cardiaca. Il deterioramento della funzione ventricolare sistolica (contrattilità) oltre che della diastolica (compliance) richiede un supporto farmacologico inotropo. I farmaci inotropi vanno considerati nella loro duplice azione, cardiaca centrale e vascolare periferica [44, 45]. La dopamina a dosaggi di 5-10 mcg/kg/min possiede effetti adrenergici $\beta 1$ che inducono un aumento della contrattilità; comunque la dopamina stimola anche i recettori periferici adrenergici $\alpha 1$ (direttamente e indirettamente attraverso la stimolazione del rilascio di noradrenalina endogena), che possono indurre un effetto di vasocostrizione periferica. L'adrenalina stimola i recettori cardiaci $\beta 1$ con effetti anche sui recettori adrenergici periferici $\beta 2$ e $\alpha 1$ in funzione del dosaggio: a dosaggio medio 0.030-0.150 mcg/kg/min ha effetto massimo $\beta 1$, minimo $\alpha 1$; a dosaggio elevato 0.150-0.300 mcg/kg/min l'effetto $\beta 1$ viene sopraffatto da un massimo effetto $\alpha 1$. La curva dose-risposta per i recettori α e β di tutti gli inotropi varia da paziente a paziente e va pertanto titolata monitorizzando attentamente le variazioni emodinamiche. Un parziale effetto vasocostrittore periferico è comunque utile nel coronaropatico per mantenere la perfusione coronarica, in quanto le resistenze coronariche possono rimanere elevate anche dopo che la stenosi prossimale è stata bypassata (lesioni macro e microvascolari). Persistendo una condizione di ischemia miocardica e insufficienza cardiocircolatoria i supporti farmacologici vanno integrati con supporti meccanici. La contropulsazione aortica (IABP), tramite un palloncino inserito per via femorale in aorta discendente che si gonfia e si sgonfia in sintonia col ciclo cardiaco, ha un duplice beneficio: diminuisce il lavoro cardiaco, riducendo il postcarico, e aumenta la disponibilità di O_2, incrementando la pressione di perfusione coronarica.

Al di là della valutazione dello stato contrattile del miocardio, nelle sue componenti di funzione diastolica (compliance) e funzione sistolica (contrattilità), la portata cardiaca è determinata anche dalle condizioni periferiche di carico, precarico e postcarico [46]. Mentre il cuore normale è più sensibile al precarico, il cuore insufficiente è relativamente indipendente dal precarico, ma è molto più sensibile alle alterazioni del postcarico. Pertanto, il trattamento emodinamico del paziente cardiochirurgico si basa sul rilievo contemporaneo del precarico (PCWP con catetere polmonare, catetere atriale sinistro, volume telediastolico ventricolare sinistro con TEE), della performance cardiaca (portata cardiaca con termodiluizione continua, portata cardiaca con l'analisi del contorno della curva pressoria (PICCO®), portata cardiaca e frazione di eiezione con TEE, saturazione venosa mista di O_2) e del postcarico (resistenze vascolari sistemiche, più semplicemente pressione arteriosa sistemica media). Questo porta, in sintesi, a inquadrare schematicamente alcune particolari situazioni cliniche (Fig.1) che possono richiedere differenti soluzioni terapeutiche.

- Ipotensione sistemica con bassa portata cardiaca: dopo aver ottimizzato il precarico, sia come pressione che come volume di riempimento, il persistere di una bassa portata richiede l'uso di inotropi a medie/alte dosi con effetto β e α e, eventualmente, di contropulsazione aortica.
- Ipertensione sistemica con elevata o normale portata cardiaca: prima di prescrivere un α2 agonista centrale (clonidina) o un β–bloccante bisogna considerare

FUNZIONE VENTRICOLARE	< 60	60–100	> 100
ELEVATA EF>65% CI>4 SvO_2>80%	Ipotensione iperdinamica - *vasocostrittori*	Normotensione iperdinamica	Ipertensione iperdinamica - *dolore, brivido?* - *α2-antagonisti* - *β-bloccanti*
NORMALE	Ipotensione normodinamica - *PCWP? LVEDV?* - *volume* - *vasocostrittori?*	Normotensione normodinamica	Ipertensione normodinamica - *vasodilatatori*
BASSA EF<35% CI<2.5 SvO_2<55%	Ipoperfusione sistemica - *PCWP? LVEDV?* - *volume-* - *inot. β1,2,α* - *IABP*	Normotensione ipodinamica - *PCWP? LVEDV?* - *volume- volume* - *inotropi β1,2*	Ipertensione ipodinamica - *PCWP? LVEDV?* - *vasodilatatori art.*

60 100

PRESSIONE ARTERIOSA MEDIA

Fig. 1. Algoritmo per il trattamento emodinamico dopo chirurgia cardiaca. *EF*, frazione di eiezione; *CI*, indice cardiaco; *DvO_2*, saturazione venosa mista di ossigeno; *PCWP*, pressione capillare polmonare a catetere occludente; *LVEDV*, volume telediastolico ventricolare sinistro; *IABP*, contropulsazione aortica

l'ipotesi di un dolore postoperatorio e/o di un brivido. La riduzione sintomatica della pressione arteriosa in un momento in cui esiste un alto consumo di O_2, non trattato, è dannosa al fine di una corretta utilizzazione dell'O_2 miocardico.

- Ipertensione sistemica con bassa portata cardiaca: è un situazione clinica frequente in cardiochirurgia. Prima di iniziare la terapia con vasodilatatori arteriosi bisogna eliminare l'ipovolemia come possibile eziologia; solo se il paziente è normovolemico la vasodilatazione arteriosa può essere efficace aumentando la portata cardiaca e diminuendo il consumo miocardico di O_2. In caso di una persistente bassa portata, pur con un elevato riempimento, è utile l'associazione con inotropi ad effetto β1 e β2.
- Ipotensione sistemica con elevata portata cardiaca: è una situazione frequente nell'immediato postoperatorio, soprattutto quando viene usata la cardioplegia calda e a rischio per la pressione di perfusione coronarica. Questo quadro clinico, simile a quello della sepsi, risponde positivamente alla somministrazione di vasocostrittori arteriosi. La valutazione della funzione cardiaca è importante per valutare l'efficacia della terapia, perché l'uso di vasocostrittori α-agonisti è scarsamente tollerato se la performance cardiaca è alterata.

Conclusioni

Il trattamento respiratorio del paziente cardiochirurgico presenta molti aspetti peculiari dal punto di vista fisiopatologico non riconoscibili in altre patologie (es. circolazione extracorporea, ipotermia). Tuttavia, l'esperienza accumulata in un reparto di terapia intensiva può essere applicata al paziente cardiaco come "variazione sul tema". Peraltro alcune attuali innovazioni del trattamento respiratorio (es. estubazione precoce) sono dettate più da motivi economico-organizzativi che da vere esigenze fisiopatologiche. Tale sforzo contrasta con una popolazione cardiochirurgica sempre più anziana e con tecniche chirurgiche sempre più invasive, che richiedono una prolungata assistenza postoperatoria.

La cura del paziente emodinamicamente complicato richiede la precisa conoscenza delle variabili della portata cardiaca (contrattilità, precarico, postcarico), dei loro specifici effetti e della loro reciproca interdipendenza. Inoltre, gli obiettivi del trattamento devono considerare anche le condizioni preoperatorie del paziente: un'insufficienza cardiaca acuta postoperatoria va trattata diversamente se si sovrappone a una ipertrofia ventricolare o a una miocardiopatia dilatativa preoperatorie. Nella complessità del trattamento, infine, non possono essere trascurate le patologie d'organo (cervello, polmone, fegato, rene, organi splancnici), che sono l'espressione clinica della ipoperfusione sistemica.

Bibliografia

1. Froese AB, Sryan AC (1974) Effects of anesthesia and paralysis on diaphragmatic mechanics in man. Anesthesiology 41:242-255
2. Matthay MA, Wiener-Kronish JP (1989) Respiratory management after cardiac surgery. Chest 95:424-434

3. Salama A, Hugo F, Heinrich D et al (1981) Deposition of terminal C5b-9 complement complexes on erythrocytes and leukocytes during cardiopulmonary bypass. N Engl J Med 318:408-414
4. Kirklin JW, Blackstone EH, Kirklin JK (1984) General principles of cardiac surgery. In: Braunwald EG (ed) Cardiovascular disease. WB Saunders, Philadelphia
5. Edmunds LH, Alexander JEA (1980) Effect of cardiopulmonary bypass on the Lungs. In Fishman AP (ed) Pulmonary disease ad disorders. McGraw-Hill, New York
6. Asada S, Yamaguchi M (1971) Fine structural changes in the lung following cardiopulmonary bypass. Its relationship to early postoperative course. Chest 59:478-483
7. Turnbull K, Mijagishima R, Gerein A (1974) Pulmonary complications and cardiopulmonary bypass. A clinical study in adults. Can Anaesth Soc J 21:181-184
8. Sladen RN (1985) Temperature and ventilation after hypothermic cardiopulmonary bypass. Anesth Analg 64:816-820
9. Bergman NA (1967) Effects of varying waveform on gas exchange. Anesthesiology 88:390
10. Dreyfuss D, Soler P, Basset G, Saumon G (1988) High inflation pressure pulmonary edema: respective effects of high airway pressure, high tidal volume and positive end expiratory pressure. Am Rev Respir Dis 137:1159-1164
11. Mathru M, Rao TL, El-Etr AA et al (1982) Hemodynamic response to changes in ventilatory patterns in patients with normal and poor left ventricular reserve. Crit Care Med 10:423
12. Steinhoff HH, Kohloff RJ, Falke KJ (1984) Facilitation of renal function by intermittent mandatory ventilation. Intensive Care Med 10:59
13. Norlander O (1982) New concepts of ventilation. Acta Anesthesiol Belg 33:221
14. Sassoon CS, Light RW, Lodia R et al (1991) Pressure-time product during continuous positive airway pressure, pressure support ventilation, and T-piece during weaning from mechanical ventilation. Am Rev Respir Dis 143:469
15. Hurst JM, Branson RD, Davis K et al (1989) Cardiopulmonary effects of pressure support ventilation. Arch Surg 124:1067
16. Kacmarek RM (1988) The role of pressure support ventilation in reducing work of breathing. Respir Care 33:99
17. Tokioka H, Saito S, Kosaka F (1989) Effect of pressure support ventilation on breathing patterns and respiratory work. Intensive Care Med 15:491
18. Dorinsky PM, Whitcomb ME (1983) The effect of PEEP on cardiac output. Chest 2:210-216
19. Shapiro M, Wilson RK, Casr G et al (1986) Work of breathing through different sized endotracheal tube. Crit Care Med 14:1028-1031
20. Bolder PM, Healy TEJ, Bolder AR et al (1986) The extra work of breathing through adult endotracheal tubes. Anesth Analg 65:853-859
21. Brochard L, Rua F, Lorino H et al (1991) Inspiratory pressure support compensates for the additional work of breathing caused by the endotracheal tube. Anesthesiology 75:739-745
22. Carlton DP, Cummings JJ, Scheerer RG et al (1990) Lung overexpansion increases pulmonary microvascular permeability in young lambs. J Appl Physiol 69:577-583
23. Andrivet P, Adnot S, Brun-Buisson C et al (1988) Involvement of ANF in the acute antidiuresis during PEEP ventilation. J Appl Physiol 65:1967-1974
24. Doolan L, Georghi S (1994) Fast track recovery after cardiac surgery. Curr Op Anaesth 7:73-79
25. Karski JM (1995) Practical aspects of early extubation in cardiac surgery. J Cardiothorac Vasc Anesth 9(Suppl 1):30-33

26. Shapiro BA, Lichtenthal PR (1993) Inhalation-based anesthetic techniques are the key to early extubation of the cardiac surgical patient. J Cardiothorac Vasc Anesth 7:135-136
27. Black LF, Hyatt RE (1969) Maximal respiratory pressures: normal value and relationship to age and sex. Am Rev Respir Dis 99:696-702
28. Black LF, Hyatt RE (1971) Maximal respiratory pressures in generalized neuromuscular disease. Am Rev Respir Dis 103:641-656
29. Tobin MJ, Guenther SM, Perez W (1987) Konno-Mead analysis of rib cage abdominal motion during successful and unsuccessful trials of weaning from mechanical ventilation. Am Rev Respir Dis 135:1320-1328
30. Hansen RM, Viquerat CE, Matthay R et al (1986) Poor correlation between pulmonary arterial wedge pressure and left ventricular end-diastolic volume after coronary artery bypass graft surgery. Anesthesiology 64:764
31. Smith JS, Cahalan MK, Benefiel DJ, et al. (1986) Intraoperative detection of myocardial ischemia in high-risk patients: electrocardiography versus two-dimensional transesophageal echocardiography. Circulation 72:1015
32. Smith MD, MacPhail B, Harriso MR et al (1992) Value and limitations of transesophageal echocardiography in determination of left ventricular volumes and ejection fraction. J Am Coll Cardiol 19:1213
33. Foltz BD, Hessel EA, Ivey TD (1984) The early course of pulmonary artery hypertension in patients undergoing mitral valve replacement with cardioplegic arrest. J Thorac Cardiovasc Surg 88:238-247
34. Thomas SJ, Kramer JL (eds) (1993) Manual of Cardiac Anesthesia, 2nd Ed. Churchill Livingstone, New York, pp 51-79
35. Buffington CW (1985) Hemodynamic determinants of ischemic myocardial dysfunction in the presence of coronary stenosis in dogs. Anesthesiology 63:651-662
36. Bolli R (1990) Mechanism of myocardial "stunning". Circulation 82:723-738
37. Bolli R, Zhu WX (1985) Beta-Adrenergic stimulation reverses postischemic myocardial dysfunction without producing subsequent functional deterioration. Am J Cardiol 56:964-968
38. Braunwald E, Kloner RA (1982) The stunned myocardium: prolonged postischemic ventricular dysfunction. Circulation 66:1146-1149
39. Rahimtoola SH (1989) The hibernating myocardium. Am Heart J 117:211-221
40. Sanagawa K, Maughan W, Burkhoff D, Sagawa K (1983) Left ventricular interaction with arterial load studied in isolated canine ventricle. Am J Physiol 245:H773-780
41. Weber S (1993) Pharmacologic Cardiovascular Support. In: Pinsky MR, Dhainaut JFA (eds) Pathophysiologic foundations of critical care. Williams & Wilkins, Baltimore, pp 348-362
42. Miller R, Fennell W, Young J et al (1982) Differential systemic arterial and venous actions and consequent cardiac effects of vasodilator drugs. Prog Cardiovasc Dis 245:353-374
43. Curry SC, Arnold-Capell P (1991) Nitroprusside, nitroglycerin, and angiotension-converting enzyme inhibitors. Crit Care Clin 7:555
44. Schlepper M, Thormann J, Kremer P et al (1989) Present use of positive inotropic drugs in heart failure. J Cardiovasc Pharmacol 4:S9
45. Beloucif S, Payen D (1996) Hemodynamic management. In: Williams JP (ed) Postoperative management of the cardiac surgical patient. Churchill Livingstone, New York, pp 123-143
46. Payen D, Beloucif S (1993) Acute left ventricular failure. In: Pinsky MR, Dhainaut JFA (eds) Pathophysiologic foundations of critical care. Williams & Wilkins, Baltimore, pp 230-264

Capitolo 27

Predeposito e recupero del sangue

B. Borghi, S. Baroncini

Nella chirurgia elettiva occorre gestire il paziente in modo che il suo fabbisogno trasfusionale sia coperto interamente o comunque il più possibile dal sangue autologo, non solo per evitare i rischi associati all'uso di emoderivati omologhi, ma anche per produrre un'emodiluizione preoperatoria con finalità antitromboemboliche [1, 2].

Tuttavia, qualora si rendesse indispensabile la trasfusione omologa, occorre seguire alcune norme per il corretto uso del sangue, al fine di ottenere il massimo risultato col minor rischio per il paziente [3, 4]. L'emodiluizione è da considerarsi un valido mezzo di profilassi antitromboembolica [1, 2, 4-6]. A causa dell'esiguo numero di studi effettuati sull'uso dell'emodiluizione come unico mezzo di prevenzione [1], si rende necessario associare (anche per motivi etici) una profilassi farmacologica postoperatoria. Vista la completa inutilità della somministrazione preoperatoriamente dei farmaci nei pazienti sottoposti a predeposito con finalità emodiluitive [7], la profilassi farmacologica può essere iniziata solo postoperatoriamente. Bisogna tenere presente che l'emodiluizione con diminuzione dell'ematocrito e della concentrazione delle componenti plasmatiche può accentuare gli effetti di molti farmaci, soprattutto quelli anticoagulanti.

I farmaci con proprietà antiaggreganti e/o anticoagulanti vanno scelti in modo da minimizzare l'interferenza con i processi emocoagulativi necessari alla riparazione e cicatrizzazione della ferita chirurgica: va ricordato che nei pazienti in trattamento con eparina calcica i sanguinamenti postoperatori insorti tardivamente possono essere di notevole entità fino a determinare anche l'exitus del paziente [8].

Presso le divisioni afferenti al 1° Servizio di Anestesia e Rianimazione degli Istituti Ortopedici Rizzoli si pratica di routine un programma trasfusionale, frutto di 20 anni di esperienza [3, 4, 9-12], finalizzato a rendere il più possibile sicuri gli interventi di chirurgia maggiore. Per la chirurgia ortopedica maggiore il programma si basa sui seguenti punti:

- predeposito con finalità emodiluitive;
- recupero intraoperatorio;
- recupero postoperatorio;
- bendaggio elastico compressivo esterno;
- reinfusione dilazionata delle unità di emazie concentrate prelevate preoperatoriamente nei primi 3 giorni dopo l'intervento;
- ricorso a trasfusioni omologhe solo in presenza di intolleranza clinica all'anemia e dopo aver escluso la presenza di ipovolemia.

Predeposito

Il numero e la frequenza dei prelievi di sangue per predeposito è stabilita dall'anestesista in accordo con il trasfusionista, in rapporto alle condizioni cliniche del paziente (età, peso, emoglobina basale, eventuali patologie coesistenti). Solitamente vengono predepositate 2 unità di sangue per l'artroplastica totale d'anca e di ginocchio ed i reimpianti di protesi di ginocchio e 3 unità nella rimozione di mezzi di sintesi più artroprotesi d'anca nonché nei reimpianti parziali e totali di protesi d'anca. Tutte le unità predepositate vengono separate mediante centrifugazione in emazie concentrate e plasma congelato fresco.

I pazienti in buone condizioni generali, assenza di patologie a carico dell'apparato cardiovascolare, con un valore di Hb>12.5 g dl^{-1}, di peso corporeo maggiore di 65 Kg e di età inferiore a 65 anni possono essere sottoposti a prelievi ravvicinati, ogni 2-3 giorni, sino ad ottenere un valore intorno a 10 g dl^{-1} di Hb [11]. I prelievi per autotrasfusione possono inoltre essere incrementati o eseguiti in pazienti con valori ematologici ai limiti, avvalendosi dell'eritropoietina umana ricombinante per stimolare l'eritropoiesi, col supporto di ferro e farmaci emoattivi. Nei pazienti con valori basali di Hb intorno a 10 g dl^{-1} e/o affetti da artrite reumatoide è necessaria la somministrazione di eritropoietina esogena; per portare e mantenere l'Hb intorno ai 10 g/dl si usano solitamente dosi di 50-70 U/Kg di peso corporeo, (1 fiala da 4.000 U) sottocute ogni 3 giorni circa per 1-2 settimane [13].

I pazienti affetti da ischemia coronarica e/o patologia aterosclerotica dei vasi afferenti al cervello sono sottoposti ad un prelievo ogni 6-7 giorni. In tali pazienti è indicato mantenere l'emoglobina sopra i 10 g dl^{-1}.

Nell'ottica di ridurre il più possibile la degenza ospedaliera preoperatoria, l'esecuzione del programma di predeposito viene attuata in regime ambulatoriale, possibilmente presso il Centro Trasfusionale del luogo di residenza: il giorno del ricovero il paziente stesso trasporta le unità di sangue autologo al Centro Trasfusionale dell'Ospedale ove viene eseguito l'intervento in idonea contenzione predisposta per l'ottimale conservazione [4, 10]. È possibile anche eseguire l'ultimo predeposito al momento del ricovero.

Limitazioni

Età: non vi sono limiti teorici di età per eseguire un programma di predeposito.
Peso: non vi sono limiti di peso corporeo.

Situazioni che richiedono una valutazione specifica, caso per caso:

- pregresso infarto (consigliabile ecocardiogramma con valutazione della frazione di eiezione);
- insufficienza cerebrovascolare ecodoppler carotideo per la valutazione di eventuali stenosi;
- insufficienza respiratoria cronica;
- insufficienza epatica;
- emopatie e anemie di origine sconosciuta;
- trattamento anticoagulante in corso.

Controindicazioni

Controindicazioni assolute all'esecuzione del predeposito sono:
- febbre elevata;
- batteriemia (documentata o probabile);
- ipovolemia non corretta;
- cardiopatie:
  - bradicardia o aritmie severe;
  - angina instabile;
  - angina da sforzo;
  - bassa portata cardiogena;
  - condizioni che, secondo il giudizio clinico, potrebbero diventare sintomatiche come l' ipovolemia e l' ipossia acute;
- insufficienza epatica acuta;
- scadute condizioni generali.

In pratica, però, queste situazioni cliniche controindicano anche l'esecuzione dell'intervento di artroplastica di ginocchio.

Recupero intraoperatorio

Ogni qualvolta si preveda di eseguire l'intervento in assenza di Tourniquet e quindi non si escluda la possibilità di un sanguinamento intraoperatorio di entità tale da renderne necessario il reintegro mediante trasfusioni di emocomponenti omologhi, si predispone la raccolta sterile del sangue fuoriuscito dalla ferita chirurgica; in particolare, si appronta il reservoir con il kit di raccolta sterile e scoagulamento del sangue. Quando si verifica durante l'intervento un decremento di Hb>2 g dl^{-1} o anche inferiore se il rischio trasfusionale è molto elevato (es. pazienti anemici, coronaropatici, di scarso peso corporeo) si monta il kit per il lavaggio e la reinfusione delle emazie sull'apposita apparecchiatura per la concentrazione e il lavaggio dei globuli rossi [4]. Sulle macchine per il recupero intraoperatorio di produzione Italiana (Dideco Mirandola, MO) il passaggio della fisiologica per il lavaggio delle emazie recuperate viene alternato al rimescolamento del contenuto della campana, attuato con la riduzione della velocità della centrifuga sotto i mille giri/minuto. Ciò al fine di migliorare la qualità del lavaggio con conseguente minimizzazione del rischio di ematuria da trasfusione di emoglobina libera.

Prevenzione del sanguinamento e recupero postoperatorio

La prevenzione del sanguinamento postoperatorio inizia già durante l'intervento con il ripristino di valori di pressione arteriosa superiori a quelli basali (di circa il 10-20 mmHg) 15 minuti prima dell'inizio della sutura (aumento delle infusioni, somministrazione di boli di un vasocostrittore es. 1-2 mg di etilefrina cloridrato): questo per agevolare il chirurgo nell'identificazione dei vasi beanti da cauterizzare [3, 9, 10]. I drenaggi, posizionati lungo tutta la ferita e per ogni piano di sutura, devono essere collegati, tramite un raccordo a più vie, ad un sistema di recupero e possibilmente anche di monitoraggio delle perdite ematiche postoperatorie come il BT 797 Recovery Dideco. Le emazie recuperate con tale sistema possono essere reinfuse, previa sedimentazione e microfiltrazione, per 8 ± 2 ore. La sedimentazione consente di reinfondere un concentrato di globuli rossi, minimizzando la reinfusione di sopranatante ove sono contenuti prodotti di emolisi, fattori del complemento attivati soprattutto le anafilo tossine C3 e C5a [11]. Il BT 797 Recovery è costituito da un trasduttore di pressione, regolabile da -100 a +50 mmHg che aziona una pompa peristaltica collegata ai drenaggi con una doppia linea a calibri differenziati; la maggiore di tale via permette di convogliare il sangue dai drenaggi alla sacca di stoccaggio, mentre la minore ha la funzione di fare affluire l'anticoagulante (ACD) ai drenaggi in rapporto di 1:10. Il display con memoria visualizza l'entità delle perdite orarie durante le prime 8 ore di funzionamento e la pressione applicata ai drenaggi. L'allarme acustico di cui è dotato l'apparecchio viene attivato da perdite ematiche maggiori di 300 ml/ora, consentendo l'intervento immediato degli operatori per sanguinamenti precoci potenzialmente pericolosi. In uno studio eseguito su pazienti consecutivi operati di reimpianto di protesi d'anca e di ginocchio, l'allarme acustico-visivo attivato in caso di sanguinamento maggiore di 300 ml in meno di 60', si è rivelato utile nell'individuare i pazienti con sanguinamento in atto e quindi da seguire con più attenzione [14]. Grazie a ciò l'incidenza di trasfusioni omologhe e complicanze postoperatorie è risultata quasi sovrapponibile a quella del gruppo di pazienti che non ha manifestato evento emorragico.

Bendaggio elastico compressivo esterno

Per la prevenzione degli ematomi e del sanguinamento postoperatorio si applica un bendaggio elastico compressivo esterno dalla estremità dell'arto interessato fino alla radice della coscia. Il bendaggio elastico, accelerando la velocità del sangue nel circolo venoso profondo, contribuisce alla prevenzione delle DVT.

Se il sanguinamento supera i 2-3 ml/min si può aumentare la tensione della fasciatura e si diminuisce progressivamente la pressione negativa applicata ai drenaggi, fino a renderla positiva.

Corretta trasfusione di emoderivati autologhi ed omologhi

La reinfusione delle unità di emazie prelevate preoperatoriamente è dilazionata durante le prime 3 giornate dopo l'intervento per sopperire al calo dell'Hb che normalmente si verifica nella chirurgia in oggetto. La reinfusione delle unità di plasma autologo avviene nelle prime 24-48 ore o alla fine dell'intervento in caso di perdite intraoperatorie superiori al 30% della massa ematica circolante, evitando però ipervolemia ed ipertensione che possono incrementare il sanguinamento postoperatorio.

La trasfusione di plasma fresco congelato omologo è indicata in presenza di sanguinamento in atto da deficit dei fattori della coagulazione.

Il valore di Hb del paziente indirizza alla trasfusione in maniera diversa a seconda che si abbia a disposizione sangue autologo o soltanto omologo: la trasfusione autologa è eseguita ogni volta che si voglia portare l'Hb intorno a 11 g dl^{-1}; alla trasfusione omologa si ricorre soltanto quando l'anemia non è tollerata [4], valutando comunque attentamente i benefici (immediati) rispetto ai rischi (immediati e a lungo termine).

Anemia o ipovolemia?

Il controllo clinico dei pazienti con emoglobina al di sotto di 8-10 g dl^{-1} è finalizzato soprattutto ad escludere la presenza di segni clinici di cattiva tolleranza dell'anemia quali: tachicardia, angina, dispnea, cefalea, vertigini, capogiri o lipotimie alla mobilizzazione, ipotensione posturale, insonnia, stati confusionali.

L'inappetenza ed i ritardi di canalizzazione, anche se concomitanti ad anemizzazione, si giovano della somministrazione di attivatori della peristalsi, perciò non debbono essere considerati indicazione alla trasfusione. La presenza di uno o più dei segni clinici sopra esposti, associati ad una pressione arteriosa diastolica di oltre 15-20 mmHg inferiore al valore basale, deve far pensare innanzitutto ad ipovolemia e quindi si procede con l'infusione di cristalloidi ed eventualmente plasmaexpander. Se dopo il ripristino della volemia, documentato dalla normalizzazione della pressione diastolica, persistono segni clinici di intolleranza all'anemia, si passa alla trasfusione di globuli rossi una unità per volta, fino alla scomparsa della sintomatologia.

La risposta con tachicardia a frequenza elevata all'abbassamento dell'emoglobina in assenza di ipovolemia (pressione venosa centrale e pressione diastolica normale) deve far supporre la presenza di ipertrofia ventricolare sinistra: l'aumento della portata cardiaca (gittata x frequenza) richiesto dall'abbassamento isovolemico dell'emoglobina si verifica soprattutto per incremento della gittata sistolica con aumento del volume diastolico ventricolare sinistro; nei pazienti con ipertrofia ventricolare l'aumento del volume diastolico è reso più difficile dalla ridotta distensibilità della parete del ventricolo sinistro e quindi l'aumento della portata avviene attraverso l'aumento della frequenza [15].

Il sospetto che i globuli rossi recuperati potessero avere una vita media più breve è stato confutato prima da Orr [16] che ha documentato una "resistenza osmotica più elevata rispetto a quella del sangue omologo conservato", da McShane [17] che ha rilevato un'alta concentrazione di 2,3 Diphosphoglycerate, una più fisiologica concentrazione di potassio e del pH ed un maggior contenuto di Hb, del sangue preparato con l'apparecchio Dideco Autotrans BT 795 (Mirandola, Modena, Italia) rispetto a quello di donatore. Successivamente, Alleva [18] ha rilevato un minor danno sui globuli rossi recuperati intraoperatoriamente con l'apparecchio Dideco STAT e quelli recuperati postoperatoriamente con l'apparecchio Dideco BT 797 Recovery rispetto a quelli analoghi predepositati in SAG-M e conservati in frigo per 21 giorni a 4°C.

Tabella 1. Studi sull'autotrasfusione in chirurgia ortopedica

Autori	Anno	Tipo di intervento	N° Paziente	Prede-posito	RIO	RPO	Solo auto-trasfusione
Borghi et al. [19]	1985	THA, HR	41	X	X		88%
		THA, HR	15	X	X	X	100%
Thomson et al. [20]	1987	THA, TKA, SF	159	X			71%
MacFarlane et al. [21]	1988	THA, TKA	99	X			74%
Law & Wiedel [22]	1989	THA, HR	64	X			28%
Semkiw et al. [23]	1989	THA, TKA	74	X	X	X	83%
Wilson et al. [24]	1989	THA, HR	98		X		28%
Groh et al. [25]	1990	TKA	25			X	92%
Turner et al. [26]	1990	THA	476	X	X		76%
		THA, HR	1017	X	X		51%
Slagis et al. [27]	1991	Monolat TKA	30			X	80%
		Bilat. TKA	22			X	46%
		THA	50			X	63%
Woolson & Watt [28]	1991	THA	143	X	X		92%
Dieu et al. [29]	1992	TKA, THA	345		X	X	85%
Pluvinage et al. [30]	1992	TKA, THA	100		X		90%
Borghi et al. [9]	1993	THA, TKA, HR	414	X	X	X	92%
Guerrero et al. [31]	1993	THA	43			X	81%
Mercuriali et al. [32]	1993	THA, TKA, HR	?	X	X		53%
Woolson et al. [33]	1993	TKA	65	X	X		97%
Borghi et al. [34]	1994	HR	59	X	X	X	85%
Rosencher et al. [35]	1994	TKA	30			X	60%
Borghi et al. [3]	1995	THA, TKA, HR	980	X	X	X	93,7%
Borghi et al. [36]	1995	THA, TKA, HR	1576	X	X	X	90%
Oriani et al. [37]	1995	THA, TKA	1578	X	X	X	89,6%
Caroli et al. [10]	1996	THA, TKA, HR	1544	X	X	X	93,4%
Borghi et al. [4]	1997	THA, TKA, HR	1785	X	X	X	92,7%

THA, Artroplastica totale d'anca; *HR*, Reimpianto protesi d'anca; *TKA*, Artroplastica totale di ginocchio; *SF*, Artrodesi vertebrale

In letteratura, per la chirurgia ortopedica alcuni Autori hanno proposto l'uso del solo predeposito con utilizzo unicamente di sangue autologo variabile dal 28 al 62% [20-22] dei casi; altri del recupero intraoperatorio da solo con incidenza di sangue autologo dal 28 al 90% [24, 29] e il recupero postoperatorio da solo con risultati in termini di utilizzo di sangue autologo variabili dal 46 al 92% [26, 27, 31,35]. L'associazione di recupero intraoperatorio con predeposito o recupero postoperatorio consente di raggiungere il risultato di utilizzare esclusivamente sangue autologo dal 51 al 92% [26, 28, 29, 32].

L'associazione di predeposito, recupero intraoperatorio e recupero postoperatorio consente di raggiungere i migliori risultati con utilizzo di sangue autologo dall'83 al 100% [4, 9, 10, 23, 34, 36, 37] (Tab. 1). Dall'analisi della letteratura e dalla nostra esperienza si evince che in pazienti non selezionati le tecniche di risparmio sangue, sia singolarmente che associate, non sono in grado di azzerare il ricorso a trasfusioni omologhe (Tab. 1); tuttavia, l'uso integrato di predeposito, recupero intra- e postoperatorio, applicate in base al tipo di intervento ed alle necessità dei pazienti, permette di ridurre drasticamente l'incidenza di trasfusioni omologhe.

Il corretto uso di emoderivati autologhi ed omologhi, frutto di 20 anni di esperienza e dell'analisi della letteratura, si basa sui seguenti punti:

1) predeposito con finalità emodiluitive attuato possibilmente in regime ambulatoriale nel luogo di residenza, associato se necessario a stimolazione midollare con eritropoietina esogena;
2) in assenza di Tourniquet, raccolta sterile ed eventuale recupero del sangue perso intraoperatoriamente con successiva reinfusione dei globuli rossi in caso di decremento di Hb>2 g/dl o tra 1-2 g/dl per i pazienti ad alto rischio trasfusionale (coronaropatici, anemici, sotto peso) [3];
3) monitoraggio del sanguinamento postoperatorio sia precoce che tardivo con reinfusione dei globuli rossi persi nelle prime 8-10 ore previa sedimentazione o lavaggio e microfiltrazione;
4) bendaggio elastico compressivo esterno o calze elastiche su entrambi gli arti inferiori;
5) profilassi antitromboembolica con eparina a basso peso molecolare o indobufene a dosaggi adattati al peso corporeo ed all'assetto emocoagulativo;
6) dilazione della reinfusione degli emoderivati autologhi nei primi 3 giorni dopo l'intervento;
7) trasfusione di globuli rossi omologhi in presenza di anemia mal tollerata solo dopo aver escluso la presenza di ipovolemia, ricontrollando l'evoluzione delle condizioni cliniche dopo ogni singola unità trasfusa.

Per l'applicazione integrata di questi punti e la conseguente minimizzazione delle complicanze legate alla chirurgia maggiore, è indispensabile una attiva collaborazione fra anestesisti, trasfusionisti e chirurghi nella gestione perioperatoria dei pazienti.

Bibliografia

1. Vara-Thorbeck R, Rossel Pradas J, Mekinassi KL et al (1990) Prevention of thrombotic disease and post-transfusional complication using normovolemic hemodilution in arthroplasty surgery of the hip. Rev Chir Orthop 76(4):267-271
2. Bombardini T, Borghi B, Montebugnoli M, Picano E, Caroli GC (1996) Normovolemic hemodilution reduces fatal pulmonary embolism: following major orthopaedic surgery. J Vasc Surg New York, 30(2):125-133
3. Borghi B, Bassi A, Grazia M, Gargioni G, Pignotti E (1995) Anaesthesia and autologous transfusion. Int J Artif Organs 18(3):159-166
4. Borghi B, Pignotti E, Montebugnoli M, Bassi A, Corbascio M, de Simone N, Elmar K, Righi U, Laguardia AM, Bugamelli S, Cataldi F, Ranocchi R, Feoli MA, Bombardini T, Gargioni G, Franchini AG, Caroli GC (1997) Autotransfusion in major orthopaedic surgery: experience with 1785 patients. Br J Anaesth 79(5):662-664
5. Baron JF et al (1989) Hémodiluition, autotrasfusion, hémostase. Arnette, Paris, p 396
6. Messmer K (1988) Haemodilution. Possibilities and safety aspects. A Anaest Scand 32 (Suppl 89):49-53

7. Palareti G, Borghi B, Coccheri S et al (1996) Postoperative versus preoperative initiation of deep vein thrombosis prophylaxis with a replacement. Clin Appl Thromb/Hemost 2(1):18-24
8. Borghi B, Bassi A, Grazia G, Feoli MA, Pignotti E (1996) Evaluation of complication in major orthopaedics surgery: indobufen versus eparin calcium and low molecular weight heparin. Min Anest 62:95-100
9. Borghi B, Bassi A, de Simone N, Laguardia AM, Formaro G (1993) Autotrasfusion: 15 years experience at Rizzoli Orthopaedic Institute. Int J Artif Organs 16 S-5:241-246
10. Caroli GC, Borghi B, Bassi A et al (1996) Clinical aspects and results of blood saving at the Rizzoli Orthopaedic Institute. Min Anestesiol 62 (Suppl 1)4:105-116
11. Caroli GC, Borghi B, Pappalardo G, Oriani G, Valbonesi M, Ferrari M, Zanoni A, Miletto A, Mercuriali F, Conconi F, Mehrkens HH, Journois D (1994) Consensus Conference. Risparmiare Sangue: quali i dubbi e i problemi? Min Anestesiol 60; 5: 285-293
12. Bassi A, Borghi B, Brillante C, Mattioli R (1993) Plasma predeposit: the role of productive plasmapheresis. Int J Artif Organs 16(5):253-256
13. Borghi B, Bassi A, Montebugnoli M, Cataldi F, Bugamelli S (1994) Low doses of recombinant human erythropoietin (EPO) to aid autotransfusion in orthopaedic surgery. Min Anestesiol 60 (Suppl 2)9:26
14. Borghi B, De Simone N, Facchini F, Fanelli G, Pignotti E (1996) The control of postoperative bleeding and blood salvage. Min Anestesiol 62, (Suppl 1)4:97-102
15. Bombardini T, Borghi B, Caroli GC et al (1994) Short term cardiac adaptation to normovolemic Hemodilution in normal and hypertensive patient. An echocardiography study. European Heart J 15:637-640
16. Orr MD, Blenko JW (1978) Autotrasfusion of concentrated washed red cells from the surgical fields: a biochemical and physiological comparison of homologous cell transfusion. Proceeding of Blood Conservation Institute pp 116-128
17. McShane AJ, Power C, Jackson JF, Murphy DF, Mac Donald A, Moriarty DC, Otridge- BW (1987) Autotransfusion: quality of blood prepared with a red cell processing device. Br J Anaesth 59(8):1035-1039
18. Alleva R, Ferretti G, Borghi B, Pignotti E, Bassi A, Curatola G (1995) Physico-chemical properties of membranes of recovered erythrocytes in blood autologous transfusion: a study using fluorescence technique.Transfus Sci 16(3):291-297
19. Borghi B, Fabozzi A, Lari S, Elmar K, Chesi R (1985) New tecniques of autotransfusion in hip surgery. Proceeding of the 1st International postgraduate course in anaesthesia and in intensive care. Ed Salentina Galatina, Lecce, pp 771-776
20. Thomson JD, Callaghan JJ, Savory CG et al (1987) Prior deposition of autologous blood in elective orthopaedic surgery. J Bone Joint Surg [Am] 69:320
21. MacFarlane BJ, Marx L, Anquist K et al (1988) Analysis of a protocol for an autologous blood transfusion program for total joint replacement surgery. Can J Surg 31:126
22. Law JK, Wiedel JD (1989) Autotransfusion in revision total hip arthroplasties using uncemented prostheses. Clin Orthop 245:145
23. Semkiw LB, Schurman DJ, Goodman SB, Woolson ST (1989) Postoperative blood salvage using the cell saver after total joint arthroplasty. J Bone Joint Surg [Am] 71:823
24. Wilson WJ (1989) Intraoperative autologous transfusion in revision total hip arthroplasty. J Bone Joint Surg [Am] 71:8
25. Groh GI, Buchert PK, Allen WC (1990) A comparison of transfusion requirement after total knee arthroplasty using the Solcotrans autotransfusion system. J Arthroplasty 3:281
26. Turner RH, Capozzi JD, Kim A (1990) Blood conservation in major orthopedic surgery. Clin Orthop 256:299

27. Slagis SV, Benjamin JB, Volz RG, Giordano GF (1991) Postoperative blood salvage in total hip and knee arthroplasty. A randomised controlled trial. J Bone Joint Surg [Br] 73:591
28. Woolson ST, Watt M (1991) Use of autologous blood in total hip replacement. J. Bone Joint Surg [Am]73:76.
29. Dieu P, Goulard M, Delelis D, Dumora D, Pascarel X (1992) Blood saving inbone prosthetics surgery. A propos of 426 cases. Cah Anesthesiol 40(6):403-405
30. Pluvinage C, Preant J (1992) Postoperative autotrasfusion in total hip and knee prostheses. Cah Anesthesiol 40:241
31. Guerrero M, Riou B, Arock M, Ramos M, Guillosson JJ, Roy-Camille R, Viars P (1993) Effect of postoperative autotrasfusion in prosthetic surgery of the hip with constaVac device. Ann Fr Anest Reanim 12(1):11-16
32. Mercuriali F, Inghilleri G, Biffri E, Vinci A, Colotti MT, Scalamogna R (1993) Autotransfusion program: integrated use of different techniques. Int J Artif Organs 16 S5:233-240
33. Woolson ST, Pottorff G (1993) Use of preoperatively deposited autologous blood for total knee. Clinic Orthop 137:141
34. Borghi B, de Simone N, Formaro G, Ghermandi C, Vitullo F, Pignotti E (1994) Methods of blood saving in revision surgery of the hip. Chir Organi Mov 79(4):361
35. Rosencher N, Vassilieff V, Tallet F, Toulon P, Leoni J, Tomeno B, Coinseller C (1994) Comparison of Orth-Evac and Solcotrans Plus devices for the autotrasfusion of blood drained after total knee joint arthroplasty. Ann Fr Anesth Reanim 318-325
36. Borghi B, Oriani G, Bassi A, Pignotti E, Corbascio M, Montebugnoli M et al (1995) Blood saving program: a multicenter italian experience. Int J Artif Organs 18(3)150-158
37. Oriani G, Borghi B et al (1995) Il rischio trasfusionale nella chirurgia non cardiaca. Min Anestesiol 61 (Suppl 1)9:395-402

Capitolo 28

Monitoraggio in neuro-anestesia

E. Facco, M. Munari, S.M. Volpin

La Neuroanestesia e la Neurorianimazione hanno subìto un grande sviluppo nell'ultimo ventennio e sempre di più si sono affermate come aree di particolare interesse specialistico, che riuniscono in un unico corpo di dottrina le conoscenze di Anestesia, Terapia Intensiva, Neurologia e Neurochirurgia. La pratica clinica in ambito Neuroanestesiologico richiede pertanto adeguate e specifiche conoscenze (oltre a quelle che costituiscono il bagaglio tradizionale dell'Anestesista-Rianimatore), oggi indispensabili per un approccio razionale al trattamento del paziente con patologia cerebrale, spinale o neurovascolare [1-3].

In neuroanestesia, oltre alle tradizionali componenti dell'anestesia generale (ovvero ipnosi, analgesia, miorisoluzione e protezione neurovegetativa) il fattore di importanza cruciale è quello della neuroprotezione, che deve essere adeguatamente ottenuta in tempo reale, in relazione alle necessità del paziente. Tale compito può essere molto delicato, considerando la vulnerabilità del sistema nervoso centrale, la rapidità con cui un insulto può produrre lesioni irreversibili e le gravi conseguenze, in termini di disabilità, che lesioni focali anche piccole possono comportare. Una adeguata neuroprotezione comprende sia una corretta scelta dei farmaci anestetici (che tenga conto dei loro effetti su flusso e metabolismo cerebrale), sia l'impiego di farmaci diversi e una corretta manipolazione dei parametri respiratori e cardiocircolatori, al fine di ottenere essenzialmente una buona compliance cerebrale ed un buon rapporto fra disponibilità e consumo di ossigeno cerebrale; un adeguato monitoraggio clinico-strumentale costituisce quindi la base indispensabile perché possano essere rilevate tempestivamente situazioni di incombente pericolo e possano essere messi in atto razionalmente i necessari provvedimenti.

In estrema sintesi, si possono individuare alcuni obiettivi primari della neuroanestesia: a) il mantenimento di una adeguata ossigenazione e compliance cerebrale; b) il controllo delle perdite ematiche; c) la neuroprotezione. Il primo obiettivo può essere perseguito mediante l'analisi integrata di diversi parametri, ovvero la pressione intracranica (PIC), pressione arteriosa (PA), pressione di perfusione cerebrale (PPC), saturazione arteriosa di ossigeno (SaO_2), $PaCO_2$, saturazione venosa giugulare di O_2 (SjO_2) e temperatura corporea. Il controllo dell'emorragia dipende, per quanto di competenza anestesiologica, dalla PA, dalla $PaCO_2$ e dalla scelta dei farmaci anestetici.

Come già accennato, la neuroprotezione da insulti di tipo ischemico e da lesioni di origine chirurgica costituisce il punto cruciale di tutta la neuroanestesia: se, in senso stretto, con neuroprotezione si intende il raggiungimento del miglior rapporto possibile fra disponibilità e consumo di O_2 cerebrale, non si può non rilevare come tutto il complesso della diagnostica, monitoraggio e terapia farmacologica intraoperatoria costituisca di fatto un'attività integrata il cui obiettivo e risultato finali sono la "neuroprotezione". È neuroprotezione, infatti, sia la riduzione del consumo di O_2 cerebrale indotto da farmaci, sia il miglioramento della PPC ottenuto mediante modulazione dei parametri cardiorespiratori, sia la rilevazione e la prevenzione di danni cerebrali incombenti di origine chirurgica (ad es. mediante indagini neurofisiologiche).

Accanto agli obiettivi primari della neuroanestesia, vi sono alcuni aspetti pratici minori da tenere in considerazione, quali la difficoltà di accesso alla testa del paziente e i possibili problemi di pervietà delle vie aeree connessi con il posizionamento.

Il corretto uso delle tecniche di monitoraggio citate dipende da adeguate conoscenze di fisiologia cerebrale e delle relative modificazioni in patologia, quali ad esempio: a) metabolismo cerebrale; b) autoregolazione del flusso ematico cerebrale (CBF); c) reattività del CBF alla CO_2; d) relazione Pressione/Volume cerebrale; e) elettrogenesi e suoi rapporti con il metabolismo cerebrale. Infatti, le peculiarità del cervello malato e la sua protezione rendono i criteri di utilizzo dei parametri cardiorespiratori molto diversi da quelli routinariamente impiegati nelle altre branche dell'anestesiologia e rianimazione: per fare un esempio, una $PaCO_2$=45 torr e/o una MAP=70 torr possono essere accettabili nei pazienti con patologie extracraniche, mentre non sono spesso tollerabili nei pazienti neurologici critici.

Nel danno cerebrale acuto, assieme alla depressione della funzionalità neuronale, possono verificarsi un disaccoppiamento tra flusso ematico ed attività metabolica e una vasoparalisi, con perdita parziale o totale dell'autoregolazione e/o della normale reattività alla CO_2; inoltre, l'aumento della glicolosi in condizioni di ischemia conduce ad un accumulo di acido lattico, in grado di accentuare il danno neuronale. In caso di perdita dell'autoregolazione, il CBF dipende completamente dalla pressione di perfusione cerebrale: in tal caso il mantenenimento di un CBF adeguato dipende da un attento controllo della PA e quindi della CPP. Bisogna tuttavia considerare che non esiste alcuna relazione prevedibile tra CPP e CBF, in quanto questa è dipendente, oltre che dalla pressione, anche dalle resistenze vascolari cerebrali e da quanto sia più o meno conservata l'autoregolazione nelle diverse aree cerebrali. Inoltre, è sempre da tenere ben presente che quasi tutti i dati di monitoraggio di cui si dispone forniscono solo indicazioni di valori medi cerebrali (come la PPC, la PIC e la SjO_2), mentre il danno cerebrale e la disabilità residua dipendono dalla regionalità del danno, ovvero dalla specificità delle funzioni di ogni singola struttura cerebrale: per fare un esempio, una lesione ischemica o emorragica delle dimensioni di un centimetro cubo può essere asintomatica (se in aree silenti) o portare a decerebrazione irreversibile il paziente (se nel mesencefalo). Di conseguenza, i sistemi di monitoraggio comunemente impiegati possono solo fornire alcune utili indicazioni di situazioni di rischio incombente riguardante un danno esteso del cervello ed hanno quindi una bassa sensibilità: la normalità dei parametri osservati non esclude mai la possibilità di danni regionali anche gravi. In altre parole, il monitoraggio è di importanza fondamentale, ma molta attenzione e molto senso critico devono essere comunque esercitati dall'anestesista per evitare i danni derivanti da una falsa sicurezza. Tenendo presenti i limiti appena discussi, è possibile ora vedere come possano essere valutati la perfusione e il metabolismo cerebrale ($CMRO_2$) e poter quindi perseguire una corretta neuroprotezione intraoperatoria.

L'integrità del tessuto nervoso e della funzione cerebrale dipendono dal mantenimento di un accettabile rapporto tra CBF e $CMRO_2$: in condizione di oligoemia ingravescente si assiste ad un progressivo aumento dell'estrazione di ossigeno e ad una progressiva riduzione dell'attività elettrica cerebrale; quest'ultima è, di fatto, un meccanismo di autoprotezione del cervello, in quanto ne diminuisce il consumo di energia (si calcola infatti che circa il 50% dell'energia è normalmente impiegato per l'elettrogenesi). Una volta esauriti tutti i meccanismi di compenso, si raggiunge il silenzio elettrico e la zona di penombra ischemica per valori di CBF=18-20 ml/100 g/min, oltre la quale si va incontro alla necrosi del tessuto cerebrale. L'obiettivo essenziale dell'anestesista e del neurointensivista è di riconoscere, prevenire o intervenire prima che il "punto-di-non-ritorno" sia stato raggiunto.

L'estrazione dell'O_2 è stimabile (sempre come valore globale medio) mediante misurazione della differenza artero-venosa giugulare dell'O_2 ($AJDO_2$); in condizioni di stabilità della concentrazione di emoglobina, della SaO_2 e del fattore di Huffner, la $AJDO_2$ è determinata essenzialmente dalla SjO_2 [1, 3].

Il monitoraggio del paziente neurochirurgico inizia nel periodo preoperatorio. La valutazione preoperatoria deve considerare, oltre le condizioni generali e loro compatibilità con l'anestesia, le eventuali compromissioni dello stato di coscienza, l'entità dei deficit neurologici focali, le turbe idro-elettrolitiche e la terapia in atto (ad es. steroidi, diuretici, anticonvulsivanti, antiipertensivi). Il monitoraggio è un elemento essenziale per una buona condotta intraoperatoria, la quale richiede una conoscenza adeguata dei tempi operatori ed una buona cooperazione tra chirurgo ed anestesista, al fine di risolvere nel miglior modo i problemi legati alle fasi più critiche dell'intervento; ad esempio, vale la pena di ricordare come gli interventi di neurochirurgia vascolare, la posizione seduta e l'uso di anestetici volatili o farmaci ipotensivi in pazienti con ipertensione endocranica siano situazioni non certo prive di rischi.

Le modificazioni dell'omeostasi cerebrale sono di difficile riconoscimento in corso di anestesia, ma la loro valutazione è di primaria importanza in quanto cambiamenti dell'approccio anestesiologico e/o chirurgico possono modificare significativamente l'"outcome" finale. Pertanto, in presenza di una patologia intracranica, le tecniche di monitoraggio specifiche in grado di fornire utili informazioni sulla funzione cerebrale permettono di aumentare il margine di sicurezza in corso di intervento. Il monitoraggio intraoperatorio in neurochirurgia comprende l'applicazione dei sistemi di monitoraggio routinariamente usati in tutta l'anestesia generale, quali l'ECG e la SpO_2, mentre una serie di tecniche di monitoraggio sono di impiego esclusivo in neuroanestesia o devono essere usate con criteri diversi da quelli impiegati nella chirurgia generale. Il monitoraggio, quindi, prevede l'acquisizione e la valutazione specifica dei parametri qui di seguito riportati:

Pressione arteriosa cruenta e incruenta

Il monitoraggio invasivo consente la misurazione continua della PA arteriosa e di avere un accesso per le emogasanalisi del sangue arterioso. Le variazioni della pressione arteriosa (PA) hanno profondi effetti sul paziente neurochirurgico, non sempre valutabili con certezza. Come già accennato, il paziente neurochirurgico può infatti avere una autoregolazione del CBF conservata o una sua perdita focale o globale: in quest'ultimo caso gli effetti delle variazioni della AP non possono essere compensati dal cervello, con il rischio di danni focali o globali. Notoriamente, gli incidenti ipertensivi si verificano soprattutto in risposta all'intubazione tracheale, all'incisione della cute e ad altri stimoli nocicettivi o alla fine dell'anestesia. Tali episodi ipertensivi aumentano il rischio di emorragie, evento particolarmente grave, e non di rado fatale, durante interventi per lesioni cerebrovascolari: il rischio di rottura dell'aneurisma prima della sua chiusura è maggiore quando l'autoregolazione è alterata, la pressione arteriosa elevata, la PIC drasticamente ridotta o è presente vasospasmo. È pertanto necessario un rigoroso controllo della pressione arteriosa e della ventilazione, evitando la comparsa di picchi ipertensivi e di brusche cadute della $PaCO_2$, entrambi in grado di aumentare il gradiente transmurale dell'aneurisma.

Pressione venosa centrale

Negli interventi in cui è prevista una notevole perdita ematica è indicato il rilievo della pressione venosa centrale. Il catetere venoso centrale è utile inoltre per terapia nell'embolia gassosa: la posizione ideale dell'orifizio del catetere è in tal caso a livello dell'atrio destro, ovvero in prossimità dell'interfaccia aria-liquido. Il monitoraggio dello stato cardiovascolare con catetere venoso centrale o catetere in arteria polmonare può essere inoltre utile nel paziente cardiopatico.

Concentrazione espirata di anidride carbonica

L'anidride carbonica è il più potente vasodilatatore cerebrale e le modificazioni del CBF a questa associate sono correlate linearmente con il volume ematico cerebrale: in condizioni normali, si può stimare un aumento di CBF di circa il 3-4% e del volume ematico cerebrale (CBV) di circa l'1% per ogni mmHg di aumento della $PaCO_2$; il monitoraggio di quest'ultima è quindi fondamentale per avere informazioni sulle condizioni emodinamiche cerebrali e per modificarle opportunamente agendo sulla ventilazione.

Temperatura esofagea o rettale

Il monitoraggio di tale parametro risulta particolarmnte utile nel caso si ricorra all'ipotermia. Riducendo la temperatura cerebrale si diminuisce contemporaneamente il metabolismo cerebrale, il CBF e CBV, ottenendo parallelamente una diminuzione della PIC. Una ipotermia moderata (circa 33-34°) è in grado di aumentare significativamente la neuroprotezione cerebrale, mentre un'ipotermia profonda può trovare indicazione in casi particolari di neurochirurgia vascolare, quale ad esempio la chirurgia degli aneurismi giganti. In tal caso possono essere indicate temperature di 15-18°C per consentire il massimo livello di neuroprotezione [4]. L'uso dell'ipotermia è associato comunque ad alterazioni cardiovascolari e ematologiche: con il calo progressivo della temperatura si riduce la gittata cardiaca, si verifica una progressiva bradicardia, fino ad arrivare alla fibrillazione atriale a temperature intorno a 30°C. Il sistema emocoagulativo è inoltre perturbato dall'ipotermia e la coagulopatia indotta è causata da molteplici fattori quali la riduzione della conta piastrinica, probabilmente per un sequestro splenico, una disfunzione reversibile delle piastrine per una ridotta adesività, un ridotto metabolismo dell'eparina [4, 5].

SJO_2

Il monitoraggio di SJO_2 è di facile applicazione e può consentire di ottimizzare la neuroprotezione in pazienti sottoposti a procedure neurochirurgiche. La desaturazione venosa cerebrale infatti, risultante da un aumento della pressione intracranica o da una riduzione nel rapporto tra flusso ematico cerebrale e richiesta di ossigeno, può essere rapidamente documentata e gli effetti di ciascun provvedimento terapeutico adeguatamente monitorati. Come già accennato, il monitoraggio SJO_2 ha un'alta specificità, ma bassa sensibilità nell'evidenziare ischemie regionali. In altri termini, una SJO_2 normale non può escludere un'ischemia regionale, mentre una SJO_2 bassa è un buon indice di un'ischemia globale incombente. Tuttavia è da sottolineare che una SJO_2 bassa non è sinonimo di anossia cerebrale, ma semplicemente indica un pericoloso aumento dell'estrazione di ossigeno [6].

In particolare, il monitoraggio della SJO_2 in neurochirurgia sembra effettivamente utile in una percentuale non trascurabile di pazienti, che può essere stimata fra il 30 e il 50% dei casi in relazione al tipo di intervento [6, 7]. Ad esempio, nella "early surgery" dell'emorragia subaracnoidea da rottura di aneurisma, la SjO_2 permette di determinare la MAP minima che dovrebbe essere mantenuta durante la fase chirurgica: alcuni pazienti infatti presentano una desaturazione importante anche con valori di MAP apparentemente adeguati, e che possono essere corretti solo disponendo dei dati della SjO_2. Ovviamente, un aumento indiscriminato della MAP implica un aumento del rischio di rottura dell'aneurisma, ma l'uso della SJO_2 e il calcolo dell'indice lattato/ossigeno permettono la determinazione del valore di MAP che sia miglior compromesso tra il rischio di ischemia cerebrale e rottura dell'aneurisma [7].

Diuresi e bilancio idrico

Il riempimento volemico intraoperatorio nel paziente neurochirurgico presenta alcune particolarità. Il paziente spesso è sottoposto a rapidi cambiamenti del volume intravascolare, causati da emorragia, somministrazione di diuretici o legati a complicazioni quali, per esempio, il diabete insipido. La somministrazione di anestetici volatili, potenti vasodilatatori, può ridurre le pressioni di riempimento cardiaco senza modificazioni del volume intravascolare. In questa situazione dinamica, l'anestesista spesso deve cercare di controllare sia l'emoconcentrazione sia evitare condizioni opposte che comportino il rischio di un aumento dell'acqua cerebrale; la prima può peggiorare la perfusione cerebrale per un aumento della viscosità ematica, e quindi essere pericolosa in condizioni di oligoemia o ischemia cerebrale. La chiave determinante del movimento dell'acqua tra il sistema nervoso centrale e lo spazio intravascolare, in presenza di una barriera ematoencefalica intatta, è l'osmolarità plasmatica. L'edema cerebrale è notoriamente causa di ipertensione endocranica ed è una delle più comuni cause di morbilità e mortalità del periodo perioperatorio. In neuroanestesia, pertanto, il principio basilare della fluidoterapia intraoperatoria è quello di mantenere il delicato equilibrio tra iperidratazione, con il rischio di aggravare l'edema cerebrale, e disidratazione, con il rischio connesso di aggravare l'ischemia cerebrale così come l'instabilità cardiovascolare e le complicazioni polmonari. La stabilità cardiovascolare è di particolare importanza in pazienti anziani o debilitati, in quelli con patologia cardiaca cronica, che per una terapia diuretica di lunga durata possono risultare cronicamente ipovolemici. In tali pazienti una ipotensione di grado severo può verificarsi nella fase di induzione e, quindi, di primaria importanza sono il monitoraggio di sintomi quali tachicardia, ipotensione, aumentata sensibilità della PA a vasodilatotori e anestetici inalatori e la loro correzione. In generale, un troppo rapido ripristino della volemia deve essere evitato perché un'improvvisa espansione volemica causa un aumento della PIC.

A causa delle perdite elettrolitiche legate all'uso di diuretici e mannitolo, i livelli ematici di sodio e potassio devono essere controllati nel periodo perioperatorio, in quanto una loro alterazione può giustificare un ritardato risveglio. Le complicazioni più frequenti in pazienti neurochirurgici sono l'iponatriemia, l'ipokaliemia e l'ipernatriemia. L'iponatriemia, riscontrabile in pazienti sottoposti a craniotomia, può essere dovuta a ritenzione idrica secondaria, a secrezione intraoperatoria di ADH o eccessiva somministrazione di liquidi. I segni neurologici connessi a tale disionemia sono direttamente proporzionali alla velocità con cui si instaura, in quanto tanto più rapidamente si sviluppa, tanto più velocemente l'acqua si muove entro un cervello relativamente iperosmolare, causando la formazione di edema cerebrale e la comparsa di disturbi della coscienza. L'ipokaliemia, generalmente provocata dalla diuresi intraoperatoria, è facile da monitorare e correggere. Le due più comuni cause di ipernatriemia sono la deplezione idrica secondaria a diuresi osmotica e il diabete insipido: quest'ultimo spesso evolve spontaneamente in modo favorevole nel periodo postoperatorio, risolvendosi senza bisogno di terapia farmacologica specifica [1, 3].

Nel periodo perioperatorio il mantenimento di un'adeguata perfusione cerebrale e di una stabilità elettrolitica è quindi un obiettivo di primaria importanza nel trattamento dei pazienti neurochirurgici. In tale fase possono verificarsi diverse fluttuazioni e disfunzioni dei meccanismi omeostatici, precipitate dal processo patologico stesso o da fattori iatrogeni: molte delle complicazioni legate a tali squilibri idro-elettrolitici possono essere evitate con un adeguato monitoraggio dei livelli ematici di glucosio ed elettroliti e un uso razionale, individualizzato, della fluidoterapia.

Monitoraggio neurofisiologico

elettroencefalogramma (EEG), elettrocorticografia (EcoG), potenziali evocati (EP), elettromiografia (EMG)

Il monitoraggio intraoperatorio della funzionalità del sistema nervoso dovrebbe essere disponibile di routine in ambito neurochirurgico [8, 9]. Gli scopi del monitoraggio neurofisiologico sono essenzialmente due: 1) localizzazione ed identificazione di aree vitali; 2) monitoraggio continuo della funzione nervosa. Il monitoraggio continuo e la localizzazione elettrofisiologica possono essere entrambi impiegati nel corso di uno stesso intervento. Nel caso di un intervento per esempio di asportazione di neurinoma dell'acustico, sia il nervo facciale (mediante EMG) che quello cocleare (mediante potenziali evocati uditivi del tronco cerebrale, o ABR) possono essere identificati in modo da essere risparmiati dall'exeresi, mentre il monitoraggio continuo dell'ABR può essere usato nell'ambito dello stesso intervento per valutare la funzionalità del ponte e del mesencefalo.

L'elettroencefalogramma (EEG) consente di valutare l'attività elettrica cerebrale spontanea e di rilevare anomalie diffuse o focali dei ritmi. Inoltre, può consentire il monitoraggio della profondità dell'anestesia e della neuroprotezione; l'impiego dell'elettrocorticografia può infine permettere di rilevare e localizzare le aree patologiche da sottoporre ad exeresi (ad es. focolai epilettogeni farmacoresistenti). I deficit focali, per lo più caratterizzati da aumento della attività lenta e/o riduzione di quella rapida, possono essere talora evidenziati mediante test di stimolazione farmacologica (ad es, somministrazione durante la registrazione di barbiturici o benzodiazepine); tali test hanno lo scopo di causare un aumento dell'attività rapida corticale nel tessuto sano, aumentando così le asimmetrie fra aree sane e lesionate.

L'EEG è molto sensibile all'ischemia e si appiattisce completamente per valori di CBF intorno a 20 ml/100 g/min (ovvero in zona di penombra ischemica); in condizioni di oligoemia spinta o ischemia, l'EEG è quindi un mezzo di monitoraggio estremamente sensibile, evidenziando grossolani rallentamenti e/o riduzioni del voltaggio: tali modificazioni durante l'intervento chirurgico possono riflettere un'ipotensione intraoperatoria, uno stato di ipossiemia, o essere legati a manovre chirurgiche (ad es. clampaggio, stiramento, compressione di un vaso arterioso o malfunzionamento di uno shunt). I pattern EEG possono essere anche utilizzati per un adeguato dosaggio del barbiturico e per l'ipotermia al fine di ottenere un'adeguata neuroprotezione. L'indicazione più classica e di maggiore diffusione al monitoraggio intraoperatorio dell'EEG è la chirurgia della carotide [10] (Figg. 1, 2).

I potenziali evocati (EP) rappresentano la registrazione di attività elettrica prodotta dal sistema nervoso in risposta a stimoli sensoriali. Possono essere divisi in classi in base alla latenza. Per il monitorragio intraoperatorio vengono solitamente utilizzati gli EP a breve latenza, che possono fornire informazioni utili circa lo stato del sistema nervoso anche in pazienti anestetizzati.

Gli EP solitamente registrati comprendono i potenziali evocati uditivi del tronco (ABR), somatosensoriali (SEP) e motori (MEP). Gli ABR rappresentano il passaggio degli impulsi attraverso le strutture del tronco encefalico. Tale potenziale è costituito da una sequenza di sette onde nei primi 10 msec dopo lo stimolo acustico, che corrispondono all'attivazione in sequenza dei nuclei e delle vie uditive centrali. I SEP

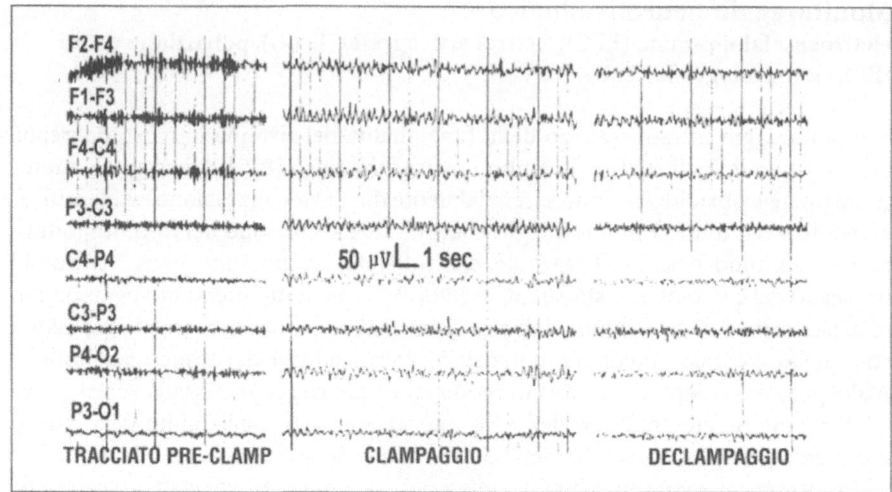

Fig. 1. Tracciato EEG durante endarterectomia carotidea: il clampaggio della carotide produce un rallentamento diffuso dei ritmi, seguito da un loro ripristino dopo declampaggio

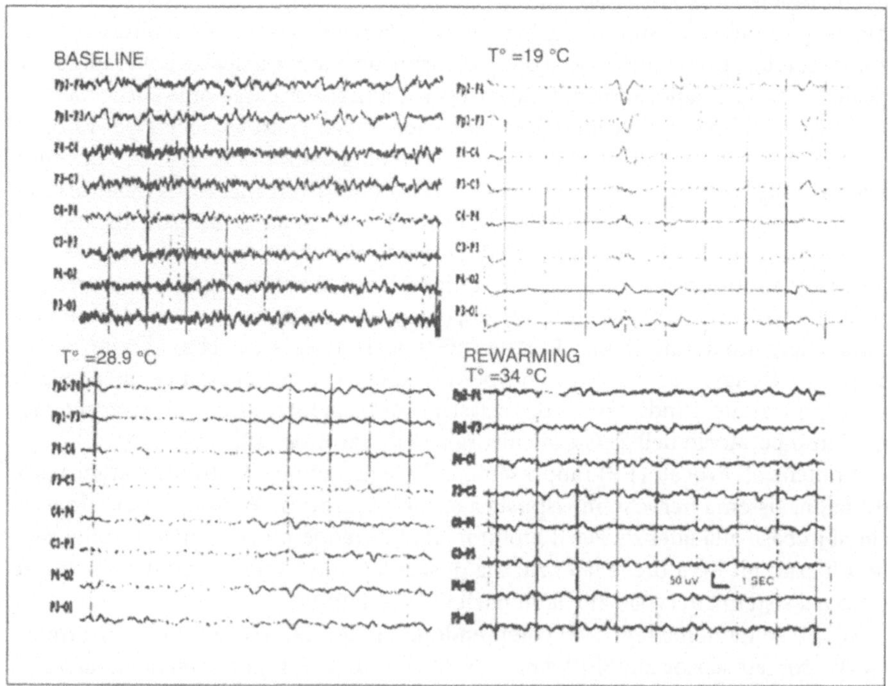

Fig. 2. EEG durante ipotermia: si può osservare il progressivo rallentamento ed appiattimento dei ritmi prodotto dalla riduzione della temperatura corporea ed il loro recupero nella fase di riscaldamento

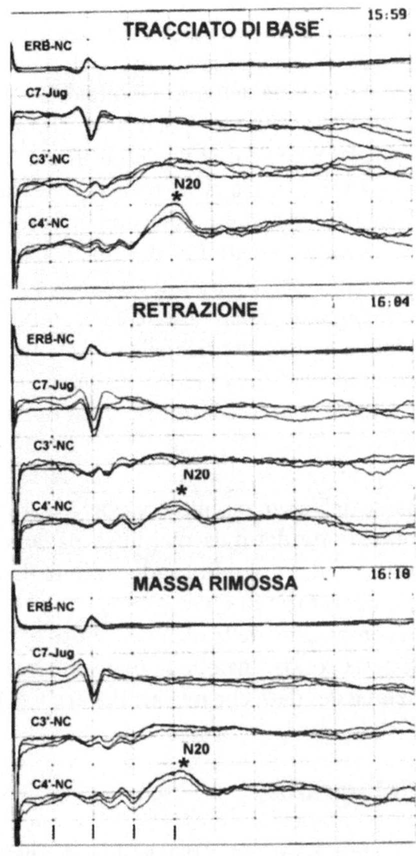

Fig. 3. Monitoraggio del SEP dal mediano sin durante exeresi di una neoplasia bulbare mediana: il posizionamento dei rettattori e la rimozione della massa sono accompagnati da una riduzione dell'ampiezza dell N_2O corticale; dopo rimozione della massa si può osservare un parziale recupero del voltaggio

sono l'espressione del passaggio dell'impulso nervoso lungo le vie sensitive del midollo spinale e tronco cerebrale fino alla corteccia, mentre i MEP consentono la valutazione della conduzione delle vie piramidali e del II motoneurone. IL SEP viene registrato dallo scalp successivamente alla stimolazione di un nervo misto o sensitivo, mentre il MEP viene ottenuto per stimolazione elettrica o magnetica (non invasiva) della corteccia motoria e registrazione EMGrafica sul muscolo target.

In generale, la valutazione del tracciato si basa sulla sua morfologia e in particolare sull'ampiezza e la latenza delle onde. L'ampiezza presenta una maggiore variabilità rispetto alla latenza; tale tendenza risulta accentuata nel monitoraggio intraoperatorio per l'influenza degli agenti anestetici.

Il monitoraggio SEP è di notevole utilità nella chirurgia del circolo anteriore per evidenziare danni ischemici, in particolare se l'occlusione coinvolge l'arteria cerebrale media o la carotide interna, dato che i generatori corticali dei SEP sono nei loro territori vascolari. Diverse parti del sistema nervoso sono a rischio durante la chirurgia della fossa cranica posteriore. Il tratto spinale cervicale o le arterie carotidi o vertebrali possono essere compresse durante il posizionamento per la craniotomia suboccipitale con la flessione del collo e i SEP dal nervo mediano possono essere usati per monitorare queste complicanze. Il posizionamento può anche causare alterazioni reversibili dell'ABR dovute a compressione del VIII nervo cranico. La perdita dell'udito è una delle maggiori complicazioni nella decompressione della fossa cranica posteriore. Durante la chirurgia a livello del tronco encefalico, sia l'ABR che il SEP sono utili per il monitoraggio funzionale e la prevenzione dei danni chirurgici al tronco cerebrale. (Fig. 3) I SEP dell'arto inferiore sono impiegati essenzialmente come monitoraggio nella chirurgia spinale.

Il vantaggio degli EP rispetto all'attività spontanea (EEG) consiste in una migliore correlazione tra lesioni anatomiche e modificazioni del tracciato. Hanno però lo svantaggio di essere potenziali di minore voltaggio rispetto all'attività spontanea, e la loro acquisizione richiede una tecnica di "averaging", che comporta un ritardo, se pur modesto, tra la modificazione neurologica e il suo riconoscimento.

L'EMG consente lo studio della funzionalità del sistema nervoso periferico e del muscolo. Come già detto, la stimolazione del nervo facciale è frequentemente usata per ridurre il rischio di una sua lesione in corso di interventi di asportazione di masse dell'angolo ponto-cerebellare. In questi casi, dato che la risposta è data dalla contrazione del muscolo, l'uso di farmaci bloccanti neuromuscolari deve essere molto oculato. Sembra indiscutibile il valore del monitoraggio neurofisiologico in sala operatoria in quanto consente di prevenire gravi complicazioni neurologiche. La complessità delle tecniche adottate richiede però una seria preparazione ed una perfetta conoscenza della metodica usata per evitare pericolosi errori di interpretazione dei dati, che ne vanificherebbero l'utilità.

Bibliografia

1. Frost EAM (ed) (1991) Clinical Anesthesia in Neurosurgery. 2nd ed, Butterworth-Heinemann, Stoneham
2. Miller RD (ed) (1994) Anesthesia, 4th Ed. Churchill Livingstone, New York
3. Cottrell JE, Smith DS (eds) (1994) Anesthesia and Neurosurgery. Mosby, St. Louis
4. Solomon RA, Smith CR, Raps EC et al (1991) Deep hypothermic circulatory arrest for the management of complex anterior and posterior circulation aneurysm. Neurosurgery 29:732-740
5. Spetzer RF, Hadley MN, Rigamonti D et al (1988) Aneurysm of the basilar artery treated with circulatory arrest, hypothermia and barbiturate cerebral protection. J Neurosurg 68:868-874
6. Matta BF, Lam AM, Mayberg TS et al (1994) A critique of intraoperative use of jugular venous bulb catheters during neurosurgical procedures. Anesth Analg 79:745-750
7. Moss E, Dearden NM, Berridge JC (1995) Effects of changes in mean arterial pressure on SJO_2 during cerebral aneurysm surgery. Br J Anaesth 75:527-530
8. Facco E, Martini A, Munari M et al (1995) I potenziali evocati in terapia intensiva. In: Grandori F, Martini A (eds) Potenziali uditivi evocati: basi teoriche ed applicazioni cliniche. Piccin, Padova, Vol. II, pp 447-475
9. Schulte am Esch J, Kochs E (eds) (1994) Central Nervous System Monitoring in Anesthesia and Intensive Care. Springer-Verlag, Berlin Heidelberg New York
10. Facco E, Deriu GP, Donà B et al (1992) EEG monitoring of carotid endarterectomy with routine patch graft angioplasty: an experience in a large series. Neurophysiol Clin 22:437-446

Capitolo 29

Posizionamento del paziente e tecniche di anestesia

P.P. Martorano, G. Bini, L. Tanara, A. Ducati

L'anestesia generale in Neurochirurgia deve realizzare un compromesso fra le esigenze del neurochirurgo (accesso ottimale all'area d'intervento, detensione dell'encefalo, utilizzo del microscopio o di apparecchiature di neuromonitoraggio) e necessità specifiche dell'anestesista (sicurezza del paziente, facile accesso alle vie aeree ed alle apparecchiature di monitoraggio dei parametri vitali). Il raggiungimento di questo obiettivo non può prescindere dalla conoscenza di quei principi di anestesia, neurofisiologia, farmacologia e neurochirurgia, che permettono di attuare un trattamento più efficace del paziente neurochirurgico, ottimizzando allo stesso tempo, il rapporto fra tutti i membri dell'équipe chirurgica.

Flusso cerebrale (CBF), metabolismo cerebrale e pressione intracranica (PIC)

In condizioni fisiologiche, l'encefalo richiede elevati livelli di energia per consentire la sopravvivenza e l'attività delle cellule nervose. Il consumo cerebrale di ossigeno ($CMRO_2$) per 100g di tessuto è di circa 3.5 ml/min e corrisponde ad un quinto del consumo di O_2 dell'intero organismo [1]. L'apporto di O_2 e di altri substrati energetici, tra cui il glucosio, è garantito dal flusso ematico cerebrale (CBF) che è di circa 50 ml/100g tessuto/min e costituisce il 15% della gittata cardiaca [1]. Il CBF dipende strettamente dal $CMRO_2$: la richesta metabolica di O_2 determina l'apporto di sangue. Questo adeguamento del CBF alle richieste energetiche in base alle funzioni cellulari prende il nome di "accoppiamento metabolico $CMRO_2$/CBF" [1].

Altri fattori che influenzano il CBF sono l'autoregolazione, la reattività alla CO_2, la reattività all'O_2. L'autoregolazione è un meccanismo che garantisce un CBF costante entro un ampio range di pressione di perfusione cerebrale (CPP) [1]. La CPP è calcolata come differenza tra la pressione arteriosa media (MAP) e la pressione intracranica (ICP). La ICP varia normalmente tra 5 e 15 mmHg; la CPP è di circa 100 mmHg. L'autoregolazione, che si realizza mediante azione sulle resistenze vascolari cerebrali, mantiene il CBF costante per valori di CPP compresi tra 50 e 150 mmHg [1]. Al di sotto di 50 mmHg di CPP, il CBF decresce in maniera lineare con il calo della CPP; al di sopra di 150 mmHg si osserva una dilatazione delle arteriole, un aumento graduale del CBF, un danno della barriera ematoencefalica, con emorragie ed edema cerebrale [1]. L'autoregolazione è carente nelle aree cerebrali ischemiche; in tali zone il CBF segue passivamente le variazioni della pressione arteriosa [1].

La CO_2 modifica il CBF per azione sul diametro dei vasi cerebrali, probabilmente mediante cambiamento del pH a livello della parete muscolare arteriosa [2]. L'andamento del CBF in risposta alle variazioni della capnia è lineare: per ogni aumento di un mmHg di $PaCO_2$, il CBF subisce un incremento del 4% [2]. L'ipocapnia determina una vasocostrizione e una riduzione del CBF; valori di $PaCO_2$ inferiori a 20 mmHg possono provocare fenomeni di ischemia cerebrale [2].

Riduzioni di PaO_2 inferiori a 50 mmHg comportano un aumento del CBF, probabilmente per un effetto dovuto all'acidosi che accompagna l'ipossia [2]. Per valori elevati di PaO_2 (>300 mmHg) si osservano riduzioni del CBF, inferiori a quelle che si ottengono per $PaCO_2$ minori di 20 mmHg.

La ICP è la risultante di tre fattori: il parenchima cerebrale, il volume ematico cerebrale (CBV) ed il liquido cefalorachidiano (CSF) [3]. In un sistema chiuso, qual è la scatola cranica, all'aumentare di uno dei suoi tre componenti, una volta esauriti i fisiologici meccanismi di compenso (riassorbimento del CSF o riduzione del CBV), si verifica un aumento esponenziale della ICP e conseguente riduzione della CPP [3]. Quando l'apporto ematico all'encefalo si riduce al di sotto di valori critici (18-20 ml/100g/min), interviene il danno ischemico [4]. Una delle prime conseguenze dell'ischemia cerebrale è la rapida caduta dei livelli di substrati energetici cellulari (ATP), con conseguente alterazione dell'attività delle pompe di membrana ATP-dipendenti e fallimento dell'omeostasi intra-extracellulare [5]. Il conseguente aumento di Ca^{++} intracellulare, associato alla liberazione di radicali liberi e di altri fattori citotossici, determina danni irreversibili del citoscheletro [6]. La successiva formazione di edema, aggravando l'ischemia, induce un circolo vizioso che si conclude con la morte cellulare [6].

L'anestesia in neurochirurgia

L'anestesia ideale in neurochirurgia, come descritto da Tempelhoff [5], dovrebbe avere le seguenti caratteristiche:

- preservare l'accoppiamento $CBF/CMRO_2$;
- diminuire la PIC;
- conservare la PPC;
- conservare la reattività alla CO_2;
- offrire cerebroprotezione;
- essere anticonvulsivante;
- permettere il monitoraggio elettrofisiologico;
- non compromettere nessun maggiore sistema d'organo;
- determinare un'induzione rapida ed un altrettanto rapido risveglio;
- essere economica.

Verranno prese in considerazione le tecniche di anestesia più comuni in funzione di queste indicazioni.

Induzione e miorisoluzione

Premesso che la premedicazione non dovrebbe mai inficiare un esame neurologico preoperatorio nel paziente neurochirurgico, è opportuno prendere in considerazione gli agenti ipnoinduttori. Il più diffuso è il tiopentone sodico (TPS), in passato utilizzato anche per il mantenimento dell'anestesia [7]. A favore di questo farmaco è possibile evidenziare una riduzione del $CMRO_2$ e del CBF, con una conseguente diminuzione della PIC ed un aumento della PPC [7]. Il farmaco, dotato di effetti miocardio-depressivi (diminuzione del riempimento ventricolare telediastolico e conseguente riduzione della gittata cardiaca e della pressione arteriosa), richiede un accurato monitoraggio cardiovascolare oltre ad un riempimento volemico preoperatorio onde evitare, in pazienti a rischio ischemico o comunque con alterata compliance cerebrale, pericolose riduzioni della PPC [7].

A questo proposito è necessario ricordare che nei pazienti cardiopatici è preferibile per l'induzione l'utilizzo di benzodiazepine (midazolam 0.03-0.3 mg/kg) per il minore impatto cardiovascolare [8]. Il midazolam è un farmaco idrosolubile con eccellenti proprietà amnesiche [8]. Tre volte più potente del diazepam, presenta un "onset" più rapido e garantisce un altrettanto veloce recupero della coscienza [9]. È anche un ottimo anticonvulsivante e raggiunge rapidamente il SNC [9]. La sua breve durata d'azione fa del midazolam un farmaco ideale per la premedicazione, poiché il risveglio non ne risulta prolungato [9]. Inoltre viene trasformato nel fegato in metaboliti inattivi [9].

Un altro ipnoinduttore è il propofol. È un derivato fenolico utilizzato anche per il mantenimento dell'anestesia ed è caratterizzato da effetti metabolici cerebrali analoghi a quelli del TPS con una maggiore potenzialità ipotensiva [10]. L'utilizzo della ketamina come ipnoinduttore non è giustificato in condizioni di ridotta compliance cerebrale per l'aumento della PIC che essa determina, pur possedendo buone proprietà analgesiche ed una minore attività di depressione respiratoria rispetto al TPS ed al propofol [7].

La scelta del miorilassante nel paziente neurochirurgico privilegerà composti a rapido "onset", "short-acting" e ad autodecadimento, per ridurre le possibilità di accumulo con curarizzazione prolungata [11]. La succinilcolina è un miorilassante depolarizzante che compete con l'acetilcolina per i recettori post-sinaptici della giunzione neuromuscolare e causa fascicolazioni muscolari, seguite da profonda e rapida miorisoluzione [12]. Durante le fascicolazioni si osserva aumento della ICP. L'uso della succinilcolina, quindi, può avere un impatto non trascurabile sul paziente neurochirurgico. Inoltre, per la proprietà di innalzare i livelli di potassiemia, la succinilcolina può indurre aritmie pericolose nei pazienti politraumatizzati ed ustionati [11]. I miorilassanti non-depolarizzanti, che agiscono come antagonisti competitivi sui recettori per l'acetilcolina, variano tra loro per gli effetti cardiovascolari e sulla CPP, per il loro metabolismo e per la durata di azione [11]. L'atracurio ha una durata d'azione intermedia (40 minuti dopo la dose d'induzione) ed il suo metabolismo (reazione di Hofmann) prescinde dalla funzionalità degli emuntori, così che può essere favorevolmente impiegato nei pazienti epatonefropatici [11]. L'atracurio non ha effetti sfavorevoli sull'ICP, induce un rilascio di istamina, con buon mantenimento della stabilità cardiovascolare.

Il pancuronio, curaro a lunga azione, può determinare un aumento dell'ICP attraverso l'incremento del CBF, dovuto alla tachicardia che si manifesta dopo la sua somministrazione [11]. Il metabolismo è epatico con escrezione finale renale. Il vecuronio non altera la ICP, né induce alterazioni nella dinamica liquorale [11]. Anche ad alte dosi non si osservano effetti collaterali cardiovascolari [11]; è metabolizzato nel fegato e presenta ridistribuzione [11]. Il rocuronio è un miorilassante ad azione intermedia. Simile al vecuronio per altri aspetti, ha un "onset" più rapido di quest'ultimo [13]. Queste caratteristiche fanno sì che il rocuronio venga scelto per l'intubazione di pazienti in cui gli effetti collaterali della succinilcolina sarebbero temibili. Il rocuronio garantisce stabilità emodinamica durante l'intubazione; non subisce trasformazioni metaboliche e viene escreto per via biliare e renale [13].

Mantenimento dell'anestesia

Nella pratica tutti gli anestetici volatili ed endovenosi normalmente presenti nel bagaglio farmacologico dell'anestesista possono essere utilizzati in neurochirurgia per il mantenimento dell'anestesia generale. Tuttavia, dovranno essere sempre valutati gli specifici effetti collaterali rispetto alla patologia affrontata.

Alcuni farmaci anestetici determinano un aumento del CBF con un concomitante aumento del CBV, ma senza una corrispettiva diminuzione del $CMRO_2$. Questo effetto, unito alla riduzione della risposta vasomotoria del circolo cerebrale, sia per preesistenti cause patologiche primitive che per cause iatrogene, può determinare: 1) pericolosi aumenti della ICP con caduta della CPP a livelli ischemici; 2) alterazione della compliance endocranica già al limite (tumori cerebrali, idrocefali, ecc.) [14]; 3) esacerbazione di già alterate situazioni di circolo cerebrale (ipertensione arteriosa, BPCO) [15]; 4) fenomeni di furto ematico da aree già ischemiche con peggioramento del quadro patologico [4].

Il protossido d'azoto è un potente ipnotico con buone caratteristiche analgesiche e con un basso coefficiente di ripartizione [16]. Presenta rispetto agli alogenati più intensi effetti sul tono vasomotore cerebrale con aumento del CBF e del $CMRO_2$ senza riduzione dell'attività elettrica cerebrale. Per queste motivazioni ne viene sconsigliato l'utilizzo in Neurochirurgia [16]. La sua estrema diffusibilità, inoltre, ne controindica l'utilizzo in presenza di un pneumoencefalo o di un reintervento in recenti craniotomie [16, 17].

Gli agenti inalatori alogenati hanno effetti vasodilatatori e miocardio-depressivi che possono indurre ipotensione con conseguente riduzione della PPC [18]. Inoltre, causano una vasodilatazione cerebrale dose-dipendente, con aumento del CBF e della PIC [18], nonostante una notevole, ma non equivalente, riduzione del $CMRO_2$ [18]. Questo impatto negativo sul CBF, con un alterato accoppiamento $CMRO_2$/CBF, sembrerebbe essere legato ad una ridotta o abolita (per alte dosi di anestetico) risposta vasomotoria cerebrale e ad una diminuita sensibilità del circolo cerebrale alle variazioni della $PaCO_2$, specialmente nell'encefalo già leso [7]. Lo stesso Tempelhoff, criticando l'utilizzo degli anestetici alogenati in neurochirurgia [19], ha fatto riferimento agli studi di Strebel e Shah sulla perdita dell'autoregolazione cerebrale durante anestesia generale con agenti inalatori vs. endovenosi [20, 21] e a quelli di Muzzi sull'aumento della pressione nel CSF nei pazienti sottoposti ad anestesia generale mediante Desflurane a 1 MAC [14].

Altri interessanti risultati, seppure criticabili metodologicamente, sono stati riportati nel 1993 da Todd [22], che riscontrava in 121 pazienti sottoposti ad interventi di neurochirurgia valori di PIC più elevati nei soggetti che avevano ricevuto agenti anestetici inalatori rispetto alla "total intravenous anesthesia" (TIVA). Malgrado ciò, gli alogenati possiedono numerosi effetti in accordo con il decalogo di Tempelhoff. Infatti, poiché gli eteri altamente fluorati sono insolubili in acqua (coefficiente di ripartizione sangue/gas molto vicino a quello del protossido di azoto), consentono un rapido riequilibrio tra miscele inspirate e concentrazione alveolare, una rapida induzione, una facile variazione del piano di anestesia ed un rapido recupero dello stato di coscienza [23-26]. Quest'ultima è una caratteristica di grande importanza in neuroanestesia, come sottolineato da Tempelhoff [19]. Infatti, un risveglio ritardato erroneamente imputato al perdurare dell'effetto anestetico, può celare l'insorgenza di una complicanza neurologica potenzialmente fatale per il paziente.

Nella valutazione globale sono anche da considerare i risultati di Ornstein che, in contrasto con altri Autori [20, 21], sembra avere evidenziato un perdurare della risposta vasomotoria alle variazioni di $PaCO_2$ così come al test con la fenilefrina [27, 28]. La conservazione del riflesso cerebrovascolare alla CO_2 potrebbe permettere di contrastare il principale limite degli alogenati: l'effetto vasodilatante con aumento del CBF e della PIC [29]. Uno dei più diffusi alogenati, l'isoflurane, ha evidenziato un effetto cerebro-protettivo nei confronti dell'ischemia di poco inferiore a quello dei barbiturici, determinando una riduzione dose-dipendente del $CMRO_2$ [30, 31].

Secondo i dati della letteratura, sembra ragionevole l'affermazione di Baker [32] che, pur apprezzando i potenziali vantaggi derivanti dall'utilizzo di questi farmaci in neurochirurgia, ne sconsiglia comunque l'utilizzo in condizioni di compromessa compliance intracranica.

L'alternativa in questi casi sarebbe rappresentata dalla TIVA, basata sull'infusione di anestetici endovenosi ed oppiacei. Il propofol è un anestetico endovenoso usato a dosi di 2-3 mg/kg per l'induzione o di 0.05-0.15 mg/kg/min per il mantenimento della TIVA. Questo farmaco, da alcuni considerato l'anestetico di scelta in neurochirurgia [33], quando usato come ipnoinduttore sembra ridurre le risposte neurovegetative all'intubazione in maniera più efficace del TPS [33]. Durante la fase di mantenimento dell'anestesia è in grado di ridurre il $CMRO_2$ in modo dose-dipendente, oltre al CBF ed alla PIC [34, 35], con un effetto simile al TPS. Allo stesso tempo sembra non inficiare, al contrario degli alogenati, il controllo vasomotore cerebrale [20, 36] e la risposta alla CO_2 [33, 35].

Dotato di effetto ipotensivo, il propofol, se somministrato troppo rapidamente o in sovradosaggio, può determinare una riduzione delle resistenze vascolari sistemiche a cui conseguono critiche riduzioni della PPC [35]. Questi effetti vengono attenuati da una lenta somministrazione, possibilmente mediante sistemi di infusione dedicati, e da un corretto riempimento volemico preoperatorio. Il risveglio è molto rapido, (5-10 min dalla sospensione), raramente accompagnato da nausea e vomito, con pronto recupero dell'orientamento spazio-temporale [33]. Tra gli svantaggi legati all'uso del propofol, oltre l'effetto depressivo sul circolo, è il costo molto elevato rispetto al sevoflurane utilizzato in circuito chiuso.

Anche le benzodiazepine possono essere utilizzate per l'induzione ed il mantenimento della TIVA in associazione agli oppiacei. Infatti, presentano molte caratteristiche favorevoli (effetto ipnotico, sedativo, miorilassante, amnesico e anticonvulsivante) [7]. Inoltre, quando somministrate insieme ad un oppiaceo, determinano riduzione del CBF e del $CMRO_2$ [7]. L'autoregolazione cerebrale e la reattività alle variazioni di $PaCO_2$ vengono conservate [9].

Tra gli analgesici oppiacei più utilizzati per la TIVA sono il fentanil, il sufentanil, l'alfentanil e il remifentanil. Generalmente essi determinano una diminuzione del CBF, del $CMRO_2$ e della PIC, conservando l'autoregolazione cerebrale e la risposta alla CO_2 [37, 38]. Gli effetti collaterali più frequenti comprendono una stimolazione vagale, la nausea ed il vomito postoperatori (che sono assolutamente da evitare potendo determinare aumenti della PIC) ed un'ipotensione ad alti dosaggi [38].

Protezione cerebrale

Durante particolari procedure chirurgiche, quali ad esempio la chirurgia degli aneurismi cerebrali, può rendersi necessaria la riduzione o l'arresto temporaneo del flusso ematico locale. In questi casi l'anestesista dovrebbe cercare di realizzare una protezione dal danno ischemico, mediante una riduzione del metabolismo cerebrale [32]. Questo effetto può essere realizzato o tramite l'ipotermia, oppure farmacologicamente [39]. La protezione farmacologica può essere ottenuta mediante boli di TPS al momento del clampaggio o comunque in caso di rischio ischemico. Il barbiturico riduce l'attività neuronale e conseguentemente il $CMRO_2$. A questo evento si aggiunge una concomitante riduzione del CBF e della ICP [33].

La riduzione del CBF è secondaria alla vasocostrizione cerebrale che si verifica normalmente nelle aree di encefalo sano, mentre non si osserva nelle zone lesionate o ischemiche che restano vasodilatate. Si ha come risultato uno shunt favorevole da zone normali a zone povere di apporto sanguigno (denominato "fenomeno di Robin Hood") [4]. Ogni riduzione della temperatura corporea di un grado centigrado determina un decremento del 10% del $CMRO_2$ [40]. Di conseguenza, se un encefalo normotermico riporta danni irreversibili dopo 5' di ischemia, a 17°C questo intervallo si allunga a 50' [40]. Poiché a questi livelli di temperatura corporea si possono verificare importanti effetti collaterali (fibrillazione ventricolare, squilibri elettrolitici e coagulativi), è stato stabilito, in funzione del migliore rapporto rischio/ beneficio, il target di 33-34°C, "mild hypothermia" [40].

Nell'ambito della protezione dell'encefalo dal danno ischemico, sarà utile evitare le soluzioni glucosate durante procedure a rischio. Infatti, sebbene il glucosio sia il principale substrato energetico metabolizzato dall'encefalo sano, uno stato di iperglicemia prima di un insulto ischemico cerebrale peggiora l'"outcome" [41]. In condizioni di anaerobiosi, il glucosio è trasformato in acido lattico, che determina una riduzione del pH cellulare con compromissione delle funzioni della cellula stessa fino alla sua morte [42]. L'iperglicemia, inoltre, peggiora una preesistente ischemia per riduzione del CBF [42].

Detensione cerebrale

Un encefalo che, al momento della rimozione del lembo craniotomico, appare teso, rigonfio sotto la dura, è potenzialmente già a rischio di gravi lesioni. Il parenchima cerebrale, infatti, estroflesso a fungo contro i margini ossei della craniotomia, subisce una riduzione della perfusione, con congestione venosa e sviluppo di contusioni che vanno ulteriormente ad aggravare il preesistente edema. Questo quadro è di frequente riscontro in pazienti neurochirurgici con ipertensione endocranica sostenuta da edema perifocale (lesioni neoplastiche o emorragiche) ove comunque, dopo la rimozione della causa primitiva, segue di norma la detensione cerebrale.

Di più difficile trattamento risulterà l'edema diffuso post-traumatico o dopo emorragia subaracnoidea. In questi casi, sarà compito dell'anestesista evitare ulteriori aumenti della ICP e impostare quelle misure atte a detendere l'encefalo, quali: 1) assicurare adeguati livelli di ossigenazione e di moderata iperventilazione ($PaCO_2$=25-30 mmHg), senza che questa sia mai troppo spinta per il rischio ischemico che essa comporta [2]; 2) favorire il deflusso venoso cerebrale, mediante buon posizionamento del paziente sul tavolo operatorio ed un'adeguata miorisoluzione, evitando l'uso di PEEP elevate (>5 cmH_2O) o di alte pressioni ventilatorie di plateau; 3) valutare l'opportunità di sospendere un'anestesia inalatoria per passare alla TIVA, in considerazione della possibilità degli anestetici volatili di innalzare la ICP [20]; 4) utilizzo degli osmotici, sia in fase preoperatoria, poco prima della rimozione del lembo craniotomico, sia al bisogno, intraoperatoriamente [43].

Il mannitolo (0.25-1 g/kg in bolo) è l'osmotico più utilizzato in neurochirurgia. Riduce l'ipertensione endocranica per creazione di gradiente osmotico tra parenchima e vasi cerebrali, con richiamo d'acqua dal tessuto. Inoltre, è in grado di migliorare la reologicità del sangue, riducendone la viscosità ed incrementando di conseguenza il CBF e la perfusione periferica [43]. Nel suo impiego andrà adoperata cautela nei pazienti con ridotta riserva funzionale cardiaca, con insufficienza renale o con preesistenti alterazioni elettrolitiche [43]. Anche le soluzioni saline ipertoniche (NaCl 3-7.5%) determinano come il mannitolo un effetto osmotico e sono in grado di ridurre l'edema cerebrale e l'ICP a fronte di piccoli volumi di infusione. Anche per questi osmotici valgono le cautele prospettate per il mannitolo [44].

Risveglio ed estubazione

È preferibile che venga attuato precocemente, perché sono importanti un'immediata valutazione neurologica ed una rapida individuazione di eventuali complicazioni intracraniche. L'estubazione alla fine dell'intervento implica un alleggerimento del livello di anestesia nelle ultime fasi e può determinare una risposta simpatica agli stimoli dolorosi e al tubo endotracheale, con conseguente ipertensione e tachicardia. Quindi, è buona norma estubare il paziente il più precocemente possibile, compatibilmente con le condizioni ventilatorie.

In caso di "poussées" ipertensive, sarà utile la somministrazione di ß-bloccanti a basso dosaggio (es. labetalolo 10-20 mg iv) [45]. Un risveglio ritardato, di durata non compatibile con il tipo di farmaci somministrati, oppure le condizioni neurologiche del paziente non consone a quanto ci si aspetterebbe dopo il trattamento neurochirurgico, pongono l'indicazione ad un immediato controllo TAC encefalico, al fine di escludere eventuali complicanze intracraniche sopraggiunte.

Posizionamento del paziente

Posizione supina

Le principali modificazioni cardiovascolari consistono in un aumentato ritorno venoso con incremento della gittata cardiaca, con contemporanea diminuzione della PAM, della frequenza cardiaca e delle resistenze periferiche, conseguenti alla riduzione del tono simpatico da parte degli anestetici [46].

Il paziente in anestesia in posizione supina ha una capacità polmonare residua (CFR) ridotta di circa 1 litro, come conseguenza della compressione sul diaframma da parte degli organi addominali dovuta alla posizione stessa, all'effetto dei farmaci utilizzati (es. miorilassanti, ecc.) La CFR è correlata con il volume di chiusura polmonare, che è il volume del polmone in corrispondenza del quale le vie aeree distali iniziano a chiudersi. La riduzione della CFR, in pazienti che abbiano volumi di chiusura già aumentati per fattori legati all'età o a malattie polmonari, può determinare fenomeni di ipossia relativa e aumento dello shunt intrapolmonare [46].

Nel paziente in ventilazione spontanea e in posizione supina, le regioni dorsali del polmone sono più perfuse per ragioni gravitazionali. Contemporaneamente, grazie al gradiente ventro-dorsale della pressione intrapleurica, anche la compliance delle porzioni dorsali del polmone è superiore a quella delle regioni ventrali; per questo il rapporto ventilazione/perfusione è mantenuto ben equilibrato in tutto il polmone. Durante l'anestesia, in ventilazione controllata, la compliance delle regioni dorsali del polmone è ridotta e ne consegue che il rapporto ventilazione/perfusione del polmone diventa disomogeneo. In questa condizione può determinarsi un'ipossia [46].

Al fine di evitare possibili complicanze neurologiche legate all'aumento della PIC e del CBV da congestione venosa, sarà utile durante il posizionamento curare che sia favorito il drenaggio venoso giugulare, evitando i gradi estremi di rotazione o di flesso-estensione del capo e impostando un'elevazione di circa 30° sul piano del tavolo [46]. L'assenza, durante anestesia generale, dei fisiologici meccanismi di protezione, può far si che sì determinino durante le manovre di posizionamento del paziente, lesioni a carico delle articolazioni, dei plessi e rami nervosi [46]. Il plesso brachiale e i suoi rami sono le sedi più comunemente interessate. Il nervo ulnare decorre lungo la porzione mediale dell'omero e diviene molto superficiale in prossimità dell'epicondilo mediale. Se il gomito non viene protetto, è molto probabile che si verifichi una compressione, specialmente se il braccio non viene posto in supinazione [46]. Per lo stesso motivo, anche in considerazione dei lunghi tempi di intervento in neurochirurgia, si possono verificare lesioni da decubito a carico dell'occipite, delle scapole, dei gomiti, del sacro, dei polpacci e dei talloni.

Se il paziente è posizionato su un tavolo operatorio piano e rigido, la normale curva di lordosi lombare viene ad essere perduta con stiramento dei legamenti. L'insorgenza di elevato grado di algie dorsali è una frequente complicazione postoperatoria, la cui incidenza può essere facilmente ridotta posizionando un supporto lombare o un cuscino sotto le gambe [46].

Posizione prona

Le manovre di pronazione possono determinare danni sia a carico del paziente che dei componenti del team della sala operatoria. Il rachide cervicale è la sede più suscettibile di lesioni che possono avere anche gravi conseguenze [47]. La testa, durante il posizionamento, deve quindi essere tenuta saldamente in asse con la linea mediana del corpo e successivamente adagiata e assicurata ad un supporto stabile. Il piano d'anestesia del paziente durante il posizionamento deve essere tale da inibire i riflessi autonomici, senza essere così profondo da determinare ipotensione [47]. Se vengono somministrati dei narcotici è bene effettuare una dose di carico prima della pronazione, così come un bolo di 500 ml di fluidi può essere utilizzato per stabilizzare l'emodinamica del paziente [47].

Generalmente, non si riscontrano grossolane alterazioni di circolo in conseguenza della posizione prona. Si potrà verificare una ridotta pressione di riempimento cardiaco con diminuzione della gittata in relazione all'eventuale eccessivo abbassamento delle gambe o a compressione sulla vena femorale o sulla vena cava [47]. L'addome deve essere mantenuto libero da compressioni, onde non congestionare i plessi venosi vertebrali attraverso il circolo anastomotico che li collega alla cava inferiore, con aumento del sanguinamento intraoperatorio. La meccanica respiratoria può essere notevolmente compromessa dallo scorretto posizionamento in pronazione del paziente. Infatti, se l'addome è compresso i visceri spingono eccessivamente sul diaframma determinando, quindi, un aumento delle pressioni di ventilazione (picco e plateau), con conseguente aumentato rischio di barotrauma e ridotto ritorno venoso per aumento della pressione venosa centrale. Al contrario, il posizionamento di supporti imbottiti sotto le spalle e sulle creste iliache, consentirà di ovviare a queste evenienze [47].

Conclusioni

Da quanto emerso dalla revisione della letteratura, non è possibile individuare l'anestesia ideale per tutti i pazienti neurochirurgici. Gli obiettivi da raggiungere sono quelli indicati da Tempelhoff e i sistemi per perseguirli, come è stato evidenziato, sono diversi. Riteniamo quindi necessario valutare in ogni singolo caso quali sono i vantaggi e gli svantaggi delle possibili scelte anestesiologiche.

È opportuno, inoltre, curare in maniera particolare il posizionamento del paziente sia al fine di evitare le possibili lesioni dovute al malposizionamento sia per mantenere la migliore omeostasi ventilatoria ed emodinamica.

Bibliografia

1. Bowler JV, Wade JPH (1992) Cerebral blood flow. In: Crockard A, Hayward R, Hoff JT (eds) Neurosurgery. Blackwell Scientific Publication, Boston
2. Ellinggen I, Hauge A, Nocolaysen G (1987) Changes in human cerebral blood flow due to step changes in PaO_2 and $PaCO_2$. Acta Physiol Scand 129:157
3. Lyons MK, Meyer FB (1990) Cerebral spinal fluid physiology and the management of increased intracranic pressure. Mayo Clinic Proc 65:684-707
4. Heiss WD (1983) Flow thresholds of functional and morphological damage of brain tissue. Stroke 14:329
5. Siesjo BK (1984) Cerebral circulation and metabolism. J Neurosurg 60:833
6. Siesjo BK, Bengtsson F (1989) Calcium fluxes, calcium antagonists, calcium-related pathology in brain ischemia, hypoglycemia, and spreading depression: a unifying hypothesis. J Cereb Blood Flow Metab 9:127
7. Mickenfelder JD (1988) Anesthesia and the brain. Churchill Livingstone, New York, pp 1-40
8. Stoelting RK (1991) Pharmacology and physiology in anesthetic practice. 2nd ed, Lippincott, Philadelphia
9. Forster A, Juge O et al (1982) Effects of midazolam on cerebral blood flow in human volunteers. Anesthesiology 56:453-455
10. Wandesteene A, Trempont V, Engelman E et al (1988) Effect of Propofol on cerebral blood flow and metabolism in man. Anesthesia 43:S42
11. Partridge BL (1993) Advances in the use of muscle relaxants. Anesth Clin Am 11(2):205
12. Lanier WL, Milde JH, Mickenfelder JD (1986) Cerebral stimulation following succinylcholine in dogs. Anesthesiology 64:551-559
13. Steven JB (1997) The haemodynamic effects of rocuronium and vecuronium are different under balanced anesthesia. Acta Anesthesiol Scand 41(4):502-505
14. Muzzi DA, Losasso TJ et al (1992) The effect of desflurane and isoflurane on cerebospinal fluid pressure in humans with supratentorial mass lesions. Anesthesiology 76:720-724
15. Strandgaard S, Olesen J (1973) Autoregulation of brain circulation in severe arterial hypertension. Br Med J 1:507
16. Field LM, Dorrance DE et al (1993) Effect of Nitrous Oxide on cerebral blood flow in normal humans. Br J Anaesth 70:154-159
17. Rainstrup P, Ryding E et al (1994) Effects of Nitrous Oxide on human regional cerebral blood flow and isolated pial arteries. Anesthesiology 81:396-402
18. Lutz LS, Milde J et al (1990) The cerebral functional, metabolic and hemodynamic effects of desflurane in dogs. Anesthesiology 73:125-131
19. Tempelhoff R (1997) The new inhalational anesthetics desflurane and sevoflurane are valuable additions to the practice of neuroanesthesia: Con. J Neurosurg Anesth 9(1):69-71

20. Strebel S, Lam AM et al (1995) Dynamic and static cerebral autoregulation during isoflurane, desflurane, and propofol anesthesia. Anesthesiology 83:66-76
21. Shah N, Long C et al (1990) Cerebrovascular response to CO_2 in edematous brain during either fentanyl or isoflurane anesthesia. J Neurosurg Anesth 2:11-15
22. Todd M, Warner DS et al (1993) A prospective, comparative trial of three anesthetics for elective supratentorial craniotomy. Anesthesiology 78:1005-1020
23. Yasuda N, Lockart SH et al (1991) Kinetics of desflurane, isoflurane, and halotane in humans. Anesthesiology 74:489-498
24. Yasuda N, Lockart SH et al (1991) Comparision of kinetics of sevoflurane and isoflurane in humans. Anesth Analg 72:316-324
25. Smith I, Ding Y et al (1992) Comparison of induction, maintenance, and recovery characteristics of sevoflurane-N_2O and propofol-sevoflurane-N_2O with propofol-isoflurane-N_2O anesthesia. Anesth Analg 74:253-259
26. Smiley RM, Ornstein E et al (1991) Desflurane and isoflurane in surgical patients: Comparision of emergence time. Anesthesiology 74:425-428
27. Ornstein E, Young WL et al (1993) Desflurane and isoflurane have similar effects on cerebral blood flow in patients with intracranial mass lesions. Anesthesiology 79:498-502
28. Kitaguchi K, Oshumi H et al (1993) Effects of sevoflurane on cerebral circulation in patients with ischemic cerebrovascular disease. Anesthesiology 79:704-709
29. Johnson JO, Sperry RJ et al (1995) A phase III, randomized, open-label study to compare sevoflurane and isoflurane in neurosurgical patients. (Abstract) Anesth Analg 80:214
30. Werner C, Mollenberg O et al (1995) Sevoflurane improves neurological outcome after cerebral ischaemia in rats. Br J Anaesth 75:756-760
31. Mickenfelder JD, Sundt TM et al (1987) Isoflurane when compared to enflurane and halotane decreases the frequency of cerebral ischemia during carotid endarterectomy. Anesthesiology 67:336-340
32. Baker KZ (1993) Desflurane and Sevoflurane are valuable additions to the practice of neuroanesthesiology: pro. J Neurosurg Anesth 9(1):66-68
33. Ravussin P, Tempelhoff R et al (1991) Propofol vs thiopental-isoflurane for neurosurgical anesthesia: comparision of hemodynamics, CSF pressure, and recovery. J Neurosurg Anesth 2:85-95
34. Alkire MT, Haier RJ et al (1995) Cerebral metabolism during propofol anesthesia in humans studied with positron emission tomography. Anesthesiology 82:393-403
35. Stephan H, Sonntag H et al (1987) Effects of diprivan on cerebral blood flow, cerebral oxygen consumption, and cerebral vascular reactivity. Anaesthesist 36:60-65
36. Craen RA, Gelb AW et al (1992) Human cerebral autoregulation is maintained during propofol air/O_2 anesthesia. (Abstract) Anesthesiology 77:220
37. Shah N, Long C et al (1990) Cerebrovascular response to CO_2 in edematous brain during either fentanyl or isoflurane anesthesia. J Neurosurg Anesth 2:11-15
38. Marx W, Shah N et al (1989) Sufentanyl, alfentanil and fentanyl: impact on cerebrospinal fluid pressure in patients with brain tumors. J Neurosurg Anesth 1:3-7
39. Messik JM, Milde LN (1987) Brain protection. Adv Anesthesia 4:47
40. Sessler DI (1995) Deliberate mild hypothermia. J Neurosurg Anesth 7(1):38-46
41. Lanier WL, Stangland KJ, Scheithauer BW et al (1987) The effects of dextrose infusion and head position on neurologic outcome after complete cerebral ischemia in primates: examination of a model. Anesthesiology 66:39
42. Pulsinelli WA, Waldman S, Rawlinson D et al (1982) Moderate hyperglycemia augments ischemic brain damage: a neuropathologic study in the rat. Neurology 32:1239
43. Rudehill A, Gordon E, Ohman G et al (1993) Pharmacokinetics and effects of mannitol on hemodynamics, blood and cerebrospinal fluid electrolytes, and osmolality during intracranial surgery. J Neurosurg Anesth 5:4

44. Smerling A (1992) Hypertonic saline in head trauma: a new recipe for drying and saltin. J Neurosurg Anesth 4:1
45. Archer DP et al (1991) Haemodynamic considerations in the management of patients with subarachnoid haemorrhage. Can J Anaesth 38:454
46. Martin JT (1987) The head-elevated position. In: Martin JT (ed) Positioning in anesthesia and surgery, 2nd Ed. WB Saunders, Philadelphia, pp 28-36
47. Martin JT (1987) The prone position. In: Martin JT (ed) Positioning in anesthesia and surgery, 2nd Ed, WB Saunders, Philadelphia, pp 40-52

Capitolo 30

Condotta anestesiologica nella chirurgia della fossa cranica posteriore

M. Cormio, N. Stocchetti

La chirurgia della fossa cranica posteriore (FCP), per le peculiarità anatomiche della stessa e per le particolari posizioni fatte assumere al paziente durante l'intervento, pone l'anestesista di fronte a problematiche caratteristiche che si aggiungono a quelle più generiche di un intervento di neurochirurgia.

Particolarità anatomiche della FCP

Le peculiarità anatomiche della FCP possono essere schematizzate come segue.

Tentorio e forame occipitale: due solide ed inestensibili strutture che racchiudono rigidamente il contenuto della FCP superiormente e inferiormente. In questo spazio limitato anche piccole lesioni possono esitare in ischemia cerebrale ed erniazione. Inoltre, questa area ristretta limita le possibilità di movimento e visualizzazione del neurochirurgo che dovrebbe operare senza un'eccessiva retrazione del parenchima cerebrale vista l'importanza delle strutture qui contenute (Fig. 1).

Tutte le *vie efferenti cerebrali* attraversano la FCP.

Seni venosi: la FCP è posta in prossimità dei grandi seni venosi (Trasverso, Sigmoideo, Torcula) ed è attraversata nel suo limite inferiore, la squama occipitale, dalle vene emissarie. La presenza di queste strutture venose non collassabili in parte spiega la più alta incidenza di embolia gassosa venosa e sistemica durante craniotomia in posizione seduta che durante la chirurgia del tratto cervicale nella medesima posizione.

Cervelletto, ponte, mesencefalo e midollo: la manipolazione chirurgica di queste strutture essenziali per la funzione cardiorespiratoria e i nuclei dei nervi cranici (NC) (III-XII) può portare ad improvvise alterazioni dei segni vitali anche durante anestesia profonda (es.: NC V ipertensione arteriosa, NC X severa bradicardia ed ipotensione).

Acquedotto e IV Ventricolo: il liquor cefalorachidiano (CSF) deve poter circolare liberamente attraverso queste strutture. La loro ostruzione causa accumulo di liquor e pertanto determina rapidamente aumenti della pressione intracranica (ICP). Tale ostacolo al deflusso del CSF è più frequente con lesioni mediane e potrebbe richiedere derivazione liquorale esterna nel periodo perioperatorio.

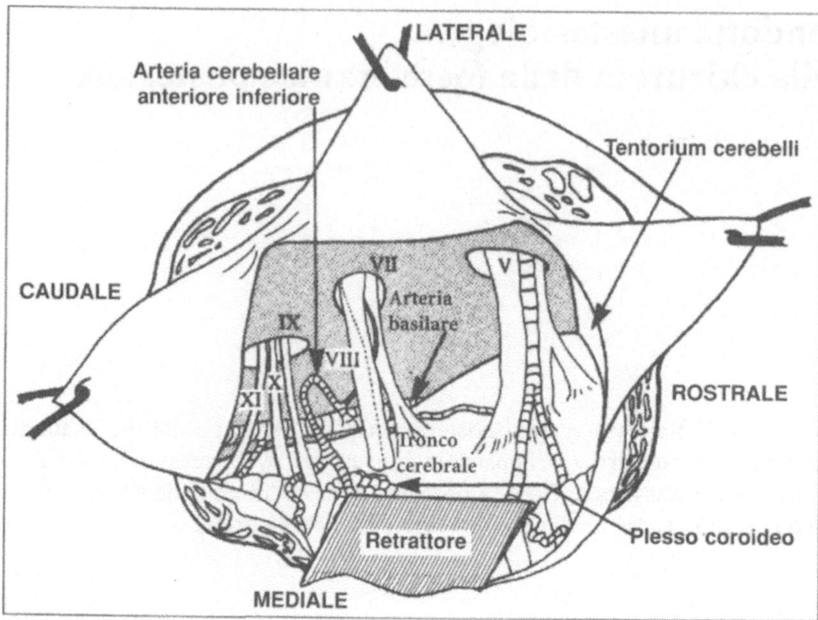

Fig. 1. Anatomia dell'angolo pontocerebellare. Angolo pontocerebellare sinistro visto attraverso craniotomia posteriore con il paziente posizionato in "park bench" sul suo lato destro. Nella realtà, non si utilizza una trazione cerebellare tanto cospicua. La dura incisa è tenuta aperta da punti di sutura. I nervi cranici più bassi attraversano i rispettivi fori nell'osso temporale uscendo dal tronco encefalico. L'anatomia, in special modo per quanto riguarda i vasi, può variare moltissimo nel singolo individuo

Valutazione preoperatoria

Nella valutazione di questi pazienti particolare risalto deve essere dato ad alcune considerazioni di carattere pratico che sono in relazione:
- al tipo di paziente;
- alla sede di intervento;
- alla durata dello stesso;
- alle diverse posizioni utilizzate per consentire un adeguato accesso chirurgico.

Esame obiettivo

- Precedenti di craniotomia, apertura orale, entità nell'escursione di flesso estensione del collo: l'eccessiva flessione del collo per ottenere un buon accesso chirurgico in posizione seduta in pazienti con escursione limitata, durante paralisi muscolare intraoperatoria, può portare a ischemia midollare e tetraparesi.
- Valutazione di un eventuale deficit di volemia e/o di idratazione (diminuito "input" per os, vomito o aumentata diuresi a seguito di m.d.c. per indagini dia-

gnostiche): possibilità d'ipotensione arteriosa durante induzione o posizionamento.
- Stato di coscienza: alterato se si sta instaurando idrocefalo ed aumento della ICP.

Anamnesi cardiovascolare

- Patologie concomitanti e/o precedenti possono interferire alterando i limiti d'autoregolazione cerebrale, con un'inadeguata pressione di perfusione cerebrale (CPP), un'anormale funzione barorecettoriale e con aumentata vulnerabilità ad ischemia cerebrale durante le eventuali fasi d'ipotensione sistemica:
  - ipertensione arteriosa cronica, insufficienza cerebrovascolare, precedente endoarterectomia (TEA) carotidea;
  - ipotensione posturale preesistente rende più probabile l'ipotensione durante il posizionamento;
  - difetti del setto miocardico: aumento considerevole del rischio d'embolia paradossa, controindicazione alla posizione seduta. L'ecocardiografia di screening di forame ovale pervio è costosa e poco sensibile;
  - shunt ventricolo-atriali: rischio d'endocarditi batteriche e necessità di profilassi antibiotica.

Circostanze particolari

- Shunt ventricolari cerebrali: eccessivo drenaggio di CSF in posizione seduta con possibile spostamento di strutture e sanguinamento intracranico;
- lesioni cervicali o midollari alte: "sleep apnea" con necessità di stretto controllo postoperatorio della ventilazione spontanea.

Premedicazione

La scelta della preanestesia deve tenere conto delle condizioni cliniche del paziente nonché dello stato di coscienza, di quello psicologico e della presenza di patologie concomitanti.
- Benzodiazepine per os 60-90 min prima dell'arrivo in sala operatoria sono utili per la riduzione dell'ansia e non interferiscono significativamente con l'ICP.
- La terapia antipertensiva non è sospesa.
- I narcotici sono in genere evitati in pazienti con lesioni occupanti spazio o idrocefalo per la possibile ipoventilazione e conseguente aumento d'ICP.
- Per i pazienti con aneurisma cerebrale ma senza masse intracraniche, una premedicazione più pesante con morfinici e benzodiazepine diminuisce la possibilità d'ipertensione arteriosa pre-induzione e possibilità di rottura dell'aneurisma.

Monitoraggio intraoperatorio

Questo argomento sarà solo accennato rimandando il trattato in modo generale al capitolo specifico di questo stesso volume.

Nei periodi peri-induzione sono consigliabili i seguenti monitoraggi:
- ECG a 5 elettrodi;
- PA (pressione arteriosa) non invasiva/invasiva;
- pulsossimetria;
- capnografia (post-intubazione);
- monitoraggio elettrofisiologico (non di routine).

Durante il mantenimento dell'anestesia è raccomandato, oltre ai parametri precedenti, l'uso di:
- CVC (catetere venoso centrale) posizionato nell'atrio destro;
- PA invasiva (trasduttore a livello del meato acustico interno: è più appropriato per misurare la pressione di perfusione cerebrale);
- Doppler precordiale;
- temperatura;
- $ETCO_2$, ETN_2 (end-tidal CO_2 e N_2);
- TEE (ecocardiografia transesofagea con ultrasuoni);
- PAP (pressione arteriosa polmonare) pazienti selezionati per patologie cardiovascolari.

Tra i monitoraggi consigliati nella lista precedente ve ne sono alcuni specifici e

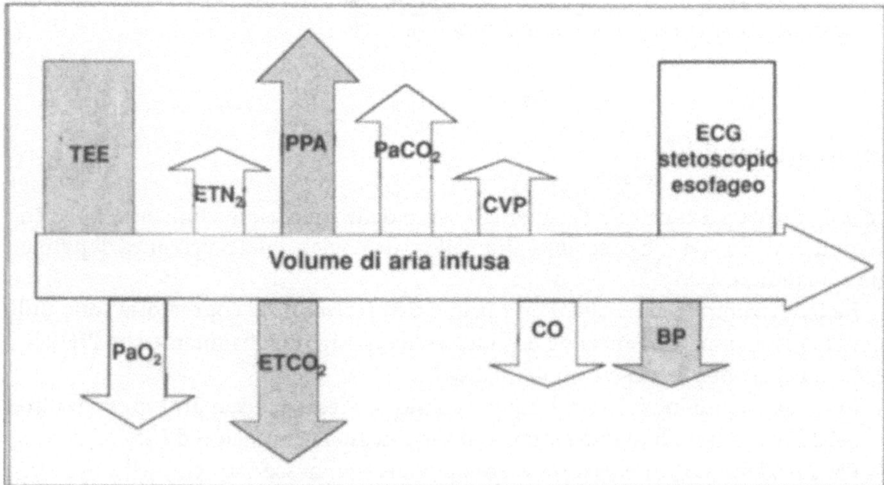

Fig. 2. Monitoraggi per la diagnosi di embolia gassosa. Monitoraggi dei pricipali parametri per la diagnosi intraoperatoria di embolia gassosa venosa. Differenze e variazioni degli stessi in base al volume di aria intrappolato in circolo

peculiari per la prevenzione delle due complicanze più comuni della chirurgia della FCP [1]:
- embolia gassosa (Fig. 2): Doppler precordiale, TEE, $ETCO_2$;
- lesioni dei tratti dei nervi cranici: potenziali evocati somatosensoriali (SSEP), acustici (BAER), elettromiografia (EMG) [2].

Embolia gassosa

Il rilevamento dell'embolia gassosa tramite Doppler precordiale ed $ETCO_2$ è ben descritto in letteratura [3-5]. Il TEE è più sensibile e offre alcuni vantaggi addizionali: è possibile, per mezzo del rilevamento d'embolia gassosa paradossa, individuare una pervietà del forame ovale se si esegue un "test di provocazione con soluzione salina agitata con aria" (vedi oltre) durante monitoraggio del cuore sinistro; è inoltre possibile correggere la posizione di un catetere atriale per l'aspirazione d'aria e visualizzare la presenza d'aria nelle camere cardiache [5]. Nei pazienti portatori di shunt ventricolo-atriali, il TEE potrebbe dimostrare vegetazioni o lesioni valvolari che potrebbero complicare il corso della chirurgia. Bisogna ricordare, tuttavia, che questi test possono risultare in falsi negativi e l'embolia paradossa determinarsi nonostante non si sia dimostrato il difetto intracardiaco. Utile per la diagnosi di forame ovale pervio è anche il test di provocazione con salina tramite doppler transcranico (TCD) della arteria cerebrale media [6]. Il test di provocazione con salina consiste nell'iniezione rapida di circa 10 ml di soluzione salina agitata meccanicamente che provoca un caratteristico cambio di frequenza nel segnale doppler (TCD, TEE e precordiale).

Lesioni dei tratti dei nervi cranici

Le tecniche elettrofisiologiche utilizzate nella chirurgia della FCP sono numerose, la scelta del monitoraggio intraoperatorio deve basarsi sulla struttura nervosa maggiormente a rischio per lesioni intraoperatorie. Inoltre, bisogna sottolineare che il monitoraggio elettrofisiologico (Potenziali evocati somatosensoriali, SSEP; potenziali evocati acustici, BAER; elettromiografia EMG) in sala operatoria è tecnicamente difficile: sposizionamento di elettrodi di superficie, interferenza elettrica, assenza di dati preoperatori ed effetti dei farmaci anestetici. Quest'ultimo punto sottolinea la necessità che la profondità dell'anestesia e del blocco neuromuscolare siano dosati in modo da consentire il monitoraggio [7]. Gli anestetici inalatori come quelli endovenosi aumentano la latenza di risposta sia dei BAER che dei SSEP; l'ampiezza dei BAER, invece, può rimanere inalterata da agenti endovenosi come il propofol, o addirittura aumentata come con ketamina o etomidate. Per lesioni dell'angolo pontocerebellare (APC) estese, il monitoraggio dell'EMG sia spontaneo sia stimolato della porzione motoria dei nervi cranici, può essere utile per guidare la dissezione chirurgica. Per facilitare l'EMG il blocco neuromuscolare può essere diminuito e supplementato dagli anestetici o narcotici per prevenire la tosse.

Anestesia

Esistono alcune considerazioni teoriche sulla scelta dell'anestetico per l'esplorazione della FCP.

- Anestesia inalatoria vs. endovenosa. I nuovi vapori (Isoflurane, Desflurane, Sevoflurane) [8] permettono un rapido "onset" e "offset" e un migliore controllo della profondità d'anestesia. Bisogna però ricordare l'interferenza sul monitoraggio elettrofisiologico dei vapori anestetici. In alternativa, i nuovi sedativi-ipnotici (midazolam, propofol), narcotici (fentanil, remifentanil, alfentanil) e miorilassanti di breve durata (norcuron) fanno dell'anestesia totalmente endovenosa una valida alternativa alla inalatoria. Il buonsenso propende per l'uso della anestesia "bilanciata".
- Uso del protossido d'azoto (N_2O). I rischi connessi all'uso del N_2O sono:
  a) il potenziale aumento di consumo di ossigeno cerebrale ($CMRO_2$), flusso ematico cerebrale (CBF) e ICP;
  b) la possibile interferenza con i potenziali evocati motori;
  c) aumento di vomito postoperatorio [9];
  d) peggioramento dell'"outcome" per embolia gassosa [3].

  Data la differente solubilità sangue-gas di N_2O ed azoto (N_2), il N_2O aumenterà il volume delle cavità contenenti aria (N_2), in questo caso delle bolle intravascolari. Clinicamente, frazioni inspiratorie di N_2O sino al 50% non aumentano significativamente la gravità dell'embolia gassosa a patto che sia utilizzato il Doppler precordiale e che il N_2O sia immediatamente sospeso al sospetto/diagnosi d'embolia [10].
- Adeguata CPP. Prima dell'incisione chirurgica, la somministrazione di anestetici endovenosi è associata ad un minore effetto sulle funzioni cardiovascolari in pazienti in posizione seduta rispetto agli anestestici volatili.
- Mantenimento della risposta cardiovascolare alle manipolazioni delle strutture del tronco encefalico. Evitare l'uso di farmaci anticolinergici o di β-bloccanti a lunga durata che potrebbero mascherare la risposta cardiovascolare.

Induzione

- Normale tecnica endovenosa con narcotici/anestetici/miorilassanti [11].
- Possibile uso di monoterapia o farmaci in combinazione (β-bloccanti e vasodilatatori diretti) per trattare l'aumento pressorio da induzione e post-induzione. L'uso di antipertensivi a lunga durata deve essere evitato fino al finale posizionamento chirurgico.

Posizionamento

Può essere richiesto un carico volemico rapido ed abbondante, durante la manovra di posizionamento seduto o nelle procedure a paziente prono con capo elevato, per ovviare all'ipotensione causata dall'aumento di capacitanza dei vasi venosi delle estremità (riflessi compensatori inibiti dall'anestesia). Opportuni sono anche i dispositivi pneumatici e il bendaggio degli arti inferiori compressivo (stocking o anti-gravity suits - MAST), soprattutto nei pazienti pediatrici [12], per la prevenzione della stasi venosa insieme a lenti cambiamenti di posizione. Possibile uso di vasopressori durante posizionamento: farmaci a breve durata come piccoli boli d'efedrina o noradrenalina sono di solito efficaci. Raramente infusioni continue d'inotropi sono necessarie durante le procedure chirurgiche. Se è stato somministrato intraoperatoriamente un volume cospicuo di fluidi, una piccola dose di furosemide potrebbe essere indicata per facilitare la diuresi postoperatoria. È importante comunque evitare la diminuzione della CPP e il peggioramento del pneumoencefalo postoperatorio che possono essere indotti dal diuretico.

Mantenimento

La ventilazione controllata a pressione positiva con paralisi muscolare permette, rispetto alla ventilazione spontanea difesa per anni, il mantenimento di un corretto livello d'anestesia, l'iperventilazione con possibile diminuzione della ICP, una minore depressione cardiovascolare e minori possibiltà di movimento del paziente. La ventilazione spontanea causa, infatti, più importanti gradienti di pressione negativa rispetto alla ventilazione controllata e ciò aumenta le probabilità di embolia gassosa.

Deve essere evitata l'ipotermia del paziente anche per le possibili richieste eccessive del sistema cardiovascolare secondarie al brivido postoperatorio.

Risveglio

La decisione se risvegliare il paziente per un'immediata valutazione neurologica è critica. Nella maggior parte dei casi la decisione di non interrompere l'anestesia immediatamente si basa sullo stato neurologico preoperatorio, l'occorrenza di eventi avversi intraoperatori, l'estensione della resezione chirurgica (importanti manipolazioni sul tronco con possibile edema o danno postoperatorio delle strutture) e la durata dell'intervento. Un risveglio più lento si può programmare per tumori di dimensioni superiori ai 30 mm o determinanti un effetto massa degli stessi [13].

Una volta pianificati il risveglio e l'estubazione bisogna avere pronte tecniche e farmaci (Lidocaina ev, antipertensivi a breve durata) [14] per prevenire o minimizzare tosse, vomito, brivido e tutte le altre reazioni in grado di aumentare considerevolmente l'ICP o la MAP.

Il controllo delle vie aeree deve essere mantenuto fino al completo risveglio del paziente; può essere necessario mantenere il paziente sedato fino alla ripresa dei riflessi di protezione delle vie aeree.

L'ostruzione delle alte vie aeree può derivare da macroglossia (per ostruzione al drenaggio venoso da posizionamento intraoperatorio, cannule orofaringee o packing orale) e da parziali lesioni del vago. Sono possibili, inoltre, lesioni dirette del centro del respiro a livello del tronco encefalico.

Se il risveglio spontaneo del paziente ritardasse troppo, non attribuire il ritardo solo al prolungarsi dell'anestesia ma sospettare complicanze chirurgiche come emorragie intracraniche, idrocefalo acuto, o pneumoencefalo. Tali complicanze devono essere escluse con una TAC.

Ipertensione arteriosa resistente in un paziente precedentemente normoteso deve allarmare l'anestesista per una possibile compressione sul tronco encefalico da parte di un ematoma.

Nausea e vomito sono frequenti complicanze nel postoperatorio, rispettivamente 65% e 35% [15].

Analgesia postoperatoria

Effetti collaterali dell'analgesia sistemica: depressione respiratoria, ipotensione, interferenza con la valutazione neurologica e dei segni pupillari.

Effetti collaterali del dolore postoperatorio: ipertensione arteriosa e intracranica, iperventilazione, iperglicemia.

Possibile soluzione: tecniche regionali come infiltrazione locale di anestetici (ropivacaina e bupivacaina) e blocco del nervo occipitale. Agonisti-antagonisti dei recettori mu come tramandolo e analgesici a breve durata di azione, a basse dosi, in infusione continua [16].

Posizionamento del paziente nella chirurgia della FCP

La scelta della posizione dipende dalla localizzazione anatomica della lesione nella FCP. La posizione deve permettere un buon orientamento anatomico e un'appropriata visualizzazione della lesione senza un'eccessiva retrazione del parenchima cerebrale. Deve inoltre consentire il drenaggio del liquor e del sangue dal campo operatorio e non causare un eccessivo sforzo fisico all'operatore. La posizione del paziente non deve essere associata a un aumentato rischio di lesione ai nervi periferici e plessi, embolia gassosa e ipotensione posturale. In ogni caso non esiste una posizione chirurgica superiore in assoluto per tutti i pazienti.

La posizione *seduta* è utile per l'approccio infratentoriale alle lesioni della pineale, della linea mediana e del IV ventricolo nonché dell'angolo pontocerebellare (APC). I vantaggi della posizione seduta sono essenzialmente chirurgici, nel senso che essa facilita l'accesso chirurgico e diminuisce il sanguinamento venoso durante la chirurgia. Le complicanze di questa posizione sono importanti, numerose e tali da richiedere l'uso di monitoraggio mirato ed estensivo. Esse includono: ipotensione posturale (i riflessi compensatori sono inibiti dall'anestesia), embolia gassosa venosa e paradossa, lesioni nervose periferiche (lesioni da stiramento del plesso brachiale e del nervo ischiatico), macroglossia, edema del volto, ostruzione del tubo endotracheale, tetraparesi per eccessiva flessione del collo, pneumoencefalo postoperatorio esteso con possibilità di ipertensione, ematoma subdurale ed emorragie intracraniche soprattutto in pazienti portatori di shunt per eccessivo drenaggio di CSF. Esistono inoltre evidenze che la reattività cerebrovascolare possa essere compromessa quando si assume la posizione seduta [17].

Alterazioni fisiologiche della posizione seduta

- Posizione del capo al di sopra dell'atrio destro→diminuzione della pressione nei seni durali→diminuzione sanguinamento ma aumentato rischio embolia gassosa;
- aumento delle resistenze periferiche e polmonari e diminuzione della gittata cardiaca, ritorno venoso e CPP;
- capacità funzionale residua e vitale polmonare sono aumentate ma l'ipovolemia relativa può diminuire la perfusione nelle zone apicali.

La posizione *prona* è utilizzata per lesioni della linea mediana in FCP e in lesioni cervicali delle prime vertebre; inoltre, tramite una minima rotazione del capo è possibile accedere anche all'APC. Questa posizione, particolarmente adatta per i pazienti pediatrici, potrebbe essere inappropriata nei pazienti obesi. Attenzione a lesioni plesso brachiale, lesioni del collo ed alterato ritorno venoso per compressione addome.

La posizione *laterale* fornisce un buon approccio per APC, lesione del forame magno e del clivus. Nonostante questo, la craniotomia laterale prevede il passaggio attraverso il seno trasverso e sigmoideo e può portare a emorragie ed embolia gassosa già durante le prime fasi della chirurgia. Attenzione ad atelettasie polmonari, lesioni nervi sovrascapolare e peroneale, necrosi asettica testa femore.

La posizione *supina*, permettendo la massima rotazione laterale del capo, permetterebbe una valida alternativa per l'approccio all'APC; tuttavia, la rotazione del collo eccessiva diminuisce il ritorno venoso cerebrale e aumenta l'ICP.

La posizione laterale *obliqua*, "park bench", è indicata per le lesioni parasagittali cerebellari. Essa permette un rapido accesso alla FCP con minima compromissione emodinamica ed è utile, pertanto, quando si rende necessario un approccio di emergenza come dopo emorragia.

In tutte le posizioni descritte, attenzione alle lesioni da decubito (con aumenti sierici di CK) e atelettasie per diminuzione di espansione polmonare durante i vari posizionamenti.

Embolia gassosa venosa (e/o paradossa)

Il rischio di embolia gassosa esiste ogni qualvolta il campo chirurgico si trovi al di sopra del livello del cuore. Essa si manifesta quando un volume di aria sufficiente è "aspirata" per pressione intravascolare negativa rispetto alla pressione atmosferica, attraverso comunicazioni venose beanti localizzate al di sopra del livello del cuore. La posizione seduta pone il paziente a rischio di embolia gassosa con un'incidenza descritta tra il 25 e 40% [18, 19]. Il punto di entrata dell'aria può essere localizzato tramite l'applicazione di una pausa inspiratoria durante la ventilazione controllata o la compressione al collo delle vene giugulari [19, 20]. Nella maggior parte dei casi, le bolle gassose vengono intrappolate nei capillari polmonari da cui gradualmente diffondono verso gli alveoli e le bolle collassano. Parte dell'aria embolizzata potrebbe venir aspirata attraverso il catetere venoso centrale posizionato in atrio destro, ma spesso, questa manovra non sortisce l'effetto desiderato e le bolle passano nel circolo polmonare prima che l'aspirazione sia anche tentata.

L'importanza clinica dell'embolia gassosa è determinata da alcuni fattori: volume di gas intravascolare intrappolato, sua velocità d'entrata, presenza di forame ovale pervio, pressione elevata a livello del cuore destro, presenza di N_2O, una depressione dell'efficienza cardiovascolare da anestetici e la capacità di compensazione cardiopolmonare del paziente. L'ingresso dell'aria, se l'ingresso è rapido e il volume considerevole, può così portare a una ostacolo dell'eiezione del ventricolo destro con diminuzione della gittata cardiaca e della pressione arteriosa. Quando invece, il passaggio di aria è lento e persistente, l'aria si diffonde nella circolazione polmonare periferica producendo riflessi simpatici di vasocostrizione stimolati da meccanismi di ostruzione o da ipossiemia. È anche ipotizzato il rilascio di mediatori endoteliali da stimolazione delle bolle nel microcircolo polmonare con produzione di citochine, attivazione delle piastrine e formazioni di trombi. I risvolti clinici di queste alterazioni sono ipertensione polmonare, alterato scambio gassoso, ipossiemia, ritenzione di CO_2, aumento dello spazio morto e diminuzione di $ETCO_2$. È però anche possibile che per piccole quantità di aria, l'embolia non si renda manifesta al Doppler precordiale o con i parametri emodinamici ma soltanto con diminuzioni dell'$ETCO_2$ e della SaO_2.

L'embolia gassosa sistemica, che può seguire un episodio di embolia venosa (embolia gassosa paradossa), viene di solito attribuita alla pervietà del forame ovale. In alcune circostanze, emboli sistemici di aria possono essere dovuti al passaggio di aria attraverso i capillari polmonari [21]. Anche se la reale incidenza di embolia paradossa non è conosciuta, essa può avvenire senza produrre sequele postoperatorie, dipendendo sia dal volume che dalla destinazione ultima dell'aria entrata nella circolazione arteriosa. In generale, comunque, l'embolia arteriosa costituisce un'emergenza medica. Le bolle possono localizzarsi in piccole arteriole e causare ischemia tissutale distale. Ogni distretto vascolare può essere interessato, ma i più seri effetti clinici si hanno per embolia al letto coronarico e cerebrale. L'embolia paradossa al circolo cerebrale deve essere sospettata in ogni paziente con deficit neurologici dopo una procedura chirurgica con rischio associato di embolia gassosa.

Complicanze intraoperatorie dell'embolia venosa (e/o paradossa)

- Cardiovascolari: aritmie, ipotensione/ipertensione, ischemia miocardica, insufficienza acuta ventricolo destro, arresto cardiaco;
- polmonari: ipercapnia, ipossiemia, ipertensione polmonare, edema polmonare;
- SNC: iperemia e edema cerebrale.

Complicanze postoperatorie dell'embolia venosa

- Cardiovascolari: ischemia miocardica, insufficienza cardiaca destra;
- polmonari: difetti perfusione, edema polmonare;
- SNC: deficit neurologici, stroke ischemici, coma.

Uso della PEEP

L'uso della PEEP come metodo per elevare la PVC e quindi ridurre la possibilità di embolia gassosa è poco chiaro o dimostrato. L'evidenza dei rischi relati ad alta PEEP come profilassi o trattamento superano l'evidenza che ne supporta l'uso. Da ricordare che l'aumento della pressione delle vie aeree (PEEP) durante un episodio di embolia gassosa determina anche riduzione del ritorno venoso al cuore.

Trattamento intraoperatorio

- Informare immediatamente il chirurgo (impacco, irrigazione del campo chirurgico e cera per osso nei punti di entrata aria);
- stop N_2O e aumentare FiO_2;
- compressione delle giugulari;
- aspirare dal catetere in atrio destro;
- mantenere il supporto cardiovascolare con espansione volemica e vasopressori se necessario (CPP>60 mmHg);
- cambiare se necessario la posizione del paziente.

A questo proposito, non molto è conosciuto per quanto riguarda gli effetti emodinamici dell'embolia gassosa a seconda dei vari posizionamenti chirurgici. Dati recenti non supportano però la raccomandazione di riposizionare il paziente lateralmente e sul fianco destro come proposto in passato come parte del trattamento dell'embolia gassosa [22].

Controllo e trattamento postoperatorio

- Prevenzione ipossiemia (O_2 terapia) o altro tipo di compromissione polmonare;
- ECG, Rx torace e CT scan cerebrale;
- emogasanalisi;
- O_2 iperbarico se sospetto di embolia arteriosa paradossa.

Terapia intensiva postoperatoria

Il ricovero postoperatorio in UTI ha due scopi primari strettamente correlati: il pronto riscontro di deterioramento neurologico con un più rapido intervento chirurgico correttivo insieme al mantenimento o il ristabilirsi dell'omeostasi sistemica e neurologica. Inclusi in questi obiettivi sono, quindi, lo sforzo di prevenire complicanze postoperatorie o di minimizzarne l'effetto se già occorse. In UTI si tenta di ottenere questi risultati tramite un sofisticato monitoraggio fisiologico e la cura intensiva di infermieri e medici. Il decorso postoperatorio può essere particolarmente problematico quando la diagnosi è tardiva e la resezione della lesione solo parziale. È molto importante valutare neurologicamente il paziente con frequenza, soprattutto il livello di coscienza tramite, per esempio, il Glasgow Coma Score (GCS) e le pupille. Le condizioni neurologiche al risveglio devono, nella maggior parte delle procedure neurochirurgiche, essere molto simili a quelle preoperatorie. Deve essere evidenziato se un paziente si risveglia con un nuovo deficit focale neurologico oppure con un peggioramento di un deficit preesistente; deve inoltre essere osservato se si sveglia più lentamente di quanto previsto o non recupera affatto la coscienza. In queste evenienze bisogna formulare delle ipotesi motivate dalla natura dell'intervento e/o da qualche complicanza intraoperatoria. Se nessuna di queste fosse evidente è possibile imputare un prolungamento dell'effetto dell'anestesia. È consigliabile comunque non antagonizzare l'effetto degli oppioidi che potrebbe precipitare puntate ipertensive arteriose e/o intracraniche.

Altre cause di deterioramento neurologico includono i disordini elettrolitici, l'ipossia e la somministrazione di alte dosi di corticosteroidi. Bisogna inoltre considerare la possibilità di insorgenza di crisi comiziali. Se il caso singolo, particolarmente delicato, lo richiedesse, anche il monitoraggio ICP [23] o altri parametri della fisiologia cerebrale come, per es., la saturimetria giugulare reflua, possono essere indicati.

Riassumendo, controllare oltre ai parametri di routine:
- pattern e frequenza respiratori;
- pressione arteriosa frequentemente, meglio se con metodo invasivo;
- evidenza di perdita CSF dalla ferita chirurgica.

Complicanze

- Più temibili: edema e sanguinamento → effetto massa in questa ristretta regione può essere rapidamente fatale per l'immediata trasmissione di pressione sul tronco encefalico o per ostruzione circolazione liquorale con idrocefalo acuto ed erniazione tonsillare;
- idrocefalo, fistola liquorale [24], meningite asettica [25], lesioni di diversi nervi cranici, lesioni del centro di controllo del respiro, cambi di personalità;
- pazienti con lesioni mediane e, in particolare, i pazienti pediatrici frequentemente richiedono shunt liquorali a permanenza;
- lesioni dei nervi glossofaringeo e vago-ipoglosso determinano alterazioni della deglutizione e rischio di inalazione polmonare per diminuzione dei riflessi protettivi delle vie aeree;
- lesioni dei nervi facciale e trigemino possono portare ad accidentali lesioni corneali.

Consigli pratici

- Porre il trasduttore di pressione arteriosa invasiva a livello del meato acustico interno: è più appropriato per misurare la pressione di perfusione cerebrale;

- praticare anestesia locale di orofaringe e adito laringe pre-intubazione;
- mantenere la possibilità di abbassare la testa rispetto al cuore rapidamente;
- mantenere 3 cm di spazio tra mento e torace per prevenire stiramento del midollo cervicale e l'ostruzione del deflusso venoso da viso e lingua;
- nella posizione seduta, flettere i femori verso il torace e le gambe sui femori con i piedi il più vicino possibile al livello del cuore;
- durante intervento ricordare che l'accesso al capo, al collo e al tronco del paziente è difficile;
- fasciare ogni prominenza ossea per evitare ogni contatto con superfici rigide.
- durante posizionamento del paziente con flessione del capo temere uno sposizionamento tubo ET;
- verificare dove avete ancorato il tubo ET;
- il braccio opposto alla lesione nelle posizioni laterali sarà il braccio meno facilmente mobilizzabile ed utilizzabile durante l'intervento. Cercare di utilizzare questo per cateterizzare via arteriosa e grossi vasi;
- utilizzare lunghe prolunghe con rubinetti ben contrassegnate per le infusioni;
- fissare i cateteri endovenosi in modo da minimizzare la possibilità di inginocchiamenti;
- ventilare con FiO_2 100% prima di girare il paziente da supino a prono, in caso il tubo ET si sposizionasse;
- controllare sempre occhi, orecchie, pene, scroto e mammelle dopo un cambio di posizione;
- prendere atto dei tempi in cui, in posizione seduta, è più probabile il verificarsi di embolia gassosa: dissezione dei muscoli posteriori del collo, craniectomia con ossivora, escissione del letto vascolare tumorale;
- se il paziente diventasse improvvisamente iperteso dopo cambio di posizione, controllare se il trasduttore non fosse caduto sul pavimento;
- non trattare automaticamente gli improvvisi cambi dei segni vitali durante le manipolazioni chirurgiche, ma utilizzarli come segni di allarme. Trattare solo se "life-threatening".

Bibliografia

1. Cheek JC (1993) Posterior fossa intraoperative monitoring. J Clin Neurophysiol 10:412-424
2. Sloan TB (1996) Evoked potential monitoring. Int Anesthesiol Clin 34:109-136
3. Kytta J, Tanskanen P, Randell T (1996) Comparison of the effects of controlled ventilation with 100% oxygen, 50% oxygen in nitrogen, and 50% oxygen in nitrous oxide on responses to venous air embolism in pigs. Br J Anaesth 77:658-661
4. Sprung J, Whalley D, Schoenwald PK, O'Hara PJ, O'Hara J (1996) End-tidal nitrogen provides an early warning of slow, ongoing, venous air embolism (case report). Anesthesiology 85:1203-1206
5. Papadopoulos G, Kuhly P, Brock M, Rudolph KH, Link J, Eyrich K (1994) Venous and paradoxical air embolism in the sitting position. A prospective study with transoesophageal echocardiography. Acta Neurochir (Wien) 126:140-143

6. Zanette EM, Mancini G, De Castro S, Solaro M, Cartoni D, Chiarotti F (1996) Patent foramen ovale and transcranial Doppler. Comparison of different procedures. Stroke 27:2251-2255
7. Lopez JR (1996) Intraoperative neurophysiological monitoring. Int Anesthesiol Clin 34:33-54
8. Baker KZ (1997) Desflurane and sevoflurane are valuable additions to the practice of neuroanesthesiology: Pro (points of view). J Neurosurg Anesth 9:66-68
9. Hartung J (1996) Twenty-four of twenty-seven studies show a greater incidence of emesis associated with nitrous oxide than with alternative anesthetics. Anesth Analg 83:114-116
10. Losasso TJ, Muzzi DA, Dietz NM, Cucchiara RF (1992) Fifty percent nitrous oxide does not increase the risk of venous air embolism in neurosurgical patients operated upon in the sitting position. Anesthesiology 77(1):21-30
11. Vuyk J, Engbers FHM, Burm AGL, Vletter AA, Griever GER, Olofsen E, Bovill JG (1996) Pharmacodynamic interaction between propofol and alfentanil when given for induction of anesthesia. Anesthesiology 84:288-299
12. Meyer PG, Cuttaree H, Charron B, Jarreau MM, Perie AC, Sainte-Rose C (1994) Prevention of venous air embolism in paediatric neurosurgical procedures performed in the sitting position by combined use of MAST suit and PEEP. Br J Anaesth 73:795-800
13. Schubert A, Mascha EJ, Bloomfield EL, DeBoer GE, Gupta MK, Ebrahim ZY (1996) Effect of cranial surgery and brain tumor size on emergence from anesthesia. Anesthesiology 85:513-521
14. Mikawa K, Nishina K, Maekawa N, Obara H (1996) Attenuation of cardiovascular responses to tracheal extubation: verapamil versus diltiazem. Anesth Analg 82:1205-1210
15. Fabling JM, Gan T, Guy J, Borel CO, Warner DS (1996) Postoperative nausea and vomiting: a retrospective analysis in patients undergoing elective craniotomy. (Abstract) J Neurosurg Anesth 8:326
16. Houmes R-JM, Voets MA, Verkaaik A, Erdmann W, Lachmann B (1992) Efficacy and safety of tramadol versus morphine for moderate and severe postoperative pain with special regard to respiratory depression. Anesth Analg 74:510-514
17. Mayberg TS, Lam AM, Matta BF, Visco E (1996) The variability of cerebrovascular reactivity with posture and time. J Neurosurg Anesth 8:268-272
18. Albin MS, Babinski M, Maroon JC et al (1976) Anaesthetic management of posterior fossa surgery in the sitting position. Acta Anaesth Scand 20:117-128
19. Losasso TJ, Muzzi DA, Cucchiara RF (1992) Jugular venous compression helps to identify the source of venous air embolism during craniectomy in patients in the sitting position. (Letter) Anesthesiology 76:156-157
20. Sharma K, Tripathi M (1994) Detection of site of air entry in venous air embolism: role of valsalva maneuver (case report). J Neurosurg Anesth 6:209-211
21. Black M, Calvin J, Chan KL et al (1991) Paradoxic air embolism in the absence of an intracardiac defect. Chest 99:754-755
22. Mehlhorn U, Burke EJ, Butler BD et al (1994) Body position does not affect the hemodynamic response to venous air embolism in dogs. Anesth Analg 79:734-739
23. Rosenwasser RH, Kleiner LI, Krzeminski JP, Buchheit W (1989) Intracranial pressure monitoring in the posterior fossa: a preliminary report. J Neurosurg 71:503-505
24. Nutik SL, Korol HW (1995) Cerebrospinal fluid leak after acoustic neuroma surgery. Surg Neurol 43:553-557
25. Carmel PW, Greif LK (1993) The aseptic meningitis syndrome: a complication of posterior fossa surgery (complications review). Pediatr Neurosurg 19:276-280

Capitolo 31

Anestesia locoregionale. Principi, tecniche, complicanze

M. Berti, G. Fanelli, A. Casati

I vantaggi dell'anestesia locoregionale, quando adeguatamente condotta, sono:
- minime alterazioni ormonali [1];
- minima incidenza di broncospasmo e di alterazioni degli scambi respiratori [2];
- scarsa incidenza complicanze cardiovascolari [3];
- ridotte perdite ematiche intraoperatorie e bassa incidenza di trombosi venosa profonda postoperatoria.

Generalmente si distinguono nel campo dell'anestesia locoregionale blocchi centrali e blocchi periferici.

I blocchi centrali

Tra i blocchi centrali distinguiamo:
- anestesia subaracnoidea;
- anestesia subaracnoidea unilaterale;
- anestesia subaracnoidea continua;
- anestesia epidurale;
- anestesia epidurale continua;
- anestesia combinata spinale-epidurale.

Cenni anatomici

Dalla porzione spinale del midollo allungato il midollo spinale si spinge fino alla metà della seconda vertebra lombare raggiungendo una lunghezza di circa 45 cm. Da esso emergono 31 paia di nervi (otto cervicali, dodici toracici, cinque lombari, cinque sacrali ed uno coccigeo) ognuno costituito da due radici, una sensitiva posteriore e l'altra motoria anteriore.

Il midollo spinale è circondato da tre membrane connettivali, le meningi: tra la più interna (pia madre) e le più esterne (aracnoide e dura madre) è presente uno spazio contenente il liquor, mentre tra aracnoide e dura madre è presente uno spazio quasi virtuale, subdurale, contenente solo piccolissime quantità di liquido sieroso. Lo spazio epidurale si estende dal forame magno fino allo iato sacrale ed è compreso tra la dura madre (anteriormente) ed il ligamento giallo (posteriormente); lateralmente si trovano invece i peduncoli degli archi vertebrali. La sua ampiezza varia da 1-2 mm a livello cervicale fino a 6 mm a livello lombare, è attraversato da vasi e nervi e racchiude molte cellule adipose [4].

Indicazioni

I blocchi centrali (subaracnoidei ed epidurali) trovano indicazione per:
- interventi chirurgici sull'addome superiore e sul torace se associati ad anestesia generale leggera;
- interventi chirurgici sul basso addome, sul perineo e sugli arti inferiori;
- i blocchi epidurali cervico-toracici sono inoltre eseguiti anche per interventi di chirurgia vascolare carotidea e chirurgia ortopedica della spalla.

Controindicazioni

Alterazione della crasi ematica: piastrinopenia (conta piastrinica inferiore a 100.000 mm^3) alterazioni della coagulazione.

Un discorso a parte deve essere fatto per quei pazienti che assumono farmaci antiaggreganti o anticoagulanti. L'aspirina, dato il legame irreversibile con ciclossigenasi, impedisce l'aggregazione piastrinica fino alla distruzione della cellula stessa, per questo motivo andrebbe sospesa almeno sette giorni prima del blocco.

La ticlopidina ed il dipiradamolo inibiscono in maniera reversibile la ciclossigenasi e possono essere sospesi tre giorni prima del blocco [5]. Nel caso di assunzione di farmaci antiaggreganti è comunque consigliato eseguire il test di sanguinamento per valutare l'attività delle piastrine soprattutto se il loro numero è compreso tra 100.000 e 120.000 mm^3.

Le eparine a basso peso molecolare, rispetto all'eparina calcica, hanno emivita più lunga, maggiore biodisponibilità ed interferiscono solo minimamente con l'azione delle piastrine. La loro somministrazione per via sottocutanea dovrebbe essere effettuata o la sera prima dell'intervento o due ore dopo l'esecuzione blocco centrale.

Similmente, il catetere epidurale andrebbe rimosso o dodici ore dopo o due ore prima della dose d'eparina.

Per la somministrazione intraoperatoria di eparina sodica è necessario attendere almeno due ore dal posizionamento del catetere epidurale o dalla puntura spinale [6]. Nei pazienti che assumono dicumarolici i blocchi centrali sono sconsigliati in caso di:
- scompenso cardiaco con sindrome da bassa gittata;
- shock ipovolemico;
- stenosi aortica di grado moderato o severo;
- sepsi;
- infezione nel punto d'infissione;
- pazienti con malattie neurologiche in fase attiva o non stabilizzate;
- interventi di durata non prevedibile;
- malattie psichiatriche;
- cefalea cronica;
- allergia a farmaci anestetici;
- rifiuto del paziente.

Effetti emodinamici dei blocchi centrali

L'anestesia spinale ed epidurale, inibendo la trasmissione a livello del sistema nervoso autonomo, esercitano una notevole influenza sul cuore e sui vasi: il blocco di queste vie determina, infatti, una vasodilatazione arteriosa e venosa [7].

In condizioni normali il cuore risponde ad una diminuzione del precarico con una tachicardia riflessa che tende a mantenere inalterata la gittata cardiaca; al contrario, in condizioni di blocco centrale anche poco esteso (T8-T12), si osserva una riduzione della frequenza cardiaca. L'insufflazione di pantaloni antishock è in grado di ripristinare la normale risposta del cuore all'ipotensione [8] suggerendo che la bradicardia non è dovuta al blocco delle fibre cardioacceleratrici ma all'attivazione di tensocettori, presenti a livello atriale, attivati da una contrazione intorno ad un ventricolo vuoto (Riflesso di Bezhold Jarish). Il verificarsi di bradicardia è tanto minore quanto più selettivo e graduale nel suo instaurasi è il blocco anestetico [9-12].

Nel blocco epidurale lombare, con interessamento dei primi segmenti toracici, occorre ad esempio una maggiore incidenza di bradicardia che non nell'epidurale toracica pura, proprio per la maggior ipovolemia relativa (maggior volume di fluido intravascolare sequestrato) nella prima [13]. Le modificazioni emodinamiche sono scarse o nulle per il blocco periferico [14].

Complicanze dei blocchi centrali

Ipotensione. L'espansione volemica riesce generalmente a prevenirla. Quando comunque la pressione sistolica cade a valori inferiori al 20% del valore basale è consigliata la somministrazione di efedrina 5-10 mg in boli refratti o in perfusione continua (ostetricia, 0.2 mg/min) oppure etil efrina in piccoli boli da 1 mg ciascuno.

Bradicardia. È in genere dovuta a riduzione del precarico per cui può essere prevenuta dall'espansione volemica. Può essere trattata con atropina 0.01 mg/Kg.

Cefalea. Può intervenire sia dopo un'iniezione subaracnoidea sia epidurale non corretta (lesione della dura madre). Interviene generalmente entro 24 ore dal blocco centrale ed è tipicamente ortostatica. In genere risponde bene alla somministrazione di fluidi e di FANS oltre che al riposo assoluto a letto. Se entro 24-48 ore scompare è indicato il "blood patch", cioè la somministrazione di 10 ml di sangue autologo per via epidurale nello spazio interessato dalla puntura subaracnoidea.

"Low back pain". Può presentarsi sia dopo blocco epidurale sia subaracnoideo; sembra correlato al trauma dei tessuti durante l'esecuzione del blocco e può persistere per giorni, talvolta per mesi. Risponde alla somministrazione di FANS per via sistemica o anche locale. Complicanze maggiori sono rappresentate da: ematoma epidurale, ascesso epidurale, sindrome dell'arteria spinale anteriore (Tab. 1).

Tabella 1. Diagnosi differenziale tra ascesso epidurale, ematoma epidurale e sindrome dell'arteria spinale anteriore, (modificata da Wedel (1993) Complication. In: Wedel DJ (ed) Orthopedic anesthesia. Churcill Livingston, Philadelphia, pp 333-362

	Ascesso epidurale	Ematoma epidurale	Sindrome dell'arteria spinale anteriore
Età del paziente	indifferente	>50 anni	anziano
Anamnesi	infezione	anticoagulanti	arteriosclerosi
Tempo di insorgenza	1-3 gg	immediato	immediato
Sintomi	febbre e dolore alla schiena	dolore pungente alla schiena e agli arti	nessuno
Segni nervosi	nessuna parestesia, paralisi flaccida e poi spastica	paralisi flaccida	paralisi flaccida
Riflessi segmentali	iperriflessia	ariflessia	ariflessia
Tac	compressione extradurale	compressione extradurale	nessun segno

Anestesia subaracnoidea

Materiali

Gli aghi adatti all'anestesia subaracnoidea si possono distinguere per diverse caratteristiche morfologiche.

- *Il tipo di punta*: la diversa conformazione della punta permette di distinguere aghi a punta tagliente tipo Quincke; aghi a punta di matita e sezione ogivale progettati da Whitacre nel 1951 e poi modificati nel 1980 da Sprotte; aghi con punta a doppia conformazione in parte tagliente ed in parte arrotondata (Atraucan).
- Gli aghi con punta a matita, poiché non taglienti, minimizzano il danno durale e delle strutture vascolari o nervose accidentalmente incontrate durante l'esecuzione del blocco e, data la scarsa capacità di penetrazione nei tessuti, sono commercializzati assieme ad aghi introduttori.
- *Diametro esterno dell'ago*: generalmente è compreso tra 22-27 Gauge; il diametro dell'ago è importante poiché da esso dipende in parte l'entità della lesione provocata a livello della membrana durale; è ampiamente dimostrato che l'incidenza di cefalea post puntura durale si riduce con l'uso di aghi di piccolo diametro [15].
- *La lunghezza del bisello e del foro laterale*: questo è un particolare importante, soprattutto per gli aghi atraumatici, poiché incide sulla sicurezza e sulla riuscita del blocco. L'ago di Whitacre presenta una breve distanza tra punta dell'ago e foro laterale, peraltro molto piccolo. Ciò dovrebbe minimizzare la possibilità di "anestesia a cavaliere", cioè l'iniezione dell'anestetico in parte a livello spinale ed in parte a livello epidurale. L'ago di Sprotte presenta invece foro laterale più

ampio, 1.2 mm: tale conformazione permette un rapido reflusso di liquor ma aumenta il rischio di iniettare l'anestetico in parte a livello liquorale in parte nello spazio epidurale.
- *Tempo di reflusso del liquor*: è giudicato ottimale quando non superi due secondi; in parte dipende dall'ampiezza del foro laterale, in parte dal diametro interno dell'ago.
- *Resistenza contro la deformazione*: l'ago di Whitacre, al contrario di altri, possedendo una punta solida oppone maggiore resistenza alle deformazioni provocate da un accidentale contatto con l'osso e quindi minimizza la possibilità di danni a livello durale.

Fattori che influenzano il blocco centrale subaracnoideo

Diversi fattori possono influenzare la distribuzione dell'anestetico a livello subaracnoideo: ne sono stati indicati ben 23. Tra i più importanti sono sicuramente il livello di iniezione, l'altezza del paziente, la sua posizione e la direzione dell'ago durante l'esecuzione dell'anestesia, il volume, la baricità e la concentrazione dell'anestetico, la velocità d'iniezione, la maggiore o minore pressione endoaddominale [16, 17].

L'uso di anestetici iper o ipobaroici rispetto al liquor consente di modificare l'estensione del blocco in base alla postura del paziente. Le soluzioni ipobariche, ovvero preparate aggiungendo uguali volumi d'acqua distillata ed anestetico locale, sono poco utilizzate per l'anestesia chirurgica. Le soluzioni isobariche, preparate con l'aggiunta di soluzione fisiologica all'anestetico, sono in realtà lievemente ipobariche a 37°C. Il loro uso clinico è indicato per anestesie sotto T10 e con esse la posizione del paziente durante il blocco assume un valore relativo ai fini della distribuzione dell'anestetico.

Le soluzioni iperbariche, preparate utilizzando soluzioni anestetiche in glucosio al 7.5%, sono sicuramente le più utilizzate nella pratica clinica. La loro distribuzione è influenzata dalla posizione del paziente durante il blocco e nei primi venti-trenta minuti dopo l'esecuzione dello stesso: la posizione seduta favorisce un'anestesia segmentaria dei metameri lombo sacrali, la posizione di Trendelemburg determina un'estensione del blocco verso i metameri toracici e cervicali.

Indicazioni

- Interventi chirurgici sull'arto inferiore di media durata;
- interventi ginecologici, urologici.

Tecnica

- Espansione volemica con 10-15 ml/kg di soluzione salina;
- posizione del paziente: seduta;
- approccio mediano allo spazio subaracnoideo: L2-L3, L3-L4;
- aghi a punta di matita diametro 25-27 G;
- anestetico: bupivacaina iperbarica 1%-0.5%;

Tabella 2. Estensione del blocco anestetico in anestesia subaracnoidea

Anestetico e dose	Livello di iniezione	Posizione dopo il blocco	Onset time (min)	Durata	Estensione
Bupivacaina 5 mg	L3-L4, L4-L5	seduta	5-15	120-180	blocco a sella
Bupivacaina 4-6 mg	L3-L4	supina	5-15	120-180	L2-L4
Bupivacaina 8-12 mg	L2-L3, L3-L4	supina	5-15	120-180	T10
Bupivacaina 14-20 mg	L2-L3, L3-L4	supina	5-15	120-180	T4

- dopo il reperimento dello spazio subaracnoideo occorre far avanzare la punta dell'ago di 1-2 mm onde evitare l'iniezione di parte dell'anestetico nello spazio epidurale o subdurale.

Se si vuole prolungare l'analgesia postoperatoria è necessario aggiungere all'anestetico iperbarico oppioidi come fentanil 12.5-25 mcg o morfina 0.1-0.2 mg (Tab. 2).

Anestesia subaracnoidea unilaterale

Indicazioni

- Interventi chirurgici sull'arto inferiore di media durata;
- erniotomie inguinali e crurali;
- legatura della vena spermatica.

Vantaggi

- Facile esecuzione;
- blocco motorio completo e ottima miorisoluzione nel campo chirurgico;
- ridotto impatto emodinamico rispetto alla subaracnoidea classica.

Svantaggi

- "Onset-time" più lungo rispetto alla subaracnoidea classica;
- maggior rischio di fallimento del blocco rispetto alla subaracnoidea classica.

Materiali

- Aghi atraumatici 25-27 G (Whitacre);
- piccoli volumi d'anestetico iperbarico (bupivacaina 1% o 0.5%) ed analgesici maggiori.

Tecnica

- Espansione volemica 7-10 ml/Kg;
- il paziente è posto in decubito laterale e con il lato da anestetizzare in posizione declive;

- si pratica la puntura subaracnoidea a livello dell'interspazio prescelto;
- certi della giusta posizione dell'ago e con il bisello rivolto verso il lato declive, s'inietta in circa 30 secondi senza barbotage, una soluzione di bupivacaina iperbarica all'1% o allo 0.5% in dose di 0.1 mg/Kg;
- la minimizzazione della dose di anestetico aumenta la possibilità di avere un blocco unilaterale.

Dopo cinque minuti si valuta l'altezza del blocco con "ice-test" o con "pin-prick test" e con "touch-test"; può essere necessario talvolta basculare il paziente in senso testa-piedi o viceversa per far raggiungere al blocco l'estensione desiderata. Occorre ricordare che se è necessario il posizionamento del tourniquet emostatico, il "touch test" (leggera pressione delle dita sulla cute) deve essere negativo almeno fino a L2 (ligamento inguinale) e che per interventi sull'anca e sulla coscia è necessario raggiungere un blocco sensitivo a T10 (linea ombelicale trasversa) [18] (Tab. 3).

Tabella 3. Anestesia subaracnoidea monolaterale: indicazioni ed estensione del blocco

Intervento	Sede iniezione	Anestetico	Dosaggio
Artroscopia ginocchio	L3-L4	Bupivacaina 0.5-1%	0.1 mg/kg
Erniotomia inguinale o safenectomia	L1-L2	Bupivacaina 0.5-1%	0.1 mg/kg
Varicocele	T12-L1	Bupivacaina 0.5-1%	0.1 mg/kg

Anestesia subaracnoidea continua

Indicazioni

- Interventi sull'alto addome in associazione ad anestesia generale leggera;
- interventi chirurgici al di sotto di T10 [19].

Vantaggi

- La quantità complessiva d'anestetico può essere frazionata in microdosi, titrate sul blocco sensitivo-motorio;
- la dose totale d'anestetico locale necessaria all'effettuazione del blocco è sempre assai inferiore (10 volte) a quella necessaria per l'anestesia epidurale;
- il materiale impiegato di piccolo diametro è meno traumatizzante per i tessuti rispetto a quello usato per l'anestesia epidurale continua;
- il blocco anestetico si instaura in breve tempo;
- non sussiste il pericolo di migrazione del catetere;
- maggior stabilità cardiocircolatoria, rispetto al blocco subaracnoideo tradizionale in dose unica [20, 21].

Occorre in ogni modo sottolineare che: 1) la punta del catetere non deve essere spinta più di 2 cm oltre la punta dell'ago; 2) le soluzioni isobariche determinano una minore estensione craniale del blocco rispetto alle iperbariche (poiché queste seguono la cifosi dorsale) [22, 23]; 3) il tempo d'insorgenza del blocco sensitivo motorio è di 12.5 ± 5 min per le soluzioni isobariche e 15.8 ± 4.7 per le iperbariche; 4) con le soluzioni di bupivacaina isobarica, il tempo di regressione di tre metameri è di 142±54.9 minuti, con soluzioni di bupivacaina iperbarica è di 130± 40.4 minuti [24].

Svantaggi

- Difficoltà nel posizionamento;
- il teorico rischio di deliquorazione attualmente minimizzato dall'uso dei cateteri di minor diametro (32G);
- ostruzione del microcatetere favorita dal suo piccolo diametro e dall'accidentale puntura di vasi;
- elevata percentuale d'effetti collaterali, quali depressione respiratoria precoce o tardiva, nausea, vomito, prurito, legati alla somministrazione di oppioidi maggiori attraverso tale via [25];
- maggior percentuale di blocco motorio postoperatorio per raggiungere la completa assenza di dolore;
- necessità di uno stretto controllo medico postoperatorio;
- elevato costo del set.

Molto si è discusso sulla neurotossicità legata alla somministrazione subentrante di soluzioni di anestetico locale iperbarico nello spazio subaracnoideo e dopo i primi casi di sindrome della cauda equina descritti da Riegler [26] la Food and Drug Administration ha sospeso l'utilizzo clinico dei microcateteri subaracnoidei negli Stati Uniti [27]. Studi successivi hanno dimostrato che la neurotossicità è legata all'utilizzo di anestetici iperbarici ad elevate concentrazioni, in particolare lidocaina, ed è favorita dalla distribuzione in senso caudale dell'anestetico (prodotto dal posizionamento caudale del microcatetere). La FDA ha successivamente riammesso l'uso clinico dei microcateteri subaracnoidei consigliando l'uso di soluzioni isobariche e iperbariche ma a basso contenuto di anestetico e di glucosio (bupivacaina iperbarica 1% rispetto a lidocaina iperbarica 5%), che possiedono pressioni osmotiche nettamente inferiori.

Materiali

Come ogni tecnica di anestesia locoregionale anche il posizionamento di un microcatetere nello spazio subaracnoideo richiede un buon training di apprendimento per ridurre la percentuale di insuccesso.

In genere si usa un kit preconfezionato costituito da:

- un catetere di nylon di diametro 28G per l'ago da 22G o di 32G per l'ago da 25G fornito di mandrino in acciaio facilmente estraibile;
- un ago di 22G o 25G tipo Quincke da usarsi in pazienti anziani oppure tipo Sprotte meno traumatico da usarsi in pazienti più giovani;
- un cono introduttore che facilita il passaggio del catetere attraverso il foro di uscita dell'ago;
- una siringa con louer lock di 2 ml che permette di vincere la resistenza interna del catetere;
- un sistema di connessione catetere siringa fornita di filtro antibatterico.

Il catetere possiede delle linee di demarcazione; quando l'ultima di queste giunge a livello del cono introduttore significa che la punta si trova per 2 cm dentro lo spazio subaracnoideo (posizione ottimale).

Tecnica

- Espansione volemica (10-15 ml/kg);
- paziente in decubito laterale o seduto;
- si esegue la puntura subaracnoidea con l'ago prescelto, s'introduce poi il microcatetere, spingendolo entro lo spazio durale per non più di 2 cm;
- la progressione del catetere può arrestarsi in coincidenza con la punta dell'ago, soprattutto con l'ago di Sprotte. In questo caso è necessario sfilare di poco il mandrino interno del catetere e spingere ancora il catetere stesso nello spazio subaracnoideo;
- il catetere, con adeguati loop, è fissato alla cute tramite film trasparente, per cercare di ridurre il rischio di dislocazione a seguito di movimenti del paziente;
- l'iniezione, in piccoli boli refratti di bupivacaina iperbarica (0.5-1 ml), con una velocità di infusione minima, permette di titrare l'altezza del blocco.

In genere dosaggi di bupivacaina iperbarica di 12-15 mg, con la punta del catetere a livello di L2-L3, permettono di estendere il blocco fino a T10-T6. Se dopo 3-5 minuti dall'iniezione della dose starter l'estensione del blocco non fosse giudicata sufficiente possono essere somministrati ulteriori 2.5 mg di anestetico per ottenere una maggiore progressione dell'anestesia. I top-up dovrebbero essere somministrati ogni 90 minuti in dose di 2.5-5 mg di bupivacaina iperbarica (Tab. 4). L'analgesia postoperatoria verrà assicurata mediante somministrazione di 2-3 ml bupivacaina isobarica 0.1% ogni 4-6 ore oppure tramite somministrazione di 0.1-0.2 mg di morfina in p.c. nelle 24 ore [24].

Tabella 4. Dosaggi di anestetico per il blocco spinale continuo

Sede puntura	Punta del catetere	Volume (ml)	Estensione del blocco	Supplemento dopo 90-120 min	Interventi
L3-L4	L2-L3	Bupivacaina iperbarica 1%, 2 ml	T4-T6	Bupivacaina iperbarica 1%, 0.5-1 ml	Chirurgia addominale alta
L3-L4	L2-L3	Bupivacaina iperbarica 1%, 1-1.5 ml	T11-T10	Bupivacaina iperbarica 1%, 0.25 ml	Chirurgia addominale bassa ed arti inferiori

Anestesia epidurale

Tralasciamo volutamente la trattazione dell'anestesia epidurale single shot oggi utilizzata quasi solo a scopo diagnostico e terapeutico in algologia.

Anestesia epidurale continua

Indicazioni

È questa una delle tecniche di blocco centrale più usata, per interventi sull'arto inferiore e se associata ad anestesia generale leggera anche per interventi di chirurgia addominale maggiore e toracica [28].

Vantaggi

- Lento instaurarsi del blocco simpatico e quindi minore impatto emodinamico [9];
- possibilità di blocco nervoso metamerico;
- ampia scelta farmacologica;
- scarsa difficoltà nel posizionamento del catetere;
- facile approccio alla terapia antalgica postoperatoria anche di lunga durata;
- ridotta incidenza di cefalea;
- basso costo del set.

Svantaggi

- Puntura della dura e cefalea si verifica nel 0.6% dei casi con il sistema della perdita di resistenza mentre la presenza di parestesie e di danni neurologici incide per 0.01- 0.001% [29];
- utilizzo di grosse quantità di anestetico locale;
- maggiore capacità traumatica per i tessuti interessati dalla puntura;
- "onset time" lungo.

Materiali

Aghi: quello più usato è sicuramente l'ago di Thuoy caratterizzato da una punta smussa, poco tagliente, incurvata verso l'alto che permette una facile identificazione dei piani anatomici. L'ago di Crawford, anch'esso a punta smussa ma non incurvata, è particolarmente indicato per l'approccio paramediano allo spazio epidurale. Gli aghi più usati hanno un diametro esterno che va da 17 a 18 fino a 19G e mandrini di acciaio che ne aumentano la rigidità. Le siringhe di scelta per il reperimento dello spazio epidurale con tecnica del mandrino liquido o gassoso sono quelle caratterizzate da bassa resistenza alla iniezione. Sono costruite in plastica e dotate di uno stop sulla parte terminale della camera che impedisce la perdita del pistone a fine corsa. I cateteri epidurali si differenziano tra loro per il materiale di costruzione (pvc, polietilene, nylon, teflon), presenza o assenza di mandrino, di fori terminali o più fori paraterminali, punta atraumatica, elasticità, radiopacità, tipo di attacco del connettore.

I cateteri devono esser costruiti con materiali inerti e abbastanza morbidi da evitare il danno delle strutture nervose o vascolari che si incontrano durante il posizionamento e contemporaneamente abbastanza rigidi da non piegarsi sempre durante il posizionamento. È sconsigliato usare cateteri con mandrino metallico. In genere possiedono delle tacche colorate poste a distanza di 5 cm l'una dall'altra ed un connettore che permette l'attacco ad un filtro antibatterico caratterizzato da scarsa resistenza alla iniezione.

Fattori che influenzano il blocco epidurale

Età: la quantità di anestetico da somministrare per il blocco di un segmento varia con l'età: da 1-1.6 ml di lidocaina al 2% da 4 a 18 anni, si riduce a 1-1.2 ml fino ai 40 anni ed occorrono in media solo 0.5-1 ml per segmento oltre i 40 anni. Questo fatto è stato attribuito alla ridotta quantità di anestetico locale che viene perso attraverso i fori intervertebrali con l'avanzare dell'età.

Altezza: la quota media di anestetico da somministrare può anche essere calcolata sulla base dell'altezza. Per l'iniezione a livello lombare è necessario somministrare 1 ml di anestetico per segmento da bloccare, aggiungendo 0.1 ml per segmento ogni 5 cm sopra i 150 cm. Nell'iniezione toracica è necessario ridurre la quota così calcolata del 30% [30].

Posizione: la posizione supina non influenza il livello del blocco, mentre il decubito laterale accelera l'instaurarsi del blocco nella parte declive.

Volume e concentrazione: il volume di anestetico iniettato determina l'estensione del blocco; la concentrazione di anestetico è responsabile della qualità del blocco.

Livello di ingresso del catetere epidurale: il catetere, una volta inserito per 3-5 cm nello spazio epidurale, deve risultare con la punta nel sito di mezzo dei metameri di interesse chirurgico. Questo evita inutili sovradosaggi di anestetico (Tab. 5 e 6).

Scelta dell'anestetico da usare: se lidocaina e mepivacaina sono da preferirsi quando si voglia ottenere un blocco ad inizio più rapido, la bupivacaina e la ropivacaina sono di scelta quando si desidera un blocco a maggiore durata d'azione e

Tabella 5. Innervazione degli organi toracici e addominali

Organo	**Innervazione sensitiva**
Cuore	T1-T5
Polmone	T2-T4
Esofago	75-T6
Fegato e vie biliari	T5-T10
Stomaco	T5-T10
Pancreas	T6-T10
Intestino tenue	T9-L1
Colon ascendente e trasverso	T9-L1
Colon discendente sigma e retto	T9-L1, S2-S4
Rene e uretere	T10-L1

Tabella 6. Livello di inserzione del catetere per diversi interventi

Sede intervento	Sede puntura	Sede ottimale della punta del catetere
Chirurgia degli arti inferiori	13-14	12-13
Chirurgia basso addome	T12-L1	T11-T10
Chirurgia alto addome	T8-T9	T6-T7

Tabella 7. Schema per la conduzione del blocco epidurale continuo

Anestetico	Onset (min)	Analgesia chirurgica (%)	Tempo di regressione per due segmenti	Top-up dose	Tempo per il tip-up (min)
Lidocaina	15	2	100±40	1/2 iniziale	60
Mepivacaina	15-20	2	120±50	1/2 iniziale	60
Ropivacaina	10-20	0.5-0.75	170±20	1/2 iniziale	120-160
Bupivacaina	25±10	0.5	200±80	1/2 iniziale	120-180

minore effetto sulle fibre muscolari. In pratica l'anestesia peridurale può essere indotta con anestetico locale ad "onset time" breve, lidocaina 2% carbonata con aggiunta di 50-100 mcg (1γ/kg) di fentanil o 1-2 mg (0.05 mg/Kg) di morfina, e proseguita con anestetico locale ad "onset time" lungo come in concentrazioni equipotenti 0.5% [30-32] (Tab. 7).

Analgesia epidurale post operatoria

Può essere praticata in perfusione continua oppure in boli ripetuti o con PCEA ("patient controlled epidural analgesia"). Sicuramente la PCEA con perfusione continua più boli a richiesta rappresenta uno dei modi migliori di trattare il dolore postoperatorio [32-35]. Alla fine dell'intervento, prima che il blocco anestetico precedentemente praticato regredisca, si inizia la perfusione continua della misce-

Tabella 8. Analgesia postoperatoria con PCEA

Farmaci	Soluzione	Dose carico di a.l.	Infusione di base oraria	Dose incrementale	Lock out time
[a] Morfina + bupivacaina	0.01% 0.125%	0.25% 5 ml	4-6 ml	1-2 ml	15-20
[b] Fentanil + bupivacaina	0.00025% 0.125%	0.25% 5 ml	0.1-0.15 ml/kg/h	1-1.5 ml	15-20
Ropivacaina	0.2%	0.2% 5 ml	4-6 ml	1-2 ml	20
[c] Ropivacaina Fentanil	0.2% 0.00025%	5 ml	4 ml	1-2	20

[a] bupivacaina 0.5% 25 ml + sol. fisiologica 74 ml + morfina 1 mg
[b] bupivacaina 0.5% 25 ml + sol. fisiologica 60 ml + fentanil 5 ml (2.5 mcg/ml)
[c] ropivacaina 0.2% 95 ml + fentanil 5 ml (2.5 mcg/ml)

la anestetica alla velocità stabilita (Tab. 8). La dose incrementale, ID, che il paziente può decidere di autosomministrarsi (in genere 1/3 della dose oraria), può essere ad esempio di 1-2 ml. Lo spazio tra le dosi incrementali possibili, "lock out time", è in genere 20-30 minuti [36-38].

Anestesia combinata spinale-epidurale

Questo tipo di tecnica ben si adatta alla chirurgia ostetrico ginecologica, delle estremità inferiori, del perineo e del basso addome poiché è possibile sfruttare con essa i vantaggi forniti dalla anestesia spinale a quelli della peridurale continua.

Vantaggi

- Veloce "onset" del blocco sensitivo motorio grazie all'anestesia subaracnoidea;
- titrazione e mantenimento del livello di blocco grazie all'epidurale continua.

Svantaggi

- Possibile passaggio del catetere epidurale in spazio subaracnoideo (per la tecnica "needle through needle");
- impossibilità di verificare con dose test la giusta posizione del catetere epidurale (per la tecnica "needle through needle");
- maggiore incidenza di cefalea e "low back pain".

Materiali

Ultimamente è entrato in commercio un kit adatto alla tecnica "needle through needle" composto da un ago di Thuoy di 18G, da un catetere epidurale di 22G e da un ago di lunghezza 10 cm e 27G tipo Whitacre con un cono ad avanzamento graduale che si inserisce perfettamente nel cono del Thuoy e che permette di eseguire una precisa puntura della dura madre. La tecnica del "double space" non prevede l'uso di uno strumentario particolare ma solo quello di un ago adatto alla puntura subaracnoidea ed un kit da puntura epidurale classica.

Tecnica

Inizialmente per l'anestesia combinata è stata utilizzata la tecnica del doppio ago; successivamente è stata impiegata la tecnica del "needle through needle". Sebbene ogni tecnica abbia i propri vantaggi e svantaggi, quella del "needle through needle" risulta, a parità di probabilità di successo del blocco, più pratica e veloce da eseguire e meglio tollerata dal paziente [39].

Dopo aver somministrato almeno 15 ml/Kg di soluzione salina per via endovenosa si procede come segue: con il paziente in posizione laterale si reperisce lo spazio epidurale, quindi viene introdotto nell'ago di Thuoy l'ago da spinale di 27G (Whitacre) senza mandrino per effettuare la puntura subaracnoidea. Verificata la giusta posizione dell'ago da spinale, con il reflusso di liquor, vengono iniettati mediante modesto barbottage circa 10-15 mg di bupivacaina iperbarica. Si ritira l'ago da spinale e dopo un piccolo movimento della coda dell'ago di Thuoy verso il basso si introduce il catetere nello spazio epidurale facendolo avanzare per 3-5 cm.

Nessun anestetico locale viene introdotto nel catetere in questo momento; solo dopo 15-20 minuti, se il livello di blocco raggiunto con l'iniezione subaracnoidea non è adeguato sarà possibile iniettare nel catetere epidurale piccoli boli di anestetico locale, 1-2 ml lidocaina al 2% fino a raggiungere il livello metamerico stabilito. L'uso di fini aghi da spinale 27G ed il fatto di far muovere verso l'alto la punta del Thuoy in genere riducono la possibilità di passaggio del catetere attraverso il foro durale.

La tecnica è gravata da una bassa incidenza di cefalea; ciò è attribuibile a:
- ridotta quantità di tentativi nell'individuare lo spazio subaracnoideo;
- aghi da spinale generalmente molto fini.

L'aumento della pressione a livello peridurale esercita una forza che si oppone alla deliquorazione, quindi un'attività preventiva sulla cefalea [40, 41].

Farmaci da somministrare

Via subaracnoidea. Bupivacaina iperbarica in quantità di 10-15 mg ovvero 1-1.5 ml, che permette una volta iniettata a livello di L3-L4 di raggiungere un blocco fino all'altezza di T10-T8.
Via peridurale. Si attende l'instaurazione del blocco subaracnoideo quindi boli refratti di anestetico locale, di 2 ml, distanziati di 5 minuti tra loro permettono di estendere in maniera graduale il livello di anestesia.

Blocchi centrali ed analgesia nel parto

I blocchi centrali possono essere validamente utilizzati in ostetricia sia per ridurre il dolore nel travaglio di parto, sia per l'esecuzione del taglio cesareo. Alle controindicazioni classiche dei blocchi centrali deve essere qui aggiunta la presenza di coagulopatie tipiche della gravidanza (piastrinopenia, HELLP syndrome) e tracciato cardiotocografico indicativo di sofferenza fetale.

Analgesia nel travaglio di parto

Nel travaglio di parto il dolore ha due componenti distinte: una componente viscerale, predominante nella prima fase del travaglio afferente ai metameri T10-T12 e legata alla distensione della cervice uterina, ed una componente somatica, preponderante nella seconda parte del travaglio, dovuta alla distensione delle strutture del pavimento pelvico. Durante tutto il travaglio può essere presente un dolore particolarmente importante a livello della fossa iliaca destra o sinistra (mai bilaterale), la cui etiologia non è stata ancora ben chiarita [42].

Prima di intraprendere l'analgesia epidurale continua con anestetici locali occorre verificare che tre condizioni siano soddisfatte [43]:

- parto ben avviato: contrazioni efficienti 30-40 mmHg distanziate da 1 a 5 minuti di tempo;
- dilatazione uterina di almeno 3 cm;
- testa appoggiata sulla cervice uterina e non ballottabile.

Tecnica

- Espansione volemica con 10-15 ml/Kg di soluzione salina;
- con la paziente in posizione seduta, oppure in decubito laterale sinistro, si esegue la puntura epidurale scegliendo l'interspazio L2-L3 o L3-L4;
- dopo la dose test, in assenza di blocco sensitivo motorio agli arti inferiori e con la paziente in posizione supina, si inizia la somministrazione del bolo starter composto da 50-100 mcg di fentanil e da bupivacaina 0.125% 8-12 ml o ropivacaina 0.2% 8-12 ml;
- la somministrazione della dose starter dovrebbe avvenire in piccoli boli di 4-5 ml per ognuno distanziati da almeno 5-10 minuti tra loro;
- durante la prima mezz'ora particolare attenzione deve essere posta al monitoraggio cardiovascolare della madre;
- nella prima fase del travaglio la paziente dovrebbe essere mantenuta supina in maniera che l'anestetico possa diffondersi uniformemente anche ai metameri toracici; successivamente, con l'approssimarsi del periodo espulsivo, la paziente sarà posta semiseduta per aumentare la quota di anestetico che va ad interessare i metameri lombosacrali.

Mantenimento in perfusione continua

Se il livello di blocco raggiunto è adeguato (T10-T12) si inizia la perfusione continua con bupivacaina 0.100% a 8-10 ml/h o ropivacaina 0.2% a 8-10 ml/h. Con questo tipo di approccio è possibile che vengano somministrate quote talvolta troppo alte, talvolta insufficienti di anestetico.

Mantenimento in PCA (patient controlled analgesia)

Se si dispone di pompe per questo tipo di somministrazione è possibile impostare una perfusione continua di bupivacaina 0.100% a 4-6 ml/h o ropivacaina 0.2% a 4-6 ml/h con dosi incrementali di 2 ml distanziate di 20 minuti tra loro. Per l'episiotomia è necessario somministrare almeno 4-5 ml di lidocaina 1% immediatamente dopo la rotazione della testa del nascituro.

In caso di comparsa del gettone doloroso in regione iliaca si somministrano 2-3 ml di lidocaina 1.5%.

"Early labor"

Se i dolori materni sono forti ma la testa è ancora alta e ballotabile o la dilatazione del collo dell'utero non ha ancora raggiunto i 3 cm si può procedere all'analgesia, utilizzando però la somministrazione epidurale di solo oppioide 100 mcg oppure oppioide 75 mcg ed alfa due agonista (clonidina) 30-75 mcg. Questa miscela, in particolare, fornisce un periodo libero da dolore di circa 90-120 minuti. Successivamente, quando le condizioni ostetriche sopra viste saranno soddisfatte, somministreremo l'anestetico locale con le modalità precedentemente elencate.

"Late labor"

In una paziente con una dilatazione uterina superiore a 5 cm, con la parte presentata ben appoggiata sull'utero è possibile raggiungere in fretta un adeguato controllo del dolore, mediante iniezione subaracnoidea.

Con un ago di 27G si punge a livello di L3-L4; si inietta una miscela composta da bupivacaina isobarica 0.25% 1 ml e da sufentanil 3-5 mcg o fentanil 12.5 mcg. Il volume della miscela non deve superare 1.5 ml; quindi si pone la paziente supina. Questa miscela assicura un'adeguata analgesia per 2-4 ore.

Dall'analgesia epidurale all'anestesia per taglio cesareo

Nel caso in cui il parto diventi operativo è possibile approfondire il blocco analgesico con anestetici più concentrati. In genere si utilizzano piccoli boli di 4 ml ciascuno di lidocaina 2% carbonata (si aggiungono 1-2 ml di sodio bicarbonato all'8.4% per ogni 9 ml di lidocaina) distanziati 3-4 minuti l'uno dall'altro. Si monitorizza la pressione e la frequenza cardiaca materna ed il battito cardiaco fetale; si titra il blocco fino a T4-T6. In genere occorrono 12-15 ml di soluzione anestetica; la progressione del blocco è abbastanza rapida (10-15 minuti) ed in pazienti che presentavano già l'analgesia epidurale non si rileva ipotensione.

Blocchi nervosi periferici

Lo scopo dell'anestesia plessica o tronculare è quello di porre in stretta vicinanza del nervo la minima quantità di anestetico che possa indurre il blocco della conduzione dell'impulso. In questo senso appare importante conoscere sia le caratteristiche degli anestetici locali sia degli strumenti necessari a soddisfare questa condizione.

L'anestetico locale è definito come una sostanza che, applicata localmente e in una determinata concentrazione, blocca in modo reversibile il traffico di impulsi elettrici a livello della fibra nervosa.

Le fibre nervose vengono classificate in diversi gruppi in base a caratteristiche morfo-funzionali:

gruppo A: appartengono le fibre motrici, tutte mielinizzate, a loro volta divise in due sottogruppi Aα e Aγ, ma anche le fibre sensitive, anch'esse mielinizzate, che veicolano sensazioni di pressione di distensione, e quelle non mielinizzate Aδ che veicolano la sensibilità dolorifica;

gruppo B: è costituito da fibre mieliniche preglangliari del sistema nervoso autonomo;

Tabella 9. Sequenza del blocco anestetico e del recupero

Sequenza del blocco	Sequenza del recupero
B	A-α
C; A-δ	A-β
A-γ	A-γ
A-β	C; A-δ
A-α	B

gruppo C: comprende le fibre amieliniche delle radici spinali posteriori e del sistema nervoso autonomo, fibre post gangliari.

Il diametro delle fibre è direttamente proporzionale alla distanza tra i nodi di Ranvier: alle fibre di maggiore diametro corrisponde una velocità di conduzione maggiore ed una minore sensibilità al blocco anestetico [44] (Tab. 9).

Struttura degli anestetici locali

Gli AL sono composti da un gruppo aromatico, responsabile della lipofilia, da un gruppo amidico, responsabile della idrofilia, legati assieme da una catena intermedia che permette di distinguerli in due classi: quelli con legame estereo, gli aminoesteri, e quelli con legame amidico, gli aminoamidi: lidocaina, mepivacaina, bupivacaina, ropivacaina. Questi ultimi sono sicuramente i più usati nella pratica clinica.

Meccanismo d'azione

Esistono diverse teorie riguardo l'azione degli anestetici locali, fra le quali la teoria della combinazione con i recettori e quella dell'espansione di membrana; il risultato ultimo è comunque sempre l'arresto del flusso intracellulare di ioni e il blocco della conduzione dell'impulso [44, 45].

Gli anestetici locali sono a pH fisiologico in parte in forma ionica, idrosolubile, in parte non ionica, liposolubile. Il rapporto tra queste due forme dipende dal pKa della sostanza e dal pH della soluzione. Solo la forma liposolubile, non ionica, è capace di passare attraverso la membrana cellulare ed arrivare all'assoplasma, mezzo acquoso, dove si raggiunge un nuovo equilibrio tra parte ionizzata e non ionizzata (reazione di Henderson Hasselbach); e dove solo la forma ionica è capace di diffondere verso la parte interna del canale del sodio ed ostruirlo, impedendo così la depolarizzazione.

Caratteristiche dell'anestetico

L'"onset time". È il tempo necessario per raggiungere una concentrazione minima efficace per il blocco nervoso. L'"onset time" varia in funzione del pKa dell'anestetico, del pH della soluzione, della diffusibilità e della concentrazione usata. Ovviamente riveste importanza anche il pH dei tessuti nei quali l'anestetico viene iniettato; ad esempio, l'acidosi presente nei tessuti infiammati determina un aumento della quota ionizzata non diffusibile di anestetico, riducendone l'efficacia [46].

Tabella 10. Potenza comparativa degli anestetici locali

Anestetico	%	%	%	%
Lidocaina	0.5	1	1.5	2
Mepivacaina	0.5	1	1.5	2
Bupivacaina	0.125	0.25	0.375	0.5
Ropivacaina	–	0.2	–	0.5-0.75

Potenza e dinamica. La potenza di un anestetico locale è legata al concetto di concentrazione minima (Cm) ovvero quella quantità di farmaco richiesta per determinare, entro 5 minuti, la riduzione del 50% del potenziale di azione di una fibra nervosa immersa in una soluzione a pH 7.2-7.4 e stimolata con una frequenza di 30 cicli al secondo [47] (Tab. 10).

Una volta iniettato nei tessuti l'anestetico passa attraverso tre fasi distinte.

Fase di rilascio: questa fase è particolarmente importante ed è strettamente connessa al sito di iniezione ed alla concentrazione della soluzione. I tronchi periferici sono circondati da tessuto grasso e fibroso che rende difficoltosa la diffusione, guidata da gradienti di concentrazione, dell'anestetico verso il nervo; è necessario quindi somministrare una grossa quota di farmaco in stretta vicinanza del nervo per favorire un movimento veloce dell'anestetico verso il nervo stesso. Il tempo necessario per raggiungere una Cm adeguata è quindi dipendente dalla dose totale e dalla distanza tra il sito di deposizione dell'anestetico e l'organo bersaglio.

Fase d'induzione: raggiunto il nervo, l'anestetico plasma prima la parte superficiale e poi la più interna. Nel tronco periferico le fibre tributarie dei territori più a valle sono poste nel core, circondate da quelle più periferiche afferenti ai territori prossimali. Ciò spiega perché nei blocchi periferici le parti distali degli arti sono in genere le ultime ad essere interessate dall'anestesia. Il contrario accade nell'anestesia endovenosa retrograda [49].

Fase di recupero: nella fase di recupero l'anestetico deve fare a ritroso il percorso effettuato durante la fase d'induzione. Dapprima si liberano dal blocco le parti periferiche del nervo, quindi il core; ciò spiega perché nei blocchi plessici le estremità distali sono bloccate per un tempo maggiore rispetto ai territori prossimali, soprattutto se si è fatto uso d'anestetici con modesto effetto vasocostrittore intrinseco (mepivacaina o ropivacaina) (Tab. 11).

La durata d'azione. Dipende dal tipo di legame con i recettori, dal "re-uptake" dei vasi, dalla dose somministrata oltre che dalle caratteristiche intrinseche delle molecole [50].

Blocco differenziale. La profondità del blocco dipende dalla concentrazione dell'anestetico usata. Le fibre fini per essere bloccate hanno bisogno di una Cm inferiore rispetto alle fibre più grosse.

La dose. La dose totale d'anestetico somministrato influenza l'"onset time", la profondità e la durata del blocco; in particolare, a parità di volume un aumento della concentrazione della soluzione anestetica impiegata determina una riduzio-

Tabella 11. Profilo clinico degli anestetici locali

Farmaco	Concentrazione consigliata (%)	Tipo di blocco	Onset	Durata d'azione (ore)	Dose massima in bolo singolo (mg/kg)
Lidocaina	1.5-2	blocchi periferici	breve	1-2	4 o 7 con adrenalina assoluta
		blocco epidurale			500 mg con adrenalina
Mepivacaina	1.5-2	periferici e centrali	breve	2-3	6-7 (10 per blocchi periferici)
		blocco epidurale			–
Bupivacaina	0.375-0.5	blocchi periferici	lungo	4-8	225
	0.5	blocco epidurale		2-4	2
	1	blocco spinale			0.1-0.2
Ropivacaina	0.75	blocchi periferici	lungo	4-12	assoluta 225 mg
		blocco epidurale		4-6	assoluta 188 mg

ne dell'"onset" ed un aumento della durata del blocco sensitivo-motorio [50]. La dose massima da somministrare per ogni anestetico locale dipende da vari fattori, come presenza o meno di vasocostrittori nella miscela o il sito di iniezione [50, 51].

Sito di iniezione

Il sito di iniezione influenza il profilo farmacocinetico degli anestetici: "onset time", durata d'azione ma anche l'assorbimento plasmatico. I picchi plasmatici variano a parità di dose somministrata in questo modo: intercostale > blocco caudale > lombare epidurale > plesso brachiale (interscalenico o ascellare) > blocco del nervo sciatico e femorale [52].

Vasocostrittori

La durata d'azione di un anestetico dipende dal tempo di contatto tra il farmaco e la fibra nervosa e dal numero. Un blocco più profondo e più duraturo può essere ottenuto aumentando la dose (volume o concentrazione) di farmaco oppure con l'aggiunta d'epinefrina alla soluzione anestetica. L'epinefrina è aggiunta alle soluzioni di AL nell'intento di ridurre l'assorbimento vascolare (e conseguentemente di diminuire i picchi plasmatici), di aumentare la concentrazione *in situ*, di prolungare la durata di azione e di aumentare la profondità del blocco nervoso. L'aggiunta di epinefrina a lidocaina e mepivacaina, quando utilizzati per blocchi periferici o centrali (epidurale), determina prolungamento dell'azione anestetica e aumento della profondità del blocco. L'aggiunta di adrenalina alla bupivacaina determina un allungamento del tempo di azione se impiegata per i blocchi periferici ma non nel blocco epidurale.

Carbonazione

Le soluzioni commerciali di anestetico locale hanno un pH che varia da 3 a 6.5 ed un pKa variabile tra 7.6 e 8.9; in particolare le soluzioni contenenti adrenalina sono più acide di quelle che non la contengono. Aggiungendo bicarbonato di sodio alla soluzione, innalzando cioè il pH della soluzione fino a 7, si ottiene un'aumento della quota non ionizzata, liposolubile, di anestetico e conseguentemente una riduzione dell'"onset"; inoltre una parte della CO_2 del tampone passa nella cellula determinando una riduzione del pH intracellulare e un conseguente aumento della frazione ionizzata di farmaco.

La quota ionizzata intracellulare d'anestetico locale, non potendo oltrepassare la membrana nervosa, rimane più a lungo dentro la cellula (fenomeno della trappola ionica) determinando così un prolungamento del blocco nel tempo. Questi fenomeni sono più evidenti per lidocaina e mepivacaina quando impiegate per blocco periferico o extradurale; per la bupivacaina invece la carbonazione riduce l'"onset" solo per le soluzioni a bassa concentrazione.

L'aggiunta di bicarbonato alle soluzioni di bupivacaina contenenti adrenalina riduce l'acidità della soluzione e contribuisce ad aumentare la quota d'adrenalina attiva [53-56].

La carbonazione può essere attuata aggiungendo ±1 mEq di bicarbonato di sodio ogni 200 mg di soluzione anestetica (lidocaina o mepivacaina).

Caratteristiche del paziente

Età: è un fattore di cui bisogna tenere conto; al di sotto dei sei mesi è ad esempio sconsigliata la somministrazione di mepivacaina per mancanza di capacità metabolica da parte del fegato e per la grossa quota libera da legame proteico presente nel sangue.

Malattie concomitanti: la bassa gittata, l'ipossia, l'acidosi (soprattutto se metabolica + respiratoria) la cirrosi sono fattori che riducono il metabolismo degli AL. L'ipoproteinemia (che implica maggiore quantità libera di sostanza), le cardiopatie cianogene, poiché il polmone intrappola gran parte dell'anestetico ionizzato, aumentano la tossicità sul cuore e sul sistema nervoso centrale.

Interferenze medicamentose: soprattutto cimetidina, alotano e propanololo, hanno dimostrato di ridurre la clearance della lidocaina per inibizione diretta della sua biotrasformazione e per riduzione del flusso epatico. In altri casi la tossicità è dovuta alla maggior quota di sostanza anestetica libera da legame proteico.

L'elettroneurostimolatore (ENS)

Fino a pochi anni or sono i blocchi nervosi periferici erano praticati mediante l'iniezione di grossi volumi d'anestetico nelle vicinanze del nervo previe evocazioni di parestesie. L'introduzione dell'elettroneurostimolatore (ENS) ha permesso di ridurre gli effetti collaterali e le complicanze legate all'esecuzione del blocco periferico, aumentando la percentuale di successo del blocco stesso soprattutto per i tronchi nervosi situati in profondità.

L'ENS si basa su tre principi fondamentali.

1. La parte motoria di un nervo misto richiede un'intensità di corrente inferiore a quella sensitiva per essere attivata; le fibre mieliniche di grosso calibro, infatti, vengono depolarizzate da correnti di minore intensità rispetto alle Aδ e C.
2. La parte motoria stimolata determina la contrazione di masse muscolari ben precise; ciò permette di evidenziare la vicinanza dell'ago esploratore al nervo prescelto senza evocare fastidiose parestesie.
3. Teoria delle componenti: per la maggior parte dei territori d'interesse chirurgico è possibile identificare diverse innervazioni afferenti come presenza di nervi diversi, ramificazioni di uno stesso nervo, endocomponenti di un unico nervo. Queste componenti devono essere tutte accuratamente ricercate ed anestetizzate se si vuole riuscire perfettamente nel blocco.

La riuscita di un blocco anestetico non può prescindere dall'osservazione di cinque regole fondamentali:
- conoscenza dell'anatomia;
- uso dell'ENS in accordo con le leggi di elettrofisiologia;
- uso di aghi isolati;
- conoscenza delle risposte alla stimolazione nervosa;
- uso di un adeguato dosaggio di anestetico.

L'ENS dovrebbe erogare un'onda quadra di corrente con una durata non superiore agli 0.3 secondi con una frequenza di stimolazione di 2 Hz. Nella pratica clinica, mentre il polo positivo è collegato a massa ad un elettrodo posto sulla cute del paziente ad almeno 20 cm di distanza dalla zona prescelta per il blocco, l'elettrodo negativo dell'ENS è collegato all'estremità prossimale di un ago isolato ovvero ricoperto per tutta la sua lunghezza da teflon. In tal modo la massima intensità di energia emessa dall'ENS sarà scaricata solo a livello della punta dell'ago.

Quando l'ago esploratore viene infisso nella cute in corrispondenza dei punti di repere classici per eseguire un determinato blocco, l'intensità di stimolazione dovrebbe essere regolata su 1 mA.

Una volta evocata una determinata clonia si abbassa l'intensità di stimolazione a 0.5 mA; se le clonie permangono significa che siamo in stretta vicinanza del nervo. S'iniettano allora 2 ml di anestetico locale: se la posizione dell'ago è corretta l'iniezione dell'anestetico allontana il nervo dalla punta dell'ago determinando la scomparsa delle clonie (Raj Test). Se, al contrario, dopo l'iniezione dei primi due millilitri di soluzione le clonie permangono significa che l'ago si trova probabilmente a livello intraneurale: è necessario allora ritirare un po' l'ago per non incorrere in danni nervosi.

Anestesia per l'arto superiore (Tab. 12, 13)

L'arto superiore è innervato dal plesso brachiale che prende origine dai rami anteriori dei nervi cervicali C5-C6-C7-C8 talvolta T1 con anastomosi provenienti da C4 e da T2 (nervo intercostobrachiale). Dopo l'emergenza dai forami vertebrali le radici dei nervi si portano a formare i tronchi primari superiore C5 e C5 (ramo anastomotico di C4), medio C7, inferiore C8-T1 con il ramo anastomotico di T2, che decorrono tra lo scaleno medio posteriormente e lo scaleno anteriore posto davanti. Quindi si portano lateralmente verso la prima costa, la superano e si dispongono intorno all'arteria succlavia dando appunto un ramo mediale ed uno laterale. I rami quindi si ricombinano a formare tre tronchi secondari intorno all'arteria ascellare:

- posteriore, da cui origina il nervo radiale;
- mediale, da cui nasce il nervo ulnare;
- laterale che con parte del tronco mediale va a formare il nervo mediano ed il nervo muscolo-cuntaneo.

Le aponeurosi dei muscoli cervicali accompagnano il plesso brachiale dalla loro emergenza fino alle branche terminali principali, circondando così uno spazio perineurale ben definito. A livello dell'apofisi coracoide esiste un sepimento che separa lo spazio interscalenico da quello ascellare e che impedisce che una soluzione anestetica introdotta a livello ascellare risalga nello spazio interscalenico anche sotto pressione. A livello ascellare tra un nervo e l'altro sono presenti dei setti che impediscono la comunicazione tra un compartimento nervoso e l'altro: ciò rende ragione talvolta dell'insuccesso dei blocchi ascellari con iniezioni uniche di anestetico.

L'approccio al plesso brachiale deve essere scelto in base all'intervento da eseguire oltre che alle caratteristiche del paziente (Fig. 1).

Blocco interscalenico

Con questo termine s'intende il blocco nervoso del plesso all'emergenza tra lo scaleno medio ed anteriore in corrispondenza della linea tracciata a partire dal margine superiore della cricoide. Caratteristiche peculiari di questo blocco sono la facile identificazione dei reperi anatomici e la posizione indifferente dell'arto durante l'esecuzione.

- *Indicazioni*: interventi chirurgici di spalla e braccio con esclusione dei territori di interesse del nervo ulnare.
- *Posizione del paziente*: supina con la testa girata dalla parte opposta al lato da bloccare.
- *Posizione dell'anestesista*: laterale o postero-laterale rispetto al paziente.

Tabella 12. Correlazioni tra tecnica di esecuzione e blocco nervoso dell'arto superiore

Nervi bloccati	Interscalenico	Sovraclaveare	Infraclavicolare	Ascellare
Muscolo cutaneo	+	+	+	–
Circonflesso	+	+	–	–
Radiale	+	+	+	+
Mediano	+	+	+	+
Intercostobrachiale	–	–	+	–
Ulnare	–	+	+	+

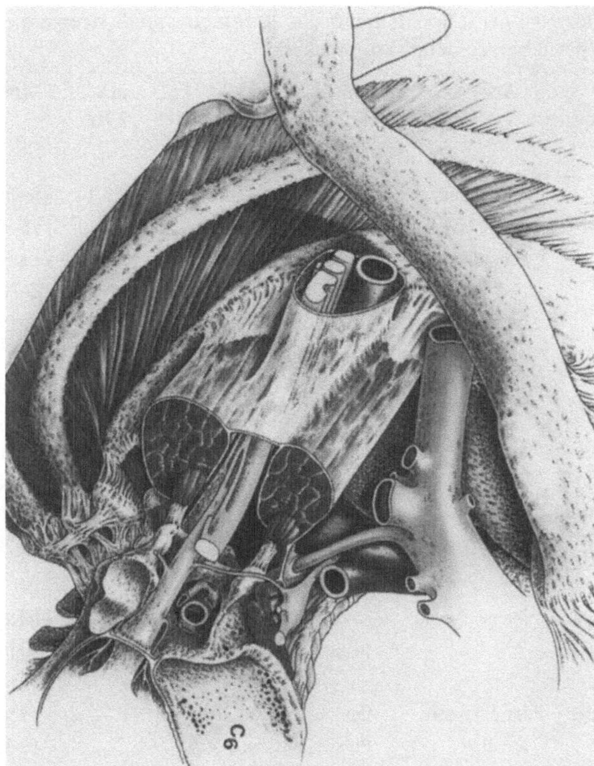

Fig. 1. Disposizione delle radici nervose del plesso brachiale a livello di C6. (Riprodotta, da Scott B (1992) Tecniche di anestesia loco-regionale. Verduci editore, Roma, per gentile concessione)

- *Punti di repere*:
  - margine superiore della cartilagine cricoidea;
  - processo trasverso di C6;
  - solco interscalenico (tra scaleno anteriore e medio) facilmente palpabile dietro il margine posteriore del capo claveare del muscolo sternocleidomastoideo.

L'ago, 25G e 4 cm di lunghezza, viene inserito nel solco interscalenico dove questo incrocia la linea retta tracciata dal margine superiore della cartilagine cricoidea (la sede corrisponde generalmente al processo trasverso di C6) e diretto medialmente inferiormente e posteriormente.

- *Clonie da evocare*:
  - abduzione di spalla è la componente più importante: iniettare 7-10 ml di soluzione anestetica;
  - flessione del gomito ed estensione del gomito 5 ml di soluzione anestetica per ognuna delle due componenti.
- *Anestetico da usare*: mepivacaina 1.5-2%; ropivacaina 0.75%; 15-20 ml. "Onset time" 10-20 minuti.

Tabella 13. Indicazioni per il tipo di approccio, le componenti da ricercare e le dosi di anestetico da usare per il blocco del plesso brachiale

Indicazione	Accesso	Contrazioni caratteristiche	mA 2 Hz	Anestetico*
Chirurgia				
• della spalla	interscalenico	abduzione deltoide	0.5-1	• mepivacaina 1-2%
• del braccio	sovraclaveare	flessoestensione gomito		15-20 ml
• del gomito	sopraclaveare	flessoestensione polso		• ropivacaina 0,75%
				15-20 ml
• del braccio	infraclaveare	flessoestensione gomito	0.5-1	• mepivacaina 1-2%
• del gomito		flessoestensione polso		15-20 ml
• del polso		flessoestensione dita		• ropivacaina 0,75%
• della mano				15-20 ml
• del gomito	ascellare	flessoestensione gomito	0.5-1	• mepivacaina 1-2%
• dell'avambraccio		flessoestensione polso		15-20 ml
• del polso		flessoestensione dita		• ropivacaina 0,75%
• della mano				15-20 ml
Traumatologia				
• Lussazione di spalla	interscalenico	abduzione deltoide	0.5-1	• lidocaina 1-2%
• Riduzioni fratture		flessoestensione gomito		10 ml
• omero				
• Riduzione fratture	infraclaveare	flessoestensione gomito	0.5-1	• lidocaina 1-2%
• di avambraccio,	ascellare	flessoestensione polso		10-15 ml
• polso, mano		flessoestensione dita		

- *Complicanze*:
  - iniezione intrarteriosa (a vertebrale);
  - iniezione epidurale o subaracnoidea;
  - blocco del simpatico cervicale, sindrome di Horner e blocco del ricorrente;
  - pneumotorace.

Il blocco del nervo frenico non dovrebbe essere definito una complicanza ma piuttosto un effetto collaterale poiché è sempre presente, ma in pazienti normali non affetti da patologie neurologiche o respiratorie non determina nessuna sintomatologia clinica. Questo fatto però controindica l'attuazione del blocco in questione nei pazienti affetti da paralisi del frenico controlaterale o da grave insufficienza respiratoria (Fig. 2).

Blocco sopraclavicolare

È questo un blocco che in teoria permette di eseguire qualsiasi intervento sull'arto superiore (Fig. 3). A livello del solco interscalenico, 1 cm sopra la clavicola lateralmente e all'arteria succlavia, i tre tronchi nervosi, superiore, medio ed inferiore, sono posti in quest'ordine sul piano verticale.

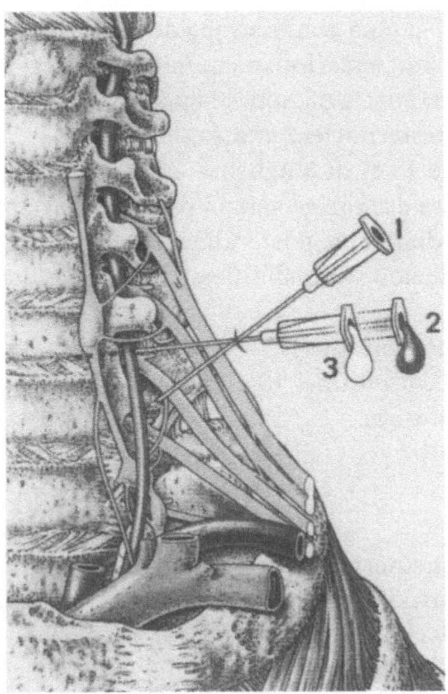

Fig. 2. (1) Contatto osseo; (2) puntura dell'arteria vertebrale; (3) puntura della dura madre. (Riprodotta da Scott B (1992) Tecniche di anestesia loco-regionale. Verduci editore, Roma, per gentile concessione)

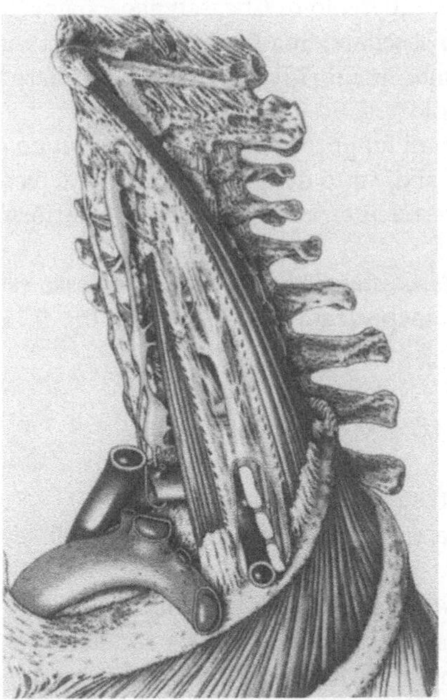

Fig. 3. Disposizione dei tronchi nervosi a livello sopraclavicolare. (Riprodotta da Scott B (1992) Tecniche di anestesia loco-regionale. Verduci editore, Roma, per gentile concessione)

- *Posizione del paziente*: supina con braccio addotto lungo il corpo.
- *Posizione dell'anestesista*: posteriore o laterale rispetto al paziente.
- *Punti di repere*: l'arteria succlavia, sopra la parte media della clavicola, la doccia interscalenica dietro lo sternocleidomastoideo.

S'inserisce l'ago, 25G e 4 cm di lunghezza, poco sopra la pulsazione della succlavia lateralmente ad essa e si dirige verso i piedi del paziente senza che la punta devii posteriormente medialmente o lateralmente.

- *Clonie da evocare*: abduzione di spalla, flesso estensione del gomito, flesso estensione del polso.
- *Anestetico da usare*: mepivacaina 1.5-2%; naropina 0.75%; 5 ml di soluzione per componente evocata. "Onset time" 10-20 minuti.
- *Complicanze*: Pneumotorace.

Blocco infraclavicolare

È questo un approccio che permette di bloccare tutti i rami del plesso brachiale compreso l'intercostobrachiale ed il nervo muscolo-cutaneo, quindi indicato per qualsiasi intervento sull'arto superiore. Tuttavia, se il punto di infissione rimane distale rispetto al processo coracoide, la soluzione anestetica scivola verso il basso lasciando scoperto il nervo ascellare. Quest'approccio offre la possibilità di una facile cateterizzazione del plesso per analgesia postoperatoria.

- *Posizione del paziente*: supina, l'arto abdotto a 90° se possibile o lungo il corpo.
- *Posizione dell'anestesista*: posteriore rispetto al paziente.
- *Punti di repere*: punto tubercolo di Chassaignac e palpazione dell'arteria ascellare all'apice del cavo ascellare; una linea viene tirata a congiungere il processo trasverso di C6 al punto in cui si palpa l'arteria ascellare passante per il punto di mezzo della clavicola.

Un ago da 22G e 8 cm di lunghezza viene inserito con un angolo di 45° rispetto al piano cutaneo 1.5 cm al di sotto del punto di mezzo della clavicola ed indirizzato secondo la linea precedentemente tracciata: posteriormente, lateralmente e verso il basso.

- *Clonie da evocare*: flesso estensione del braccio e flesso estensione del polso.
- *Anestetico da usare*: mepivacaina 1.5-2%; naropina 0.75%; 25-30 ml. "Onset time" 10-20 minuti.

Blocco per via ascellare (Fig. 4)

- *Indicazioni*: interventi su avambraccio e mano.
- *Posizione del paziente*: supino con braccio abdotto a 90° e avambraccio flesso sul braccio a 90°.
- *Posizione dell'anestesista*: al lato del paziente.
- *Punti di repere*: si cerca di palpare l'arteria ascellare nel punto in cui sotto il muscolo coracobrachiale s'incrociano il muscolo grande pettorale ed il tricipite; quindi si segue la pulsazione dell'arteria fino al punto più alto dell'ascella in cui è possibile palparla.

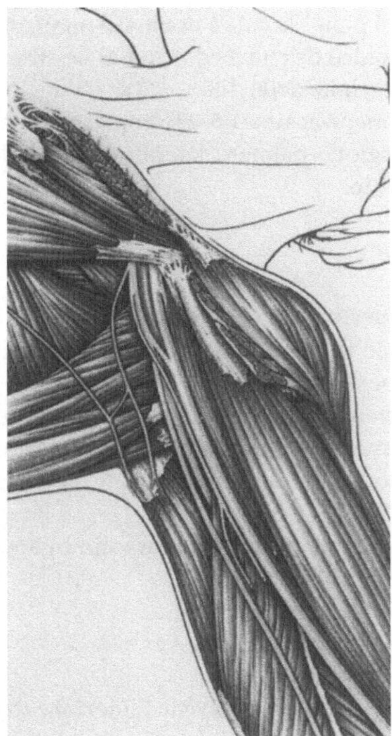

Fig. 4. Disposizione dei rami nevosi del plesso brachiale a livello ascellare. (Riprodotta da Scott B (1992) Tecniche di anestesia loco-regionale. Verduci editore, Roma, per gentile concessione)

Con un ago di 25G e di 4 cm si pratica l'iniezione a questo livello, si indirizza l'ago verso l'arteria, quindi si ritira l'ago e si dirige inferiormente ad essa. In ultimo si sposta verso il basso l'arteria, si passa superiormente e posteriormente: in questa maniera si bloccano rispettivamente mediano, ulnare e radiale.

- *Clonie da evocare*: flesso estensione del polso e flesso estensione delle dita.
- *Anestetico da usare*: mepivacaina 1.5-2%; ropivacaina 0.75%; 4-5 ml di soluzione per componente.

Se la punta dell'ago viene diretta verso il muscolo coracobrachiale è possibile comprendere nel blocco anche il nervo muscolo cutaneo (clonia: la flessione del gomito). Il nervo intercostobrachiale può essere anestetizzato ridirezionando l'ago caudalmente ad angolo retto rispetto all'arteria ascellare.

Blocco del nervo mediano

Il nervo mediano può essere bloccato al gomito oppure al polso. Nel primo caso si punge la cute a livello della linea intercondiloidea medialmente all'arteria omerale.

- *Clonie da evocare*: flessione del polso e delle prime tre dita.
- *Anestetico da usare*: mepivacaina 1.5-2%; ropivacaina 0.75%; 5-8 ml.

Per il blocco al polso si punge la cute a livello del punto di incontro tra la linea passante per il processo stiloideo dell'ulna ed i tendini flessore radiale di carpo ed ulna.

- *Clonie da evocare*: flessione delle dita.
- *Anestetico da usare*: mepivacaina 1.5-2%; ropivacaina 0.75%; 5-8 ml.
- *Area di anestesia*: regione palmare laterale e faccia dorsale delle ultime due falangi I, II, III e IV dito.

Blocco del nervo radiale

Il blocco al gomito di questo nervo prevede l'iniezione di anestetico in corrispondenza del solco compreso tra il muscolo bicipite ed il brachioradiale in corrispondenza della piega del gomito.

- *Clonie da evocare*: estensione del polso e delle dita oltre l'abduzione del I° dito.
- *Anestetico da usare*: mepivacaina 1.5-2%; ropivacaina 0.75%; 5-8 ml.

Per il blocco a livello del polso si iniettano 5 ml di anestetico alla base della tabacchiera anatomica.

- *Area di anestesia*: parte radiale dell'avambraccio e cute della parte dorsale delle prime due dita.

Blocco del nervo ulnare

Il blocco del nervo ulnare al gomito prevede l'iniezione di anestetico a livello della doccia oleocranica.

- *Clonie da evocare*: flessione del polso e del IV e V dito.
- *Anestetico da usare*: mepivacaina 1.5-2%; ropivacaina 0.75%; 5-8 ml.
- *Area di anestesia*: regione palmare e dorsale ulnare della mano, V dito e metà ulnare del IV dito.

Per il blocco a livello del polso si iniettano 3-5 ml di anestetico in corrispondenza del punto di incontro tra la linea passante per il processo stiloideo dell'ulna ed il tendine del muscolo flessore ulnare del carpo medialmente all'arteria ulnare.

Blocchi nervosi per l'arto inferiore (Fig. 5) (Tab. 14)

Gli arti inferiori possono essere anestetizzati facilmente mediante anestesia spinale o epidurale. Quando il blocco simpatico connesso ai blocchi centrali deve essere evitato si può ricorrere al blocco periferico dei diversi tronchi nervosi femorale, cutaneo, laterale della coscia ed otturatorio (L2-L3-L4) e sciatico (L5-S1-S2-S3-S4).

Blocco del nervo sciatico (Fig. 6)

Il nervo sciatico è costituito da fibre provenienti dalle radici L4-L5-S1-S2-S3-S4. Dopo essere passato attraverso il grande forame ischiatico ed il margine inferiore del muscolo piriforme si porta verso il punto di mezzo che unisce la grande tuberosità ischiatica ed il grande trocantere del femore e prosegue sulla linea mediana

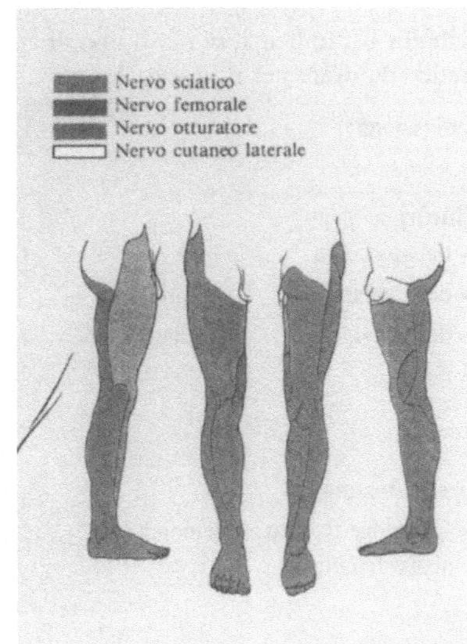

Fig. 5. Distribuzione dei tronchi nervosi nell'arto inferiore. (Riprodotta da Scott B (1992) Tecniche di anestesia loco-regionale. Verduci editore, Roma, per gentile concessione)

della coscia fino alla fossa poplitea dove si divide in due rami terminali: il nervo tibiale anteriore, che innerva la faccia dorsale della gamba e la parte plantare del piede, ed il peroniero comune per la faccia laterale della gamba ed il dorso del piede.

In genere il blocco dello sciatico si accompagna ad altri blocchi nervosi per la chirurgia dell'arto inferiore.

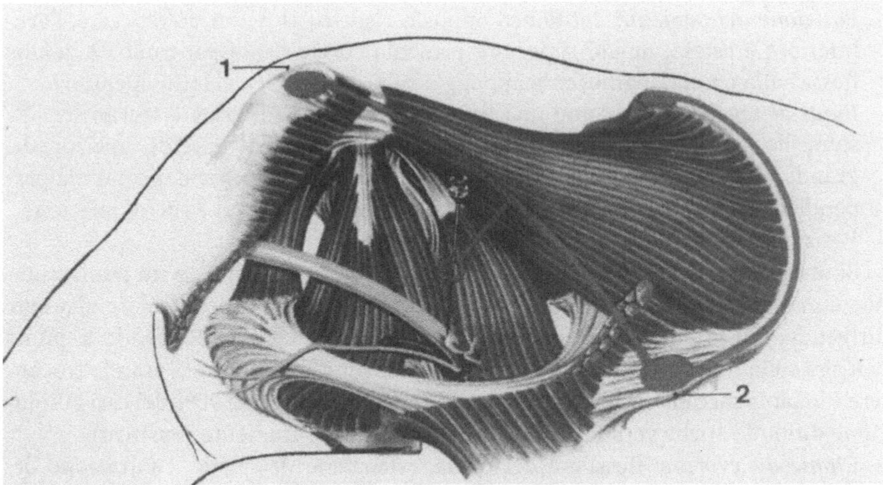

Fig. 6. Blocco del nervo sciatico per via posteriore. (1) Spina iliaca antero superiore; (2) Grande trocantere. (Riprodotta da Scott B (1992) Tecniche di anestesia loco-regionale. Verduci editore, Roma, per gentile concessione)

Tabella 14. Indicazioni per il tipo di approccio, le componenti da ricercare e le dosi di anestetico da usare per il blocco dei nervi sciatico e femorale

Indicazione	Accesso	Contrazioni caratteristiche	mA * Hz	Anestetico*
Chirurgia				
• del ginocchio • della gamba • della caviglia • del piede	1+2 1-femorale 2-sciatico	1-vasto mediale, scorrimento patella, vasto laterale 2-flessoestensione piede, contrazione mm loggia posteriore coscia	0.5-1	• mepivacaina 1.5-2% 25 ml • ropivacaina 0.75% 25 ml
Traumatologia				
• Riduzione frattura diafisi femorale	femorale	1-vasto mediale, scorrimento patella, vasto laterale	0.5-1	• lidocaina 1-2% 15-20 ml • mepivacaina 1-2% 15-20 ml
• Riduzione frattura tibia/perone	sciatico per via anteriore o laterale	flessoestensione piede, contrazione mm loggia posteriore coscia	0.5-1	• lidocaina 1-2% 15-20 ml • mepivacaina 1-2% 15-20 ml
• Riduzione frattura caviglia/piede	sciatico per via anteriore	flessoestensione piede, contrazione mm loggia posteriore coscia	0.5-1	• lidocaina 1-2% 15-20 ml • mepivacaina 1-2% 15-20 ml

Blocco per via posteriore

- *Posizione del paziente*: sul fianco opposto rispetto al nervo da bloccare; l'arto inferiore è esteso, quello superiore presenta coscia flessa sul tronco e gamba flessa sulla coscia; il ginocchio appoggia sulla superficie del letto operatorio.
- *Punti di repere*: si tracciano una linea che congiunge il grande trocantere alla spina iliaca postero-superiore ed una linea che congiunge il margine superiore del grande trocantere e lo iatus sacralis; il punto in cui quest'ultima incontra la perpendicolare alla prima tracciata a partire dal punto di mezzo è sito di iniezione.
- *Posizione dell'anestesista*: laterale rispetto al paziente.

Si utilizza un ago di 22G lungo circa 8 cm. Dopo aver praticato un ponfo cutaneo con anestetico locale si introduce l'ago esploratore perpendicolare alla cute dirigendosi in profondità fino ad evocare le classiche clonie. Muovendo la punta dell'ago sulla linea orizzontale che unisce il margine superiore del grande trocantere e lo iatus sacralis si riesce ad evocare le clonie. Inoltre, nel 90% dei casi la soluzione diffonde anche verso il piccolo sciatico (nervo puramente sensitivo).

- *Clonie da evocare*: flessione del piede, estensione del piede, contrazione dei muscoli posteriori della coscia.
- *Quantità di anestetico*: mepivacatina 1.5-2%; ropivacaina 0.75%; 5-7 ml per componente.

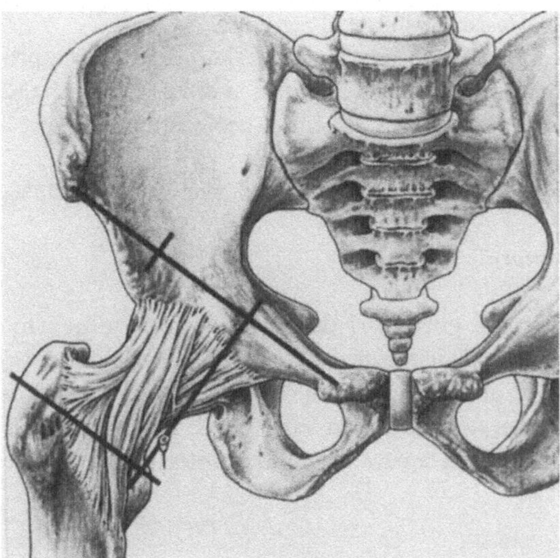

Fig. 7. Approccio anteriore al nervo sciatico. (Riprodotta da Scott B (1992) Tecniche di anestesia loco-regionale. Verduci editore, Roma, per gentile concessione)

Blocco per via anteriore (Fig. 7)

È utile in caso di fratture della gamba quando il paziente non può essere mobilizzato.

- *Punti di repere*: dal terzo mediale della linea inguinale, sottesa tra la spina iliaca antero-superiore ed il tubercolo pubico, si trae una linea perpendicolare fino ad incrociare la parallela alla linea inguinale tracciata dal margine superiore del grande trocantere.

Si esegue un ponfo cutaneo e si introduce l'ago esploratore perpendicolarmente alla cute fino a toccare il femore; quindi si ritira l'ago e si reintroduce più medialmente fino ad evocare le classiche clonie.

- *Clonie da evocare*: flessione del piede, estensione del piede.
- *Quantità di anestetico*: mepivacaina 1.5-2%; ropivacaina 0.75%; 5-7 ml per ogni componente.

Blocco del nervo otturatorio

Nasce dal secondo, terzo e quarto nervo lombare; si porta insieme alla vena ed all'arteria otturatoria verso il forame otturatorio, quindi giunge alla coscia e si divide in due rami: uno anteriore, che innerva la parte mediale della coscia e l'articolazione dell'anca, uno posteriore che dà ancora un ramo articolare e fibre verso gli adduttori profondi.

- *Indicazioni*: il blocco di questo nervo si associa a quello sciatico e femorale per interventi sull'arto inferiore.
- *Posizione del paziente*: Supina con gamba da operare abdotta.

- *Posizione dell'anestesista*: laterale al paziente.

Si pratica un ponfo cutaneo lateralmente alla porzione più prossimale dell'adduttore lungo nella anestetico locale; quindi si dirige l'ago da 22G e 8 cm verso il polso femorale. Il nervo si trova a 3-6 cm di profondità.

- *Clonie da evocare*: adduzione della coscia.
- *Quantità di anestetico*: mepivacaina 1.5-2%; ropivacaina 0.75%; 10 ml.

Blocco del nervo femorale (Fig. 8)

È formato dalle branche posteriori del secondo, terzo e quarto nervo lombare. Dopo un tragitto intrapelvico esce verso la coscia passando sotto il ligamento inguinale lateralmente all'arteria femorale. Nella parte alta della coscia, subito dopo questo ligamento, il nervo si divide in varie parti: una parte anteriore prevalentemente sensitiva che innerva la cute della parte anteriore della coscia ed il muscolo

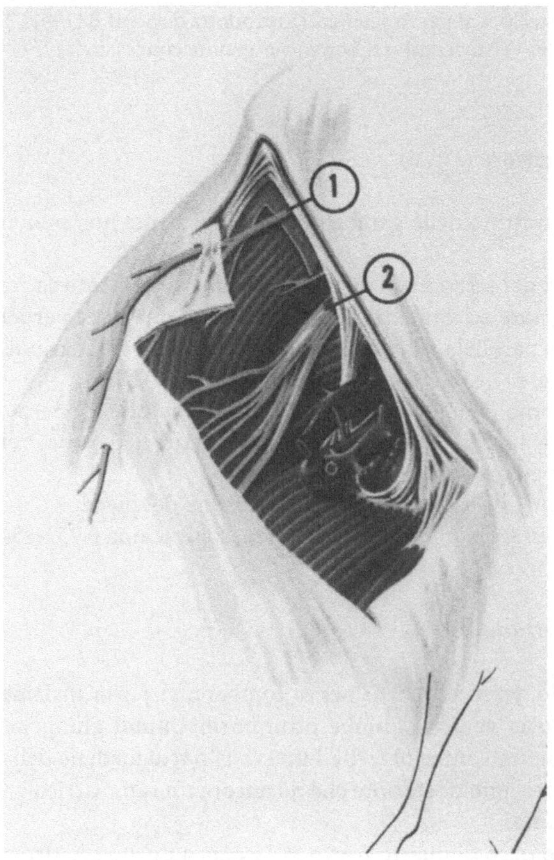

Fig. 8. (1) Nervo cutaneo laterale della coscia; (2) nervo femorale. (Riprodotta da Scott B (1992) Tecniche di anestesia loco-regionale. Verduci editore, Roma, per gentile concessione)

sartorio: una branca posteriore che innerva il quadricipite e dal nervo safeno, che è esclusivamente sensitivo, si porta fino alla cute del malleolo mediale.

- *Indicazioni*: in associazione agli altri blocchi per la chirurgia del ginocchio, della gamba e del piede; analgesia nelle fratture di diafisi femorale.
- *Posizione del paziente*: supina.
- *Posizione dell'anestesista*: laterale dalla parte da anestetizzare.
- *Punti di repere*: 1 cm sotto il ligamento inguinale lateralmente all'arteria femorale.

Un ago da 25G di diametro e 4 cm di lunghezza viene infisso nel punto di cute prescelto con un angolo di 45° e diretto cranialmente; il nervo femorale è molto superficiale.

- *Clonie da evocare*: contrazione del vasto mediale e laterale scorrimento femoro-rotuleo.
- *Quantità di anestetico*: mepivacaina 1.5-2%; ropivacaina 0.75%; 3-4 ml di soluzione per componente.

Blocchi nervosi a livello del ginocchio

Nervo tibiale o sciatico popliteo interno (rami terminali: tibiale posteriore e safeno esterno) e *Nervo peroneo comune o sciatico popliteo esterno* (rami terminali peroneo superficiale e profondo).

Il blocco del primo nervo determina anestesia del margine dorso-laterale e della pianta del piede; quello del secondo determina anestesia della metà infero-mediale della gamba e delle dita esclusa la parte di pertinenza del surale.

- *Posizione del paziente*: prona.
- *Posizione dell'anestesista*: laterale al paziente.
- *Punti di repere*: gli epicondili femorali; l'ago, da 25G 4 cm, viene inserito 5 cm sopra questa linea e 1 cm lateralmente all'arteria poplitea.
- *Clonie da evocare*: estensione del piede e evocare flessione del piede sulla gamba.
- *Quantità di anestetico*: mepivacaina 1.5-2%; ropivacaina 0.75%; 5-6 ml di soluzione per clonia.

Nervo safeno (branca sensitiva del nervo femorale) rami terminali infrapatellare e tibiale. Il suo blocco da un'anestesia per la parte antero-mediale della gamba del ginocchio e del piede.

- *Punti di repere*: tuberosità tibiale e capo mediale del gastrocnemio.

Iniezione sottocutanea con 5 ml di soluzione anestetica dal margine del tendine rotuleo fino alla faccia mediale della tibia.

Blocchi nervosi alla caviglia

Nervo tibiale anteriore o peroneo profondo: si trova appena lateralmente all'arteria pedidia e può essere bloccato mediante iniezione di 5 ml d'anestetico nel punto d'incontro tra la linea intermalleolare ed i tendini dell'estensore lungo dell'alluce e del tibiale anteriore.

- *Area d'anestesia*: cute dorsale delle prime due dita.

Nervo safeno esterno. Decorre satellite della vena piccola safena. Il blocco si ottiene iniettando 5 ml di soluzione tra il tendine d'Achille ed il malleolo laterale in corrispondenza della linea intermalleolare.
- *Area d'anestesia*: cute dorsale del V dito e del margine laterale del piede.

Peroneo superficiale. Ramo terminale del nervo peroneo comune a livello della caviglia. Si trova antero-mediale al malleolo esterno; il suo blocco si ottiene con l'iniezione di 5 ml di soluzione anestetica dal malleolo esterno fino al margine anteriore della tibia.
- *Area d'anestesia*: cute dorsale delle prime quattro dita ad esclusione del territorio del nervo peroneo profondo e safeno esterno.

Nervo safeno interno. Il blocco del nervo safeno interno si ottiene iniettando 5 ml di soluzione appena anteriormente al malleolo mediale in corrispondenza della linea intermalleolare vicino alla vena safena magna di cui è satellite.
- *Area d'anestesia*: cute della regione perimalleolare.

Nervo tibiale posteriore. Decorre insieme con l'arteria e vena tibiale posteriore. Per questo blocco s'iniettano 5 ml di soluzione in corrispondenza del margine superiore del malleolo mediale posteriormente all'arteria tibiale posteriore tra essa ed il tendine d'Achille
- *Area d'anestesia*: cute della pianta del piede.

Blocchi anestetici per chirurgia ambulatoriale

L'anestesia locoregionale offre indubbi vantaggi rispetto all'anestesia generale per il paziente da sottoporre a chirurgia ambulatoriale o in Day Hospital [57]:
- minore impatto sulle funzioni vitali;
- ridotta quantità di farmaci da utilizzare;
- ridotti effetti collaterali postoperatori (nausea vomito);
- migliore controllo del dolore postoperatorio;
- precoce dimissione;
- costo contenuto.

D'altra parte anche l'anestesia locoregionale ha dei limiti che sono stati sopra descritti. La scelta dell'anestesia locoregionale deve tenere conto di diversi fattori quali le caratteristiche psicofisiche del paziente, il tipo d'intervento, le capacità dell'anestesista.

Indicazioni

- Interventi agli arti;
- al perineo (emorroidi ragadi e fistole perianali);
- alcuni interventi addominali (erniotomie ecc);
- interventi ginecologici (conizzazioni e biopsie);
- interventi minori sull'occhio.

Scelta dell'anestetico

In genere si scelgono anestetici con durata d'azione breve poiché generalmente breve è il tempo chirurgico per l'intervento eseguito in Day Hospital. Per i blocchi periferici è possibile usare lidocaina 1.5% o mepivacaina 1.5%; bupivacaina 0.5% iperbarica per il blocco subaracnoideo selettivo.

Scelta del blocco

In genere il blocco dovrebbe essere il più selettivo possibile e privo d'effetti collaterali, soprattutto ritardati. Per questo motivo sono da evitare i blocchi del plesso brachiale per via interscalenica e sopraclaveare, poiché il pneumotorace (incidenza nel blocco sopraclavicolare 0.5-0.6%) in caso di lesione del polmone si manifesta diverse ore dopo l'esecuzione del blocco. Il blocco dello sciatico e del femorale va effettuato con anestetici a lunga durata d'azione.

I blocchi consigliati sono quindi:

- del plesso branchiale a livello ascellare, eventualmente associato a "small blocks" a livello del gomito o del polso;
- del nervo ileoipogastrico ed ileoinguinale (erniotomie);
- del nervo sciatico e del nervo femorale;
- dal nervo sciatico al ginocchio;
- dei rami nervosi alla caviglia.

Per i blocchi centrali è sicuramente meglio optare per l'anestesia subaracnoidea che per l'anestesia epidurale poiché la prima è caratterizzata da "onset time" breve, alta percentuale di successo, blocco muscolare assoluto e minore incidenza di "low back pain".

Criteri di dimissione

- Criteri generali;
- funzioni vitali stabili;
- assenza di nausea o vomito;
- criteri specifici.

Se è stato eseguito un blocco centrale occorre attendere che sia il sistema nervoso autonomo che l'attività muscolare volontari abbiano ripreso la loro funzione. In genere la ripresa della minzione è un segno indiretto dell'efficienza del sistema nervoso autonomo che predice la stabilità emodinamica del paziente anche in ortostatismo. Inoltre la ripresa della sensibilità propriocettiva all'alluce è un segno d'adeguato recupero nervoso: il paziente potrà deambulare senza problemi. Nel caso di blocchi periferici, per la dimissione non è necessario il completo recupero dell'attività muscolare; è importante però che gli arti siano adeguatamente protetti e che il paziente sia avvertito di stare in riposo senza avvicinarsi a sorgenti di calore o a strumenti potenzialmente dannosi.

Bibliografia

1. Rose S (1993) A comparison of regional and general anesthesia. In: Wedel D (ed) Orthopedic anesthesia. Churcill Livingstone, Rochester, pp 69-98
2. Liu S, Carpenter R, Neal J (1995) Epidural anhestesia and analgesia. Anesthesiology 82, 6:1474-1506
3. Tuman KJ, McCarthy RJ, March RJ, De Laria GA, et al (1991) Effects of epidural anesthesia and analgesia on coagulation and outcome after major vascular surgery. Anesth Analg 73:696-704
4. Hogan G (1997) Anatomia della colonna vertebrale e del midollo spinale. In: Hann M, McQuillan P, Sheplock G (eds) Anestesia locoregionale: atlante di anatomia e delle tecniche. Mosby Doyma, Milano, pp 205-212
5. Mastronardi P (1997) Coagulazione ed ALR. Minerva Anestesiol 9(63):369-372
6. Horloker TT, Heit JA (1997) Low molecular weight hepatin: biochemistry, pharmacology perioperative prophylaxis regimens and guidelines for regional anestetic management. Anest Analg 85:874-885
7. Hogan Q (1996) Cardiovascular response to simpathetic block by regional anesthesia. Reg Anesth 21(6S):26-34
8. Baron JF, Jacolot AD, Edouard A, Samii K (1986) Influence of venous return on baroreflex control of heart rate during lumbar epidural anesthesia in humans. Anesthesio-logy 64:906-916
9. Casati A, Fanelli G, Beccaria P, Aldegheri G, Berti M, Agostoni M, Torri G (1997) Hemodynamic monitoring during alkalinized lignocaine epidural block: a comparison with epidural anestehesia Eurp J Anesth 14:300-306
10. Casati A, Fanelli G, Berti M, Beccaria P, Agostoni M, Aldegheri G, Torri G (1997) Cardiac performance during unilateral lumbar spinal block after cristalloid preload. Can J Anaesth 44:623-628
11. Casati A, Fanelli G, Beccaria P, Leoni A, Berti M, Senatore R, Torri G (1998) Block distribution and cardiovascular effects of unilateral anaesthesia by 0,5% hyperbaric bupivacine. A clinical comparison with bilateral spinal block. Min Anest (in press)
12. Fanelli G, Casati A, Agostoni M, Beccaria P, Berti M, Torri G (1996) Bilateral vs unilateral selective subarachnoid anesthesia: cardiovascular homeostasis. Br J Anesth 76 (S2):76-77
13. Meisner A, Rolf N, Van Aken H (1997) Thoracic epidural anesthesia and the patient with heart desease: Benefit risks and controversies. Anest Analg 85:517-528
14. Fanelli G, Casati A, Aldegheri G, Beccaria P, Berti M, Leoni A, Torri G (1998) Cardiovascular effects of two different regional anaesthetic techniques for unilateral surgery. Acta Anesthesiol Scand 42:80-84
15. Dittman M, Lehmann K (1995) Physical properties (diameter flow rate, and tip geometry) of the latest spinal needle and their effect on tenting. ESRA Congress, Praga
16. Bridenbaugh PO, Greene NM (1988) Spinal (sub arachnoid) neural blockade. In: Cousins MJ, Bridenbaugh PO (eds) Neural blockade in clinical anesthesia and pain management, 2nd Ed. Lippincott Company, Phyladelphia, pp 213-251
17. Vincenti E, Volpin SM (1992) Anestesia sub aracnoidea nuove possibilità. SGE Editoriali, Padova
18. Rocco AG, MurrayE, Dhigra U, Freiberger DR (1985) Differential spread blockade of touch cold and pin-prick test during spinal anesthesia. Anest Analg 64:917-923
19. Ramaioli F, Merati P, Carnevale L, Pagani I, Guzinska K (1995) Anestesia subaracnoidea continua, anestesia peridurale continua, anestesia spinale-epidurale: come scegliere? Atti 3° ESRA Italian Meeting, pp 107-112

20. Klimska W et al (1993) Continuous spinal anesthesia with a microcatheter and low-dose bupivacaine decreases the hemodynamic effects of centroneuraxis blocks in elderly patients. Anesth Analg 77:275-280
21. Casati A, Zangrillo A, Fanelli G, Torri G (1996) Comparison between haemodynamic effects after continuous and single-dose spinal anesthesia. Reg Anesth 21:298-303
22. Vincenti E (1997) Anestesia spinale ed epidurale In: Romano E (ed) Anestesia generale e speciale principi procedure e tecniche. UTET, Torino, pp 417-443
23. Van Gessel EF (1991) Comparison of hypobaric, hyperbaric and isobaric solutions of bupivacaine during continuous spinal anesthesia. Anesth Analg 72:779-784
24. Ramaioli F, Cuzinska K, De Amici D, Merati P (1997) L'anestesia spinale continua. In: Romano E (ed) Anestesia generale e speciale principi procedure e tecniche. UTET, Torino, pp 445-452
25. Morgan M (1989) The rationale use of intrathecal and extradural opioids. Br J Anesth 63:165-188
26. Riegler M, Drasner L, Krejcie TC et al (1991) Cauda equina syndrome after continuous spinal anesthesia. Anesth Analg 72:275-281
27. "Safety Alert" (1992) National Health Administration by Food and Drug Adminstration
28. Vincenti E (1989) Ruolo attuale dell'anestesia "blended". Algos 6:30-45
29. Bromage PR (1977) Neurological complication of subarachnoid and epidural anesthesia Acta Anesthesiol Scand 41:439-444
30. Cousins MJ, Bromage PR (1988) Epidural neural blockade. In: Cousins MJ, Bridenbaugh PO (eds) Neural blockade in clinical anesthesia and pain management, 2nd ed. Lippincott Company, Phyladelphia, pp 253-361
31. Berti M, Fanelli G, Casati A, Agostoni M, Aldegheri G, Vincenti E (1997) L'anestesia integrata: aspetti teorici e pratici. ALR 6(2):87-109
32. Penning JP, Yakch TL (1992) Interaction of intrathecal morphine with bupivacaine and lidocaine in the rat. Anesthesiology 77:1186-1200
33. Hjrosto NC, Lund C, Mogensen T (1986) Epidural morphine improves pain relief and maintains sensory analgesia during continuos epidural bupivacaine after abdominal surgery. Anesth Analg 65:1033-1036
34. Colì A, Lari S, Formaro G, Lari F (1995) Prevenzione del dolore postoperatorio mediante analgesia peridurale continua: confronto tra somministrazione "top-up" ed infusione continua. ALR 4 (2):69-76
35. De Leon-Casasola O (1994) Post operative epidural bupivacaine morphine therapy: exeperience with 4227 surgical cancer patients. Anestehsiology 81:368-375
36. De Leon-Casasola O (1996) Post operative epidural opioids analgesia: What are the choices. Anesth Analg 83:867-875
37. Berti M, Casati A, Agostoni M, Aldegheri G, Lugani D, Beccaria P, Fanelli G (1997) Continuous pulse oximetry monitoring during 0,125% bupivacaine-morphine vs 0,125% bupivacaine-fentanil epidural PCA. Br J Anesth 78:A 25
38. Berti M, Fanelli G, Casati A, Aldegheri G, Lugani D, Torri G (1998) Continuous epidural infusion of fentanil/bupivacaine and morphine/bupivacaine mixtures for pain releaf after ortopedic surgery. A double blind study. Can J Anesth (in press)
39. Casati A, D'Ambrosio, De Negri P, Fanelli G, Tagariello V, Tarantino F, (1998) A clinical comparison between needle through needle and double segment technique for combined spinal epidural anesthesia. Reg Anesth (in press)
40. Rawal N, Schollin J, Weestrom G (1988) Epidural vs combined spinal epidural block for cesarean section. Acta Anesthesiol Scand 32:61-66

41. Carrie LE (1988) Epidural versus combined spinal epidural block for caesarean section. Acta Anesthesiol Scand 32:595-598
42. Huffnagle S, Huffnagle HJ (1993) Mechanism of labor pain. In: Norris MC (ed) Obstetric anaesthesia. JB Lippincott Company, Philadelphia, pp 255-230
43. Capogna G, Celleno D, Zangrillo A (1996) Anestesia epidurale lombare per il travaglio ed il parto. In: Anestesia ed analgesia epidurale per il parto. Mosby Doyma, pp 77-94
44. Wildsmith JA (1986) Peripheral nerve and local anesthetic drugs. Br J Anesth 58:692-670
45. Richards A, McConachie I (1995) The pharmacology of local anesthetic drugs. Curr Anesth Crit Care (6):41-47
46. Bennett C, Monheim's R (1984) Local anesthesia and pain control in dental practice. 7th ed. Mosby St. Louis
47. Butterworth J, Strichartz G (1990) Molecular mechanisms of local anesthesia: A review. 72:711-734
48. Gallo F, Giusti P, Alberti S, Valenti S (1992) Farmacologia degli anestetici locali. ALR 1(2):80-92
49. Raj P, Garcia CE, Burlenson J, Jenkins T (1972) The site of action of intravenus regional anesthesia. Anesth Analg 51:776-786
50. Scott DB, Jebson PJ, Braid DP, Orengren B, Frisch P (1972) Factors affecting plasma level of lignocaina and prilocaine. Br J Anesth 44:1040-1048
51. Covino BG (1986) Pharmacology of local anaesthetic agents. Br J Anaesth 58:701-716
52. Agostoni M, Fanelli G, Nobili F (1992) Sciatic and femoral nerve block (Bi-block) with high doses of mepivacaine: plasma levels. Reg Anesth 17:128
53. Tucker G, Moore D, Bridenbaugh P, Bridenbaugh L, Thompson G (1972) Systemic absorption of mepivacaine in commonly used regional block procedures. Anesthesiology 37(3):277-287
54. Di Fazio A (1992) Adjuvant techniques to improve the success in regional anesthesia In: Raj P (ed) Clinical practice of regional anesthesia, pp 154-160
55. Tezlaff J, Yoon H, Brems J, Javorsky T (1995) Alkalinization of mepivacaine improves the quality of motor block associated with interscalene brachial plexus anesthesia for shoulder surgery. Rag Anesth 20(2):128-132
56. Candido K, Winnie A, Covino B, Raza S, Vasirreddy A, Masters R (1995) Addition of bicarbonate to plain bupivacaine do not significantly alter the onset or duration of plexus anesthesia. Rag Anesth 20(2):133-138
57. Pandit SK, Pandit UA (1994) Regional anesthesia for outpatient surgery. Ambulatory Surgery 2:125-135

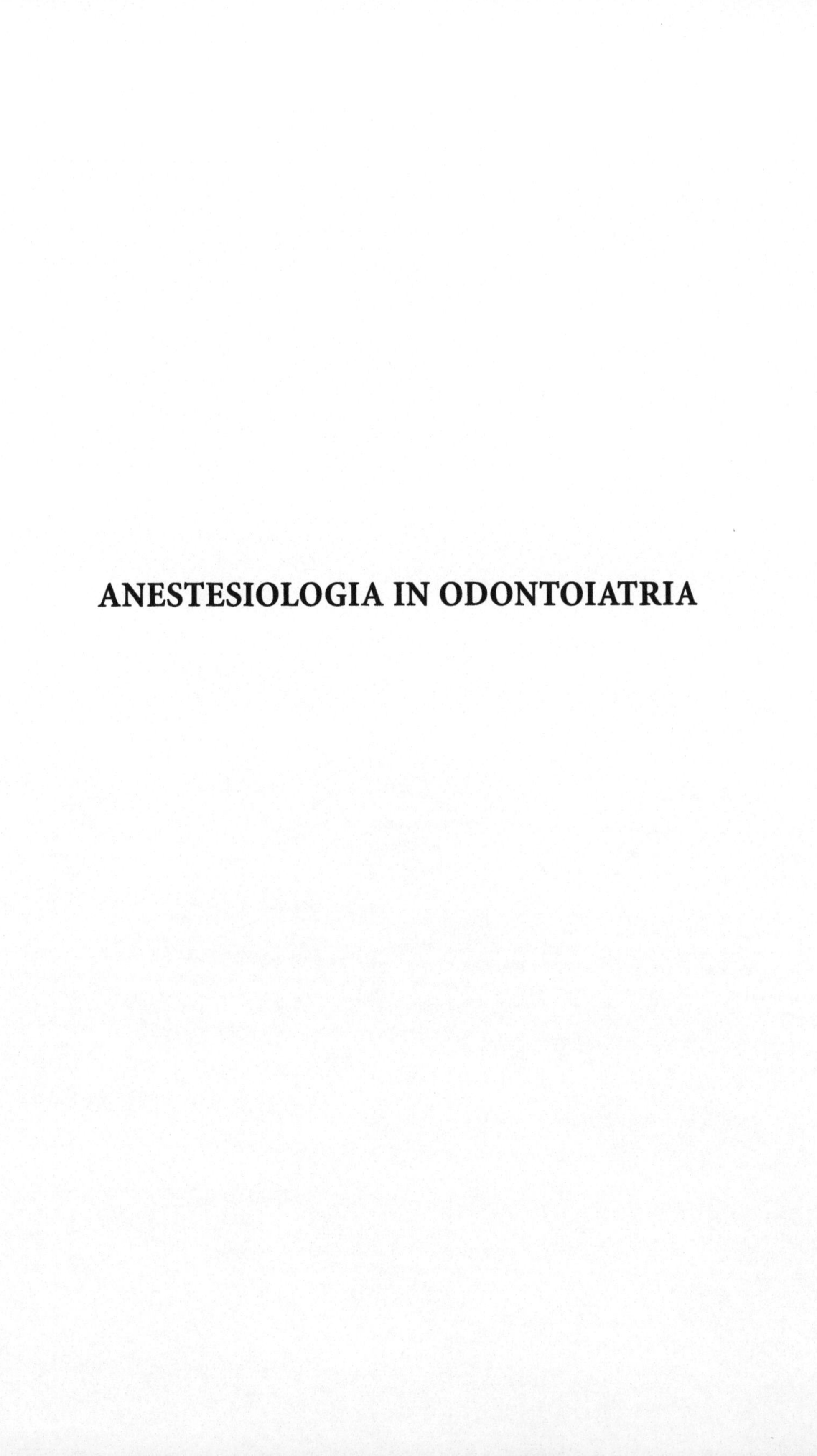

ANESTESIOLOGIA IN ODONTOIATRIA

Capitolo 32

Anestesia in odontoiatria. Insegnamento, principi, tecniche

G. Manani

La definizione del profilo tipo di dentista è desunta dalle raccomandazioni del Comitato Consultivo per la formazione dei dentisti negli Stati membri della Comunità Europea [1]. Tale Comitato è stato istituito con decisione del Consiglio il 25 luglio 1978 (78/600/CEE) ed ha provveduto fino ad ora a formulare tre rapporti sulla formazione odontoiatrica di base, rispettivamente il 9 e 10 novembre 1983 (doc. III/D/1189/4/82), il 19 e 20 novembre 1985 (doc. III/D/1127/4/84) e il 19 novembre 1986. L'obiettivo finale di tali rapporti consisteva:

1. nel descrivere il profilo di dentista al termine degli studi negli Stati membri della CEE, in termini di conoscenze teoriche e pratiche;
2. nel proporre raccomandazioni per ottenere negli Stati membri della Comunità europea una formazione per dentisti di livello comparativamente elevato.

Il documento in oggetto disegna le basi teoriche e pratiche dell'insegnamento dell'anestesia in odontoiatria ed è in due sezioni (Tab. 1). Il Comitato, nel descrivere il profilo del dentista al termine degli studi introduceva, nella prima parte del

Tabella 1. Suddivisione del testo formulato dal Comitato Consultivo per la formazione dei dentisti del 19 novembre 1986

Descrizione del profilo tipo del dentista al termine degli studi negli Stati membri della Comunità Europea

- Introduzione
- Programma della formazione di base
- Materie di base
- Materie medico-biologiche e materie mediche generali
- Materie odontoiatriche

Raccomandazioni per ottenere negli Stati membri una formazione odontoiatrica di base di livello comparativamente elevato

- Introduzione
- Raccomandazione relativa alle conoscenze e alle capacità che il futuro dentista deve acquisire nel corso della formazione di base
- Raccomandazione relativa ad una procedura di valutazione dei centri di formazione odontoiatrica degli Stati membri della Comunità europea
- Raccomandazione relativa ad un sistema di visite o di scambi di insegnanti e di studenti nei centri di formazione odontoiatrica di base degli Stati membri della Comunità europea

testo, alcuni importanti temi sulla sua formazione professionale. In base a tale documento, i diversi temi dovevano risultare identici in tútti gli stati membri della Comunità Europea e debbono perciò comprendere la prevenzione, la diagnosi, la cura delle anomalie e delle malattie dei denti, della bocca, delle mascelle e dei relativi tessuti. Inoltre, il Comitato affermava che, fermo restando che il dentista deve capire le relazioni fra malattia della bocca e malattia generica e le possibili interazioni di queste ultime con la cura che egli esegue e prescrive, egli deve essere in grado altresì di prestare un aiuto appropriato in caso di pronto soccorso dentale o medico.

Nel programma della formazione di base attraverso l'insegnamento delle *materie di base* veniva suggerito che l'odontoiatra deve avere una buona conoscenza applicata così da permettere la comprensione dei metodi scientifici ed i principi relativi alla misura delle funzioni biologiche, la valutazione dei fatti e l'analisi dei dati.

Nel programma delle *materie medico-biologiche* e nelle *materie mediche generali* si afferma che l'insegnamento deve dare agli studenti la coscienza degli aspetti sociali e psicologici inerenti la cura dei pazienti, per apportare tranquillità e cure effettive, avendo particolare attenzione ai rapporti dentista-paziente il quale ultimo deve essere considerato persona. Questo aspetto è importante per la realizzazione adeguata della cura dei pazienti ansiosi, dei minorati fisici e mentali, dei bambini e delle persone anziane. L'istruzione deve essere sufficiente al punto da permettere allo studente di capire le manifestazioni patologiche in relazione alla pratica dell'odontoiatria al fine di conservare il benessere del paziente, la capacità di prestare il pronto soccorso medico e dentistico e di comunicare correttamente con i malati e con i medici.

Il programma prevedeva inoltre che il dentista fosse inoltrato nelle diverse cure mediche e dentistiche, comprese quelle per il trattamento del dolore e dell'ansia e in questo senso doveva avere buone conoscenze farmacologiche e di terapia. Nel processo della comunicazione con il paziente l'insegnamento doveva inoltre prevedere che lo studente avesse la possibilità di venire a contatto con i pazienti per permettere l'insegnamento clinico, l'osservazione medica ed eseguire un esame medico semplice.

Nel programma di insegnamento delle *materie odontoiatriche*, poiché la terapia del dolore, come quella dell'ansia, fa parte integrante della pratica odontostomatologica, si affermava che il laureato deve saper amministrare tutte le forme di anestesia locale e regionale dell'odontoiatra, essere in grado di cannulare una via venosa e possedere conoscenze dei mezzi psicologici e farmacologici correnti per la sedazione dell'ansia. Nel programma di insegnamento si afferma ancora che vi possono essere approcci con il paziente in anestesia generale e, in questo caso, gli studenti debbono essere in grado di riconoscere i loro limiti anche nell'applicazione della terapia del dolore e dell'ansia, consci della necessità di una ulteriore formazione postuniversitaria che dovrebbe essere garantita in prima istanza dalle Associazioni di Anestesia Odontostomatologica.

Sulle premesse esplicitate dal suddetto documento, in parte di carattere normativo e in parte clinico, si possono desumere alcune importati conclusioni [2]:

- l'insegnamento dell'anestesia deve avere come unico soggetto l'odontoiatra, ove i limiti dell'insegnamento derivano dalle esplicite finalità della sua professione;

- l'insegnamento dell'anestesia non deve prevedere l'insegnamento dell'"anestesia generale" in quanto l'odontoiatra non è autorizzato a condurre in modo esclusivo una narcosi, mentre può operare su pazienti in "anestesia generale" senza condurre quest'ultima;
- l'insegnamento deve garantire l'acquisizione delle procedure di rianimazione, che si rendessero necessarie in una situazione di emergenza.

I fondamenti dell'insegnamento dell'anestesia illustrate nel Documento del Comitato Consultivo per la formazione dei dentisti [1] sono stati recepiti dal Consiglio della European Federation for the Advancement of Anaesthesia in Dentistry [3] del 6 Settembre 1994. Relativamente all'applicazione dell'anestesia generale in odontoiatria, nel documento si puntualizzano, fra molti altri, i seguenti aspetti:
- gli ambienti odontoiatrici moderni non possono accogliere un odontoiatra che faccia altresì le veci di un anestesista. Una anestesia generale deve essere effettuata solo quando non vi siano le condizioni per effettuare una sedazione inalatoria o endovenosa;
- la somministrazione dell'anestesia generale o della sedazione profonda deve essere effettuata da anestesisti provvisti di diploma, competenti ed educati nell'espletamento di queste pratiche;
- il chirurgo odontoiatrico dovrà essere particolarmente allenato a lavorare sul paziente in anestesia generale.

Si esclude dunque, anche da parte dell'EFAAD, che un odontoiatra possa condurre in modo esclusivo una narcosi e, conseguentemente, l'insegnamento dell'Anestesia odontostomatologica dovrà assegnare all'anestesia generale una attenzione marginale e non prioritaria, ovvero riferita genericamente alle indicazioni ed al trattamento su pazienti in anestesia generale. In Inghilterra, le Dental Schools forniscono un insegnamento teorico e pratico minimo sull'anestesia generale. Per questi motivi il "Poswillo's Report of an expert working party" [4] sottolinea l'importanza che l'insegnamento dell'anestesia generale debba essere garantito attraverso corsi di specializzazione accreditati presso le Faculty of Dental Surgeons ed il College of Anaesthesists, cui possono afferire anche i dentisti.

Nel documento 78/687/CEE viene indicato, a concludere, il programma complessivo di insegnamento per il conseguimento dei diplomi in odontoiatria e, in particolare per l'anestesia, si identifica una materia di insegnamento denominata "Anestesiologia" fra le materie medico-biologiche e materie mediche generali ed un insegnamento denominato "Anestesia e sedativi usati in odontoiatria" fra le materie specificatamente odontostomatologiche.

L'insegnamento dell'anestesia odontostomatologica in Italia e note di storia recente

Il conferimento, mediante DPR alle Facoltà di Medicina e Chirurgia delle diverse sedi universitarie italiane, della Laurea in Medicina e Chirurgia e della Laurea in Odontostomatologia e Protesi Dentaria, quest'ultima della durata di cinque anni, (Corso di Laurea in Odontoiatria e Protesi Dentaria: CLOPD) suddivisi in un biennio ed in un triennio clinico, individuava, fra gli insegnamenti fondamentali del biennio, quello semestrale denominato "Anestesia Generale e Speciale odontostomatologica". Tale insegnamento non poteva essere mutuato dal Corso di Laurea in Medicina e Chirurgia e doveva essere sia teorico, sia pratico.

Negli anni successivi all'istituzione del CLOPD vennero effettuate proposte molteplici di modifica della prima Tabella 18 bis. Il percorso di tali modifiche illustrato nella Tabella 2.

Tabella 2. Sintesi delle proposte di modifica dell'originale Tabella 18 bis dalla istituzione del CLOPD in Italia

Documenti	Insegnamento fondamentale
Istituzione del CLOPD (1981)	Anestesia Generale e Speciale Odontostomatologica
Prima Stesura della nuova Tabella 18 bis	Area della Patologia integrata medico-chirurgica e stomatologica: - Rianimazione Area delle neoformazioni oro-mascellari, delle malattie delle mucose orali e della traumatologia dei denti e dei mascellari - Anestesiologia
Proposta di modifica della Tab. 18 bis da parte dei titolari dell'insegnamento della materia (28.02.1987)	Anestesia, Rianimazione e Terapia Antalgica
Proposta di modifica della Tab. 18 bis da parte della Conferenza Permanente dei Consigli di Corso di Laurea in odontoiatria (Roma, 28.04.1990)	Area della Patologia integrata medico-chirurgica e stomatologica: - Anestesia generale e Rianimazione - Anestesia Odontostomatologica
Tabella 18 bis (01.05.1990)	Area della Patologia integrata medico-chirurgica e stomatologica: - Anestesiologia Generale e Rianimazione - Anestesiologia Odontostomatologica
Tabella 18 bis (21.05.1990)	Area della Farmacologia e della Anestesiologia: - Anestesiologia Generale e Rianimazione - Fisiopatologia e Terapia del Dolore
Proposta di modifica della Tab. 18 bis da parte del Collegio dei Professori Ordinari di Anestesia e Rianimazione (19.12.1992)	Area della Patologia integrata medico-chirurgica e stomatologica: - Anetesiologia e Rianimazione - Anestesia Generale e Speciale Odontostomatologica
Proposta del consiglio del CLOPD - II Università di Napoli (1994)	Area della Farmacologia e dell'Anestesiologia in odontostomatologia: - Anestesiologia e Rianimazione - Terapia del Dolore
Tabella 18 bis (1994)	Area della Patologia integrata medico-chirurgica: - Anestesiologia e Rianimazione - Terapia del Dolore

Gli obiettivi dei due insegnamenti specificati nell'ultima versione della Tabella 18 bis sono descritti nel modo seguente: "Lo studente ...omissis... deve dimostrare di conoscere i principi essenziali dell'anestesiologia e della rianimazione e le tecniche di anestesia locoregionale in odontostomatologia". Vengono dimenticati per alcuni importanti aspetti relazionali fra dentista e paziente, gia enunciati nel documento del Comitato consultivo per la formazione dei dentisti [1], che riguardano la correzione della paura e dell'ansia da dentista, la cura perioperatoria del dolore ed il trattamento delle emergenze mediche.

Per questi motivi gli obiettivi dell'insegnamento dell'anestesiologia in odontoiatria dovrebbero essere individuati nella seguente espressione: "Lo studente deve dimostrare di conoscere le basi fondamentali dell'anestesia generale, le tecniche della sedazione psicologica e farmacologica dell'ansia da dentista, le tecniche di anestesia locoregionale, la terapia del dolore perioperatorio, il trattamento dell'urgenza ed emergenza medica ed i principi della rianimazione".

Attualmente, l'insegnamento dell'Anestesia Odontostomatologica consiste in una sola disciplina denominata "Anestesiologia e Rianimazione" in alcune sedi universitarie, mentre in altre l'insegnamento è ancora denominato "Anestesia generale e speciale odontostomatologica". Malgrado lo sforzo compiuto nella identificazione dei contenuti didattici dell'Anestesia Odontostomatologica e l'aver collocato in un corso integrato di Anestesiologia due discipline, sembra che non sia stata ancora definitivamente riconosciuta la materia dell'insegnamento in relazione alle esigenze dell'odontoiatra europea. Sembra inoltre che l'insegnamento sia totalmente carente, su tutto il territorio nazionale, della parte pratica, rimanendo in quasi tutte le sedi universitarie assolutamente teorico contravvenendo di fatto agli enunciati del Comitato Consultivo per la formazione dei dentisti, il quale prevede appunto un insegnamento teorico-pratico dell'Anestesia Odontostomatologica e strutture idonee alla formazione del laureando. A completamento delle acquisizioni teorico-pratiche, l'odontoiatra dovrebbe seguire un tirocinio post-laurea in preparazione dell'esame di Stato in considerazione che la professione dell'odontoiatra è l'unica che prevede l'acquisizione di specifici compiti anestesiologici di propria competenza.

Uno schema ipotetico di insegnamento dell'Anestesia Odontostomatologica che soddisfi sia le raccomandazioni del Comitato Consultivo per la formazione dei dentisti che le aspettative del dentista in relazione alle esigenze della propria professione è illustrato nella Tabella 3. In essa si distinguono due capitoli, uno di insegnamento teorico ed uno di insegnamento pratico, ove il primo suddiviso in otto sottocapitoli ed il secondo in tre sottocapitoli. Riteniamo che i contenuti didattici di tale schema dovrebbero rappresentare la base per una continua revisione da parte di un Comitato costituito da tutti gli insegnanti universitari della materia o comunque di esperti facenti parte di Associazioni italiane di Anestesia Odontostomatologica fra le quali la più prestigiosa la Società Italiana di Anestesia Stomatologica (AINOS).

Tabella 3. Schema ipotetico di insegnamento dell'anestesia odontostomatologica e relative esercitazioni pratiche 1994 (modificata dopo Manani 1994)

Parte teorica

Anatomia
- Anatomia della fibra nervosa
- Anatomia del nervo trigemino
- Anatomia dell'osso mascellare e mandibolare di interesse anestesiologico
- Anomalie nervose ed ossee dell'osso mascellare e mandibolare di interesse anestesiologico

La valutazione del paziente e del rischio anestesiologico
- Criteri generali
- La cartella clinica odontostomatologica
- La preparazione del paziente: nel soggetto affetto da patologie, nel bambino, nell'anziano, nel paziente affetto da handicap

La sedazione del paziente
- L'ansia in odontoiatria
- Identificazione del paziente ansioso
- Definizione di sedazione (sedazione cosciente e profonda)
- Il trattamento farmacologico dell'ansia (i farmaci: via orale, sublinguale, intramuscolare, endovenosa, suppositoria)
- La sedazione inalatoria
- Complicazioni della sedazione
- Suggestione ed ipnosi
- Dimissione del paziente dopo sedazione

Il monitoraggio in odontoiatria
- Indicazioni e limiti
- Gli strumenti
- I criteri di valutazione

L'analgesia locale
- Definizione e nomenclatura
- Farmacologia degli anestetici locali
- Farmacologia dei vasocostrittori
- Complicazioni da anestesia regionale
- Strumentario dell'anestesia regionale in odontoiatria
- Metodiche di analgesia locale e tronculare in odontoiatria
- Anestesia topica
- Anestesia elettrica
- Tecniche agopunturali e riflessoterapiche

L'emergenza in odontoiatria
- Le emergenze mediche (standard di trattamento)
- L'armamentario farmacologico
- Esigenze logistiche dell'ambulatorio odontoiatrico
- La sincope
- Le tecniche di rianimazione
- Gli strumenti della rianimazione

Il dolore odontostomatologico
- Fisiopatologia del dolore (aspetti fisiologici e biochimici del dolore dentario)
- I quadri clinici (dolore di origine odontogena, mucosa, riferito, proiettato)
- La disfunzione temporo-mandibolare
- Le patologie non coinvolgenti l'articolazione temporo-mandibolare

(continua)

Tabella 3. *(continua)*

- La terapia del dolore odontoiatrico
- La terapia del dolore postoperatorio

L'anestesia generale

- Definizione, nomenclatura e metodi
- I farmaci dell'anestesia generale
- Strumenti e tecniche
- Intubazione tracheale
- Complicazioni
- Indicazioni in odontostomatologia
- Dimissione del paziente e sala di risveglio
- Metodo "stand-by"

Parte pratica

Parte generale (con tutore)

- Esame fisico, storia clinica e consenso informato sul paziente
- Applicazione pratica dei metodi per la valutazione dell'ansia
- Misurazione della pressione arteriosa non invasiva manuale e strumentale
- Venopuntura e preparazione della via venosa
- Prove di monitoraggio su paziente
- Prove di sedazione endovenosa su paziente
- Prove di sedazione orale ed intramuscolare su paziente
- Esercitazioni pratiche con sedazione inalatoria su paziente
- Prove pratiche con gli strumenti della rianimazione
- "Basic life support" e "advanced life support" su manichino
- Preparazione dei carrelli dell'emergenza e della rianimazione
- Identificazione dei farmaci della sedazione, delle emergenze e preparazione degli specifici kite

Esercitazioni di analgesia locale (con tutore)

- Illustrazione dello strumentario e dell'armamentario farmacologico
- Esercitazioni pratiche di analgesia locale e tronculare su paziente

Anestesia generale (con tutore)

- Presenza durante anestesia generale ed illustrazione delle tecniche
- Descrizione dell'apparecchiatura anestesiologica e di quella del monitoraggio
- Valutazione degli esami di laboratorio
- Preparazione dei farmaci in siringa
- Prove pratiche di ventilazione controllata con maschera facciale
- Illustrazione del monitoraggio e valutazione dei dati

L'insegnamento dell'anestesia odontostomatologica in alcuni paesi del mondo

La tradizione e l'esperienza anglosassone ed americana hanno condizionato grandemente l'insegnamento dell'Anestesia Odontostomatologica almeno nelle sue fasi iniziali, prima cioè che iniziassero alcuni processi di divaricazione da quelli anglosassoni dei contenuti didattici dell'insegnamento nei paesi dell'Europa continentale. L'elemento distintivo fra i due progetti didattici rimane senza dubbio e ancora oggi l'insegnamento e la pratica dell'anestesia generale da parte dell'odontoiatra.

La situazione nei paesi extraeuropei

Gli Stati Uniti

Negli Stati Uniti, l'American Dental Society of Anesthesiologists (ADSA) e l'American Dental Association (ADA) propongono una visione unitaria dell'insegnamento dell'Anestesia Odontostomatologica, malgrado tale insegnamento nelle University Dental Schools americane soggiaccia alle tradizioni di ogni singolo stato: esistono infatti ancor oggi profonde divergenze fra uno Stato e l'altro in relazione, ad esempio, alla liceità o meno dell'esercizio dell'anestesia generale da parte dell'odontoiatra. Nel 1986, la American Dental Association Policy Statment on Sedation, Deep Sedation and General Anesthesia affermava essere cosa corretta che dentisti qualificati potessero somministrare l'anestesia generale nel corso di procedure odontoiatriche. Nelle University Dental Schools vengono infatti tenuti corsi di perfezionamento in anestesia generale odontoiatrica della durata di almeno due anni. L'autorizzazione a somministrare l'anestesia generale al paziente odontoiatrico da parte dei medesimi odontoiatri liberi professionisti è concessa in ben 43 Stati americani su 50.

Per quanto attiene all'insegnamento della sedazione, esso viene effettuato a livello didattico nella quasi totalità delle scuole sicché il livello di familiarizzazione degli studenti con queste tecniche è, secondo l'ADA, molto elevato e coinvolge circa il 95% degli studenti. L'autorizzazione ad eseguire la sedazione cosciente per via parenterale da parte degli odontoiatri liberi professionisti è concessa in soli 37 stati su 50; in soli 22 stati su 50, invece, è concessa l'autorizzazione della somministrazione della sedazione per via inalatoria. Le emergenze ed il loro trattamento vengono insegnate in tutte le University Dental Schools americane ed in molte di esse viene seguita la guida proposta dall'ADSA, da essa pubblicata nel 1990 (Tab. 4). L'insegnamento dell'Anestesia Odontostomatologica negli Stati Uniti non è ancora unificato ed è attualmente non completamente definito.

Giappone

Nel 1947, il Ministro dell'Istruzione giapponese approvò un programma per l'insegnamento dell'Anestesia Odontostomatologica, più volte corretto, revisionato ed integrato negli anni 1967 e 1973 e nel periodo compreso fra il 1982 ed il 1985, da parte di una Commissione di Studio nominata dai Presidi delle Scuole di Odontoiatria giapponesi. Tale Commissione pubblicò uno statuto che prevedeva l'insegnamento della materia denominata "Anestesia Odontostomatologica". La maggior parte delle Scuole si avvale della presenza di un Dipartimento di Anestesiologia e Rianimazione all'interno della Facoltà di Odontoiatria. In conseguenza di ciò, l'insegnamento è nella quasi totalità delle scuole di tipo teorico-pratico (in 25 su 29 Scuole di Odontoiatria), in quanto si avvale appunto del Dipartimento di Anestesiologia e Rianimazione per le acquisizioni di ordine anestesiologico e rianimativo. L'insegnamento dell'Anestesiologia consiste fra l'altro nel far apprendere allo studente la venopuntura, la sedazione endovenosa ed inalatoria, la somministrazione orale di benzodiazepinici, la respirazione artificiale

Tabella 4. Contenuti didattici dei corsi circa il trattamento delle emergenze (Tratto da l'American Association of Dental Schools (1990)

Prevenzione delle emergenze mediche
- Storia clinica
- Valutazione fisica
- Modificazioni da trattamento odontoiatrico prolungato

Preparazione per il trattamento delle emergenze mediche
- Predisposizione dell'ambiente e designazione del personale
- Preparazione del personale
- I farmaci delle emergenze
- L'equipaggiamento completo nelle emergenze
- Le tecniche nelle emergenze (rianimazione cardiorespiratoria, conservazione della pervietà delle vie respiratorie, infusione endovenosa)

Aspetti medico-legali delle emergenze mediche

Segni fisici e sintomi che possono annunciare la comparsa di un'emergenza medica
- Pallore della pelle
- Sensazione di freddo, sudorazione
- Malessere
- Sintomi emetici
- Sensazioni alterate o sensazioni non usuali
- Alterazioni della pressione e del polso
- Emorragie incontrollabili

Riconoscimento e trattamento delle emergenze mediche comuni
- Sincope
- Angina pectoris
- Infarto miocardico
- Ipertensione/ipotensione/shock
- Shock insulinico/shock diabetico
- Convulsioni da grande male
- Anafilassi
- Iperventilazione
- Accidenti cerebrovascolari
- Emorragia

e la rianimazione cardiorespiratoria. Nel 14-40% delle Scuole di Odontoiatria giapponesi viene altresì insegnata l'anestesia generale nel paziente pediatrico, geriatrico ed handicappato [5]. L'insegnamento post-universitario costituito da corsi di Anestesia Odontostomatologica destinati ai dentisti generici nei quali viene insegnata la rianimazione, la sedazione e la psicologia affiancati da corsi specialistici ai quali possono iscriversi sia i laureati nella Facoltà di Odontoiatria, sia i laureati della Facoltà di Medicina che vogliano acquisire il Diploma di Specialisti in Anestesia Generale Odontoiatrica (Fig. 1). La qualità dell'insegnamento e l'autonomia di cui godono le strutture universitarie odontoiatriche giapponesi, organizzate in Facoltà di Odontoiatria, fanno delle scuole odontoiatriche giapponesi le migliori fra quelle operanti nei paesi orientali e probabilmente del mondo.

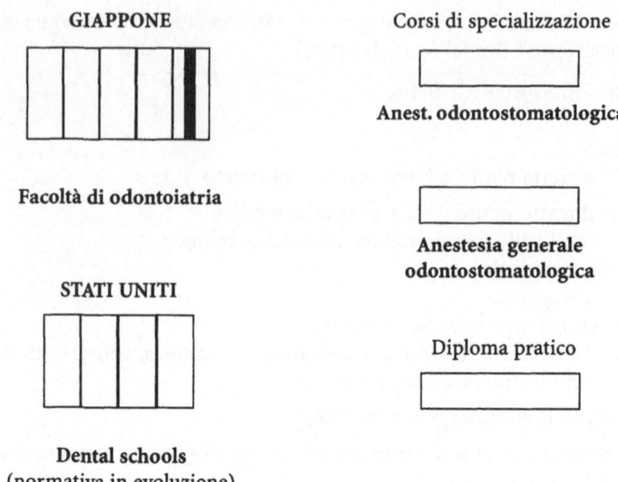

Fig. 1. Schema illustrativo della denominazione, la suddivisione in anni di insegnamento (aree delimitate verticalmente) e la collocazione dell'insegnamento dell'anestesia odontostomatologica (barra nera verticale) nel corrispondente anno del corso in Giappone e negli Stati Uniti. A lato le possibilità di avanzamento negli studi postuniversitari anestesiologici e relativa denominazione dei corsi

La situazione nei paesi europei

In Europa appare più marcata la differenziazione delle responsabilità fra odontoiatra ed anestesista, tanto che è possibile sceverare le responsabilità anestesiologiche dell'odontoiatra da quelle attribuite all'anestesista rianimatore. Al medico anestesista rianimatore viene infatti attribuita la gestione della sedazione profonda e dell'anestesia generale, potendo però sostituirsi all'odontoiatra in qualsiasi altra pratica anestesiologica di competenza odontoiatrica qualora l'odontoiatra medesimo riconoscesse i propri limiti. Su tali linee di principio confluiscono le raccomandazioni dell'EFAAD [3] e del General Dental Council [6] nelle modifiche apportate sull'argomento nel 1990, 1991 e 1992.

Gran Bretagna

In Gran Bretagna vi sono norme precise che regolamentano l'insegnamento dell'Anestesia Odontostomatologica. Le Scuole di Anestesia (Dental Schools) sono in numero di 17 e, alla fine del corso della durata di cinque anni (Fig. 2), viene conferito il titolo di "Bachelor of Dental Surgery". Tuttora, l'insegnamento risente dei metodi e dei criteri di insegnamento americani, in particolare per quanto riguarda l'insegnamento e la pratica dell'anestesia generale, anche se recentemente tale insegnamento sembra essere sostituito da quello della sedazione. Ciò malgrado, il governo ha istituito un certo numero di posti ospedalieri a tempo pieno che sono

Tabella 5. Criteri didattici relativi all'insegnamento dell'anestesia odontostomatologica in alcune delle 19 scuole di odontoiatria in Gran Bretagna

Dental Schools	Insegnamento
University of Wales College of Medicine	Sedazione, anestesia generale (informazione ed esperienza clinica), rianimazione cardiopolmonare
University College, Cork	Sedazione, intubazione tracheale, rianimazione
University College, London	Sedazione, anestesia generale, rianimazione
The London Hospital Medical College	Sedazione, anestesia generale, emergenze e rianimazione
Glasgow Dental Hospital	Sedazione, anestesia generale (dimostrazione), rianimazione
University of Newcastle upon Tyne	Sedazione, rianimazione
University of Leeds	Sedazione, anestesia generale (dimostrazione), emergenze
University of Sheffield	Sedazione, anestesia generale (dimostrazione)
Eastman Dental Hospital	Sedazione, anestesia generale, rianimazione
Guy's Hospital	Sedazione, anestesia generale, rianimazione

stati occupati da diplomati in odontoiatria esperti nell'esercizio della professione di anestesista [7]. Nella Tabella 5 sono illustrati i principali orientamenti della didattica dell'Anestesia Odontostomatologica in alcune Università o College inglesi.

Ne risulta che l'insegnamento dell'Anestesia Odontostomatologica nelle scuole di odontoiatria inglesi si riconosce, almeno fino al 1989, in tre principali direttive: la sedazione, l'anestesia generale e la rianimazione. Per quanto riguarda l'anestesia generale va ricordato che nella maggior parte delle Dental Schools viene insegnata in termini di semplice "dimostrazione" allo scopo di illustrare sia le difficoltà insite nell'esercizio dell'anestesia generale sia il modo di operare nel paziente in anestesia generale.

Tutte le Dental Schools inglesi debbono soggiacere agli standard di insegnamento suggeriti nel General Dental Council. Questa istituzione è stata creata dopo la legge sull'istituzione del corso di odontoiatria nel 1957 ed ha il compito di controllare il livello di formazione degli odontoiatri, di tutelare i principi deontologici e di iscrivere i laureati nel registro degli odontoiatri, lista esclusiva di coloro che esercitano l'odontoiatria nel Regno Unito [8]. Allo scopo di assicurare l'applicazione degli standard del General Dental Council da parte di tutte le scuole, vengono inviati ogni tre anni ispettori "visitors" che controllano la qualità dell'insegnamento e l'applicazione delle norme emanate dal General Dental Council.

I diversi criteri di insegnamento dell'Anestesia Generale in Gran Bretagna hanno comportato negli ultimi anni una sempre minore propensione dell'odontoiatra inglese ad effettuare interventi in anestesia generale in quanto i corsi di Specializzazione in Anestesia Generale Odontoiatrica nelle Dental Schools inglesi forniscono livelli minimi di nozioni teoriche e pratiche. Per questi motivi il *Poswillo's Report* [4], al quale parteciparono ben 113 esperti inglesi, definisce le competenze anestesiologiche dell'odontoiatra per distinguerle nettamente dalle competenze dell'anestesista rianimatore sposando nettamente le proposte del Comitato Consultivo per la formazione dei dentisti europeo.

L'insegnamento dell'anestesiologia in odontoiatria è diversamente situato al secondo o terzo anno, oppure nei tre ultimi anni a seconda delle diverse Dental School.

Germania

Le Scuole di Odontoiatria durano 5 anni e sono suddivise in semestri. Il primo semestre di ogni anno propedeutico, il secondo semestre clinico. Alla fine di ogni semestre lo studente viene sottoposto ad esame. In Germania l'insegnamento dell'Anestesia Odontostomatologica non è uniformato. Nelle Scuole di Odontoiatria vengono impartite lezioni di sedazione, di analgesia locoregionale e nozioni sulla emergenza medica, nonché dimostrazioni di interventi in anestesia generale (Fig. 2).

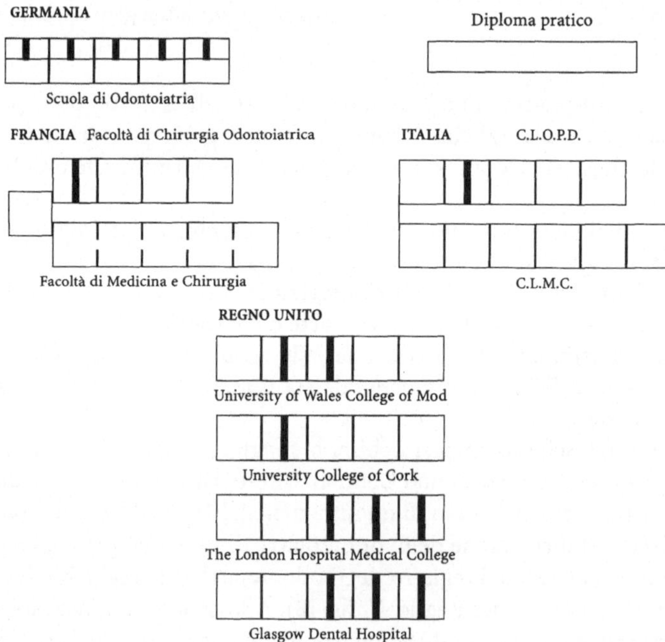

Fig. 2. Schema illustrativo della denominazione, la suddivisione in anni di insegnamento (aree delimitate verticalmente) e la collocazione dell'insegnamento dell'Anestesia Odontostomatologica (barra nera verticale) nel corrispondente anno di corso in diversi paesi europei

Francia

La Scuola di Odontoiatria francese ha compiuto nel 1992 ben 100 anni dalla sua fondazione. Dopo il primo ciclo di studi che viene completato dopo un anno di frequenza presso la Facoltà di Medicina, gli studenti in odontoiatria accedono al secondo ciclo di studi, ovvero alla Facoltà di Chirurgia Odontoiatrica che ha una durata di quattro anni. L'insegnamento dell'Anestesia Odontostomatologica denominato "Anesthesiologie", viene impartito al secondo anno della Facoltà di Chirurgia Odontoiatrica ed ha un ritmo annuale (Fig. 2).

L'Educazione Continua

La quasi totalità delle nazioni che riconosce il Diploma di Odontoiatria, fatta eccezione per il Giappone e per diversi Stati USA, adotta una formula di insegnamento postuniversitario denominato "Educazione Continua" strutturato in corsi di durata e di contenuti diversi. In molti paesi infatti l'educazione continua dell'anestesia Odontostomatologica costituisce un impegno costante di molte Associazioni di Anestesia Odontostomatologica europee, americane e del continente australiano.

Negli Stati Uniti i corsi di Educazione Continua sono autorizzati e riconosciuti a completamento delle acquisizioni teoriche, precliniche e cliniche in molte University Dental Schools. Un corso alquanto noto è quello postuniversitario gestito dalla Southern California School of Dentistry, suddiviso in 5 gradi di conoscenza che procede dall'anamnesi, alla sedazione, al monitoraggio ed al trattamento delle emergenze.

In Gran Bretagna i corsi vengono regolarmente effettuati in diversi istituti sotto l'egida della British Postgraduate Medical Federation ove gli insegnanti sono medici ed odontoiatri. La Society for Advancement of Anaesthesia in Dentistry propone corsi per l'illustrazione delle tecniche di rianimazione, mentre in Germania la Dental Association of the State of Hamburg offre aggiornamenti continui sulla sedazione, l'analgesia locale e sulle emergenze.

In Francia le Associazioni di Anestesia Odontostomatologica propongono corsi sulla sedazione e sul trattamento delle emergenze.

In Australia, l'Educazione Continua viene proposta dalla Australian Society of Dental Anaesthesiology ed i temi proposti sono in genere la rianimazione cardiorespiratoria.

In Giappone, l'Educazione Continua è gestita, a decorrere dal 1987, dalla Japan Dental Society of Anesthesiologists (JDSA), ha una durata di due anni e fornisce agli odontoiatri ottime conoscenze sulla sedazione cosciente e sull'emergenza. La certificazione rilasciata dalla JDSA abilita dentisti o medici all'esercizio dell'Anestesia I'Odontostomatologica.

In Italia, purtroppo, l'Educazione Continua è pressoché inesistente se si esclude l'impegno del Gruppo Italiano di Sedazione e Analgesia in Odontostomatologia (Italian SAD) il quale organizza corsi per odontoiatri sulla sedazione inalatoria. Non sembra invece che l'AINOS o sedi universitarie italiane propongano corsi postuniversitari su specifici argomenti di Anestesia Odontostomatologica.

Argomenti di anestesia odontostomatologica

In questo capitolo esamineremo alcuni aspetti solamente della materia, soffermandoci maggiormente su quelli più specifici relativamente al paziente odontostomatologico come, ad esempio, la preparazione del paziente, l'analgesia locoregionale, il monitoraggio, la sedazione e le specifiche emergenze odontostomatologiche, mentre tralasceremo volutamente alcuni argomenti comuni a qualsiasi altra specialità anestesiologica come la resuscitazione o l'illustrazione di alcuni farmaci che fanno parte del patrimonio di conoscenze universali.

La valutazione preoperatoria

Le cure odontoiatriche assumono frequentemente ed in molti pazienti criteri di priorità a causa dell'aumento della durata della vita cui sono collegate molteplici infermità e specifiche condizioni mediche, a volte importanti. Questi pazienti possono richiedere trattamenti odontoiatrici complessi ed estesi e possono divenire, in molti casi, parte integrante di un trattamento medico specifico. Da ciò consegue che il dentista deve essere in grado di raccogliere e analizzare criticamente la storia del paziente ottimizzando il trattamento odontoiatrico in modo sempre più frequentemente interdisciplinare.

La valutazione preoperatoria del paziente odontoiatrico assume inoltre particolare importanza anche in considerazione del fatto che la maggior parte dei pazienti che deve essere sottoposta a cure odontoiatriche viene rimandata alla propria abitazione o al proprio posto di lavoro il giorno medesimo dell'intervento. Questa eventualità può causare complicazioni diverse in relazione all'età, allo stato fisiopatologico attuale, allo stato psichico ed intellettuale, come pure in relazione al trasferimento del paziente nella propria abitazione, nonché alla possibilità di una combinazione di effetti fra i farmaci assunti abitualmente dal paziente e l'anestesia locale o la sedazione intraoperatoria.

La raccolta dei dati anamnestici utilizzati al fine di valutare il paziente deve essere effettuata dall'odontoiatra solamente quando sia previsto un intervento in anestesia locoregionale. Quando sia prevista invece la collaborazione fra odontoiatra ed anestesista, i dati anamnestici raccolti dall'ammalato potranno diversificarsi a causa delle specifiche correlazioni esistenti fra la tecnica anestesica impiegata (sedazione profonda o anestesia generale) e le condizioni fisiopatologiche del paziente.

La raccolta dei dati da parte dell'odontoiatra

Nel caso in cui debba essere effettuato un intervento in anestesia locoregionale che preveda l'assunzione di responsabilità da parte dell'odontoiatra, questi dovrà compilare una cartella odontoiatrica. In essa dovrà essere contenuta l'anamnesi clinica del paziente desunta dal questionario, la valutazione della tabella ASA per una generica analisi del rischio, un esame fisico, i test per la valutazione dell'ansia, l'anamnesi odontoiatrica, una cartella per la raccolta dei dati intraoperatori (cartella operatoria), gli esami ematochimici richiesti e gli altri documenti attinenti al paziente (esami radiologici, referti, interventi precedenti, etc). Nella cartella odontoiatrica dovranno essere altresì inseriti alcuni fattori di valutazione non medici che potrebbero avere qualche impatto con la cura medesima. Questi fattori, che includono problemi inerenti la capacita del paziente di ricevere il trattamento odontoiatrico e di mantenere in futuro la salute orale, sono illustrati nella Tabella 6.

La raccolta dei dati da parte dell'anestesista

Nel caso in cui sia previsto il ricorso ad una sedazione profonda o ad una anestesia generale o quando l'odontoiatra, riconoscendo i propri limiti, deleghi l'anestesista al controllo intraoperatorio del paziente ed all'esecuzione dell'anestesia locoregionale o della sedazione cosciente, la cartella dovrà contenere una serie di dati relativi alla storia clinica e allo stato fisico del paziente, una cartella operatoria, gli esami di laboratorio ed i test per la valutazione dell'ansia. La cartella verrà in questo caso denominata cartella anestesiologica.
La compilazione della cartella odontoiatrica e della cartella anestesiologica deve essere sempre corredata dal consenso informato, dal quale risulti che il paziente è stato informato sulle cure cui verrà sottoposto, sui metodi di esecuzione dei diversi interventi successivi e delle diverse tappe che tali interventi richiedono, nonché sulle tecniche di anestesia impiegate e di sedazione cosciente o profonda, o sulla necessità di ricorrere all'anestesia generale e, infine, sulle possibili complicazioni.

Le consulenze mediche

Una componente addizionale per completare e valutare la storia clinica risiede nella consultazione del medico curante o di uno specialista. La richiesta di consulenza potrà essere effettuata sia da parte dell'odontoiatra che dall'anestesista. Ciò è reso necessario quando l'opinione dell'uno o dell'altro sanitario, determinata dal tipo di trattamento odontoiatrico o anestesiologico, richieda un supplemento di indagini, informazioni e trattamenti preoperatori.
Avviene peraltro con frequenza maggiore che l'odontoiatra e l'anestesista valutino il paziente in modo appropriato e possano decidere autonomamente il corrispondente trattamento medico. Talvolta però essi vorranno essere confermati sulla correttezza del trattamento medico, potranno chiedere al medico curante o alla specialista l'assistenza durante la cura o richiederanno ulteriori informazioni sulla storia del paziente.

Le procedure impiegate nella valutazione del paziente

L'anamnesi clinica che l'odontoiatra deve raccogliere mirerà esclusivamente ad identificare le condizioni morbose esistenti e la loro gravità. L'anamnesi clinica non consiste, come abitualmente avviene per il paziente affetto da patologie medico-chirurgiche, nel raccogliere dati secondo una schema specifico capace di iden-

Tabella 6. Fattori di valutazione non odontoiatrici che possono modificare il trattamento del paziente

- **Stato fisico e medico**
  Quali sono le condizioni mediche che possono determinare complicazioni?
- **Igiene orale**
  Qual è il livello di interesse nei confronti della salute orale e la capacità di conservarla, evidenziati dalle condizioni attuali e dalla storia odontoiatrica?
- **Necessità psicologiche**
  Quali sono i fattori estetici e funzionali che potrebbero migliorare l'immagine del paziente e la propensione ad avere una funzione nella società, nel lavoro, a scuola e con i propri pari?
- **Attitudini funzionali**
  Qual è il livello delle attività che il soggetto svolge nella comunita in cui vive?
- **Stato mentale**
  Quali sono il livello delle conoscenze del soggetto e delle sue capacità di comunicazione?
- **Sato sociale**
  Qual è il livello di cultura e la professione del paziente?
- **Stato familiare**
  Quali sono le condizioni familiari e le condizioni di vita del soggetto e quali sono la sua disponibilità a collaborare ed il suo livello delle conoscenze?
- **Limitazioni fisiche**
  Quali sono le capacità del paziente di avere cura della propria igiene orale?
- **Capacità di accesso**
  Può il paziente ricevere un trattamento odontoiatrico ambulatoriale e può entrare e muo versi nell'ambulatorio con sicurezza? Ha il paziente un mezzo proprio che gli permetta di raggiungere l'ambulatorio per essere sottoposto a visite frequenti, occasionali, annua li o di emergenza?
- **Stato finanziario**
  È in grado il paziente di affrontare il trattamento proposto o quali alternative o compro messi sono possibili con la medesima persona?
- **Necessità di comunicare**
  È in grado il paziente di capire le istruzioni e di comunicare le proprie necessità all'odon toiatra ed ai suoi collaboratori in modo appropriato o richiede la collaborazione di un interprete?
- **Necessità della gestione del trattamento**
  Debbono essere assunti dal paziente farmaci, vi sono limitazioni, sono programmate ospedalizzazioni, etc?
- **Consenso**
  Il paziente è in grado di dare il proprio consenso o dovrà sopperire a tale compito un altro individuo, un gruppo di individui, una succursale o un responsabile del tribunale?
- **Altri fattori individuali**

Le categorie DRAPES illustrate oltre potranno essere modificate da una o più valutazioni qui descritte

Tabella 7. Classificazione ASA per la valutazione del rischio generico del paziente odontostomatologico

ASA I	Paziente normale ed in buona salute
ASA II	Paziente con compromissione non grave e ben compensata di qualche organo o apparato e che svolge una normale vita di relazione e lavorativa
ASA III	Paziente con grave compromissione più o meno compensata di qualche organo o apparato e che non svolge una vita di relazione ed una vita lavorativa normali
ASA IV	Paziente con gravi malattie scompensate
ASA V	Moribondi

tificare la malattia, la sindrome o la condizione morbosa che ha determinato il ricovero al fine della cura e la successiva guarigione. L'anamnesi clinica in odontoiatria deve invece mirare ad identificare quadri morbosi che rappresentino un rischio potenziale specificatamente nei confronti dell'intervento odontoiatrico o nei confronti della applicazione di particolari tecniche di anestesia locoregionale, di sedazione o di anestesia generale.

La storia clinica verrà raccolta mediante il dialogo o mediante la compilazione di un questionario. La compilazione del questionario sembra essere preferibile perché pone il soggetto nella condizione di essere responsabilmente coerente con se stesso e di risolvere possibili disagi derivanti dal porre il paziente e l'interrogante di fronte a situazioni imbarazzanti per il paziente medesimo. Per altro verso e da un punto di vista medico-legale, il questionario è di sicura rilevanza in quanto è sottoscritto dal soggetto e dimostra diligenza da parte dell'odontoiatra. Ogni questionario deve essere completato dalla tabella ASA per la valutazione del rischio generico (Tab. 7). L'anamnesi clinica deve essere conclusa infine con un breve esame fisico del paziente.

Nella cartella dovranno essere contenute le raccomandazioni sottoscritte dal paziente o dalla madre del bambino qualora dovesse essere effettuato un intervento chirurgico in sedazione o in anestesia generale.

Il Dental Risk Assessment and Prognosis Evaluation Scale (DRAPES)

Una valutazione addizionale è rappresentata dal DRAPES illustrato nella Tabella 8. Il DRAPES rappresenta un valido ausilio per il dentista nella valutazione del paziente affetto da patologie mediche o chirurgiche per le quali si debbono prendere provvedimenti odontoiatrici limitati e condizionati dalla situazione attuale e/o patologia esistente. Il DRAPES permette di determinare i limiti di operabilità del paziente in funzione della condizione clinica e pone le basi per una cooperazione multidisciplinare nella quale può essere coinvolto anche l'anestesista.

I pazienti inclusi nella categoria DRAPES I non richiedono alcun trattamento medico. Conseguentemente, le cure odontoiatriche non dovranno considerare alcuna implicazione di ordine medico, tant'è che le malattie odontoiatriche acute e

Tabella 8. Illustrazione del Dental Risk Assessment and Prognosis Evaluation Scale

Categoria	Descrizione	Tipo e momento del trattamento							
		Prima[a]					Dopo[b]		
		Rc	*Nd*	*Se*	*Af*	*Mg*	*Rc*	*Ch*	*Li*
I	Paziente sano, nessuna particolare modificazionedel trattamento odontoiatrico		X					X	
II	Condizioni mediche che richiedono alcune considerazioni al di fuori della routine affinché il paziente possa ricevere un trattamento odontoiatrico			X				X	
III	Condizioni mediche caratterizzate da importanti e durature implicazioni che richiedono significative modificazioni del trattamento odontoiatrico				X				X
IV	Condizioni mediche che richiedono importanti modificazioni del programma odontoiatrico		X				X		
V	Gravi condizioni generali del paziente che permettono solamente di eliminare importanti malattie acute del cavo orale					X	non si applicano		

Momenti del trattamento, [a]Prima: tipo di considerazioni da effettuare circa il trattamento odontoiatrico prima di un programma di cure mediche o chirurgiche cui il paziente dovrà sottoporsi; [b]dopo: tipo di considerazioni da effettuare circa il trattamento odontoiatrico dopo il completamento di cure mediche o chirurgiche cui il paziente è stato sottoposto. *Tipo di trattamento,* [c]Routine: il trattamento odontoiatrico non viene modificato né prima né dopo una terapia medica o chirurgica fatta eccezione per le modificazioni di trattamento che vengono abitualmente effettuate in relazione ad un trattamento odontoiatrico programmato in modo "normale". Può essere richiesto qualche specifico trattamento medico; [d]non di routine: il trattamento "non di routine" consiste nell'estrazione di denti con lesioni periapicali, ascessi, interessamento delle biforcazioni di grado II o più, mobilità maggiore del grado II e nel trattamento di pazienti potenzialmente esposti a complicazioni endodontiche (grandi carie, etc). Profilassi prima della terapia; sono richieste preparazioni mediche minori. La storia dell'igiene orale, fattori potenziali o altri fattori di cambiamento illustrati nella Tabella 6 legati al paziente possono modificare in modo significativo il trattamento programmato; [e]significativo: si identifica nell'estrazione di denti con lesioni periapicali, con ascessi, biforcazione di grado II o superiore, mobilità di grado II o superiore, di terzi molari inclusi e di quelli potenzialmente esposti a complicazioni endodontiche. Profilassi prima del trattamento; è richiesta un'importante preparazione medica. I fattori di cambiamento illustrati nella Tabella 6 non modificano generalmente in modo significativo il trattamento odontotaitrico programmato; [f]aggressivo: si identifica con l'estrazione di denti inclusi o quelli con ascessi, ampie carie, patologie periapicali, malattia periodontale e condizioni che espongono a infezioni e complicazioni settiche. Deve essere effettuata la profilassi; è necessaria un'importante preparazione medica. Fattori di cambiamento non modificano abitualmente il trattamento odontoiatrico programmato (v. Tab. 6); [g]minimo: si identifica con il trattamento delle sole malattie acute allo scopo di prevenire il dolore e l'infezione utilizzando metodi palliativi; [h]conservativo: è generalmente possibile la cura odontoiatrica di routine. Bisogna valutare attentamente se è attuabile un'importante riabilitazione orale mediante protesi fisse. Si deve evitare l'implantologia o procedure che potrebbero aggravare le condizioni di immunodepressione. Non sono generalmente controindicate la maggior parte delle procedure chirurgiche. Si deve considerare l'opportunità di sottoporre il paziente ad una cura medica appropriata; [i]limitato: Trattamento delle sole malattie acute. È necessario limitare il ripristino di protesi fisse o rimovibili. Le procedure chirurgiche che espongono l'osso debbono richiedere una specifica preparazione (es.: trattamento con ossigeno iperbarico nei pazienti in terapia radiante). I pazienti devono essere sottoposti a cure mediche appropriate

croniche potranno essere trattate secondo "criteri di routine". I pazienti inclusi nella categoria DRAPES II devono essere sottoposti a particolari considerazioni prima di iniziare il trattamento odontoiatrico. Questo mirerà inizialmente ad eliminare, ad esempio, una malattia odontoiatrica acuta come un'infezione o ad estrarre un dente per curare un ascesso prima che il paziente venga sottoposto a specifiche cure mediche o chirurgiche. All'opposto, le malattie odontoiatriche croniche potranno beneficiare di un controllo adeguato e dovranno essere curate dopo l'ultimazione del trattamento medico o chirurgico. Appartiene a questa categoria il paziente che deve essere sottoposto a trattamento protesico valvolare cardiaco o alla applicazione di protesi ossee.

La categoria DRAPES III comprende i pazienti affetti da importanti patologie che li affliggono da sempre: è il caso dei pazienti trapiantati ed in dialisi extracorporea, etc. In questi pazienti il programma odontoiatrico dovrà mirare ad eliminare un'infezione acuta o parimenti una condizione o una malattia odontoiatrica cronica.

Alla categoria DRAPES IV appartengono i pazienti il cui trattamento odontoiatrico deve essere necessariamente effettuato (rimozione di una malattia orale acuta o cronica) prima di un trattamento medico, chirurgico o radioterapico. Appartengono a questa categoria i pazienti che devono essere sottoposti a trapianto d'organo. Infine, nella categoria DRAPES V sono compresi i pazienti nei quali non è indicato alcun trattamento odontoiatrico se si esclude il controllo di infezioni acute o croniche o il ripristino di condizioni funzionali orali di base. A questa categoria appartengono, ad esempio, i pazienti terminali, gravemente malati, ai quali rimane una sopravvivenza limitata. Le categorie DRAPES possono essere modificate dalla valutazione di fattori non medici come quelli illustrati nella Tabella 6. Se, ad esempio, un paziente appartenesse alla categoria DRAPES III e rivelasse una igiene orale eccellente potrebbe essere valutato e trattato come se appartenesse alla categoria DRAPES II.

Fra i diversi questionari disponibili al fine di completare la cartella odontoiatrica, alcuni sono più lunghi e più completi, altri più brevi e sintetici. Qui illustreremo il questionario prodotto nell'"Accepted Dental Therapeutics" di cui proponiamo una esemplificazione (Tab. 9). Tale questionario indica le tappe che permettono all'odontoiatra di concludere l'anamnesi clinica mediante il colloquio con il paziente. Per concludere, la valutazione preoperatoria del paziente deriva in ultima analisi dalla cooperazione medica e/o anestesiologica da una parte ed odontoiatrica dall'altra, nel corso della quale il processo comprenderà la valutazione clinica e fisica del paziente e la valutazione del successivo trattamento quando il paziente sia clinicamente compromesso. La valutazione interdisciplinare non coinvolgerà solamente l'odontoiatra ed il medico e/o l'anestesista, ma dovrà essere estesa al di là del paziente per includere la sua famiglia e ogni altra persona coinvolta nella vita di questi. Più frequentemente, però, la valutazione preoperatoria viene effettuata solamente dall'odontoiatra. In questo caso la capacità cognitiva dell'odontoiatra formerà in modo corretto quella abilità critica che gli permetterà di trattare scientemente il paziente odontoiatrico che soffra di una compromissione medica e di garantire adeguatezza nelle tecniche e nei comportamenti. In conclusione, l'odontoiatra dovrà mirare in tutti i casi a fornire un trattamento ottimale, anche attra-

Tabella 9. Questionario sullo stato fisico del paziente

Data ....

Nome .... Cognome .... Indirizzo ....Tel. ....
Data di nascita .... Sesso .... Altezza .... Peso ....
celibe (nubile) .... Parente più vicino .... Tel. ....

Domande

1. È stato ricoverato in ospedale negli ultimi due anni? ....
2. È stato sottoposto a cure mediche negli ultimi due anni? ....
3. Quale tipo di medicina avete assunto negli ultimi due anni? ....
4. La ricorda se i suoi genitori ebbero ad accusare disturbi durante un'anestesia locoregionale?...
5. È allergico alla penicillina, aspirina o ad altri farmaci? ....
6. Ha accusato emorragie eccessive in passato? ....
7. È affetto dalle seguenti malattie o sintomi?

cardiache	asma	epilessia: in
(malattie congenite	tosse	trattamento
di cuore, soffi cardiaci,	diabete	con farmaci
ipertensione)	epatite	neurologici;
anemia	ittero	sinusite
febbre reumatica	artrite	

8. Se donna, è incinta? ....
9. Avuto qualche altra malattia grave? ....

In caso di pazienti da sottoporre a sedazione

1. Ha mangiato o bevuto nelle ultime 4-6 ore? ....
2. Porta un apparecchio mobile in bocca? ....
3. Porta lenti a contatto? ....
4. Chi la porta a casa dopo l'intervento? ....

Nome dell'accompagnatore ....

Firma ....

verso la collaborazione interdisciplinare, affinché possa fornire prestazioni che siano conformi alla quantità ed alla qualità della vita dei suoi pazienti.

I criteri della valutazione del paziente

La storia clinica: generalità

Le condizioni del paziente possono essere analizzate con maggiore cura dopo che l'odontoiatra ha consultato il questionario, la classificazione ASA e la categoria di appartenenza al DRAPES, lo stato fisico, il grado di ansietà ed i fattori di valutazione non odontoiatrici.

La storia clinica è il primo gradino che permette di identificare le basi per il trattamento odontoiatrico successivo. La storia sociale deve essere egualmente analizzata in particolare per quanto attiene l'abuso di alcool, di fumo o l'impiego di farmaci, dal momento che questi pazienti sono potenzialmente esposti a malattie infettive, ad alterazioni del metabolismo dei farmaci e a turbe della coagulazione.

La valutazione dei sistemi dell'organismo: generalità

Le patologie appartenenti ai sistemi dell'organismo descritti nei questionari forniscono utili criteri di valutazione e di diagnosi per il trattamento del paziente odontoiatrico. I disordini nasali, ad esempio, costituiscono un serio problema nei pazienti da sottoporre a sedazione con N_2O o che devono essere intubati durante interventi effettuati in anestesia generale.

La valutazione del sistema cardiocircolatorio è così importante da sopravanzare spesso la valutazione del sistema respiratorio.

Il sistema endocrino è ugualmente molto importante in particolare per quanto riguarda la tiroide ed il diabete. Il paziente affetto da malattie della tiroide non compensate tollera male l'intervento. Il paziente diabetico può presentare malattie cardiocircolatorie associate, fra le quali l'ipertensione, vasculopatie periferiche e malattie renali che possono complicare l'anestesia o esporre il paziente al rischio di variazioni glicemiche importanti.

Il sistema gastrointestinale può essere coinvolto in patologie epatiche che hanno rilevanza nel processo della eliminazione dei farmaci e della coagulazione nel caso in cui il paziente venisse sottoposto ad anestesia generale.

Una particolare attenzione deve essere rivolta alla crasi ematica in previsione di un possibile sanguinamento e, in caso di anemia, per la possibilità di un trasporto inadeguato di ossigeno. Le patologie a carico del SNC, infine, possono esprimersi attraverso specifiche complicazioni causate da tumori, abuso di farmaci, malattie psichiatriche.

Questi pazienti rispondono in modo anormale agli anestetici e possono inoltre non garantire una efficace collaborazione di fronte a specifiche istruzioni e cure mediche.

La valutazione dello stato fisico: generalità

L'esame fisico del paziente permetterà di rilevare alcune caratteristiche del volto, come il pallore o la cianosi, segni di una malattia cardiocircolatoria o respiratoria in atto. La palpazione del polso radiale può rivelare la presenza di turbe del ritmo cardiaco che potrebbero essere espressione di una cardiopatia che male tollera una sedazione o l'impiego di vasocostrittori. In ogni paziente dovrebbe essere misurata la pressione arteriosa sistolica e diastolica allo scopo di valutare una condizione di normalità pressoria o di ipertensione.

È opportuno inoltre controllare la presenza di artrosi temporo-mandibolare associata ad anchilosi dell'articolazione medesima. Questa disfunzione dell'apparato masticatorio può limitare l'esplorazione del cavo orale e la difficile o impossibile esecuzione di alcuni blocchi come, ad esempio, il blocco di Gow-Gates.

Valutazioni specifiche

Nella valutazione del paziente possono essere identificate patologie di organi e di sistemi piu inerenti all'ambito odontoiatrico sia in relazione all'intervento chirurgico sia in relazione all'anestesia.

Le malattie cardiorespiratorie. Il paziente dovrà essere valutato in relazione a malattie cardiache e respiratorie in atto.

a. Le malattie cardiache o di circolo:
   - i pazienti con esiti di infarto. I pazienti infartuati non devono essere sottoposti ad alcun intervento di odontoiatria conservatrice nei primi sei mesi dopo l'infarto a causa della maggior possibilità di reinfarto, ove la riduzione del rischio di reinfarto inizia a decorrere dal sesto mese fino al dodicesimo dalla data dell'infarto;
   - i pazienti con difetti di perfusione coronarica. I pazienti affetti da turbe della perfusione coronarica dovranno essere sempre identificati. Ciò allo scopo di prevenire eventuali episodi di angor sia durante l'intervento odontoiatrico sia nell'ambiente odontoiatrico;
   - i pazienti valvulopatici, portatori di valvole cardiache o affetti da esiti di tromboflebiti. Molti pazienti affetti da malattie valvolari o portatori di protesi valvolari sono sottoposti a trattamento anticoagulante che richiede la sospensione del medesimo ed il ripristino di una normale coagulabilità ematica il giorno dell'intervento odontoiatrico;
   - i pazienti a rischio di sincope devono essere identificati onde provvedere tempestivamente alle necessarie operazioni di rianimazione in caso di necessità.
b. Le malattie respiratorie. I pazienti affetti da malattie respiratorie croniche ed i fumatori sono esposti agli effetti depressivi da farmaci sedativi. Quando infatti si rendesse necessaria una sedazione mediante l'impiego di farmaci depressivi il SNC, la malattia respiratoria potrebbe aggravarsi provocando ostruzione delle vie aeree e reazioni da ipersensibilità acuta che devono richiedere la capacità di risolvere lo squilibrio respiratorio provocato.

Gli altri organi ed apparati. Meno importanti sono gli altri organi ed apparati, anche se eventuali malattie epatiche o renali possono interferire sulla eliminazione dei farmaci somministrati durante sedazione o anestesia generale. Nei pazienti affetti da malattie epatiche possono essere presenti turbe della coagulabilità capaci di provocare emorragie.

La valutazione dell'ansia. Particolare attenzione dovrà essere posta nella valutazione dello stato di ansia e nella presenza di depressione da dolore cronico, in quanto tali condizioni possono causare iperalgesia da abbassamento della soglia del dolore. In questi pazienti deve essere valutata la possibilità di impiego di farmaci sedativi preoperatori, allo scopo di aumentare la soglia della sensibilità intraoperatoria del dolore.

Le turbe metaboliche.

a. Il diabete mellito. L'identificazione del paziente diabetico deve mirare ad eliminare possibili episodi ipoglicemici o iperglicemici durante il trattamento. Il paziente diabetico può incorrere in crisi ipoglicemiche passeggere quando il livello di glucosio scenda sotto i 50 mg/dl. La gravità della crisi dipende dai livelli glicemici precedenti, dalla velocità di caduta della glicemia e dalla maggiore o minore intensità della risposta simpatica. Nel paziente odontoiatrico, l'ansia può aumentare il tono del simpatico e scatenare crisi iperglicemiche preoperatorie. Per questi motivi, è sempre prudente considerare l'opportunità di ricorrere a controlli immediatamente preoperatori e, nel caso, prima della sedazione del paziente. L'ipoglicemia più frequentemente osservabile è quella reattiva che si verifica da mezz'ora a 5 ore dopo i pasti, in particolare nei gastrectomizzati. Altre volte l'ipoglicemia è da digiuno, quando vi sia cioè un apporto calorico insufficiente. Più frequentemente è determinata da sulfaniluree o da insulina, quando l'assunzione di questi farmaci avvenga in modo improprio. Come principio generale è più tollerata l'iperglicemia piuttosto che l'ipoglicemia.

b. Il paziente dializzato. Il paziente affetto da insufficienza renale, che deve essere sottoposto periodicamente a dialisi ed a concomitante trattamento anticoagulante eparinico, può essere esposto al rischio di emorragie. In questi pazienti l'accordo con il nefrologo può identificare il momento più idoneo per intervenire; essi appartengono alla categoria Drapes III e verranno principalmente trattati sulla base dei limiti che la patologia cronica impone ed in relazione ai fattori di valutazione non odontoiatrici.

c. Il paziente affetto da porfiria. Nei pazienti affetti da porfiria, lo scatenamento di una crisi può essere causato da alcuni anestetici locali come la lidocaina e la procaina.

Le malattie della pelle. Fra queste va ricordata l'epidermiolisi bollosa ereditaria che è caratterizzata da cute poco elastica, mucose fragili e facilmente sfaldabili e sclerosi delle articolazioni, in particolare dell'articolazione temporo-mandibolare, con apertura limitata della bocca. La apertura forzata della bocca provoca, in questi pazienti, scollamenti e bolle della mucosa orale e difficoltà di esecuzione di blocchi nervosi.

I pazienti donatori di sangue. I pazienti donatori di sangue, dovranno essere avvertiti di non sottoporsi a prelievi di sangue a scopo di donazione, nella prima ora dopo la avvenuta estrazione dentaria, a causa della possibilità di batteriemia e di eventuale contaminazione batterica nei confronti del ricevente. Poiché alcuni Autori hanno osservato la persistenza di batteriemia anche nei tre giorni successivi ad una estrazione dentaria, il prelievo di sangue in questi soggetti potrà essere prudentemente spostato di conseguenza.

Lo stato di gravidanza. Nella paziente in stato di gravidanza la degradazione e l'eliminazione degli anestetici locali vengono effettuate esclusivamente dalla madre mentre l'attraversamento della barriera placentare di tali farmaci avviene per semplice diffusione in ragione del loro basso peso molecolare. I vasocostrittori si comportano in modo similare rispetto agli anestetici locali, in quanto attraversano la barriera placentare nei due sensi e, in conseguenza di ciò, è possibile che le manifestazioni tossiche nella madre si verifichino anche nell'embrione o nel feto. È opportuno tuttavia rammentare che una possibile tossicità fetale causata dalle dosi impiegate di anestetico locale si può verificare esclusivamente in caso di sovradosaggio e in modo assolutamente eccezionale con le posologie impiegate in odontoiatria. Quando non sia stata accertata alcuna intolleranza agli anestetici locali, quando sia stata esclusa l'iniezione endovasale mediante il test della aspirazione, gli anestetici locali possono essere impiegati con relativa sicurezza, in particolare dopo il terzo mese di gravidanza. Gli anestetici locali che garantiscono sicurezza sono la lidocaina, la mepivacaina e l'articaina. Gli anestetici locali con vasocostrittori sono relativamente senza pericoli purché la concentrazione non superi il valore corrispondente all'1:100.000 e non vengano superati volumi di anestetico locale pari a 15 ml di lidocaina o di mepivacaina al 2%.

Va tuttavia sottolineato che alcuni anestetici locali contengono la sparteina il cui impiego, in ragione delle sue proprietà ossitociche, dovrebbe essere evitato in stato di gravidanza. Più importante invece è il rilevamento di uno stato ipertensivo che richiederà il ricorso ad uno specialista nel caso la pressione arteriosa sistolica fosse superiore a 150 mmHg.

Gli handicappati. I pazienti psicopatici ed i minori manifestano una spiccata sensibilità ai farmaci sedativi specialmente dopo somministrazioni ripetute e la possibilità, quindi, di un esagerato conseguente approfondimento della sedazione.

Questi pazienti dovrebbero essere preferibilmente ospedalizzati ed operati in anestesia generale piuttosto che in anestesia locoregionale associata a sedazione.

Gli esami di laboratorio. Gli esami di laboratorio dovranno essere orientati ad identificare uno stato diabetico che un eventuale stress operatorio potrebbe fare precipitare verso l'iperglicemia e ad identificare eventuali ipopotassiemie responsabili di aritmie da vasocostrittori in pazienti che assumono diuretici.

Importante, infine, la diagnosi di anemia da cellule falciformi, in quanto una semplice e transitoria ipossia o acidosi può causare, in tali pazienti, la trasformazione a falce dei globuli rossi e la loro agglutinazione. In questi pazienti, inoltre, sono state osservate morti improvvise dopo somministrazione di analgesici (meperidina) nel trattamento del dolore odontoiatrico postoperatorio.

Le interazioni tra i farmaci e fra stato fisico del paziente ed intervento odontostomatologico.

- I farmaci sedativi. Gli effetti dei farmaci sedativi possono essere influenzati dall'età del paziente. Nel bambino, ad esempio, la velocità di eliminazione di questi farmaci è maggiore, mentre nelle persone adulte e anziane la velocità di eliminazione è minore e maggiore può risultare, conseguentemente, la durata o intensità del loro effetto. Come conseguenza di ciò le dosi dovranno essere, in questi ultimi pazienti, proporzionatamente ridotte.
- Lo stato di nutrizione. I pazienti denutriti e con bassi livelli di proteine plasmatiche possono accusare una più intensa attività del farmaco a causa della minore capacità ligante delle proteine plasmatiche.
- Le malattie neurologiche. La valutazione dello stato di coscienza o la presenza di malattie neurologiche, come il Parkinson e l'epilessia, suggerisce la possibilità di potenziamento tra i farmaci assunti a scopo terapeutico ed i farmaci sedativi somministrati a scopo ansiolitico.

  È opportuno controllare che il paziente, a causa di uno stato di depressione, non assuma inibitori della monoaminossidasi ed antidepressivi triciclici i quali, bloccando il riassorbimento della noradrenalina nelle terminazioni delle fibre adrenargiche, possono scatenare turbe del ritmo cardiaco da vasocostrittore. Nei pazienti affetti da parkinsonismo che assumono farmaci contenenti dopamina, esiste la possibilità di interferenze con i farmaci vasocostrittori i cui effetti possono risultare potenziati.

- Le malattie ormoniche. Nella compilazione della cartella odontoiatrica si dovrà porre una cura particolare nella identificazione di alcune malattie ormoniche e dei farmaci impiegati in funzione di possibili interazioni con quelli somministrati dall'odontoiatra. L'impiego di ormoni tiroidei indica, ad esempio, che il paziente può manifestare ipersensibilità ai farmaci vasocostrittori. In caso di insufficienza surrenalica, inoltre, una condizione di stress provocata dall'intervento odontoiatrico può causare risposte diverse, fra le quali l'ipotensione.
- I farmaci ipotensivi. I pazienti in trattamento con farmaci ipotensivi dovranno proseguire la loro terapia anche durante il trattamento odontoiatrico, in quanto una loro sospensione può scatenare irregolarità nelle risposte pressorie durante lo stress dell'intervento chirurgico.
- I farmaci che interferiscono sulla coagulazione. Si dovrà evitare di intervenire nei pazienti che hanno assunto di recente acido acetilsalicilico a dosi elevate o altri FANS e sottoposti ad interventi cruenti, perché queste sostanze aumentano il tempo di emorragia; in pazienti in trattamento con cloramfenicolo, per la possibilità di trombocitopenia ed in quelli in trattamento con calcieparina, se non 12 ore dopo l'intervento del trattamento e in seguito al controllo delle piastrine.

Sedi della collaborazione interdisciplinare

Nel caso in cui il paziente debba essere sottoposto ad intervento chirurgico odontoiatrico in sedazione profonda o in anestesia generale la collaborazione fra odontoiatra ed anestesista potrà avvenire in sedi specifiche denominate Hospital Day, Surgical Day o, in accordo con Jokobs e Lipp [9], in una sede denominata "Standby", nella quale i pazienti affetti da turbe sistemiche anche severe dovranno essere valutati con i metodi proposti nel "Dental anesthesiological stand-by" [9] che prevedono un controllo ed un trattamento postoperatorio intensivo.

L'ansia in odontoiatria ed il suo trattamento

In uno studio effettuato in Gran Bretagna su 6.000 persone, il 43% degli intervistati riferiva la disponibilità a recarsi dall'odontoiatra quando avesse accusato qualche disturbo, mentre il 58% affermava che non voleva recarsi dall'odontoiatra in quanto manifestava nei suoi confronti un sentimento di paura. Non vi dubbio quindi che nella maggior parte dei pazienti odontoiatrici l'ansia può essere considerata come una reazione ad eventi specifici che si verificano nell'ambiente odontoiatrico, generalmente collegabili con esperienze spiacevoli.

La paura del dentista è molto più diffusa di quanto si pensi. Alcuni studi effettuati negli Stati Uniti hanno rivelato che questa si situa al quarto posto dopo la paura dei serpenti, dell'altitudine e del temporale; mentre altri studi hanno dimostrato che la paura da dentista si colloca al terzo posto dopo la paura dell'altitudine e del traumatismo. Quando invece la paura è di grado elevato, quella del dentista si colloca al primo posto seguita dalla paura da altitudine, da morte e da traumatismo. In uno studio di Manani e coll. [10], effettuato su 1.000 pazienti residenti in Alto Adige, la paura da dentista è risultata in termini percentuali al secondo posto dopo la paura da malattia. Egualmente al secondo posto è risultata la paura da dentista quando era stata valutata dai soggetti esaminati di grado elevato ovvero "intensa" o "terrificante" (Fig. 3). In questo caso era relazionata preferibilmente alla paura da malattia, da morte e da claustrofobia (Fig. 4). Questi risultati significano che l'odontoiatra può incontrare persone la cui ansietà può essere di grado variabile e tale da interferire con le procedure chirurgiche e con lo stesso benessere del paziente e, infine, che in molti casi l'intervento psicologico su paure associate può inibire quella da dentista.

La valutazione della paura da dentista può essere effettuata mediante specifici test alcuni dei quali sono frequentemente utilizzati in molte cliniche odontoiatriche di diversi paesi. Un test di semplice applicazione è il Dental Anxiety Scale (DAS) (Tab. 10) illustrato da Corah et al. [11]. Attraverso questo test, che non contempla peraltro la valutazione dell'ansia vicaria, è possibile identificare, nel punteggio corrispondente a valori medi pari a 17, una situazione di fobia odontoiatrica che può richiedere un trattamento farmacologico e nei punteggi mediamente corrispondenti a 10, uno stato di ansia di grado elevato che può richiedere un intervento psicoterapico correttivo. Infine, nei punteggi corrispondenti a valori medi da 6 a 9, uno stato di ansietà di media entità.

Esiste una letteratura molto vastasui metodi di trattamento dell'ansia. Tali metodi possono essere psicologici e farmacologici, ove questi ultimi impiegano farmaci somministrabili per via suppositoria, orale, intramuscolare, endovenosa o inalatoria.

Tabella 10. Il Dental Anxiety Scale (modificata da [11])

• **Se Lei dovesse andare dal dentista, come si sentirebbe il giorno precedente?**
1) Mi sentirei come chi deve affrontare un'esperienza abbastanza piacevole; 2) non mi preoccuperei molto degli eventi che dovrei affrontare; 3) mi sentirei un po' a disagio; 4) sarei timoroso perché l'esperienza potrebbe essere spiacevole e crearmi paura; 5) sarei molto impaurito di ciò che mi potrebbe fare il dentista

• **Durante la permanenza in sala d'attesa, come si sente?**
1) Rilassato; 2) un po' a disagio; 3) ansioso; 4) teso; 5) così ansioso che talvolta mi inondo di sudore e mi sento fisicamente spossato

• **Quando Lei si trova seduto sulla poltrona operatoria, in attesa che il dentista prepari il trapano per iniziare il lavoro nella sua bocca, come si sente?**
1) Rilassato; 2) un po' a disagio; 3) teso; 4) ansioso; 5) così ansioso che talvolta mi inondo di sudore e mi sento fisicamente spossato

• **Se Lei si trova già sistemato sulla poltrona operatoria in attesa di iniziare la pulizia dei denti, mentre aspetta che il dentista prepari gli strumenti che userà per pulire i denti tutto intorno alle gengive, come si sente?**
1) Rilassato; 2) un po' a disagio; 3) teso; 4) ansioso; 5) così ansioso che talvolta mi inondo di sudore e mi sento fisicamente spossato

Risultati: *fobia*, punti 11; *ansia grave*, punti 10; *ansia media*, punti 6-9

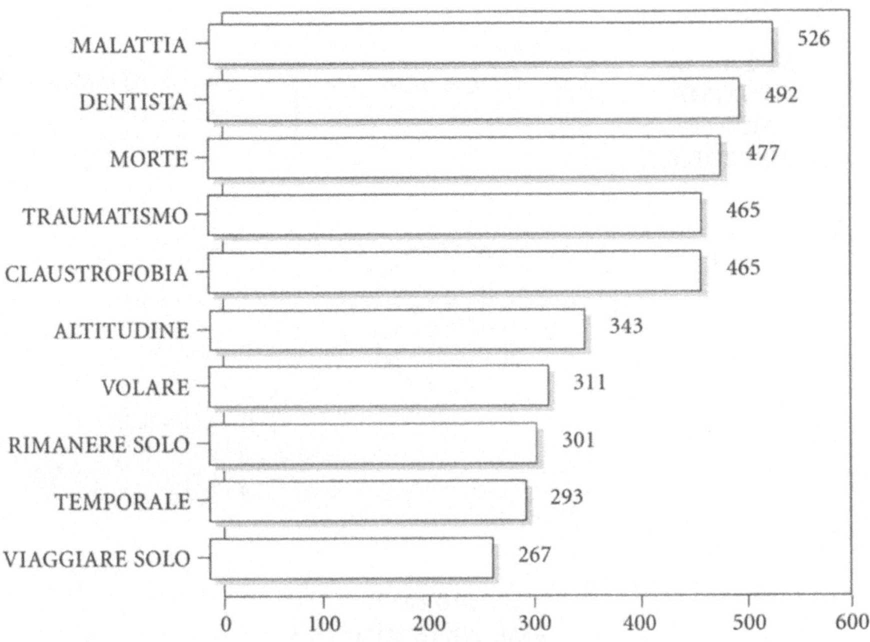

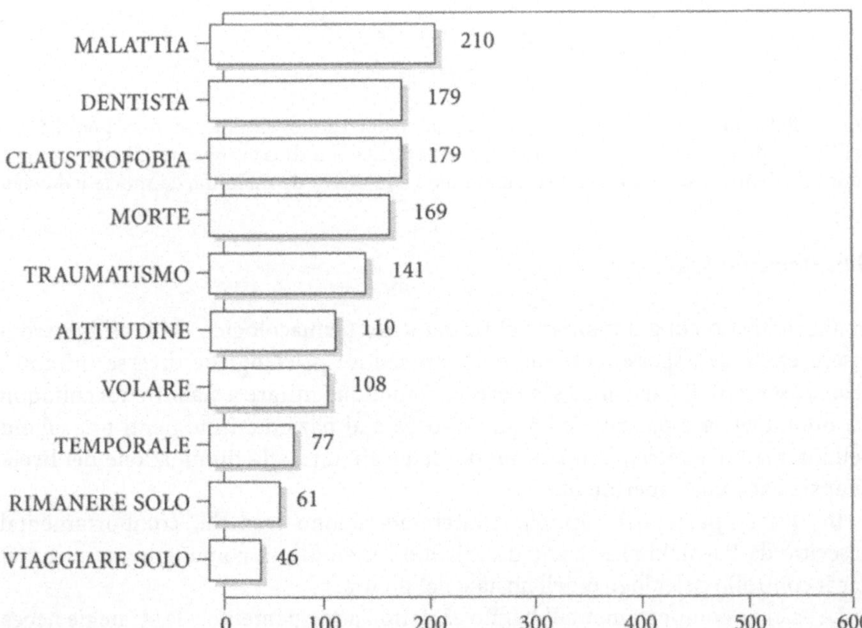

Fig. 3. In alto, incidenza delle paure totali rivelata in una popolazione dell'Alto Adige; in basso, incidenza delle paure giudicate "molto elevate" o "terrificanti" nella stessa popolazione [10]

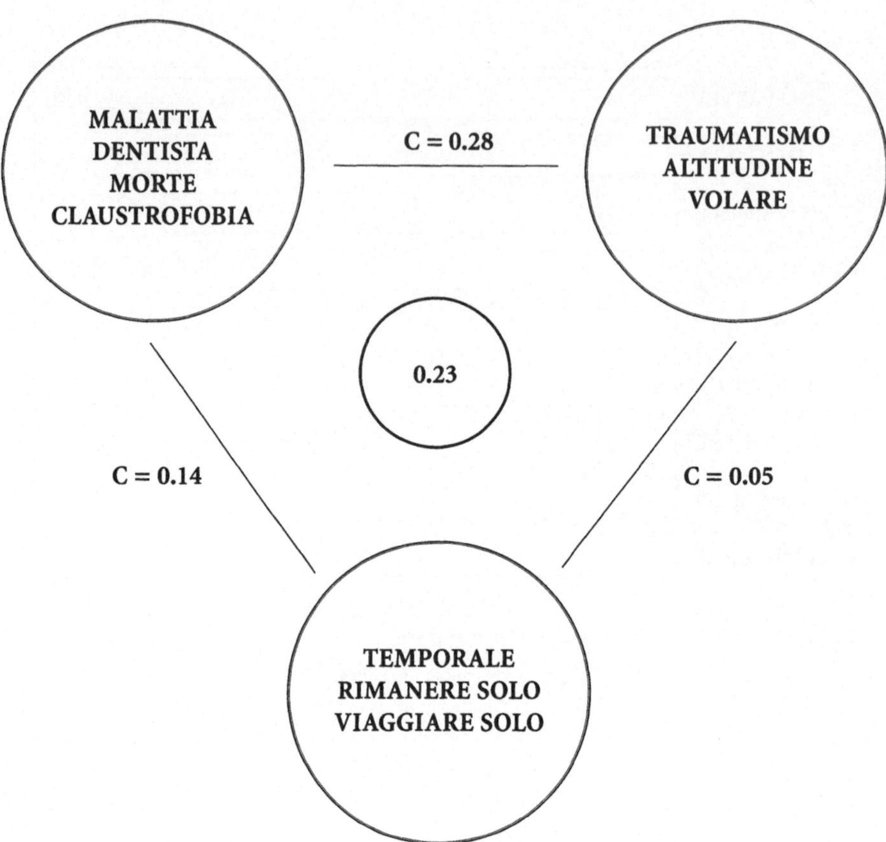

Fig. 4. Relazione fra gruppi di paure di intensità molto elevata, in una popolazione dell'Alto Adige, scelte secondo criteri per l'applicazione di contingenza. Si noti come la paura da dentista sia associata principalmente alla paura da malattia, da morte e da clau-

Il trattamento psicologico

In alternativa o congiuntamente al trattamento farmacologico dell'ansia possono essere effettuate, spesso con successo, procedure psicologiche diverse miranti a desensibilizzare il paziente. Esse devono comunque mirare a stabilire un colloquio fra odontoiatria e paziente ed a far conoscere al paziente i momenti più salienti dell'intervento, contribuendo, in modo determinante, alla diminuzione del livello di ansia che questi sperimenta.

In questa parte del capitolo tratteremo alcune tecniche comportamentali descritte da Pawlicki [12] e che descrivono i metodi più comunemente utilizzati per il controllo psicologico dell'ansia e del dolore.

Le scienze comportamentali hanno chiarito l'atteggiamento e le strategie necessarie per attenuare l'ansia ed il dolore odontostomatologici. Il primo approccio non dovrebbe mai corrispondere all'inizio di un intervento odontoiatrico e dovrebbe essere esclusivamente informativo ed avvenire in un ambiente diverso da quello operatorio. È cosa nota poi che la paura e l'ansia aumentano quando un giovane o un adulto accusano la sensazione di essere esclusi da ogni possibilità di controllo della situazione. Altre volte ancora le convinzioni del paziente rappresentano una componente capace di accrescere e influenzare il suo stato di paura e di ansia. Esistono modalità per interferire positivamente su tali convinzioni ricorrendo, ad esempio, ad interventi di psichiatri, di medici igienisti o a specifici questionari. Per i bambini, poi, può essere utile la presentazione di videocassette a contenuto esplicativo che dimostrino situazioni di cooperazione con l'odontoiatra attiva e priva di qualsiasi angoscia. Poiché in molti casi assume particolare importanza l'atteggiamento dei genitori dei bambini, tale atteggiamento dovrà essere indagato e corretto. Non sempre però le raccomandazioni delle scienze comportamentali sono efficaci nell'attenuare l'ansia e la paura dell'odontoiatra per cui esse dovranno essere rinforzate con procedimenti che comprendono informazioni, grafici, esperimenti sensoriali ecc.

Una interessante strategia è illustrata nella Tabella 11. Attraverso queste procedure si può ridurre la necessità di ricorrere a farmaci o completare l'attività di farmaci sedativi, purché le tecniche della scienza comportamentale siano correttamente applicate così da conferire sicurezza al paziente e ridurre gli effetti collaterali.

Il controllo dell'ansia odontoiatrica comporta una varietà di provvedimenti che vanno dalla sedazione cosciente a forme di sedazione profonda, fino all'anestesia generale. Nel concetto di sedazione cosciente si inscrive la pratica odontoiatrica che prende il nome di sedazione inalatoria. Questa tecnica si identifica con l'inalazione di protossido d'azoto cui è associato sia un effetto tranquillante, sedativo ed amnesico, sia una diminuzione della sensibilità al dolore. La sedazione cosciente può essere ottenuta anche mediante metodi farmacologici diversi che impiegano la via orale, intramuscolare, endovenosa o suppositoria. Nella sedazione cosciente, in armonia con la definizione suggerita dal General Dental Council [6], è implicita la condizione di integrità del contatto verbale, inteso come possibilità da parte del paziente di udire, interpretare ed ubbidire ai comandi semplici e di *inibizione* della

Tabella 11. Metodi comportamentali nel trattamento del dolore e dell'ansia nell'ambiente odontostomatologico

1. Effettuare il primo incontro informativo con il paziente in un ambiente non odontoiatrico
2. Illustrare gli scopi del trattamento indicando i criteri e gli obiettivi affinché i risultati ottenuti raggiungano il pieno successo
3. Programmare segnali idonei a far interrompere l'intervento da parte del paziente, nel caso in cui aumentassero paura ed ansietà
4. Valutare la paura ed il dolore del paziente mediante interviste e test su carta
5. Informare chiaramente sulle conseguenze di un atteggiamento non accondiscendente
6. Quando si tratta di bambini, si valuti nei genitori il livello di ansietà e si raccomandi loro di non creare falsi timori nei figli con colloqui o comportamenti avversi
7. Nei bambini in procinto di essere sottoposti a trattamento, si provveda a fornire loro esempi registrati su film di bambini che affrontano le procedure odontostomastologiche seguite da risultati positivi, cosicché possano imparare comportamenti corretti

acuità sensoriale, dell'orientamento, della motivazione, della memoria e della capacità di focalizzare l'attenzione nella misura in cui tali inibizioni sono compatibili solamente con il massimo effetto ansiolitico proponibile dalla sedazione cosciente medesima.

La sedazione cosciente deve essere correlata con prestazioni odontoiatriche che prevedono il ritorno del paziente alla propria abitazione dopo l'avvenuta conclusione dell'intervento. Essa si distingue dalla "premedicazione preoperatoria" in primo luogo perché quest'ultima è indicata nei soli pazienti per i quali è prevista una sorveglianza prolungata dopo un intervento odontoiatrico eseguito in anestesia generale e, in secondo luogo, perché la sedazione cosciente è nella maggior parte dei casi monofarmacologica, mentre la premedicazione preoperatoria è più frequentemente plurifarmacologica, avendo come finalità la sorveglianza prolungata dopo un intervento odontoiatrico eseguito in anestesia generale e, in terzo luogo, perché la sedazione cosciente è nella maggior parte dei casi monofarmacologica, mentre la premedicazione preoperatoria è più frequentemente plurifarmacologica, avendo come finalità la ricerca di effetti ansiolitici, sedativi ed amnesici, di effetti vagolitici, potenzianti i farmaci induttori del sonno ed analgesici. Infine, la sedazione cosciente come sopra descritta dovrebbe coinvolgere direttamente l'odontoiatra, mentre l'anestesista assume un ruolo di insegnante, di consulente o di studioso del fenomeno. La sedazione cosciente deve provocare un effetto tranquillante, sedativo ed amnesico che sia in tutti i casi additivo all'anestesia locoregionale e supplementato da interventi marginali anche non farmacologici, atti ad accrescere lo stato di tranquillità in misura prevalente sulla sedazione e sulla amnesia.

Molti ricercatori pongono l'accento sull'importanza che ogni ansiolisi venga sempre associata a procedure desensibilizzanti diverse. Fra queste va annoverato l'impiego di strumenti per la valutazione e la autoeliminazione della tensione emotiva. Fra le altre procedure desensibilizzanti possono annoverarsi la visione ripetuta, su video, di scene odontoiatriche diverse, l'informazione sulle procedure odontoiatriche cui il paziente verrà sottoposto e sulle possibili complicazioni, o la combinazione con procedure nel corso delle quali il paziente discute le esperienze passate e presenti e viene educato ad assumere particolari atteggiamenti indicanti la necessità di approfondire l'analgesia in caso di dolore (pulsanti, segnalazioni acustiche, ecc). L'utilizzo di supporti psicologici diversi comporta una più facile attitudine del paziente a rimanere calmo, a tollerare i rumori degli strumenti e conversazioni ad alta voce e diminuisce, inoltre, le posologie dei farmaci sedativi impiegati preoperatoriamente. L'effetto dei farmaci sedativi impiegati nel corso di interventi odontostomatologici effettuati in stato di vigilanza deve mirare, inoltre, ai due seguenti scopi aggiuntivi:

- rendere accettabile la tecnica di anestesia locoregionale impiegata;
- fornire, qualora ciò sia possibile, una analgesia aggiuntiva che risulta essere sempre molto utile anche quando il blocco regionale sia perfettamente riuscito. È noto, infatti, che il paziente odontoiatrico può sperimentare, durante l'intervento, sensazioni diverse di pressione, di movimento e di trazione che possono essere attenuate dall'impiego di farmaci sedativi o, in alcuni casi, dall'impiego di farmaci analgesici specifici provvisti di effetti sedativi.

Per tutti questi motivi, l'odontoiatra dovrebbe conoscere gli effetti farmacologici delle sostanze ad attività ansiolitica, sedativa ed amnesica utilizzabili in odontoiatria, la loro posologia ottimale, il tempo del massimo effetto farmacologico, la loro durata d'azione e la durata complessiva di tutti gli effetti collaterali. Poiché il paziente può essere sottoposto ad intervento subito dopo il suo ingresso nell'ambulatorio odontoiatrico e poiché egli dovrebbe essere sempre dimesso poco tempo dopo l'intervento medesimo, in armonia con le possibilità ed i limiti di applicazione della sedazione cosciente, i farmaci orali provvisti di effetti tranquillanti, sedativi ed amnesici dovrebbero provocare, teoricamente, una rapida insorgenza di effetti ed essere provvisti di una breve durata d'azione degli effetti tardivi, dopo quelli massimali sfruttati intraoperatoriamente. Essi dovrebbero essere dotati, inoltre, di scarsi effetti collaterali e di una minima incidenza di reazioni avverse dopo la dimissione del paziente. Le dosi dovrebbero essere sempre limitate ai valori consentiti dalla scienza anestesiologica e somministrati con modalità particolari specialmente quando viene impiegata la via endovenosa.

L'impiego del N_2O in odontoiatria dipende dalle caratteristiche cliniche di questo gas il quale provoca un aumento della soglia del dolore e della tolleranza al dolore, nonché un effetto ansiolitico e sedativo ben tollerato dal paziente. L'effetto analgesico del N_2O deve essere tuttavia complementare e non sostitutivo di una anestesia locoregionale.

Per capire maggiormente i limiti di sedazione che possono essere raggiunti con questa tecnica è opportuno descrivere i livelli di analgesia che garantiscono una sedazione ed una ansiolisi ottimali e che rispondono alle caratteristiche fondamentali della sedazione inalatoria descritte nella Tabella 12. Le fasi dell'anestesia prevedono quattro stadi ove l'ultimo è lo stadio della paralisi respiratoria. Gli stadi dell'anestesia da N_2O non sembrano corrispondere esattamente a quelli di altri anestetici generali gassosi o endovenosi. Il primo stadio è tuttavia comune a quello degli altri anestetici gassosi ed interessa l'odontoiatra, in modo particolare quando questi voglia realizzare la sedazione inalatoria con N_2O. Detto stadio viene chiamato da alcuni Autori "stadio dell'analgesia moderata e della sedazione" e da altri "stadio analgesico di mantenimento". Il primo stadio è suddiviso in tre piani ove i primi due corrispondono all'"analgesia relativa" nella quale si realizza cioè la sedazione inalatoria, mentre il terzo corrisponde all'"analgesia totale", stadio che non deve essere né raggiunto, né oltrepassato verso livelli più profondi nel corso della sedazione inalatoria. Il passaggio al secondo stadio dell'anestesia, chiamato anche stadio dell'eccitazione, è sfumato ed avviene per interposizione del terzo piano del primo stadio.

All'odontoiatra importa riconoscere i segni ed i sintomi della sedazione inalatoria ottenibili con concentrazioni di N_2O erogate in progressione, piuttosto che ricorrere alle concentrazioni suggerite da schematismi troppo rigidi. Ciò evita possibili sovradosaggi e lo sconfinamento conseguente in una analgesia totale. In altri termini, fermo restando che il paziente deve conservare continuativamente lo stato di coscienza, gli saranno concessi i soli sintomi che definiscono il limite estremo del secondo piano del primo stadio, evitando i sintomi del terzo piano del primo stadio o più precisamente la progressione verso questo stesso terzo piano (Tab. 12).

Tabella 12. Sintomi riferiti al primo e secondo piano ed al terzo piano del primo stadio dell'anestesia da N_2O. La linea verticale indica il limite sintomatologico che non deve essere superato per garantire una sedazione inalatoria ottimale (modificata da Langa, 1976)

	Analgesia relativa		**Analgesia totale**
	piano 1° *N_2O: 10-15%*	*piano 2°* *N_2O: 15-25%*	*piano 3°* *N_2O: 25-50%*
		limite da non superare	
Bocca aperta	Sì	Sì	No (tende a chiudersi)
Esecuzione istruzioni	Sì	Sì (lentamente)	più spesso, No
Amnesia	lieve	moderata	completa
Dolore	aumento soglia	reazione quasi assente	reazione assente
Paura	diminuzione	assente	presente
Stato del paziente	cosciente, rilassato	meno consapevole, rilassato, euforico, può comparire irrigidimento muscolare	inizia a comparire stato di incoscienza, inconsapevole di ciò che accade, possibilità di mandibola e corpo rigidi
Reazioni soggettive	rilassamento, formicolii alle dita delle mani, dei piedi, labbra labbra e lingua	ondate di caldo nel corpo, senso di ronzio, di vibrazione, sonnolenza, voce gutturale, euforia, pensieri oltre la stanza	allucinazioni, senso di paura, di caduta, di morire associate a senso di incapacità a fare qualcosa

La sedazione con N_2O non è diffusamente impiegata nel nostro paese malgrado in moltissime cliniche universitarie ed ambulatori dei diversi continenti sia molto conosciuta ed applicata. Essa può essere utilizzata in molteplici interventi odontostomatologici, sia nel bambino che nell'adulto e nell'anziano essendo il suo costo di esercizio molto basso.

L'analgesia locoregionale

L'esecuzione di una corretta analgesia locoregionale deve tener conto delle possibili tecniche di anestesia applicabili nella comune pratica odontostomatologica le quali si distinguono in anestesie non tronculari e tronculari. Il preferire l'una all'altra tecnica dipende dall'anatomia e dalla presenza di aberrazioni neuronali che potrebbero rappresentare potenziali impedimenti all'esecuzione di una anestesia soddisfacente.

Nell'area della cresta zigomatica la penetrazione dell'anestetico locale nelle fibre del nervo alveolare superiore medio è spesso limitata a causa della posizione dello zigomo che è troppo sporgente rispetto alla radice dentaria, specialmente nei bambini. A ciò aggiungasi la prominenza della spina nasale anteriore e del pavimento dell'apertura piriforme, situazioni anatomiche queste che precludono il raggiungimento da parte dell'anestetico locale delle radici degli incisivi e dei canini. In questi casi dovrebbe essere previsto l'impiego preferenziale ed alternativo, in caso di fallimento, del nervo infraorbitario. Nell'area della cresta zigomatica, inoltre, la diffusione dell'anestetico locale nel nervo alveolare superiore medio e quindi l'interessamento dell'area di innervazione di questo nervo è spesso impedita per l'assenza del medesimo nervo almeno nell'80% dei soggetti. Malgrado tali potenziali impedimenti, al fine di ottenere una anestesia profonda, la sequenza che deve essere privilegiata nell'analgesia del mascellare superiore è la seguente (Tab. 13):

- iniezione paraperiostea;
- iniezione del palato;
- infiltrazione tronculare quando sia presente infezione o gonfiore o difficoltà di diffusione dell'anestetico locale;
- iniezione intraligamentosa;
- iniezione intrasettale;
- iniezione endoossea.

Tabella 13. Incidenza e valori percentuali delle singole tecniche di analgesia eseguite nelle tre fasce di età e nella totalità dei pazienti, distribuite secondo un ordine decrescente

	Età (anni)			
	10-30 *n (%)*	*31-50* *n (%)*	*>50* *n (%)*	*Totali* *n (%)*
Anestesia del mascellare				
Infiltrazione paraperiostea	307 (60,4)	313 (55,1)	237 (50,7)	875 (56,7)
Anestesia del palato	86 (16,9)	111 (19,5)	105 (22,4)	302 (19,5)
N. alveolare superiore posteriore	61 (12,0)	70 (12,3)	48 (10,2)	179 (11,6)
N. infraorbitario	25 (4,9)	33 (5,8)	35 (7,4)	93 (6,4)
N. palatino anteriore	17 (3,3)	25 (4,4)	22 (4,7)	64 (4,1)
N. nasopalatino	12 (2,3)	16 (2,8)	20 (4,2)	48 (3,1)
Anestesia della mandibola				
N. alveolare inferiore (standard)	208 (48,4)	152 (38,2)	79 (25,0)	439 (38,4)
Infiltrazione paraperiostea	67 (15,6)	117 (29,4)	119 (37,6)	303 (26,5)
N. mandibolare [19]	50 (11,6)	49 (12,3)	32 (10,1)	131 (11,4)
N. buccinatorio	79 (18,4)	29 (7,3)	23 (7,2)	131 (11,2)
N. mentoniero	22 (5,1)	36 (9,0)	50 (15,8)	108 (9,4)
N. incisivo	2 (0,4)	7 (1,7)	10 (3,1)	19 (1,6)
N. alveolare inferiore	1 (0,2)	7 (1,7)	3 (0,9)	11 (0,9)

Nel caso della mandibola, il forame mandibolare rappresenta il punto di riferimento principale per la deposizione dell'anestetico locale al fine di ottenere un'anestesia profonda. La posizione del forame è tuttavia variabile essendo a volte in posizione anteriore rispetto alla parte mediana del ramo, specie quando il bordo anteriore della mandibola corrisponde alla cresta obliqua interna [13]. Talvolta, anche nel caso in cui il forame sia in posizione centrale rispetto al ramo della mandibola, può essere posizionato in basso rispetto al piano occlusale dei molari almeno nel 75% dei casi [13]. Esistono inoltre variazioni di percorso del canale mandibolare che può essere persino bifido [14]. In questi casi il blocco del nervo alveolare inferiore può essere difficilmente eseguibile come nel caso in cui i forami fossero doppi con un forame accessorio nella parte retromolare [14].

Altre volte esistono innervazioni accessorie come l'innervazione dei denti anteriori e posteriori da parte del nervo miloioideo [15], da parte del nervo incisivo controlateralmente [16] o dal nervo cutaneo cervicale che può innervare i molari ed i premolari attraverso fibre che escono dal forame mentoniero o penetrano attorno ad esso per innervare i premolari ed i molari [17].

Malgrado le anomalie ossee e neurologiche della mandibola, la sequenza privilegiata dell'analgesia della mandibola è la seguente (Tab. 13):
- infiltrazione del nervo alveolare inferiore;
- infiltrazione del nervo mandibolare;
- infiltrazione paraperiostea;
- infiltrazione del nervo buccinatorio;
- infiltrazione del nervo incisivo;
- infiltrazione del nervo mentoniero.

Le anomalie ossee talvolta verificantesi nella mandibola, unitamente alla maggiore compattezza della lamina vestibolare dell'osso mandibolare, rendono più difficile l'applicazione della infiltrazione paraperiostea, per cui nella pratica clinica il ricorso all'infiltrazione del nervo alveolare inferiore o del nervo mandibolare rappresenta l'opzione privilegiata. Unitamente alle anomalie ossee citate, le aberrazioni neurali rappresentano altrettanti impedimenti all'esecuzione di un'anestesia soddisfacente e completa.

La maggior frequenza di reiniezioni soprattutto a carico del nervo alveolare inferiore al forame mandibolare (Tab. 14) è indicativo della presenza delle succitate anomalie ossee e neurologiche della limitata accessibilità del nervo, tant'è che gli insuccessi dopo infiltrazione del nervo alveolare inferiore si aggirano mediamente intorno all'80-85% dei casi e, secondo altri Autori, dal 65 al 95%. La maggior frequenza delle reiniezioni nella mandibola dopo iniezioni paraperiostee dipende invece dalla maggior compattezza della lamina vestibolare dell'osso mandibolare) per cui questa tecnica risulta poco eseguita rispetto alla totalità delle tecniche impiegate nell'anestesia della mandibola.

Malgrado le difficoltà che vengono incontrate nell'ottenimento di una buona analgesia dopo infiltrazione del nervo alveolare inferiore, questa tecnica anestesica rimane ancora preferita nelle regioni mediterranee, ed in Italia in particolare, rispetto alla tecnica alternativa di Gow-Gates [18], malgrado questa risulti altamente diffusa in Europa e nei paesi anglosassoni. Nella eventualità infatti che la tecnica di Gow-Gates venisse preferita all'infiltrazione del nervo alveolare inferio-

Tabella 14. Incidenza e valori percentuali delle reiniezioni di anestetico locale nelle corrispondenti sedi di iniezione dell'anestetico locale in relazione alle fasce di età e nella totalità dei pazienti

	Età (anni)			
	10-30 *n (%)*	*31-50* *n (%)*	*>50* *n (%)*	*Totali* *n (%)*
Anestesia del mascellare				
Infiltrazione paraperiostea	31 (10,0)	43 (13,7)	40 (16,8)	114 (13,3)
Anestesia del palato	4 (4,6)	9 (8,1)	6 (5,7)	19 (6,2)
N. alveolare superiore posteriore	6 (9,8)	4 (5,7)	1 (2,0)	11 (6,1)
N. infraorbitario	3 (12,0)	1 (3,0)	2 (5,7)	6 (6,4)
N. palatino anteriore	0 (0,0)	1 (4,0)	1 (4,5)	2 (3,1)
N. nasopalatino	3 (25,0)	1 (6,2)	4 (20,0)	8 (16,6)
Totali	49 (9,2)	59 (10,3)	54 (11,5)	160 (10,3)
Anestesia della mandibola				
N. alveolare inferiore (standard)	27 (12,9)	17 (11,1)	11 (13,9)	55 (12,5)
Infiltrazione paraperiostea	3 (4,4)	26 (22,2)	26 (21,8)	55 (18,1)
N. mandibolare [19]	5 (10,0)	6 (12,2)	1 (3,1)	12 (9,1)
N. buccinatorio	2 (2,5)	2 (6,8)	1 (3,1)	5 (3,8)
N. mentoniero	1 (4,5)	2 (5,5)	2 (4,0)	5 (4,7)
N. incisivo	0 (0,0)	1 (14,2)	2 (20,0)	3 (15,7)
N. alveolare inferiore	0 (0,0)	2 (28,5)	2 (66,6)	4 (36,3)
Totali	38 (8,8)	56 (14,1)	45 (14,2)	139 (12,1)

re, la possibilità di reiniezioni sarebbe molto bassa o pressoché nulla dal momento che l'incidenza di successi utilizzando la tecnica di Gow-Gates oscilla dal 91,6 al 100% (Tab. 15).

Analogamente, altrettanto minore risulta l'incidenza di aspirazioni positive se dovesse essere impiegata preferibilmente la tecnica di Gow-Gates al posto della tecnica della infiltrazione del nervo alveolare inferiore, in particolare nei soggetti giovani nei quali, in accordo con Bishop [19], la percentuale di aspirazione positiva può raggiungere mediamente il 15% (Tab. 16). La minor incidenza di aspirazioni positive rilevate con questa tecnica informa altresì sul minor rischio di iniezione endovasale di anestetico locale e sulle conseguenti gravi complicazioni.

L'utilizzo dell'anestesia di superficie rappresenta un'altra metodica importante non sempre usata ai fini di eliminare parzialmente o completamente il dolore da puntura di ago in odontoiatria malgrado l'introduzione nel commercio di creme ad elevate proprietà anestetizzanti sulla mucosa orale, come ad esempio la crema EMLA.

Infine, fra le tecniche non sempre così frequentemente impiegate risulta l'anestesia intraligamentosa, l'intraossea e l'intrapulpare. Queste tecniche possono spesso sostituire una anestesia tronculare nella mandibola quando si debba intervenire su un solo dente, evitando l'estensione dell'anestesia all'emimandibola e le possibili sequele.

Tabella 15. Prospetto delle percentuali di successo del blocco del nervo alveolare inferiore con la tecnica classica e con la tecnica del blocco di Gow-Gates (modificata da [18])

Autori	Anno	Pazienti* (n)	Alveolare inferiore	Gow-Gates
Watson e Gow-Gates [19]	1976	98	95,1	100,0
Gow-Gates e Watson [20]	1977	83	90,3	100,0
Robertson [21]	1979	93	71,0	92,0
Panuska [22]	1979	1201	–	99,8
Malamed [23]	1981	4275	–	97,2
Levy [24]	1981	26	65,0	96,0
Yamada e Jastak [25]	1981	–	82,0	100,0
Gherardi e Montanari [26]	1983	140	95,6	100,0
Sisk [27]	1985	–	79,0	95,0
Capuzzi et al. [28]	1986	120	–	91,6
Kafalias et al. [29]	1987	–	65,0	95,0

* Il numero dei pazienti è riferito al blocco di Gow-Gates [18]

Tabella 16. Percentuali di positività del test dell'aspirazione durante blocco del nervo alveolare inferiore secondo la tecnica tradizionale (a) e secondo la tecnica di Gow-Gates (b) modificata da [19]

Autori	Anno di pubblicazione	Aspirazioni positive
a		
Harris [30]	1957	3,6%
Forrest [31]	1959	4,2%
Shira [32]	1962	12,0%
Frye [33]	1962	12,2%
Goldman e Gray [34]	1963	10,5%
Schiano e Strambi [35]	1964	11,0%
Cohen et al. [36]	1969	10,6%
Bos et al. [37]	1972	8,6%
Barlett [38]	1972	11,7%
Rood [39]	1972	19,0%
Cowan [40]	1972	2,6%
Corkery e Barrett [41]	1973	16,8%
Persson et al. [42]	1974	8,2%
Williams e Simm [43]	1975	9,3%
Adams e Mount [44]	1976	17,4%
Bishop (nel bambino) [45]	1983	15,0%
Meechan e Blair [46]	1989	13,6%
Donkar et al. [12]	1990	22,0%
Studio policentrico AINOS [48]	1998	7,7%
b		
Panuska [22]	1979	0,0%
Malamed [23]	1981	1,9%
Watson e Gow-Gates [19]	1992	1,6%

Le reazioni tossiche

Le reazioni tossiche da anestetici locali si verificano dopo assorbimento dalla sede di iniezione dell'anestetico, dopo iniezione endovenosa o endoarteriosa accidentale e, raramente, in caso di sovradosaggio. La percentuale di tali incidenti da tossicità è tuttavia molto rara in anestesia clinica ed in anestesia odontostomatologica.

Gli effetti tossici da anestetico locale si verificano sempre per la comparsa di un picco improvviso e brutale di concentrazione ematica, e quindi cerebrale, di anestetico locale. I piccoli volumi di soluzione di anestetico locale normalmente impiegati nella comune pratica odontostomatologica sono generalmente insufficienti per causare iperdosaggio da assorbimento dalla sede di iniezione, fatta eccezione per i bambini più piccoli.

Quando l'iniezione di anestetico locale nella sede del nervo sia accidentalmente effettuata in un vaso venoso ed in un breve lasso di tempo, essa sarà associata a concentrazioni iniziali ematiche di anestetico locale molto elevate. I valori di punta di tali concentrazioni sono in relazione con la dose iniettata, con la gettata cardiaca (Q) e con la velocità di iniezione, secondo la seguente relazione:

$$\text{concentrazione di punta} = \frac{\text{dose (mg/kg)}}{\text{Q x tempo dell'iniezione}}$$

Fortunatamente, però, dopo un'iniezione endovenosa di anestetico locale, una certa quantità di esso viene fissata al polmone, per cui la differenza artero-venosa di anestetico locale diviene molto elevata. In questi casi si verifica quindi una concentrazione sistemica minore di quella osservata nel sistema arterioso polmonare. Ne deriva, di conseguenza, che la pericolosità di un'iniezione endovenosa può essere grandemente attenuata per cui gli effetti sul sistema nervoso centrale e cardiocircolatorio possono essere fugaci e di scarsa entità clinica.

Qualora tuttavia l'anestetico locale contenesse un vasocostrittore, quest'ultimo potrebbe rappresentare un elemento di rischio ed accrescere la tossicità dell'anestetico locale.

Nel tentativo di spiegare la morte di due pazienti dopo iniezione di lidocaina al 2% con vasocostrittore, Aldrete e Narang [49] ipotizzarono che l'agente anestetico fosse stato accidentalmente iniettato in una branca dell'arteria carotide esterna (es. arteria alveolare inferiore). Il percorso a ritroso dell'anestetico locale attraverso una branca dell'arteria carotide può dunque raggiungere il sistema nervoso centrale attraverso l'arteria carotide interna. Bromage [50] fece una seconda ipotesi interpretativa secondo la quale l'anestetico locale potrebbe risalire per via subperineurale fino al cervello dopo iniezione accidentale della soluzione anestetica nel contesto del nervo. Questa ipotesi, tuttavia, è scarsamente accreditabile, sia per la particolare struttura del nervo, sia per la interposizione lungo il percorso del ganglio di Gasser, il quale può, in un certo senso, interrompere l'avanzamento del liquido anestetico.

I provvedimenti in caso di intossicazione cerebrale da anestetico locale

Quand'anche siano state prese tutte le precauzioni necessarie per prevenire ogni forma di intossicazione (non superare la dose minima, iniettare lentamente, aspirare etc), diviene assolutamente necessario porre la massima attenzione nello scoprire eventuali sintomi da intossicazione mantenendo uno stretto rapporto di collaborazione con il paziente. Durante questa fase di attenta osservazione del paziente non dovranno essere confuse le convulsioni con il brivido da paura o da freddo o la perdita di coscienza provocata da un banale shock vagale. Il sospetto di intossicazione del SNC potrà essere confermato solamente se, dopo la comparsa di bradicardia, il paziente accusa anche convulsioni non oltre i primi 2 minuti dalla fine della iniezione di anestetico locale.

Se compaiono segni di intossicazione cerebrale dovranno essere iniziate le seguenti procedure:
- interrompere l'iniezione o il trattamento odontostomatologico se i sintomi dovessero verificarsi più tardivamente;
- rimuovere immediatamente i corpi estranei dal cavo orale;
- mettere il paziente in posizione supina;
- controllare frequentemente le funzioni vitali (polso, pressione arteriosa, respirazione, pupille);
- preparare lo strumentario ed i farmaci dell'emergenza;
- osservare il paziente e chiedere al vicino SUEM ulteriori notizie di ordine diagnostico;
- non dimettere il paziente se non accompagnato e non permettergli di guidare la macchina;
- chiamare il SUEM qualora si verificassero ulteriori impreviste complicazioni.

Il monitoraggio strumentale

L'insegnamento in questo specifico campo non deve essere paragonabile a quello previsto nel paziente in anestesia generale, ma deve essere impostato secondo criteri che permettano di prevedere le possibili turbe degli equilibri fisiologici, specialmente cardiocircolatori e respiratori, che sono connessi con l'esecuzione di interventi odontoiatrici effettuati in analgesia locoregionale o in sedazione. È importante riconoscere che l'anestesia odontostomatologica deve essere controllata personalmente dal dentista o, quando il paziente venga sottoposto a sedazione o l'intervento chirurgico sia particolarmente aggressivo, da parte di un sostituto. I dati che devono essere raccolti riguardano: a) la frequenza cardiaca e le turbe dell'ECG, b) la pressione arteriosa non invasiva (PNI), c) la pulsossimetria e d) la capnometria.

La frequenza cardiaca e le turbe ECGrafiche

Il controllo dell'ECG deve mirare ad identificare tre tipi fondamentali di aritmie e cioè, le aritmie ipercinetiche sopraventricolari (Tab. 17), le aritmie ipercinetiche

Tabella 17. Correlazione fra eziologia e aritmie ipercinetiche sopraventricolari

Eziologia	Aritmie ipercinetiche sopraventricolari
A "cuore sano"	Tachicardia atrriale o giunzionale
Cardiopatia (valvolare, ischemica, ipertensiva)	Fibrillazione atriale, flutter atriale, tachicardia atriale o giunzionale
Ipertiroidismo	Fibrillazione atriale, flutter atriale, tachicardia atriale o giunzionale
Farmaci (digitale, antiaritmici, amine simpaticomimetiche)	Flutter atriale, tachicardia atriale
Broncopneumopatie	Flutter atriale, tachicardia atriale o giunzionale
Disionie	Fibrillazione atriale, tachicardia atriale o giunzionale

ventricolari (Tab. 18) e le aritmie ipocinetiche ventricolari (Tab. 19). L'identificazione delle più frequenti aritmie che si possono verificare nel corso di un intervento odontoiatrico deve essere immediata e richiede un trattamento specifico altrettanto immediato che è in parte previsto nei kit farmacologici delle corrispondenti emergenze. Le aritmie più severe sopraventricolari (fibrillazione atriale, flutter), ventricolari (tachicardia ventricolare, flutter ventricolare e fibrillazione ventricolare) o ipocinetiche ventricolari (blocchi seno-atriali o blocchi A-V di III grado) compaiono rarissimamente nel corso di un intervento orale odontostoma-

Tabella 18. Correlazione fra eziologia e aritmie ipocinetiche ventricolari

Eziologia	Aritmie ipercinetiche ventricolari
A "cuore sano"	Extras. vent., tachicardia ventricolare, fibrillazione ventricolare
Cardiopatia (valvolare, ischemica, ipertensiva)	Extras. vent., tachicardia ventricolare, flutter ventricolare
Ipertiroidismo	Extras. vent.
Farmaci (amine simpatico-mimetiche, farmaci psicotropi)	Extras. vent., tachicardia ventricolare, flutter ventricolare
Caffè, the, cioccolata, alcool	Extras. vent.
Tabagismo	Extras. vent.
Degenerazione di altre disritmie ventricolari (tachicardia, flutter)	Fibrillazione ventricolare
Ipercapnia e acidosi	Fibrillazione ventricolare
Disionie (ipopotas.)	Extras. vent., tachicardia ventricolare, flutter ventricolare
Stress, ansietà	Extras. ventr.

Tabella 19. Correlazione fra eziologia e aritmie ipocinetiche ventricolari

Eziologia	**Aritmie ipocinetiche ventricolari**
Aumento del tono vagale (atleti, potologie cardiache, extracardiache, sincope vasovagale)	Bradic. sin., blocchi seno-atriali, blocco A-V III
Farmaci (beta-bloccanti, diltiazem, verapamil, amiodarone, clonidina)	Bradic. sin., blocco A-V III
Alterazioni degenerative del sistema di conduzione + cardiopatia organica	Blocchi seno-atriali, blocco A-V III
Infarto miocardico acuto	Blocco A-V III

tologico. Tuttavia, durante interventi chirurgici più semplici, effettuati in soggetti anziani specialmente se cardiopatici o coronaropatici, non sedati ed in analgesia locale inadeguata, si possono verificare turbe del ritmo ipercinetiche sopraventricolari. Si tratta più spesso di tachicardia atriale che si verifica anche in coincidenza con l'iniezione di un anestetico locale con adrenalina e che è attribuibile ad iniezione intravascolare.

Fra le aritmie ipercinetiche ventricolari molto frequenti sono le extrasistoli ventricolari.

Queste aritmie possono insorgere in pazienti affetti da cardiopatia (valvolare, ischemica e ipertensiva), da ipertiroidismo non compensato, dopo stimolazioni circolatorie da vasocostrittori o a seguito di variazioni rapide della potassiemia provocate dall'adrenalina in pazienti ipopotassiemici in trattamento con diuretici.

Le extrasistoli ventricolari si riscontrano anche nei pazienti affetti da ansietà. La loro presenza, quando dovessero comparire in copia o in tripletta, richiedono la somministrazione di ossigeno e la sospensione dell'intervento (Tab. 18).

Infine, le più frequenti aritmie ipocinetiche ventricolari che possono comparire in odontostomatologia sono la bradicardia sinusale da aumento del tono vagale e, in rarissimi casi, dopo infarto miocardico (Tab. 19).

La pressione arteriosa non invasiva

La pressione arteriosa viene misurata mediante metodi non invasivi manuali o automatici attraverso l'utilizzo dei diversi strumenti elettronici disponibili in commercio. Tutti i metodi non invasivi hanno in comune uno strumento denominato manicotto gonfiabile che viene applicato intorno al braccio.

La composizione architettonica del riunito, la postura che il procedimento odontoiatrico impone al paziente e l'attribuzione all'odontoiatra delle competenze nella valutazione delle funzioni vitali del paziente, richiedono che il controllo pressorio avvenga mediante metodi non invasivi automatici.

La misurazione della PNI comporta infatti: 1) l'utilizzo integrale dei tempi chirurgici previsti; 2) informazioni esatte sul comportamento della pressione arteriosa ad intervalli di tempo preordinati; 3) la esplicitazione su monitor del valore pressorio sotto forma di numeri che individuano la pressione arteriosa sisto-diastolica e media; 4) l'identificazione dei parametri di monitoraggio, resa più facile dall'osservazione di un monitor posto a breve distanza dall'operatore; 5) la conservazione da parte del paziente della abituale postura, purché la strumentazione sia semplice e le parti dell'apparecchio siano applicabili su parti scoperte del corpo (es.: braccio, polso, dito); 6) la possibilità che l'odontoiatra possa pensare che "qualche cosa sta accadendo al paziente" e che in conseguenza di ciò dovrà sospendere l'intervento, anche in concomitanza dell'entrata in funzione di un sistema di allarme predisposto, per porre mano immediatamente a tutti i provvedimenti terapeutici necessari.

La pulsossimetria

La pulsossimetria identifica le sue principali indicazioni nella diagnosi delle turbe respiratorie e cardiocircolatorie e, indipendentemente dalla comparsa di eventuali fenomeni avversi, aumenta in tutti i casi i livelli di vigilanza in previsione di possibili eventi negativi.

La pulsossimetria presenta molti vantaggi consistenti nella facile applicazione, nell'interferenza pressoché nulla nei confronti della procedura odontoiatrica, nella misurazione continua e non invasiva della SaHb di ossigeno e nella possibile predisposizione di allarmi in caso di bassa saturazione di ossigeno e, infine, nel monitoraggio continuo della frequenza cardiaca che può essere monitorizzata ai livelli più bassi o più alti. Il rapporto di Poswillo [4] afferma che l'impiego della pulsossimetria è desiderabile ma non essenziale benché il documento raccomandi che i dentisti siano a conoscenza del significato e dell'importanza della lettura del pulsossimetro.

La pulsossimetria rappresenta una procedura obbligatoria in tutti i casi in cui viene ad essere alterata farmacologicamente la coscienza del soggetto. L'area odontoiatrica nella quale la pulsossimetria deve essere sempre applicata è dunque principalmente la "sedazione cosciente e profonda".

È necessario rammentare che la maggior parte delle tecniche di sedazione cosciente possono causare depressione respiratoria di entità maggiore o minore. In questo caso il pulsossimetro, in considerazione del fatto che il suo uso primario consiste nel rivelare l'ipossia, manifesta tutta la sua efficacia e la sua importanza di impiego.

Infine, la pulsossimetria rappresenta un importante monitoraggio della funzione respiratoria anche nel paziente non sottoposto a sedazione cosciente, ma nel quale l'intervento chirurgico venga effettuato in anestesia locoregionale, allorquando esistano condizioni di alterata diffusibilità dell'ossigeno attraverso le superfici alveolari polmonari (es. malattie polmonari). In particolare, si può altresì verificare, eccezionalmente, ipossia nel corso dell'iniezione di anestetici locali nel cavo orale a causa di respiro trattenuto nel paziente non sedato o dopo il completamento di un intervento di chirurgia odontostomatologica a causa di un aumento del consumo di ossigeno tessutale in risposta ad un aumento delle catecolamine circolanti nel paziente ansioso.

Quando il pulsossimetro evidenzia su monitor l'onda pletismografica arteriosa, si possono ottenere importanti informazioni sull'efficacia della pompa cardiaca. Qualora siano stati esclusi artefatti di natura elettrica, eventuali differenze del pletismogramma indicano una inadeguata gittata sistolica dovuta a scarso riempimento cardiaco o ad aritmie cardiache. In questi casi, ogni diminuzione dell'altezza del pletismogramma indica che la funzione circolatoria è compromessa come, ad esempio, in caso di ipotensione e malgrado il valore saturimetrico possa rimanere immodificato. La perdita completa della forma dell'onda pletismografica arteriosa indica collasso circolatorio o un possibile arresto cardiaco.

La capnometria

La capnometria rappresenta un metodo che garantisce un incremento di sicurezza quando venga associata alle altre tecniche di monitoraggio illustrate ed in particolare alla pulsossimetria. Si potrebbe affermare che la pulsossimetria fornisca il livello percentuale di SaHb "pletismogramma dopo pletismogramma", mentre il capnogramma fornisce la concentrazione di $ETCO_2$ "respiro dopo respiro". Il capnogramma può essere utilizzato con successo durante sedazione profonda. Nel corso di tali procedure anestesiologiche, specialmente nei pazienti anziani ed in quelli affetti da broncopneumopatie, la capnometria dovrebbe rappresentare il monitoraggio di scelta unitamente alla pulsossimetria nella diagnosi e nel trattamento della depressione ventilatoria da farmaci.

L'emergenza, le complicazioni ed il loro trattamento

È diffusa l'opinione secondo la quale le emergenze in odontoiatria non siano affatto frequenti. In genere non esistono emergenze specifiche per un particolare trattamento odontostomatologico, ma piuttosto una gamma di situazioni di emergenza, alcune delle quali più frequenti, altre meno frequenti.

Le emergenze mediche insorgono prima, durante o dopo il completamento del trattamento odontostomatologico. Nella Tabella 20 è illustrata l'incidenza delle emergenze in relazione al trattamento odontostomatologico, dalla quale risulta che la maggior incidenza di complicazioni si verifica durante o subito dopo l'effettuazione di un'anestesia locale [51], mentre dalla Tabella 21 risulta che la maggior incidenza di complicazioni si verifica durante estrazione dentaria e della polpa [51]. Per quanto riguarda invece il tipo di complicazione, Malamed [52] riferisce che i fenomeni avversi più frequentemente osservati sono l'iperventilazione, le crisi convulsive, l'ipoglicemia e la sincope vaso-vagale (Tab. 22). Fagiano e coll. [53] riscontrarono, in uno studio effettuato in Italia, che l'incidenza delle emergenze seguiva il seguente ordine: reazioni vaso-vagali: 93%; crisi convulsive: 25%; reazioni allergiche: 14%; shock: 14%; sanguinamento: 11%; attacco asmatico acuto: 10%, e altri (insufficienza respiratoria, crisi ipertensive, infarto miocardico). Jakobs [54], dopo un'indagine epidemiologica conclusa in Germania,

Tabella 20. Momento della comparsa delle complicazioni sistemiche durante il trattamento odontoiatrico

Momento della complicazione	Incidenza (%)
Poco prima dell'inizio del trattamento	1,5
Durante o dopo l'anestesia locale	54,9
Durante il trattamento	22,9
Dopo il trattamento	15,2
Dopo aver lasciato l'ambulatorio odontoiatrico	5,5

Tabella 21. Tipo di trattamento odontoiatrico durante il quale si verificano le complicazioni (modificato da [51])

Tipo di intervento	Incidenza complicazioni (%)
Estrazione dentaria	38,9
Estrazione della polpa	26,9
Preparazione	7,3
Incisione	1,7
Plastiche alveolari	0,3
Apicectomia	0,7
Otturazione	2,3
Rimozione di otturazione	0,7
Altri trattamenti	9,0
Non noti	12,3

Tabella 22. Tipo di emergenze mediche verificatesi nelle Scuole di odontoiatria degli Stati Uniti dal 1973 al 1985 (modificato da [52])

Tipo di emergenza	N° di pazienti
Iperventilazione	34
Crisi convulsive	31
Ipoglicemia	20
Sincope vasodepressiva	19
Angina pectoris	11
Ipotensione posturale	11
Reazione allergica	10
Attacco asmatico acuto	6
Infarto miocardico acuto	1
La vittima ed il momento dell'avvenimento	
– pazienti: durante trattamento	88
– pazienti: prima o dopo il trattamento	31
– personale odontoiatrico	18
– altre persone presenti nell'ambulatorio	6

distingue complicazioni semplici, che possono essere affrontate dall'odontoiatra, e complicate, che richiedono l'intervento di specifiche équipes ed il ricovero in ospedale. L'incidenza delle complicazioni semplici variava da 1 a 10 o da 10 a 20 all'anno, a seconda degli odontoiatri consultati. Le complicazioni semplici erano risultate corrispondere al 73,4% rispetto alla totalità degli incidenti, mentre la percentuale rimanente aveva richiesto l'intervento di figure mediche o chirurgiche.

I metodi della prevenzione

L'incidenza, benché non necessariamente elevata, dei fenomeni avversi in odontoiatria non deve sottrarre l'odontoiatra dal ricercare ogni possibile mezzo capace di contribuire a limitare l'insorgenza di tali complicazioni, dando la precedenza alla storia clinica ed all'esame fisico del paziente. Il questionario rappresenta il primo passo per la valutazione del rischio, così come identificazione dello stato fisico del paziente in relazione alla classificazione ASA e la valutazione secondo la classificazione DRAPES.

Procedendo secondo questi criteri si dovrà in primo luogo distinguere fra interventi di elezione ed interventi di urgenza. Nel caso di interventi di elezione diviene obbligatoria l'identificazione delle condizioni morbose preesistenti ed il successivo ricorso ad ogni mezzo necessario capace di raggiungere livelli di influenza quanto più bassi possibile nel determinismo delle possibili complicazioni. Nel caso di interventi in pazienti DRAPES è necessario invece il coinvolgimento interdisciplinare al fine di ridurre l'incidenza di rischio ed identificare inoltre correttamente le specifiche necessità del paziente in relazione alla sua patologia.

Nel caso di interventi di urgenza è invece obbligatorio procedere all'eliminazione dei fattori di rischio prima di iniziare l'intervento odontostomatologico, ricorrendo alla collaborazione del clinico e dell'anestesista, al monitoraggio del paziente ed alla scelta dei metodi, dei farmaci e delle tecniche di anestesia più idonei per affrontare l'intervento odontoiatrico d'urgenza. In linea di massima, la riduzione del rischio deve essere ottenuta, in tutti i casi, attraverso i seguenti passi obbligatori:

- consultazione del medico e dell'anestesista;
- modificazione del trattamento farmacologico preesistente;
- anestesia e controllo del dolore;
- controllo dello stress;
- monitoraggio;
- valutazione del tipo e della durata dell'intervento;
- controlli postoperatori.

La consulenza medica ed anestesiologica

I pazienti che debbono essere sottoposti ad intervento di elezione e che sono affetti da turbe a carico di organi e di sistemi tali da rappresentare un fattore di rischio, dovranno essere inviati al proprio medico curante affinché venga ricercata la condizione fisica più idonea a superare l'intervento con il minimo rischio.

L'odontoiatra illustrerà al medico il tipo di intervento da effettuare nel paziente e, di comune accordo, individueranno la data approssimativa cui corrisponderanno condizioni cliniche di maggior sicurezza. La consulenza medica dovrà essere effettuata, inoltre, allo scopo di modificare la terapia in atto, in particolare nei pazienti sottoposti a trattamento con farmaci anticoagulanti o ipoglicemizzanti, soprattutto quando l'intervento nel cavo orale determini modificazioni delle abitudini alimentari del paziente.

Molte affezioni morbose che affliggono il paziente odontostomatologico vengono abitualmente affrontate e trattate per competenza anche dal medico anestesista rianimatore. La qualità e la quantità di tali consulenze può prevalere su quelle fornite dal medico curante, in particolare, per quanto è riferibile più specificatamente alle prestazioni anestesiologiche ed a possibili interventi di medicina d'urgenza e rianimative, nel paziente a rischio.

L'anestesia, il controllo del dolore e la riduzione dello stress

Nei pazienti a rischio è indispensabile l'abolizione del dolore e l'attenuazione o l'eliminazione della componente ansiosa. Il ricorso ad un'anestesia locoregionale associata ad una sedazione cosciente può rappresentare la combinazione ideale come è stato suggerito da diversi Autori [51, 55]. Si può ricorrere inoltre a tecniche di anestesia specifiche e poco aggressive (es. anestesia intraligamentosa) ed all'impiego di vasocostrittori solamente quando essi si rendano assolutamente necessari [52, 56].

La risposta allo stress consiste in un aumento delle catecolamine circolanti da incremento dell'attività del sistema simpatico, quando interessa la noradrenalina, o di una situazione di urgenza provocata da dolore, ansietà, paura, ipoglicemia etc, quando interessa l'aumento dell'adrenalina. L'aumento della noradrenalina plasmatica nel corso di interventi odontostomatologici si verifica sia durante anestesia generale, sia durante analgesia locale, a decorrere dai primi 60 minuti dall'inizio dell'intervento [57]. Da questo tempo corrisponde altresì un forte incremento dell'escrezione urinaria di noradrenalina, specialmente nelle persone anziane di età superiore a 60 anni, rispetto alle persone più giovani [57].

Poiché nelle persone anziane l'attivazione del sistema simpatico è maggiore, particolare cura dovrà porsi nell'attenuazione dello stress soprattutto in questa fascia di età.

Un ausilio per garantire una maggior attenuazione della risposta allo stress deriva dal ricorso, in tutti i pazienti, a specifici protocolli già illustrati da Nalamed [52], che diversificano a seconda che l'attenuazione dello stress venga preteso nel paziente sano (ASA I) o nel paziente affetto da malattie a rischio (ASA II). Il procedimento per la riduzione dello stress nei pazienti sani prevede principalmente l'identificazione del grado di ansietà ed il loro trattamento sia con mezzi psicologici e di comportamento o eventualmente farmacologici, mentre nei pazienti a rischio la procedura per la riduzione dello stress procede dall'individuazione del rischio alla richiesta di consulenza, alla psicosedazione, al monitoraggio, ad un adeguato controllo intra- e postoperatorio del dolore ecc (Tab. 23).

Tabella 23. Protocolli per la riduzione dello stress (modificato da [52])

Pazienti sani, ansiosi (ASA I)	Pazienti con rischio medico (ASA II e III)
• Identificazione ansia	• Identificazione del rischio medico
• Premedicazione la sera precedente l'appuntamento	• Consulenza medica, se necessaria
• Premedicazione prima dell'intervento	• Appuntamento programmato per il mattino
• Appuntamento programmato per il mattino	• Monitoraggio pre-, intra- e postoperatorio delle funzioni vitali
• Riduzione del tempo di attesa	
• Psicosedazione durante il programma operatorio	• Psicosedazione durante il programma operatorio
• Controllo del dolore durante il trattamento	• Controllo del dolore durante il trattamento
• Intervalli fra un appuntamento ed i successivi, variabili	• Intervalli fra un appuntamento ed i successivi, variabili
• Controllo del dolore e dell'ansia postoperatori	• Controllo del dolore e dell'ansia postoperatori

Le specifiche emergenze mediche e le complicazioni che si verificano in odontoiatria sono state già identificate in molti documenti scientifici. Esse sono oggetto di insegnamento nelle scuole di odontoiatria, europee ed extraeuropee. Nelle diverse edizioni del General Dental Council [6], nel rapporto di Paswillo e nei Lineamenta della sicurezza,delle emergenze e dell'anestesia generale in odontostomatologia [58] sono indicate le turbe vitali più frequenti, i criteri per la loro identificazione e valutazione, le modalità per affrontare le emergenze e le urgenze in odontoiatria, i mezzi strumentali per il trattamento dei pazienti che richiedono una rianimazione cardiorespiratoria ed i farmaci specifici.

Tabella 24. Farmaci di primo impiego per la rianimazione cardiocircolatoria

	Concentrazione	Dose	Somministrazione
Ossigeno	–	–	–
Atropina	0,5 mg/ml	0,6 mg	ev; isl
Etilefrina	10 mg/ml	2 mg	isl; sc; ev
Adrenalina	1:10.000	1 mg	ev; at
Lidocaina	2%	1 mg/kg	ev
Nitroglicerina	0,3 mg (tv)	0,3 mg	sl
Nifedipina	10 mg	5 mg	sl
Morfina	10 mg/ml	5 mg	ev
Verapamil	2,5 mg/ml	5 mg in 1 min	ev
Glucosio 50%	–	1 fiala	ev
(o zolletta di zucchero)		1 zolletta	
Glucagone	1 mg/fl liof.	1 mg	sc

ev, endovena; *isl*, iniezione sub-linguale; *sl*, via sottolinguale; *et*, via endotracheale; *im*, intramuscolare; *tv*, tavoletta

Tabella 25. Farmaci di primo impiego per la rianimazione respiratoria

	Concentrazione	Dose	Somministrazione
Ossigeno	–	–	–
Salbutamolo spray	–	20 mg	et
Adrenalina	1:10.000	1 mg	ev; et
Metilprednisolone	62,5 mg/ml	500 mg	ev
Aminofillina	24 mg/ml	240 mg	ev

et, via endotracheale; *ev*, via endovenosa

L'odontoiatra deve quindi conoscere le principali emergenze e saperle trattare adeguatamente. A tale scopo l'armamentario farmacologico si deve suddividere in farmaci di primo impiego per la rianimazione cardiocircolatoria (Tab. 24) ed in farmaci di primo impiego per la rianimazione respiratoria (Tab. 25) suddivisi in singoli kits per ogni singola emergenza.

I farmaci per il trattamento delle urgenze mediche cardiocircolatorie vengono utilizzati nelle seguenti situazioni:
- sincope vaso-vagale;
- anomalie della frequenza cardiaca e della pressione arteriosa;
- aumento o diminuzione della frequenza cardiaca;
- ischemia coronarica.

I farmaci per il trattamento delle urgenze mediche e respiratorie vengono utilizzati nelle seguenti situazioni di emergenza:
- attacco di asma acuto;
- reazioni anafilattoidi associate a broncospasmo.

Conclusioni

L'analisi svolta in questa ricerca ha identificato alcuni importanti aspetti dell'argomento benché molti altri siano stati esclusi dalla trattazione potendo essere approfonditi in altre sedi più specificatamente odontostomatologiche. Tali argomenti sono stati peraltro elencati fin da principio e fanno parte della didattica e del bagaglio di conoscenze del laureato in odontoiatria. Abbiamo però volutamente escluso dalla trattazione alcuni non meno importati capitoli come, ad esempio, il dolore odontostomatologico e la terapia del dolore postoperatorio, la descrizione dei blocchi tronculari e non tronculari, nonché alcune specifiche tecniche usate per il trattamento del dolore intraoperatorio ed alcuni aspetti tecnici relativi alla realizzazione delle diverse modalità di sedazione del paziente.

Abbiamo invece taciuto volutamente il capitolo dell'anestesia generale perché essa riguarda più l'esperienza dell'anestesista quando diviene responsabile di interventi anestesiologici in anestesia generale, in particolare nel paziente portatore di handicap o nel corso di interventi di chirurgia odontostomatologica più complessi. In questi casi l'interesse è preminente per l'anestesista, minore per l'odontoiatra al quale spetta invece l'identificazione dei soggetti sottoposti ad anestesia generale, la valutazione preoperatoria in relazione all'intervento ed il comportamento intraoperatorio nel paziente in anestesia generale.

Bibliografia

1. Comitato consultivo per la formazione dei dentisti (1986) Rapporto concernente la definizione del profilo tipo di dentista negli Stati membri della Comunità Europea e raccomandazioni per ottenere una formazione di base di livello comparativamente elevato. Bruxelles
2. Cortivo P (ed) (1992) Sulla liceità dell'attività anestesiologica da parte dell'odontoiatra. San Marco Editrice, Padova, pp 91-93
3. Mariani G (1994) Schema delle raccomandazioni relative ad uno standard europeo per l'anestesia e la sedazione nelle procedure chirurgiche odontoiatriche. Anest Stomatol 23:103-109
4. Poswillo's Report of an expert working party (1990) General Anaesthesia, sedation and resuscitation in dentistry. London
5. Matsuura H (1989) The current status of education in anesthesia and sedation in Japan. Anesth Prog 36:212-213
6. General Dental Council (1989) Professional Cconduct and fitness to practice. London
7. Sykes P (1989) The teaching of sedation and anesthesia in the United Kingdom. Anesth Prog 36:215-216
8. Cortivo P, Bordignon D, Betti D, Bresin A (1991) Formazione e profilo professionale dell'odontoiatra nella CEE - Nota III. Dental Cadmos 1:85-90
9. Jokobs L, Lipp M (1990) Anamnesis before dental treatment. Newsletter 3:15-17
10. Manani G, Beltrame A, Fusaro A, Civran E, Zanette G, Giron GP (1993) Relazioni fra paure comuni e paura da dentista. Indagine epidemiologica su 1.000 residenti in Alto Adige. Giorn Anest Stomatol 22:47-61
11. Corah NL, Gale EN, Illig SJ (1978) Assessment of dental anxiety scale. JADA 97:816-817
12. Pawlicki RE (1991) Psychological/behavioral techniques in managing pain and anxiety in the dental patient. Anesth Prog 38:120-128
13. Nicholson ML (1985) A study of the position of the mandibular foramen in the adult human mandible. Anat Rec 212:110-112
14. Carter RB, Keen EN (1971) The intramandibular course of the inferior alveolar nerve. J Anat 108:433-440
15. Jablonske NC, Cheng CM, Cheng LC, Cheung HM (1985) Unusual origins of the buccal and mylohyoid nerves. Oral Surg Oral Med Oral Pathol 60:487-488
16. Gardner ED, Gray DJ, O'Rahilly (eds) (1975) Anatomy: A regional study of human structure. Saunders, Philadelphia
17. Rood JP (1997) The nerve supply of the mandibular incisor region. Br Dent J 143:227-230
18. Gow-Gates (1973) Mandibular conduction anaesthesia: a new technique using extraoral landmarks. Oral Surg 36:321-324
19. Watson JE, Gow-Gates GAE (1976) A clinical evaluation of the Gow-Gates mandibular block technique. NZ Dent J 72:220-221
20. Gow-Gates GAE, Watson JE (1977) The Gow-Gates mandibular block: further understanding. Anesth Prog 24:183-189
21. Robertson WD (1979) Clinical evaluation of mandibular conduction anesthesia. Gen Dent 27:49-51
22. Panuska HJ (1979) The president's corner. Anesth Prog 26:64

23. Malamed SF (1981) The Gow-Gates mandibular block: Evaluation after 4275 cases. Oral Surg 51:463-467
24. Levy PT (1981) An assessment of the Gow-Gates mandibular block for third molar surgery. JADA 108:37-41
25. Yamada A, Jastak JT (1981) Clinical evaluation of the Gow-Gates block in children. Anesth Prog 28:106-109
26. Gherardi F, Montanari G (1983) Applicazione della tecnica di Gow-Gates per il blocco regionale del nervo mandibolare. Giorn Anest Stomatol 12:12-18
27. Sisk AL (1985) Evaluation of the Gow-Gates mandibular block for oral surgery. Anesth Prog 32:143-146
28. Capuzzi P, Tani P, Balla G, Mazzanti F (1986) Anestesia mandibolare secondo Gow-Gates. Giorn Anest Stomatol 15:11-14
29. Kafalias MC, Gow-Gates GAE, Saliba GJ (1987) The Gow-Gates technique for mandibular block anesthesia. Anesth Prog 34:142-149
30. Harris SC (1957) Aspiration before injection of dental local anesthetics. J Oral Surg 14:299-303
31. Forrest JO (1959) Notes on aspiration before injection of local anaesthetics using dental cartridges. Br Dent J 107:259-262
32. Shira RB (1962) Changing concepts in the practice of exodontia and oral surgery. J Ont Dent Assoc 39:8-13
33. Frye DG (1962) Aspirator syringues - Facts and figures. J NC Dent Soc 45:180-182
34. Goldman V, Gray W (1963) A clinical trial of a new local analgesic agent. Br Dent J 115:59-65
35. Schiano AM, Strambi RC (1964) Frequency of accidental intravascular injection of local anesthetic in dental practice. Oral Surg 17:178-184
36. Cohen MB, Gravitz LA, Knappe TA (1969) Twenty-five versus twenty-seven gauge needles. J Am Dent Assoc 78:1312-1314
37. Bos AL, Coppes L, Determan EJ (1971) Aspiration control in the administration of local anaesthesia in dentistry. Ned Tijdschr Tandheelk (Suppl):24-38
38. Barlett SZ (1972) Clinical observations on the effects of injections of local anesthetics preceded by aspiration. Oral Surg 33:520-526
39. Rood JP (1972) Routine aspiration and a modified technique. Br Dent J 132:103-105
40. Cowan A (1972) A new aspirating syringue. Br Dent J 133:547-548
41. Corkery PF, Barrett BE (1974) Aspiration using local anaesthetic cartridges with an elastic recoil diaphragm. DentJ 2:72-74
42. Persson G, Keskitalo E, Evers H (1974) Clinical experiences in oral surgery using a new self-aspirating injection system. Int J Oral Surg 3:428-434
43. Williams MJR, Simm W (1975) Practical aspiration for local anaesthesia. Dent Update 2:23-27
44. Adams RA, Mount GJ (1976) The clinical effectiveness of a disposable aspirating syringe. Aust Dent J 21:258-261
45. Bishop PT (1983) Frequency of accidental intravascular injection of local anaesthetics in children. Br Dent J 154:76
46. Meechan JG, Blair GS (1990) Clinical experience in oral surgery with 2 different automatic aspirating syringes. Int J Oral Maxillofac Surg 19:216-219
47. Donkar P, Wong J, Punnia-Moorthy A (1990) An evaluation of the closed mouth mandibular block technique. Int J Oral Maxillofac Surg19:216-219

48. Studio policentrico AINOS (1998) Considerazioni sulle tecniche di analgesia impiegate in una larga popolazione di persone. Giorn Anest Stomatol (in stampa)
49. Aldrete JA, Narang R (1975) Deaths due to local analgesia in dentistry. Anaesthesia 30:685-689
50. Bromage PR (1975) Death in outpatients dental practice: deaths following local analgesia: possible pontine anaesthesia. Anaesthesia 30:239-242
51. Matsuura H (1989) Analysis of systemic complications and deaths during dental treatment in Japan. Anesth Prog 36:223-225
52. Malamed SF (ed) (1987) Handbook of medical emergencies in the dental office, 3 rd ed. CV Mobsy, St Louis
53. Fagiano G, Orecchia C, De Siena L, Pandolfi P (1989) Prevention and treatment of emergencies in dental office. Anesth Prog 36:221-223
54. Jacobs W (1989) The status of dental anesthesia in Germany. Anesth Prog 36:210-218
55. Dionne AD, Laskin DM (eds) (1986) Anesthesia and sedation in dental office. Elsevier, New York
56. Covino BG, Vassallo HG (eds) (1976) Local anesthetics: Mechanism of action and clinical use. Grune and Stratton, New York
57. Adaki H, Ueda Y (1990) Effects of operation and anesthesia on sympathetic activity in oral surgery. IFDAS, Newsletter 3:6-13
58. A.I.N.O.S (1998) Lineamenta della sicurezza, delle emergenze e della anestesia generale in odontostomatologia. Giorn Anest Stomatol 23:55-80

Elenco delle principali abbreviazioni usate nel testo

TEE	Ecocardiografia transesofagea
AAA	Aneurisma dell'aorta addominale
ABR	Potenziali evocati uditivi
ADA	American dental association
ADSA	American dental society of anestesiologists
AG	Anestesia generale
AINOS	Società italiana di anestesia stomatologica
$AJDO_2$	Differenza artero-venosa giugulare dell'O_2
ALR	Anestesia locoregionale
AMI	Arteria mesenterica inferiore
AMS	Arteria mesenterica superiore
AOP	Arteriopatia obliterante periferica
AP	Adduttore del pollice
ASA	American society of anesthesiology
AV	Anestetici volatili
BMI	Body mass index
CABG	Coronary artery bypass graft
CBF	Flusso ematico cerebrale
$CMRO_2$	Consumo cerebrale di ossigeno
CO	Gittata cardiaca
COLD	Circulation oxigenation, lung water liver function diagnosis
Commando	Combined oral mandibulectomy maxillectomy and neek dissection operation
COPD	Malattia respiratoria cronica ostruttiva
CPAP	Pressione positiva continua delle vie aeree
CPB	Bypass cardiopolmonare
CPP	Pressione di perfusione cerebrale
CSF	Liquor cefalorachidiano
CVP	Pressione venosa centrale
DBP	Deidrobenzoperidolo
DLV	Ventilazione polmonare differenziata
ECG	Elettrocardiogramma
EDA	Area telediastolica
EGA	Emogasamolisi
EMG	Elettromiogramma
EP	Potenziali evocati
ESA	Area telesistolica
$EtCO_2$	CO_2 di fine espirazione
FA	Concentrazione alveolare
FAC	Fractional area change
FCP	Fossa cranica posteriore
FDA	Food and drug administration
FGF	Flussi di gas freschi

FiO_2	Frazione inspiratoria di O_2
FOB	Fibrobronscopio
FRC	Capacità funzionale residua
GCS	Glasgow Coma Score
HFIP	Esafluoroisopropanolo
HRV	Heart rate variability
ICP	Pressione intracranica
IOP	Pressione intraoculare
JCAHO	Joint commision accreditation of health care organization
JHRCS	John Hopkins risk classification system
LAP	Pressione di riempimento sinistra
LIcaM	Low invasivity cardiovascular monitoring
MBP	Pressione arteriosa media
MEP	Potenziali evocati motori
MET	Equivalente metabolico
MI	Infarto miocardico
ML	Maschera laringea
MVO_2	Consumo di ossigeno del miocardio
NEP	Pressione negativa espiratoria
$P(A\ a)O_2$	Gradiente d'ossigeno alveolare arterioso
PA	Pressione arteriosa
PACU	Post anesthesia care unit
PAD	Pressione arteriosa diastolica
PADSS	Post anesthesia discharge scoring system
PAM	Pressione arteriosa media
PAO_2	Pressione alveolare di ossigeno
PAP	Pressione arteria polmonare
PARS	Post anesthetic recovery score
PAS	Pressione arteriosa sistolica
PCA	Analgesia controllata dal paziente
PEEP	Pressione positiva di fine espirazione
PEP	Pressione di pre-eiezione
$PEtCO_2$	Pressione teleespiratoria
PIC	Pressione intracranica
PVR	Resistenze vascolari polmonari
PWCP	Pressione capillare polmonare incuneata
Qs/Qt	Frazione di shunt
RAP	Pressione atriale destra
RCP	Rianimazione cardiopolmonare
Rrs	Resistenza respiratoria
RS	Respiro spontaneo
RVEDP	Pressione di fine diastole del ventricolo destro
RVP	Resistenze vascolari periferiche
SAM	Society of airway management
SBP	Pressione arteriosa sistolica
SEP	Potenziali evocati somatosensoriali
SF	Artrodesi vertebrale
SIAARTI	Società italiana di anestesia analgesia rianimazione e terapia intensiva
SIMV	Ventilazione obbligatoria intermittente sincronizzata
SJO_2	Saturazione venosa giungulare
SNC	Sistema nervoso centrale
SP	Sleeve-pneumonectomy
SSEP	Potenziali evocati somatosensoriali
SV	Stroke volume
SvO_2	Saturazione di ossigeno del sangue venoso misto

TAC	Tomografia assiale computerizzata
TCD	Doppler transcranico
TEE	Ecocardiografia transesofagea
TIPO	Terapia intensiva postoperatoria
TIVA	Total intravenous anesthesia
TOF	Train on four
TPS	Tiopentone sodico
TRI	Irritazione radicolare transitoria
TT	Tubo tracheale
VATS	Video assisted thoracic surgery
VPI	Vasocostrizione polmonare ipossica
WOB	Lavoro respiratorio

Indice Analitico